MANUAL DE

Urgencias oftalmológicas y otorrinolaringológicas

MANUAL DE
Urgencias oftalmológicas y otorrinolaringológicas

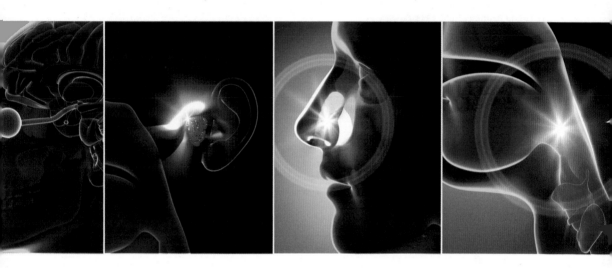

Daniel J. Egan, MD

Associate Professor
Department of Emergency Medicine
Harvard Medical School
Residency Program Director
Harvard Affiliated Emergency Medicine
  Residency
Mass General Brigham
Boston, Massachusetts

Di Coneybeare, MD, MHPE

Assistant Professor of Emergency Medicine
Columbia University Vagelos College of
  Physicians and Surgeons
New York, New York

Gareth M. C. Lema, MD, PhD

Associate Professor
Department of Ophthalmology
Icahn School of Medicine at Mount Sinai
Director of Quality, Safety, and Experience
Department of Ophthalmology
Mount Sinai Hospital
New York, New York

Marita S. Teng, MD

Professor
Department of Otorhinolaryngology
Residency Program Director
Icahn School of Medicine at Mount Sinai
New York, New York

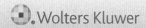
. Wolters Kluwer

Philadelphia · Baltimore · New York · London
Buenos Aires · Hong Kong · Sydney · Tokyo

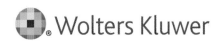

Av. Carrilet, 3, 9.ª planta, Edificio D - Ciutat de la Justícia
08902 L'Hospitalet de Llobregat, Barcelona (España)
Tel.: 93 344 47 18   Fax: 93 344 47 16   e-mail: consultas@wolterskluwer.com

Revisión científica
Israel Luna Martínez
Cirujano Oftalmólogo, Alta Especialidad en Córnea y Cirugía Refractiva
Médico Adscrito, Sala Uno

Traducción
Mónica Consuelo Ayala Gómez
Traductora profesional, México

Armando Anthony Robles Hmilowicz
Editor y traductor profesional. Director de Doctores de Palabras, México

Dirección editorial: Carlos Mendoza
Editora de desarrollo: Núria Llavina
Gerente de mercadotecnia: Pamela González
Cuidado de la edición: Doctores de Palabras
Adaptación de portada: Alberto Sandoval
Impresión: Quad México / Impreso en México

Dedicatoria

Este libro está dedicado a todos los trabajadores sanitarios de todos los Estados Unidos que han trabajado incansablemente durante la pandemia de COVID-19. Los autores que han contribuido a este nuevo texto crearon, redactaron y editaron sus secciones a lo largo de la pandemia, en un momento en el que muchos estaban atendiendo incansablemente a los pacientes en la nueva normalidad de nuestro sistema sanitario. Queremos reconocer el sacrificio que nuestros colegas han hecho y siguen haciendo durante los últimos 2 años mientras la pandemia continúa en todo el mundo.

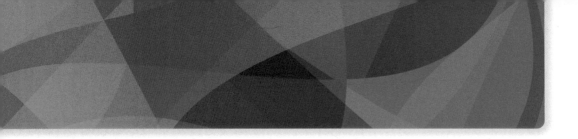

Prefacio

Nos complace y nos sentimos honrados de presentar la edición inaugural del *Manual de urgencias oftalmológicas y otorrinolaringológicas*. Estamos encantados de contribuir a la nueva serie de materiales educativos dirigidos por el Dr. Ron M. Walls, creador del *Manual Walls para el manejo urgente de la vía aérea*.

Este libro es obra de profesores de múltiples centros médicos académicos de todos los Estados Unidos. La prestación de una atención sanitaria de alta calidad requiere la colaboración de médicos y profesionales de numerosas especialidades. Hemos querido aprovechar la experiencia de los médicos de las tres especialidades representadas en este libro: medicina de urgencias, otorrinolaringología y oftalmología. Reunir estas especialidades para centrarse en los diagnósticos relevantes para la práctica de la medicina en los contextos de urgencias o emergencias mostró la importancia del conocimiento, la colaboración y la experiencia única.

En este nuevo manual, el lector disfrutará de un abordaje sistemático de los motivos de consulta de los pacientes y de los diagnósticos específicos de la oftalmología y la otorrinolaringología (ORL). Cada capítulo nos lleva a la comprensión básica del desafío clínico, seguido de un debate sobre la fisiopatología, el abordaje y la exploración física, el diagnóstico diferencial y, finalmente, el tratamiento. Los debates son ricos en información relevante para la práctica clínica en el servicio de urgencias y en los contextos de atención urgente. Hemos destacado la información crítica mediante abundantes tablas y representaciones fotográficas de la mayoría de las enfermedades. Antes de terminar cada capítulo, se refuerzan los aspectos más destacados con consejos y alertas críticos, seguidos de una inmersión más profunda en algunos de los temas basados en la evidencia relevantes para la enfermedad.

Este manual presenta información detallada sobre temas que a menudo se destilan en capítulos individuales en otros textos. La retroalimentación de los médicos de urgencias con coautores de subespecialidades para cada capítulo ha garantizado un mecanismo de revisión por pares y de conocimientos de la especialidad, de forma que el lector termina conociendo la información crítica de los objetivos de medicina de urgencias y ORL u oftalmología. Estamos muy contentos de ofrecer este nuevo recurso a nuestros colegas que buscan un libro consolidado y actualizado, lleno de las últimas evidencias para proporcionar la más alta calidad de atención a los pacientes en el servicio de urgencias o en el contexto de la atención urgente.

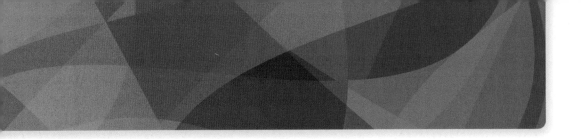

Agradecimientos

Las carreras exitosas se basan en la tutoría de otros y en la red de colegas que se construye con el tiempo. Estoy incréíblemente agradecido con el Dr. Ron Walls, el editor de la serie de este libro y mi presidente desde que era residente, por haber confiado en mí para realizar la 1.ª edición de este nuevo manual. Su compromiso con el avance de la especialidad de la medicina de urgencias a través de material educativo de alta calidad es una inspiración para aquellos que hemos dedicado nuestras carreras a la educación. También quiero reconocer a todos los estudiantes de medicina de urgencias con los que he trabajado a lo largo de mi carrera. Como director de residencia, el privilegio de trabajar con la próxima generación de médicos es lo que me motiva a ser mejor médico y educador. Por último, estoy en deuda con mis editores asociados, los Dres. Coneybeare, Lema y Teng. Ver cómo lo que empezó como un concepto se convirtió en este proyecto de colaboración entre nuestras especialidades ha sido un punto culminante de mi carrera.

—Daniel J. Egan, MD

Cuando el Dr. Egan se me acercó para que le ayudara a editar este increíble libro, pensé que debía estar hablando con otra persona. Le estaré eternamente agradecida por haber creído en mí, por su tutela y por su amistad. También me siento incréíblemente afortunada de haber trabajado con nuestros coeditores, el Dr. Lema y la Dra. Teng; no se podrían haber pedido colegas y colaboradores más maravillosos. Gracias a mi cónyuge, Matt, que siempre es fuente de apoyo para cualquier objetivo que decida perseguir. Y gracias a Eli, nuestra niña pequeña, que nació al principio de este proyecto y que, gracias a Dios, empezó a dormir toda la noche cuando necesitaba terminar la mayor parte de la edición.

-Di Coneybeare, MD, MHPE

En primer lugar, esto es para mis colegas de la medicina de urgencias. Iniciamos este esfuerzo cuando la COVID-19 asolaba la ciudad de Nueva York y se extendía por todo el país. La mitad de los autores y editores de este texto escribieron mientras también hacían malabares con la incertidumbre y el terror de servir en la primera línea de una pandemia. Gracias. He dependido de mis colegas de urgencias en innumerables ocasiones para ayudar a evaluar y tratar a pacientes complicados. Espero que este manual haga que el ojo sea un poco menos misterioso y mucho menos pesado. Agradezco al Dr. Dan Egan por la oportunidad de trabajar con él en este proyecto. Su orientación y liderazgo fueron ejemplares. La ayuda de la Dra. Di Coneybeare para la redacción y la edición ha contribuido a mis propios esfuerzos para guiar a los oftalmólogos en la redacción para un público poco familiarizado con el tema. No podríamos haber hecho nada de esto sin nuestros numerosos colaboradores. A través de esta experiencia espero haber fortalecido las relaciones con viejos amigos, al tiempo que he forjado nuevas amistades entre mis colegas. Mi esposa Penny, médico de urgencias, siempre ha sido una inspiración, un modelo a seguir y una fuente constante de apoyo. Y siempre están conmigo mis hijos, Alessandra y Xavier, que me hacen feliz cada día.

—Gareth M. C. Lema, MD, PhD

Este inspirador proyecto ha sacado a la luz algunos de los pilares más importantes de la práctica médica: la comunicación, la colaboración y la cooperación, todo ello aplicado a un esfuerzo por proporcionar a nuestros pacientes la mejor atención posible. Al igual que las generaciones de médicos aprenden de sus maestros y mentores, también me gustaría reconocer el importante papel de nuestros aprendices. Nuestros compañeros, residentes y estudiantes nos mantienen no solo alertas y comprometidos, sino también humildes y honestos. Por último, mi más profundo agradecimiento y amor va dirigido a mi familia: mi compañero de vida y de golf, Greg, y nuestros increíbles, talentosos e hilarantes hijos, Zoe y Alec. Gracias por la continua motivación para ser la mejor versión de mí misma.

—Marita S. Teng, MD

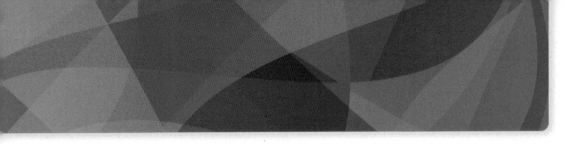

Colaboradores

Dunia Abdul-Aziz, MD
Instructor
Department of Otolaryngology
Harvard Medical School
Clinician-Scientist
Department of Otolaryngology
Mass Eye and Ear
Boston, Massachusetts

Kirsten Bechtel, MD
Professor of Pediatrics and Emergency Medicine
Department of Pediatrics
Yale School of Medicine
Attending Physician
Children's Emergency Department
Yale New Haven Hospital
New Haven, Connecticut

Laura J. Bontempo, MD, MEd
Associate Professor, Emergency Medicine
Department of Emergency Medicine
University of Maryland School of Medicine
Attending Emergency Physician
Department of Emergency Medicine
University of Maryland Medical Center
Baltimore, Maryland

Samantha F. Bordonaro, MD, FACEP
Assistant Clinical Professor
Department of Emergency Medicine
Jacobs School of Medicine and Biomedical Sciences
Medical Student Clerkship Director
Department of Emergency Medicine
UB/MD Emergency Medicine
Buffalo, New York

Amy B. Caggiula, MD, MAEd
Assistant Professor
Department of Emergency Medicine
George Washington School of Medicine and Health Sciences
Attending Physician
Department of Emergency Medicine
George Washington University Hospital
Washington, District of Columbia

Daniel S. Casper, MD, PhD
Professor of Ophthalmology
Department of Ophthalmology
Columbia University Vagelos College of Physicians and Surgeons
Attending Ophthalmologist
Department of Ophthalmology
New York Presbyterian Hospital
New York, New York

Sirivalli Chamarti, MD
Assistant Professor
Department of Emergency Medicine
Columbia University Vagelos College of Physicians and Surgeons
New York, New York

Khurram Chaudhary, MD
Assistant Professor
Department of Ophthalmology
Renaissance School of Medicine at Stony Brook University
Stony Brook, New York

Christina H. Chien, MD
Assistant Professor
Department of Emergency Medicine
Sidney Kimmel Medical College
Clinical Assistant Professor
Department of Internal Medicine, Division of Pulmonary, Allergy, and Critical Care
Thomas Jefferson University Hospital
Philadelphia, Pennsylvania

Peter W. Clark, MD
Vitreoretinal Surgery Fellow
Department of Ophthalmology
Gavin Herbert Eye Institute
University of California, Irvine Medical Center
Irvine, California

Trudi S. Cloyd, MD, MS
Assistant Professor
Department of Emergency Medicine
Columbia University Vagelos College of Physicians
and Surgeons
Attending Physician
Department of Emergency Medicine
New York Presbyterian Hospital
New York, New York

Di Coneybeare, MD, MHPE
Assistant Professor of Emergency Medicine
Columbia University Vagelos College of Physicians
and Surgeons
New York, New York

Abbe Craven, MD
Clinical Assistant Professor
Department of Ophthalmology
New York Eye and Ear Infirmary of Mount Sinai
New York, New York

Alison V. Crum, MD
Associate Professor
Department of Ophthalmology
John A. Moran Eye Center
Associate Professor
Department of Ophthalmology
University of Utah School of Medicine
University of Utah Hospital
Salt Lake City, Utah

Avnish Deobhakta, MD
Assistant Professor
Department of Ophthalmology
Icahn School of Medicine at Mount Sinai
Faculty
Department of Ophthalmology
New York Eye and Ear Infirmary of
Mount Sinai
New York, New York

Daniel J. Egan, MD
Associate Professor
Department of Emergency Medicine
Harvard Medical School
Residency Program Director
Harvard Affiliated Emergency Medicine
Residency
Mass General Brigham
Boston, Massachusetts

Tabitha Ford, MD
Assistant Professor
Department of Emergency Medicine
Larner College of Medicine
Assistant Residency Program Director
Department of Emergency Medicine
University of Vermont Medical Center
Burlington, Vermont

Ashley A. Foster, MD
Instructor
Department of Emergency Medicine and Pediatrics
Harvard Medical School
Assistant Professor
Department of Emergency Medicine
Massachusetts General Hospital
Boston, Massachusetts

Tamiesha A. Frempong, MD, MPH
Assistant Professor, Ophthalmology, Pediatrics and
Medical Education
New York Eye and Ear Infirmary of Mount Sinai
New York, New York

Mona Gangar, MD, MS
Assistant Professor
Department of Otorhinolaryngology/Head & Neck
Surgery
Albert Einstein College of Medicine
Attending Physician
Department of Otorhinolaryngology/Head & Neck
Surgery
Children's Hospital at Montefiore
Bronx, New York

Joshua Gauger, MD, MBA
Assistant Professor
BerbeeWalsh Department of Emergency Medicine
University of Wisconsin School of Medicine and
Public Health
Medical Director
Department of Emergency Medicine
UW Health University Hospital
Madison, Wisconsin

Joshua Gentges, DO, MPH
Associate Professor and Research Director
Department of Emergency Medicine
University Of Oklahoma College of Medicine
Emergency Department Attending
Department of Emergency Medicine
Hillcrest Hospital
Tulsa, Oklahoma

Robin N. Ginsburg, MD
Associate Professor of Ophthalmology and Pediatrics
Department of Ophthalmology
Icahn School of Medicine at Mount Sinai
Director of Vitreoretinal Surgery and ROP Service
Department of Ophthalmology
Mount Sinai Hospital
New York, New York

Lora R. Dagi Glass, MD
Assistant Professor
Department of Ophthalmology
Columbia University Vagelos College of Physicians
and Surgeons
Columbia University Irving Medical Center
New York, New York

Kyle J. Godfrey, MD
Assistant Professor
Department of Ophthalmology and Neurological
Surgery
Joan & Sanford I. Weill Medical College of Cornell
University
Assistant Attending
Department of Ophthalmology and Neurological
Surgery
New York Presbyterian Hospital
New York, New York

Bradley D. Gordon, MD, MS
Associate Professor
Department of Emergency Medicine
University of Minnesota Medical School
Minneapolis, Minnesota
Staff Physician
Department of Emergency Medicine
Regions Hospital/HealthPartners
St. Paul, Minnesota

Mark Grbic, MD
Assistant Professor
Department of Emergency Medicine
Columbia University Vagelos College of Physicians
and Surgeons
Assistant Attending Physician
Department of Emergency Medicine
New York-Presbyterian Hospital
New York, New York

Sanjey Gupta, MD
Professor
Department of Emergency Medicine
Zucker School of Medicine at Hofstra/Northwell
Hempstead, New York
Chairperson
Department of Emergency Medicine
South Shore University Hospital
Bay Shore, New York

Alyssa M. Hackett, MD
Assistant Professor
Department of Otolaryngology
Mount Sinai Hospital
New York, New York

Victoria M. Hammond, MD
Emergency Physician
Crucial Care
St. Petersburg, Florida

David J. Harris, III, MD
Assistant Professor
Department of Ophthalmology
Icahn School of Medicine at Mount Sinai
Staff Surgeon
Department of Ophthalmology
New York Eye and Ear Infirmary of Mount Sinai
New York, New York

Chen He, MD
Assistant Professor
Department of Emergency Medicine
Icahn School of Medicine at Mount Sinai
New York, New York

Samuel N. Helman, MD
Assistant Professor of Clinical Otolaryngology
Department of Otolaryngology - Head and Neck
Surgery
Joan & Sanford I. Weill Medical College of Cornell
University
New York, New York

Candace E. Hobson, MD
Department of Otolaryngology - Head and Neck
Surgery
Emory University School of Medicine
Atlanta, Georgia

Nicholas E. Hoda, MD, PhD
Associate Professor
Department of Emergency Medicine
University of Mississippi School of Medicine
University of Mississippi Medical Center
Jackson, Mississippi

Christopher P. Hogrefe, MD, FACEP, CAQ-SM
Clinical Associate Professor
Department of Emergency Medicine
University of Iowa Carver College of Medicine
Iowa City, Iowa
Adjunct Associate Professor
Department of Orthopaedic Surgery
Northwestern University Feinberg School of
Medicine
Chicago, Illinois

Shirley Hu, MD
Facial Plastic and Reconstructive Surgeon
Icahn School of Medicine at Mount Sinai
New York, New York

Rupal S. Jain, MD
Adjunct Assistant Professor
Department of Emergency Medicine
University of Maryland School of Medicine
Baltimore, Maryland
Attending Physician
Department of Emergency Medicine
University of Maryland Capital Region Medical
Center
Largo, Maryland

Anne Kane, MD
Assistant Professor
Department of Otolaryngology
University of Mississippi School of Medicine
University of Mississippi Medical Center
Jackson, Maryland

Anne Katz, MD
Assistant Professor of Clinical Emergency Medicine
Emergency Medicine
Joan & Sanford I. Weill Medical College of Cornell
  University
Assistant Program Director, NYP Emergency
  Medicine Residency
Emergency Medicine
New York Presbyterian-Weill Cornell Medical
  Center
New York, New York

Melissa W. Ko, MD, MBA
Professor
Department of Neurology, Ophthalmology, and
  Clinical Neurosurgery
Indiana University School of Medicine
Neuro-Ophthalmologist
Department of Neurology
Indiana University Health
Indianapolis, Indiana

Paul Y. Ko, MD, MEd
Associate Professor & Associate Dean for Curricular
  Development & Oversight
Department of Emergency Medicine
Indiana University School of Medicine
Emergency Medicine Physician
Indiana University Health
Indianapolis, Indiana

Anjum F. Koreishi, MD
Assistant Professor
Department of Ophthalmology
Northwestern University
Assistant Professor
Department of Ophthalmology
Northwestern University/Northwestern Medicine
Chicago, Illinois

Zachary Kuschner, MD
Icahn School of Medicine at Mount Sinai
New York, New York

Yan Lee, MD
Assistant Professor
Department of Surgery, Division of
  Otolaryngology
Yale School of Medicine
Yale New Haven Hospital
New Haven, Connecticut

Ashton Lehmann, MD
Research Instructor in Otolaryngology
Department of Otolaryngology—Head & Neck
  Surgery
Vanderbilt University Medical Center
Nashville, Tennessee

Gareth M. C. Lema, MD, PhD
Associate Professor
Department of Ophthalmology
Icahn School of Medicine at Mount Sinai
Director of Quality, Safety, and Experience
Department of Ophthalmology
Mount Sinai Hospital
New York, New York

Penelope C. Lema, MD
Associate Professor of Emergency Medicine
Department of Emergency Medicine
Columbia University Vagelos College of Physicians
  and Surgeons
Vice Chair, Faculty Affairs
Director, Emergency Ultrasound Division
Department of Emergency Medicine
New York–Presbyterian Hospital
New York, New York

Albert Lin, MD
Assistant Professor
Department of Ophthalmology
University of Mississippi School of Medicine
University of Mississippi Medical Center
Jackson, Mississippi

Harrison W. Lin, MD
Associate Professor
Otolaryngology—Head and Neck Surgery
University of California, Irvine, School of Medicine
University of California, Irvine Medical Center
Irvine, California

Yue Ma, MD
Assistant Professor
Department of Otolaryngology Head and Neck
  Surgery
UCSF School of Medicine
San Francisco, California

Benjamin D. Malkin, MD, FACS
Senior Physician
Department of Head and Neck Surgery
The Permanente Medical Group
Oakland Medical Center
Oakland, California

Douglas P. Marx, MD
Associate Professor
Department of Ophthalmology
Moran Eye Center
Division Chief, Oculofacial Plastic and
  Reconstructive Surgery
Department of Ophthalmology
University of Utah School of Medicine
Salt Lake City, Utah

Erica Mayland, MD
Baptist Health
Jacksonville, Florida

Brian Milman, MD
Assistant Professor
Department of Emergency Medicine
University of Oklahoma School of Community
*   Medicine*
Attending Physician
Department of Emergency Medicine
Hillcrest Medical Center
Tulsa, Oklahoma

Sanjay Mohan, MD
Assistant Professor
Department of Emergency Medicine
Donald and Barbara Zucker School of Medicine at
*   Hofstra/Northwell*
Uniondale, New York
Assistant Professor
Department of Emergency Medicine
Northwell Health—Long Island Jewish Medical
*   Center*
New York, New York

Kathryn Noonan, MD
Assistant Professor
Clerkship Director
Departments of Otolaryngology and Neurotology
Tufts University School of Medicine
Associate Program Director, Otolaryngology
*   Residency Program*
Tufts Medical Center
Boston, Massachusetts

Rodney Omron, MD, MPH
Assistant Professor
Department of Emergency Medicine
Johns Hopkins School of Medicine
Baltimore, Maryland

Alexandra L. Ortego, MD
Assistant Professor
Department of Emergency Medicine
NYU Long Island School of Medicine
Attending Physician
Department of Emergency Medicine
NYU Langone Hospital—Long Island
Mineola, New York

Daniel L. Overbeek, MD
Senior Instructor
Department of Emergency Medicine and
*   Toxicology*
University of Rochester School of Medicine and
*   Dentistry*
Rochester, New York

David Peak, MD
Assistant Professor
Department of Emergency Medicine
Harvard Medical School
Associate Program Director,
Harvard Affiliated Emergency Medicine Residency
*   Program*
Department of Emergency Medicine
Massachusetts General Hospital
Boston, Massachusetts

Enrique Perez, MD, MBA
Director of Otology, Assistant Professor of
*   Otolaryngology*
Otolaryngology Head and Neck Surgery
Mount Sinai Hospital
New York Eye and Ear Infirmary of Mount Sinai
New York, New York

Paul Petrakos, DO, MS
Assistant Professor of Ophthalmology
Department of Ophthalmology
Joan & Sanford I. Weill Medical College of Cornell
*   University*
Assistant Professor of Ophthalmology
Department of Ophthalmology
New York Presbyterian Hospital
New York, New York

Matthew S. Pihlblad, MD
Assistant Professor
Department of Ophthalmology
University of Pittsburgh School of Medicine
Pediatric Ophthalmologist
Department of Ophthalmology
UPMC Children's Hospital of Pittsburgh
Pittsburgh, Pennsylvania

Brittany Elizabeth Powell, MD
Assistant Professor
Department of Surgery
Uniformed Services University
Bethesda, Maryland
Chief
Department of Ophthalmology
Fort Belvoir Community Hospital
Fort Belvoir, Virginia

Sarah Kate Rapoport, MD
Assistant Professor
Department of Otolaryngology/Head & Neck
*   Surgery*
Georgetown University School of Medicine
Georgetown University Hospital
Attending Physician
Department of Surgery, Division of Otolaryngology
Veterans Affairs Medical Center of Washington D.C.
Washington, District of Columbia

Harsha S. Reddy, MD
Associate Professor
Department of Ophthalmology
Icahn School of Medicine at Mount Sinai
Director, Oculoplastic Surgery
Department of Ophthalmology
New York Eye and Ear Infirmary of
  Mount Sinai
New York, New York

Magdalena Robak, MD
Assistant Professor
Ronald O. Perelman Department of Emergency
  Medicine
NYU Grossman School of Medicine
New York, New York

Daniel R. Rutz, MD
Assistant Professor
BerbeeWalsh Department of Emergency
  Medicine
University of Wisconsin-Madison School of Medicine
  and Public Health
Medical Director
Emergency Department
University of Wisconsin Health—East Madison
  Hospital
Madison, Wisconsin

Alok T. Saini, MD
Assistant Professor
Department of Otolaryngology—Head and Neck
  Surgery
University of Kentucky College of Medicine
Assistant Professor
Department of Otolaryngology—Head and Neck
  Surgery
UK Albert B. Chandler Hospital
Lexington, Kentucky

Sophia Mirza Saleem, MD
Assistant Professor
Department of Ophthalmology
Icahn School of Medicine at Mount Sinai
New York, New York

Soshian Sarrafpour, MD
Clinical Instructor of Glaucoma
Department of Ophthalmology and
  Visual Science
Yale School of Medicine
New Haven, Connecticut

Jamie Lea Schaefer, MD
Assistant Professor of Surgery, Clinician Educator
Department of Surgery, Division of
  Ophthalmology
The Warren Alpert Medical School of Brown
  University
Director of Medical Student Education in
  Ophthalmology
Oculofacial Plastic Surgeon
Department of Surgery, Division of
  Ophthalmology
Rhode Island Hospital
Providence, Rhode Island

Neha Shaik, MD
Clinical Assistant Professor
Department of Ophthalmology
Icahn School of Medicine at Mount Sinai
Clinical Assistant Professor
Department of Ophthalmology
New York Ear and Eye Infirmary of Mount Sinai
New York, New York

Sandra Fernando Sieminski, MD
Associate Professor
Department of Ophthalmology
Jacobs School of Medicine and Biomedical Sciences
Chief of Service
Department of Ophthalmology
Erie County Medical Center
Buffalo, New York

Adria Simon, MD
Assistant Professor
Department of Emergency Medicine
Columbia University Vagelos College of Physicians
  and Surgeons
Assistant Professor
Department of Emergency Medicine
Columbia University Irving Medical Center
New York, New York

Todd Spock, MD
Assistant Professor
Department of Otolaryngology
Icahn School of Medicine at Mount Sinai
New York, New York
Regional Director of Otolaryngology—Head and
  Neck Surgery
Department of Otolaryngology
NYC HHC Elmhurst Hospital Center
Elmhurst, New York

Katelyn O. Stepan, MD
Assistant Professor
Department of Otolaryngology—Head and Neck
Surgery
Northwestern University—Feinberg School of
Medicine
Attending Physician
Department of Otolaryngology—Head and Neck
Surgery
Northwestern Memorial Hospital
Chicago, Illinois

Mitchell B. Strominger, MD
Professor of Surgery, Ophthalmology and
Pediatrics
Department of Surgery, Ophthalmology and
Pediatrics
University of Nevada Reno School of
Medicine
Chief, Neuro-ophthalmology, Pediatric
Ophthalmology
Department of Surgery, Ophthalmology and
Pediatrics
Renown Medical Center
Reno, Nevada

Jonathan Strong, MD
Department of Emergency Medicine
Harvard Medical School
Brigham and Women's Hospital
Boston, Massachusetts

Leejee H. Suh, MD
Miranda Wong Tang Associate Professor of
Ophthalmology
Department of Ophthalmology
Edward S. Harkness Eye Institute
Director, Cornea and Refractive Surgery
Service
Department of Ophthalmology
Columbia University Irving Medical Center
New York, New York

Tjoson Tjoa, MD
Associate Professor
Otolaryngology—Head & Neck Surgery
University of California, Irvine, School of
Medicine
Irvine, California

Samuel J. Trosman, MD
Icahn School of Medicine at Mount Sinai
New York, New York

Jimmy Truong, DO, MS
Assistant Professor
Department of Emergency Medicine
Columbia University Vagelos College of Physicians
and Surgeons
Columbia University Irving Medical Center
Faculty
Department of Emergency Medicine
NewYork-Presbyterian Hospital
New York, New York

Benjamin C. Tweel, MD
Assistant Professor
Department of Otolaryngology—Head and Neck
Surgery
Icahn School of Medicine at Mount Sinai
Assistant Professor
Department of Otolaryngology—Head and Neck
Surgery
Mount Sinai Hospital
New York, New York

Vilija J. Vaitaitis, MS, MD
Assistant Professor
Department of Otolaryngology, Head and Neck
Surgery
Louisiana State University Health Sciences Center,
New Orleans
Otolaryngologist
Department of Otolaryngology, Head and Neck
Surgery
University Medical Center, New Orleans
New Orleans, Louisiana

Zoe R. Williams, MD
Associate Professor
Department of Neurosurgery, Ophthalmology and
Neurology
University of Rochester School of Medicine
Chief of Neuro-Ophthalmology
Department of Neurosurgery, Ophthalmology and
Neurology
Strong Memorial Hospital
Rochester, New York

Juliana Wilson, DO, MPH
Assistant Professor
Department of Emergency Medicine
University of Colorado School of Medicine
Faculty
Emergency Medicine
UCHealth University of Colorado Hospital
Aurora, Colorado

Kei U. Wong, MD
Assistant Professor
Department of Emergency Medicine
Rutgers New Jersey Medical School
Attending Physician
Pediatric Emergency Department, Division of
 Pediatric Emergency Medicine
University Hospital
Newark, New Jersey

Emmagene Worley, MD
Assistant Professor
Department of Emergency Medicine
Columbia University Vagelos College of Physicians
 and Surgeons
Attending Physician
Department of Emergency Medicine
NewYork–Presbyterian Hospital
Columbia University Irving Medical Center
New York, New York

Benjamin Wyler, MD, MPH
Assistant Professor
Department of Emergency Medicine
Icahn School of Medicine at Mount Sinai
Attending Physician
Department of Emergency Medicine
Mount Sinai West
New York, New York

Elizabeth J. Yetter, MD
Assistant Professor
Department of Emergency Medicine
Icahn School of Medicine at Mount Sinai
Ultrasound Division Director
Department of Emergency Medicine
Mount Sinai Morningside & Mount Sinai West
New York, New York

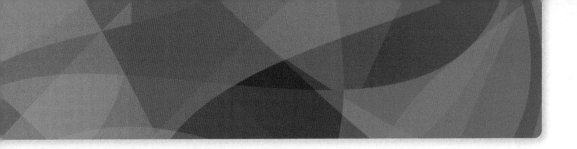

Contenido

CAPÍTULO

1

Anatomía otorrinolaringológica

Sarah K. Rapoport

DESAFÍO CLÍNICO

Comprender los detalles estructurales del oído, la nariz y la garganta es imprescindible para hacer un diagnóstico preciso de sus enfermedades. La elaboración de un mapa conceptual de estas regiones puede resultar muy valiosa para el diagnóstico y el tratamiento de los diferentes trastornos de los oídos, nariz y garganta, así como para evitar pasar por alto alteraciones poco evidentes.

Cuero cabelludo

Las cinco capas de tejido que componen el cuero cabelludo (piel, tejido conjuntivo compuesto por fascia superficial, galea aponeurótica, tejido areolar laxo y periostio o pericráneo) forman una cubierta densa y protectora del cráneo (**fig. 1-1A**). El cuero cabelludo tiene mayor espesor en sus regiones con pelo y se vuelve más delgado en las zonas sin folículos pilosos.[1] El músculo frontal se encuentra por debajo de las capas anteriores de tejido subcutáneo y de la piel del cuero cabelludo. Este músculo es la continuación anterior de la galea aponeurótica y ayuda a proteger el pericráneo.

Lateralmente, la galea aponeurótica se extiende para formar la fascia temporoparietal y el sistema musculoaponeurótico superficial (SMAS). La galea aponeurótica es más densa y se adhiere al cuero cabelludo subyacente en el vértice. Se distiende gradualmente a medida que se extiende lateralmente, especialmente en las zonas de unión musculofascial. La flexibilidad de este tejido es relevante cuando hay que reparar laceraciones simples y complejas del cuero cabelludo.

Esta capa protectora cuenta con un sistema vascular abundante, por lo que incluso las laceraciones pequeñas pueden producir hemorragias copiosas. Las arterias carótidas internas proporcionan arterias tributarias para la vasculatura arterial de la frente y del cuero cabelludo. Como se muestra en la **figura 1-1B**, la arteria supratroclear es una rama de la arteria oftálmica y corre a lo largo de la frente anterior. Tras ramificarse de la arteria oftálmica, la arteria supratroclear emerge del tabique orbitario por encima de la tróclea, donde se desplaza entre los músculos corrugador y frontal para pasar verticalmente por la frente hasta el cuero cabelludo. Junto con su nervio correspondiente, una rama de distribución oftálmica del nervio craneal trigémino (NC V_1), la arteria supratroclear se ubica con seguridad de 1.7 a 2.2 cm de la línea media de la frente (que suele coincidir con el borde medial de la ceja).[2] La arteria supraorbitaria, que también es una rama de la arteria oftálmica, discurre justo lateral y paralela a la arteria supratroclear, a lo largo del aspecto anterior de la frente. La arteria supraorbitaria pasa por la incisura supraorbitaria, penetra en el músculo corrugador y luego se divide en ramas superficiales y profundas que ascienden lateralmente para anastomosarse con las arterias temporales superficiales y profundas que suministran sangre al resto del cuero cabelludo.

Senos paranasales

Los senos paranasales se encuentran en la profundidad de la cara, el cuero cabelludo y la frente. Una vez desarrolladas, estas cavidades, llenas de aire y distribuidas en pares, ocupan los espacios óseos alrededor

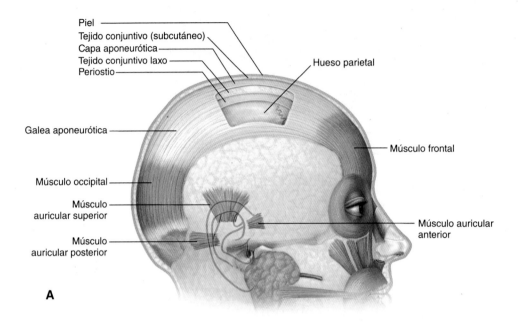

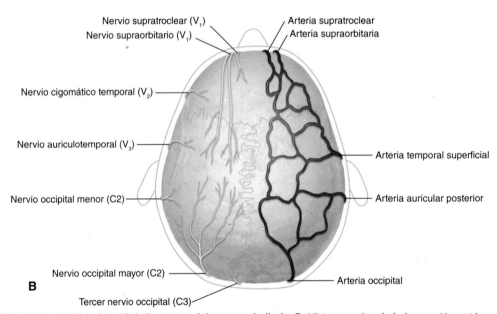

Figura 1-1. **A.** Vista lateral de las capas del cuero cabelludo. **B.** Vista superior de la inervación cutánea y de la irrigación arterial del cuero cabelludo (tomada de Panksy B, Gest TR. Head. En: Panksy B, Gest TR. *Lippincott Concise Illustrated Anatomy*. Wolters Kluwer; 2014:91-222. Figura 2-9).

de los ojos y la nariz. Los senos paranasales cumplen varios propósitos, por ejemplo, disminuir el peso del cráneo, servir como vías para filtrar patógenos o alérgenos inhalados, proporcionar vías de salida ante la acumulación de moco y absorber el impacto por traumatismos contusos en la cara. Se clasifican en senos paranasales frontales, etmoidales, maxilares y esfenoidales, como se observa en la **figura 1-2**, y permiten distribuir de forma confiable el impacto de los traumatismos faciales contusos para proteger estructuras críticas, como los ojos y el cerebro.[3] Estos senos están revestidos de una mucosa respiratoria compuesta por un epitelio cilíndrico ciliado seudoestratificado. Por último, cabe mencionar una rica red capilar que se encuentra firmemente adherida al periostio o pericondrio del hueso adyacente y al cartílago de los senos.

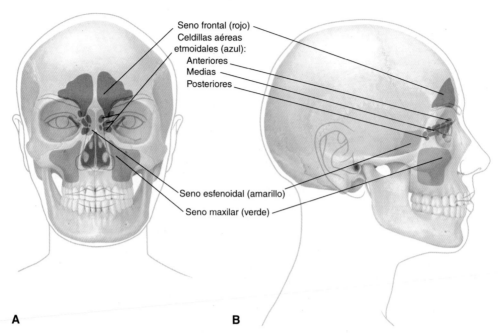

Seno frontal (rojo)
Celdillas aéreas
etmoidales (azul):
Anteriores
Medias
Posteriores

Seno esfenoidal (amarillo)
Seno maxilar (verde)

A   B

Figura 1-2.   Vistas anterior (**A**) y lateral (**B**) de los senos paranasales (tomada de Gest TR. The head and neck. En: Gest TR. *Lippincott Atlas of Anatomy.* 2nd ed. Wolters Kluwer; 2020:324-441. Figura 7-53 B y C).

Nervio facial

El nervio facial es un nervio mixto (motor, sensorial especial y autónomo) que se origina en el tronco encefálico, atraviesa el hueso temporal y sale de la base del cráneo a través del agujero estilomastoideo. Como nervio mixto, tiene múltiples funciones: *1)* su núcleo motor inerva los músculos de la expresión facial, al digástrico, estilohioideo y estapedio; *2)* su núcleo salival superior proporciona inervación parasimpática preganglionar a las glándulas lagrimales y salivales; y *3)* su núcleo del tracto solitario recibe inervación sensorial, sonora y gustativa (sensorial especial), respectivamente, del conducto auditivo externo (CAE) posterosuperior y de los dos tercios anteriores de la lengua.[4] La lesión del nervio facial a lo largo de su recorrido puede deteriorar estas funciones y producir parálisis facial, pérdida del gusto e hiperacusia. Por ejemplo, los tumores pueden infiltrar o comprimir el nervio, las infecciones como la otitis externa o el herpes zóster pueden inflamarlo o comprimirlo, y los traumatismos pueden estirarlo o seccionarlo definitivamente.

Para llegar a los músculos miméticos (faciales), el nervio facial recorre las glándulas parótidas, dividiéndolas en sus lóbulos profundo y superficial. Tras salir de las glándulas parótidas, el nervio facial se ramifica en sus cinco ramos motores principales: temporal, cigomático, bucal, marginal de la mandíbula y cervical (**fig. 1-3**). El nervio facial se encuentra profundo a los músculos faciales, con tres excepciones: el músculo buccinador, el mentoniano y el elevador del ángulo de la boca. Estos tres músculos están situados por debajo del nervio facial y se van inervando a lo largo de su superficie.

Confirmar el adecuado funcionamiento del nervio facial en los pacientes que presentan síntomas de oído, nariz y garganta es un componente obligatorio de toda exploración completa. En los casos de disfunción o lesión del nervio facial, es fundamental determinar si existe un cierre ocular adecuado, ya que es importante proteger la córnea de un paciente con parálisis facial. El nervio facial inerva los músculos orbiculares, los cuales son músculos en forma de esfínter que rodean el ojo. Para comprobar la función del orbicular, pida al paciente que apriete los párpados con fuerza y compruebe su resistencia a la elevación del párpado. Si simplemente se pide al paciente que cierre los ojos, la gravedad puede ayudar a bajar el párpado, y el nervio oculomotor elevará el párpado a través del elevador del párpado superior, lo cual da la falsa impresión de que el cierre y la elevación del ojo del paciente son adecuados, cuando en realidad podrían estar afectados.

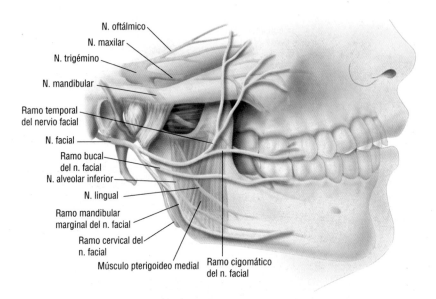

N. oftálmico
N. maxilar
N. trigémino
N. mandibular
Ramo temporal
del nervio facial
N. facial
Ramo bucal
del n. facial
N. alveolar inferior
N. lingual
Ramo mandibular
marginal del n. facial
Ramo cervical del
n. facial
Músculo pterigoideo medial   Ramo cigomático
del n. facial

Figura 1-3. El nervio facial sale del agujero estilomastoideo (situado a 1 cm por debajo y de forma profunda en relación con el cartílago tragal de la oreja externa) en la base del cráneo y luego se ramifica en sus cinco ramos motores para inervar los músculos de la expresión facial (tomada de Anatomical Chart Company. *Temporomandibular Joint (TMJ) Anatomical Chart.* Wolters Kluwer; 2001).

Oído

El oído externo, también conocido como *pabellón auricular* o *pabellón de la oreja*, ayuda a canalizar el sonido hacia el conducto auditivo. A través de esta estructura, el sonido viaja a la membrana timpánica (MT) y a los huesecillos u osículos para llegar al oído interno (cóclea) y al nervio auditivo. Los componentes externos del oído se ilustran en la **figura 1-4A** e incluyen el hélix, el antihélix, el trago, el antitrago, la concha y el lóbulo. Las arterias auriculares superficiales temporal y posterior brindan irrigación al oído externo, el cual está compuesto por piel, tejido subcutáneo, músculos y pericondrio; este último suministra sangre al cartílago elástico subyacente. Los traumatismos que dañan o separan el pericondrio del cartílago corren el riesgo de desvascularizarlo, ya que el cartílago carece de vasos sanguíneos propios y depende de su pericondrio suprayacente para la difusión de los nutrientes.[5]

La sensibilidad del pabellón auricular es proporcionada por cinco nervios, como se muestra en la **figura 1-4B**. El nervio auriculotemporal brinda sensibilidad al pabellón auricular anterior a lo largo de su superficie superomedial extendiéndose a lo largo del CAE superior; el nervio occipital proporciona inervación sensitiva a la superficie medial posterior; el nervio auricular mayor lo hace a lo largo del pabellón auricular lateral que se extiende hasta el lóbulo; el ramo auricular del nervio vago tiene una función sensitiva a lo largo de la concha y el piso (suelo) del CAE, y el nervio facial proporciona puntos sensibles dispersos a lo largo de la concha.

El CAE proporciona información crucial y debe explorarse con un otoscopio de mano en los servicios de urgencias. Por ejemplo, en algunos casos de otitis externa, el edema del CAE puede impedir la visualización del conducto distal y de la MT. En el caso de una infección por herpes zóster ótico, las lesiones vesiculares suelen extenderse a lo largo del pabellón auricular y del CAE.

Aunque a simple vista la MT parece ser una membrana única y delgada, en realidad está compuesta por tres capas que se adhieren entre sí: una capa epidérmica externa que es continuación de la piel del CAE, una capa fibrosa media que da a la membrana una tensión rígida que contribuye a su capacidad vibratoria y una capa mucosa interna que se continúa con la membrana mucosa del oído medio. En un paciente sano, a menudo se alcanza a apreciar el contorno de los huesecillos, mediales a la MT (**fig. 1-5A y B**). La visualización de la membrana en cuatro cuadrantes (anterosuperior, anteroinferior, posterosuperior y posteroinferior) ayuda a describir las anomalías anatómicas que se hayan producido como resultado de un traumatismo o una infección. Por ejemplo, al llamar a consulta a un otorrinolaringólogo (ORL)

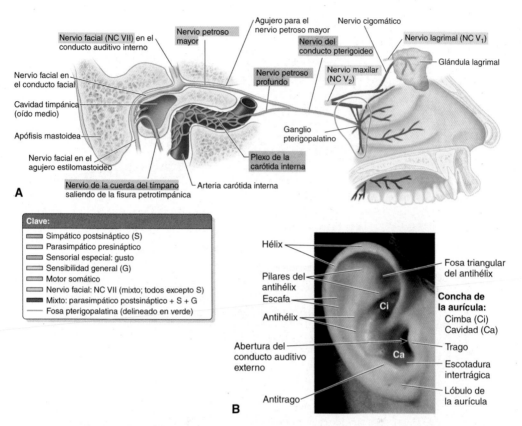

Figura 1-4. A. Anatomía del oído externo. **B.** Inervación sensitiva del oído externo (tomada de Dalley AF II, Agur AMR. Head. En: Dalley AF II, Agur AMR. *Moore's Clinically Oriented Anatomy.* 9th ed. Wolters Kluwer; 2022:839-999. Figura 8-112 y 8-48).

en el caso de una perforación traumática de la MT, se podría describir el defecto del modo siguiente: *la perforación se extiende a lo largo de la MT anteroinferior y posteroinferior y ocupa aproximadamente el 50% de su superficie de esta región.*[5]

Las estructuras del oído medio e interno no son visibles a la exploración, porque estas partes más profundas están ocultas por la MT y el cráneo. Sin embargo, es útil entender la orientación de los huesecillos y cómo se conectan con el oído interno. La cara medial de la MT se une al mango del martillo y la cabeza de este se articula con la apófisis corta del yunque. La apófisis lenticular o cruz larga del yunque se une entonces al estribo, y la base del estribo se adhiere a la ventana oval de la cóclea. Esta unión del estribo a la ventana oval permite que la vibración de la MT producida por el sonido se desplace a lo largo de los huesecillos hasta alcanzar la cóclea y el oído interno (**fig. 1-5C**).

La cavidad del oído medio y sus huesecillos también se extiende hasta el hueso mastoides. Esta zona del hueso temporal del cráneo contiene sacos óseos llenos de aire que se asemejan a una esponja. Cuando una otitis media (OM) se acumula en el oído medio y no puede drenar adecuadamente, el líquido puede llegar a las celdillas aéreas mastoideas, extendiendo aún más la infección hacia el cráneo.

Nariz

La nariz desempeña un papel importante tanto en la estética facial como en la fisiología respiratoria. El tercio superior de la estructura de la nariz está compuesto por los huesos nasales y los dos tercios inferiores por cartílago. El tabique nasal también consta de segmentos de cartílago y hueso y sirve de división interna entre las cavidades nasales derecha e izquierda. A cada lado del tabique se encuentran tres cornetes nasales, conocidos como *cornetes superiores*, *medios* e *inferiores*. Los cornetes son estructuras oblongas formadas por hueso delgado y cubiertas por la mucosa respiratoria de las fosas nasales. Los cornetes humidifican el aire a su paso por el sistema respiratorio superior, mientras su mucosa suprayacente sirve para filtrar partículas como el polvo y el polen (**fig. 1-6**).[6]

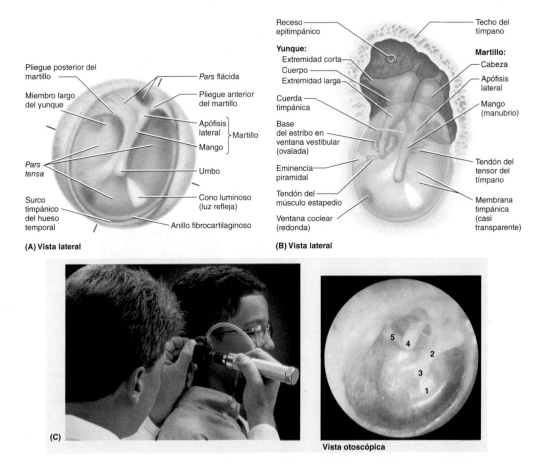

Figura 1-5. A y **B.** Representación artística de una vista otoscópica de la membrana timpánica (MT). **C.** Vista anatómica de la MT a través de un otoscopio. Obsérvese cómo el umbo está situado en el centro de la MT, colindante con la *pars tensa*, y cómo los relieves de la apófisis lateral y el mango del martillo son visibles a través de la MT. Del mismo modo, se pueden ver los contornos de la extremidad posterior del estribo y de la extremidad larga del yunque a lo largo de la MT. 1) Cono de luz; 2) mango del martillo; 3) umbo; 4) extremidad larga del yunque; 5) extremidad posterior del estribo (tomada de Dalley AF II, Agur AMR. Head. En: Dalley AF II, Agur AMR. *Moore's Clinically Oriented Anatomy*. 9th ed. Wolters Kluwer; 2022:839-999. Figura 8-114 y B8-43B).

Internamente, las fosas nasales anteriores se prolongan a la piel externa de la nariz. Al igual que el resto de la cara, la nariz recibe una intensa irrigación sanguínea de las ramas de las arterias carótidas internas y externas. El calor que irradian estos vasos humedece y calienta el aire inspirado cuando entra en las vías respiratorias. A lo largo del tabique anterior, cinco arterias tributarias de las arterias carótidas interna y externa terminan en un plexo arterial llamado *plexo de Kiesselbach*, la fuente más frecuente de epistaxis.[6]

La nariz tiene una inervación tanto especial como general. Los ramos del primer nervio craneal atraviesan la lámina cribosa, en el techo de la cavidad nasal, para regular el olfato a través de la nariz. Los pacientes que sufren un latigazo cervical o un traumatismo craneoencefálico fuerte corren el riesgo de padecer anosmia debido al cizallamiento traumático de los delicados ramos del nervio olfativo a su paso por la lámina cribosa. La inervación sensitiva general del tabique y de las paredes nasales laterales corre a cargo del nervio nasopalatino, un ramo del nervio maxilar (NC V_2) y del nervio nasociliar, el cual es ramo del nervio oftálmico (NC V_1).

Boca y faringe

El piso de la cavidad nasal anterior es el hueso palatino, el cual sirve de techo a la boca y a la cavidad bucal. Esta última está compuesta por los labios, el paladar duro, el paladar blando anterior, el trígono retromolar (zona situada detrás de las muelas del juicio), los dos tercios anteriores de la lengua, las encías

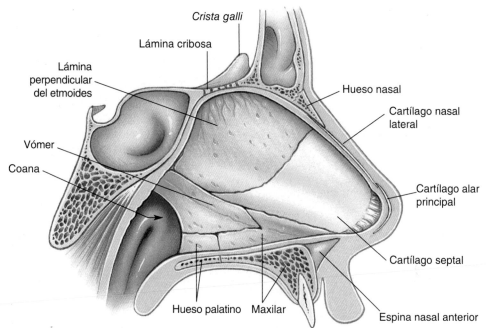

Figura 1-6. Elementos que componen el tabique nasal (tomada de Anatomical Chart Company. *ACC Atlas of Human Anatomy.* Wolters Kluwer; 2001).

y la mucosa bucal. Bajo la capa fina de mucosa de la cavidad bucal, se encuentra un diafragma muscular compuesto por los músculos milohioideos que proporciona soporte estructural al piso de la boca y tira de la laringe hacia delante durante la deglución. Los conductos de las glándulas salivales sublinguales y submandibulares desembocan en el piso de la boca por debajo de la porción anterior de la lengua.[7]

La cavidad bucal es contigua a la bucofaringe, que incluye la base de la lengua, el paladar blando posterior, la úvula, las amígdalas palatinas y la faringe (paredes laterales y posteriores de la garganta). El punto en el que la cavidad bucal se convierte en bucofaringe está definido por la unión del paladar duro y el blando, así como la línea entre los dos tercios anteriores y el tercio posterior de la lengua. Durante la deglución, los músculos faríngeos externos involuntarios (es decir, los músculos constrictores superior, medio e inferior) se contraen para impulsar el bolo hacia el esófago. Estos músculos constrictores son músculos planos, anchos, que no vienen en pares, que se adhieren a la cara derecha e izquierda de la lámina pterigoidea medial, al hueso hioides y al cartílago tiroides, creando la forma tubular de la faringe.

Las paredes posteriores y laterales de la faringe se extienden inferiormente hacia los senos piriformes y la región cricoidea posterior hasta la laringe. Los senos piriformes sirven de canales para que los alimentos y la saliva pasen de la faringe al esófago cervical.

La inervación sensitiva de la cavidad bucal es suministrada predominantemente por los ramos del nervio trigémino (NC V). El paladar duro está inervado por los nervios palatino mayor y nasopalatino, y el paladar blando está inervado por el nervio palatino menor; todos ellos son ramos del nervio maxilar (NC V_2). El piso de la cavidad bucal y la sensibilidad de la lengua en su parte posterior están inervados por el nervio lingual, que es un ramo de la división mandibular del nervio trigémino (NC V_3). Los dos tercios anteriores de la lengua también están inervados por fibras sensitivas especiales de la cuerda del tímpano (NC VII), que regulan el gusto. Por último, la mucosa bucal está inervada por el nervio bucal, un ramo de la división mandibular del nervio trigémino (NC V_3).[7]

Más distalmente a lo largo de la faringe, los ramos faríngeos del nervio vago (NC X) proporcionan inervación sensitiva y motora a todos los músculos de la faringe, excepto al estilofaríngeo, que recibe inervación motora del nervio glosofaríngeo (NC IX). El NC IX también interviene en el sentido del gusto para el tercio posterior de la lengua. Los músculos constrictores, que ayudan a formar la faringe, facilitan el peristaltismo durante la deglución. Los ramos faríngeos del nervio glosofaríngeo brindan la mayor parte de la inervación sensitiva a la faringe.[8] La laringofaringe está inervada por el nervio vago.

Esta es la razón por la que, cuando se retira el cerumen a lo largo del CAE inferior, inervado por el ramo auricular del nervio vago, es frecuente que los pacientes tosan.

Laringe

A medida que la faringe se extiende en sentido distal, se conecta con la laringe en sentido anterior y con el esófago en sentido posterior (**fig. 1-7, izquierda**). La laringe sirve de puente entre la faringe y las vías respiratorias y es responsable de la fonación, el reflejo de la tos y la protección de las vías respiratorias inferiores. Consta de tres partes (**fig. 1-8**): la supraglotis, que incluye la epiglotis y los pliegues mucosos vestibulares que se extienden hasta las cuerdas vocales; la glotis, que está formada por las cuerdas vocales y se extiende hasta 1 cm por debajo de estas; y la subglotis, que va desde el borde inferior de la glotis hasta el borde inferior del cartílago tiroides.[9]

Al actuar como una compuerta que regula el paso de la faringe a la tráquea, la laringe protege las vías respiratorias de la aspiración durante la deglución. Este control del acceso es la función central de la epiglotis, una pieza de cartílago fibroelástico cubierta de mucosa que se une a la lámina interna del cartílago tiroides por encima de la comisura anterior de las cuerdas vocales. Durante la deglución, el borde superior libre de la epiglotis se pliega sobre la entrada laríngea para cubrirla y evitar la aspiración.[9] En las infecciones de la epiglotis, como la epiglotitis, esta se edematiza y puede causar la obstrucción de las vías respiratorias.

Las cuerdas vocales son el componente central de la laringe y se abducen, aducen, relajan y tensan para controlar la fonación. Las cuerdas vocales suelen aducirse durante la fonación y se abducen durante la respiración. El nervio laríngeo recurrente, ramo del nervio vago (NC X), inerva todos los músculos responsables del movimiento de las cuerdas vocales, excepto el músculo cricotiroideo, que es responsable de elevar el tono vocal y está inervado por el nervio laríngeo superior. Si las cuerdas vocales no se abducen completamente durante la respiración o si hay un movimiento anómalo o paradójico de las cuerdas vocales, habrá un flujo de aire turbulento a través de la glotis. Estos pacientes presentarán estridor.

Cuello

Tradicionalmente, las descripciones anatómicas del cuello se han centrado en los triángulos del cuello. Entre ellos se encuentran el triángulo submandibular, el triángulo carotídeo y otros. Clínicamente, el cuello cervical se divide en niveles en función de los patrones de diseminación linfática maligna. Los esternocleidomastoideos son un par de músculos cervicales anteriores, que suelen ser visibles

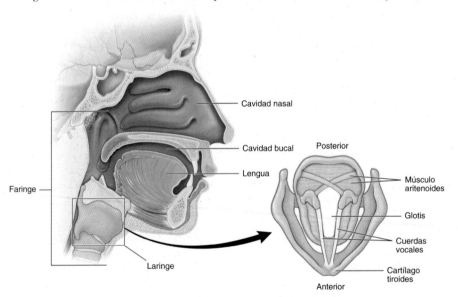

Figura 1-7. A medida que la faringe se extiende distalmente para convertirse en la hipofaringe, se conecta posteriormente con el esófago cervical y anteriormente con la laringe. La laringe se abre entonces a la tráquea y a las vías respiratorias superiores (tomada de Bear MF, Connors BW, Paradiso MA. Language. En: Bear MF, Connors BW, Paradiso MA. *Neuroscience: Exploring the Brain*. Wolters Kluwer; 2016: 685-718. Figura 20-1).

Laringe

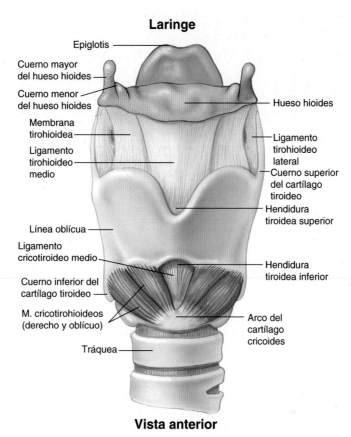

Epiglotis

Cuerno mayor
del hueso hioides

Cuerno menor
del hueso hioides

Hueso hioides

Membrana
tirohioidea

Ligamento
tirohioideo
lateral

Ligamento
tirohioideo
medio

Cuerno superior
del cartílago
tiroideo

Hendidura
tiroidea superior

Línea oblícua

Ligamento
cricotiroideo medio

Hendidura
tiroidea inferior

Cuerno inferior del
cartílago tiroideo

M. cricotirohioideos
(derecho y oblícuo)

Arco del
cartílago
cricoides

Tráquea

Vista anterior

Figura 1-8. Vista anterior de la laringe (tomada de Anatomical Chart Company. *Pharynx & Larynx Anatomical Chart.* Wolters Kluwer; 2001).

y palpables externamente. Atraviesan el cuello cervical en sentido anterior a lateral, originándose en las cabezas de la clavícula y extendiéndose superior y lateralmente para unirse a las puntas del mastoides. Medial a estos músculos se encuentran el hueso hioides, el cartílago tiroides y el hueso cricoides. Estas tres estructuras sirven como importantes puntos de referencia del cuello cuando se considera realizar un procedimiento de vía aérea quirúrgica. Lo ideal es introducir una vía aérea quirúrgica, o traqueostomía, por debajo del nivel del hueso cricoides, entre el primer y el segundo anillos traqueales.

Referencias

1. Bradford BD, Lee JW. Reconstruction of the forehead and scalp. *Facial Plast Surg Clin North Am*. 2019;27(1):85-94.

2. Menick FJ. Nasal reconstruction. *Plast Reconstr Surg*. 2010;125(4):138e-150e.

3. Pisano J, Tiwana PS. Management of panfacial, naso-orbital-ethmoid and frontal sinus fractures. *Atlas Oral Maxillofac Surg Clin North Am*. 2019;27(2):83-92.

4. Kochhar A, Larian B, Azizzadeh B. Facial nerve and parotid gland anatomy. *Otolaryngol Clin North Am*. 2016;49(2):273-284.

5. Eagles K, Fralich L, Stevenson JH. Ear trauma. *Clin Sports Med*. 2013;32(2):303-316.

6. Patel RG. Nasal anatomy and function. *Facial Plast Surg*. 2017;33(1):3-8.

7. Madani M, Berardi T, Stoopler ET. Anatomic and examination considerations of the oral cavity. *Med Clin North Am*. 2014;98(6):1225-1238.

8. Sasegbon A, Hamdy S. The anatomy and physiology of normal and abnormal swallowing in oropharyngeal dysphagia. *Neurogastroenterol Motil*. 2017;29(11):e13100. doi:10.1111/nmo.13100

9. Simpson CB, Rosen CA. *Operative Techniques in Laryngology*. Springer; 2008.

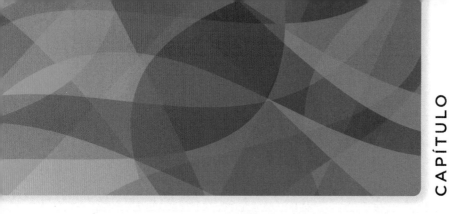

CAPÍTULO 2

Exploración de los oídos, la nariz y la garganta

Katelyn Stepan
Jimmy Truong

DESAFÍO CLÍNICO

La exploración de los oídos, la nariz y la garganta permite obtener información relevante sobre su forma y función, así como el estado que guardan las vías respiratorias y de alimentación asociadas. Aunque muchos síntomas de la cabeza y el cuello son manifestaciones de alteraciones benignas, una anamnesis y exploración física detalladas son fundamentales para identificar las causas subyacentes y para descubrir una posible enfermedad potencialmente más grave. La exploración física, realizada cuidadosamente, también ayuda al médico a evitar pruebas innecesarias, a facilitar el proceso de priorización (triaje), a indicar el tratamiento adecuado y a prevenir retrasos en la atención.

EXPLORACIÓN FÍSICA

Aspecto general

Se puede obtener información valiosa simplemente observando el aspecto, el comportamiento y el estado anímico de un paciente. Deben registrarse los signos vitales, así como su estado de alerta, orientación e indicios de intoxicación o de dificultar respiratoria. Las retracciones torácicas y el aumento del trabajo respiratorio, la diaforesis, el estridor o las sibilancias deben alertar al médico para llevarlo a evaluar las posibles causas subyacentes.

Cabeza y cara

Se debe inspeccionar y palpar la cabeza y el esqueleto facial en busca de lesiones o asimetrías, así como de indicios de irregularidades o relieves, especialmente en los casos de traumatismos. Lo anterior incluye la inspección de los huesos craneales, la mandíbula, el maxilar, el arco cigomático, los bordes orbitarios y el dorso nasal. También debe observarse el estado de la piel, el cabello y el cuero cabelludo. Las áreas que cubren los senos paranasales se palpan con cuidado en busca de dolor. Las alteraciones que afectan la articulación temporomandibular y que pueden producir chasquidos, luxaciones o bloqueos de la mandíbula pueden evaluarse pidiendo al paciente abra y cierre la mandíbula mientras se palpan simultáneamente ambos lados de la articulación, justo por delante del conducto auditivo. La valoración de los ganglios linfáticos suboccipitales, preauriculares y retroauriculares se lleva a cabo mediante palpación bilateral. Las glándulas salivales, incluidas las parótidas y las submandibulares bilaterales, se evalúan mediante palpación externa y bimanual, con una mano colocada dentro de la boca. Con el uso de una lámpara frontal, se puede inspeccionar la permeabilidad de los conductos de Stensen y Wharton; para ello se debe buscar el flujo salival durante la palpación bimanual de la boca, de forma que la saliva sea «ordeñada» de las glándulas parótidas o submandibulares, respectivamente.

Oídos

La exploración del oído incluye la evaluación del oído externo y del pabellón auricular, así como el examen otoscópico del conducto auditivo externo (CAE) y de la membrana timpánica (MT). También implica, cuando está clínicamente indicado, la evaluación de la audición con el uso de diapasones y la revisión del sistema vestibular.

Oído externo

El pabellón auricular y la región postauricular deben ser inspeccionados y palpados para detectar cualquier indicio de deformidades, lesiones o asimetrías. También se explora la zona preauricular en busca de un conducto o drenaje sinusal. El dolor postauricular, la inflamación, la acumulación de líquido, la equimosis o la linfadenopatía pueden indicar un proceso infeccioso o traumático subyacente.

Conducto auditivo externo

El CAE debe inspeccionarse con un otoscopio en busca de secreción, lesiones, cuerpos extraños y cerumen. El mal olor también puede ser indicativo de una infección.

Membrana timpánica y oído medio

Para evaluar la MT y el oído medio se debe realizar una otoscopia, haciendo uso del espéculo más grande posible para obtener la mejor vista. El otoscopio puede sostenerse como un bolígrafo mientras el dedo meñique se apoya en la cabeza del paciente, para asegurar la estabilidad y evitar cualquier lesión que pudiera producirse con un movimiento brusco de la persona examinada. El espéculo se introduce con una mano dentro del conducto (aprox. 1 cm), mientras la otra retrae suavemente el pabellón auricular de forma posterosuperior, a fin de alinear el meato y el conducto auditivo. Deben observarse las referencias anatómicas, como el martillo, así como el color y el contorno de la MT. Detrás de la membrana es posible apreciar líquido, burbujas de aire y masas que afectan el oído medio. Cuando existe sospecha de alteraciones en el oído medio, se puede utilizar la otoscopia neumática para evaluar la movilidad de la MT, aplicando suavemente una presión negativa o positiva con la perilla neumática. Una MT inmóvil puede ser secundaria a líquido en el oído medio o a una perforación. Se puede usar un otoscopio con un canal de trabajo para eliminar cualquier residuo o cerumen que pudiera afectar la visualización. Si no hay perforación de la MT, otitis externa, ni se han empleado tubos ecualizadores de presión (EP), se puede aplicar irrigación con agua caliente. Debe registrarse el tamaño y la ubicación de cualquier perforación y la presencia de tubos EP.

Audición

La audición puede evaluarse de forma general al observar la forma en que el paciente responde a las preguntas durante la entrevista. La prueba de voz susurrada también se puede utilizar para valorar de forma aproximada la audición, haciendo que el paciente repita números, letras o palabras que fueron susurradas en su oído, mientras se tapaba el oído contrario. El examinador se sitúa a un brazo de distancia detrás del paciente y susurra una combinación de números y letras, pidiendo al paciente que los repita. Cada oído se examina por separado. Se debe sospechar hipoacusia si el paciente es incapaz de repetir correctamente el 50% de los números o las palabras.

Las pruebas con diapasón pueden servir para diferenciar la hipoacusia conductiva de la neurosensorial. Las pruebas de Weber y Rinne por lo general se realizan con un diapasón de 512 Hz. El diapasón se hace vibrar golpeando suavemente las ramas contra una superficie dura.

La prueba de Weber se realiza colocando la base de un diapasón que está vibrando en el centro de la frente y preguntando al paciente dónde escucha el sonido. Con una audición normal, el sonido se escucha en ambos oídos por igual o de forma centralizada. Esto se conoce como prueba de Weber «negativa». La hipoacusia simétrica bilateral también se percibe en la línea media. La hipoacusia sensorial unilateral suele escucharse más fuerte en el oído no afectado, mientras que la conductiva se percibirá en el oído afectado.

La prueba de Rinne se hace colocando primero el diapasón en vibración contra el hueso mastoideo del paciente (conducción ósea [CO]) y, a continuación, sosteniendo la base del diapasón, que sigue vibrando, en el aire, a 1 o 2 cm del CAE del mismo lado (conducción aérea [CA]). A continuación, se pide al paciente que identifique la posición en la que el sonido es más fuerte: «atrás» (CO) o «adelante» (CA) del oído. La CA se percibe como más fuerte que la CO en aquellas personas con audición normal en ese oído, así como en aquellas con hipoacusia neurosensorial. La CO se percibe más fuerte en aquellos con hipoacusia conductiva, como la asociada a un derrame o a una perforación de la MT. La prueba se considera «positiva» si la CA > CO y «negativa» si la CO > CA. Los pacientes con hallazgos que sugieren hipoacusia deben ser derivados a un especialista para recibir una evaluación más completa que incluya pruebas audiométricas.

La **tabla 2-1** muestra cómo interpretar los resultados de las pruebas de diapasón de Weber y Rinne.

TABLA 2-1	Interpretación de la prueba con diapasón	
	Hipoacusia neurosensorial	Hipoacusia conductiva
Rinne	CA > CO	CO > CA
Weber	Escuchado en el oído «bueno»	Escuchado en el oído «malo»

CA: conducción aérea; CO: conducción ósea.

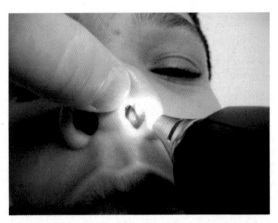

Figura 2-1. Cornete inferior. Imagen de un cornete inferior pálido e hipertrófico, como se observa en la rinitis alérgica (cortesía de Paul S. Matz, MD y de Kelly SF. Nasal swelling, discharge, and crusting. In: Chung EK, Atkinson-McEvoy LR, Lai NL, Terry M, eds. *Visual Diagnosis and Treatment in Pediatrics.* 3rd ed. Wolter Kluwer; 2015:182-188. Figura 23-2).

Sistema vestibular

Los síntomas de mareo, vértigo o desequilibrio suelen justificar una exploración detallada y especializada. Las pruebas vestibulares se realizan para determinar si la causa del vértigo es central (afección originada en el cerebelo o el tronco encefálico) o periférica (alteración surgida en el oído interno o el nervio vestibular). La exploración física evalúa la presencia de nistagmo, la función oculomotora central y el reflejo vestibuloocular. También se analiza la postura, la coordinación y la marcha. En el capítulo 7 se puede encontrar información más detallada sobre la evaluación del vértigo.

Nariz

La exploración de la nariz comienza con una inspección general. Hay que observar la forma de su aspecto dorsal, el ancho de la punta y cualquier desviación de la línea media. Revise la punta de la nariz con una suave presión para detectar si hay dolor. Después se debe examinar cada vestíbulo nasal. La rinoscopia anterior permite evaluar el tabique nasal y los cornetes inferiores. El paciente debe estar sentado y su cabeza inclinada hacia atrás para lograr una mejor visualización. Se introduce cuidadosamente un espéculo en la nariz, a lo largo de la pared lateral, observando el color, la vascularidad y cualquier secreción. También se evalúa el tabique nasal en busca de cambios de coloración, desviación, hematoma o perforación. Los cornetes, adheridos a la pared nasal lateral, se revisan con cuidado; los hallazgos patológicos pueden ir desde hipertrofia y edema hasta aspecto pálido o eritematoso (**fig. 2-1**). Junto a la nariz se encuentran los senos paranasales, que pueden ser palpados para detectar cualquier sensación dolorosa. El dolor grave indica un proceso inflamatorio de los senos. La palpación también puede revelar deformidades en el relieve, en caso de traumatismo.

Nasofaringe

La nasofaringe representa la parte más superior de la faringe, extendiéndose desde la base del cráneo en sentido superior, hasta el paladar blando en sentido inferior. Esta área puede ser una zona difícil de explorar y a menudo requiere el uso de un endoscopio rígido o flexible de fibra óptica. Si se dispone de un endoscopio flexible, este se puede introducir suavemente a través de la nariz, después de rociar un descongestivo tópico (fenilefrina) y un anestésico (lidocaína tópica al 4%) en las cavidades nasales bilaterales. Se debe inspeccionar el orificio de la trompa faringotimpánica (de Eustaquio), el *torus tubarius*, la fosa de Rosenmüller y las adenoides. Se debe tomar nota de cualquier quiste, masa o asimetría.

Cavidad bucal

La cavidad bucal está formada por los labios en la parte anterior, las mejillas en la parte lateral, el paladar en la parte superior, el piso (suelo) de la boca en la parte inferior y la bucofaringe en la parte posterior. Se debe pedir al paciente que se retire cualquier aparato bucal para permitir una mejor visualización. Observe los labios en busca de variaciones de color, resequedad, úlceras o alteraciones irregulares en la piel. Mire dentro de la boca con una buena fuente de luz y la ayuda de un depresor lingual (abatelenguas). Hay que inspeccionar la mucosa bucal, incluyendo las encías, para revisar el color y descubrir posibles ulceraciones o masas. En el paladar duro, un crecimiento óseo excesivo en la línea media es una variante anatómica normal denominada *torus palatini*. Un crecimiento óseo excesivo similar en la superficie lingual anterior de la mandíbula se denomina *torus mandibularis*. Se debe examinar la dentadura en busca de caries, cambios de coloración, desalineación y dientes «flojos». Tenga en cuenta que un adulto tiene 32 piezas dentales. Los dientes permanentes comienzan a aparecer a los 6 años. Actualmente, el Sistema de Numeración Universal es el método de clasificación dental de uso más frecuente. Se puede consultar en la **figura 2-2**.

Cada diente está conformado por un corona y su raíz, con su contorno exterior recubierto de esmalte. Directamente debajo del esmalte está la dentina, que forma la mayor parte del diente y que puede producir dolor ante la pérdida de esmalte. La pulpa del diente comienza en la punta de la raíz y se extiende hasta la corona. Esta estructura abastece de sangre e inervación al diente y está encerrada dentro de la dentina.

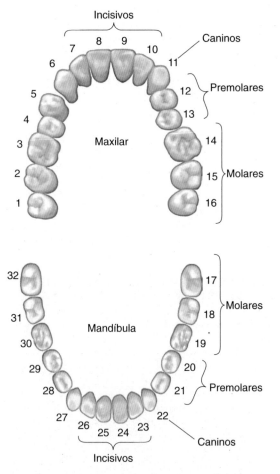

Figura 2-2. Sistema de Numeración Universal de los dientes. El número 1 comienza en el tercer molar maxilar derecho; los dientes se numeran secuencialmente hasta el 32, que corresponde al tercer molar mandibular derecho (tomada de Hansen SL, Balkin DM. Maxillofacial injuries. En: Britt LD, Peitzman AB, Barie PS, Jurkovich GJ, eds. *Acute Care Surgery*. 2nd ed. Wolters Kluwer; 2019:365-376. Figura 29-2).

Bucofaringe

La bucofaringe se encuentra posterior a la cavidad bucal y está limitada superiormente por el paladar blando y el duro e inferiormente por la base de la lengua. Del paladar blando se debe registrar su color y consistencia. Se evalúa también el tamaño, la longitud, el color y la posición de la úvula (cuando esta no se encuentra en la línea media). Las amígdalas palatinas se visualizan directamente a ambos lados de la faringe. Su superficie puede ser lisa o tener criptas, que pueden acumular alimentos, bacterias y residuos. Presionar la lengua con un depresor lingual y pedir al paciente que diga «Ahh» ayudará a visualizar las amígdalas. Se debe observar si están crecidas y si hay enrojecimiento, ulceraciones, cambios de coloración y secreción. Los quistes de inclusión, los residuos inflamatorios o los cálculos (piedras en las amígdalas) serán hallazgos frecuentes en la exploración. El tamaño de las amígdalas normales varía, desde ser apenas visibles hasta tocarse en la línea media («amígdalas que se besan»).

Laringe e hipofaringe

La laringe o «caja de voz» se extiende desde la epiglotis hasta la vía respiratoria subglótica y contiene a las cuerdas vocales. La hipofaringe es una continuación de la bucofaringe y va desde el nivel del hueso hioides hasta la entrada del esófago. La integridad y la función de la laringe y la hipofaringe desempeñan un papel fundamental en el mantenimiento de las vías respiratorias, el habla y la deglución del paciente. Se puede realizar una laringoscopia indirecta con un espejo dental para evaluar la base de la lengua, la hipofaringe y la laringe. El paciente se encuentra sentado en posición vertical mientras se inclina ligeramente hacia delante por la cintura, con la barbilla en posición «de olfateo». Con una mano, el examinador sujeta suavemente la lengua protruida del paciente con una gasa, mientras que con la otra mano coloca un espejo dental tibio justo debajo del paladar blando, lo que permite visualizar la bucofaringe, la hipofaringe y la laringe. La laringoscopia flexible de fibra óptica (LFF) puede estar indicada para lograr una evaluación más detallada y dinámica. Tras rociar la nariz con un descongestivo y un anestésico tópico, se pasa el endoscopio flexible a través de la cavidad nasal para visualizar las vías respiratorias más distales. Se puede pedir al paciente que vocalice y degluta durante la evaluación. Se debe registrar cualquier irregularidad de la mucosa, edema, quistes o masas. También se debe observar la movilidad y la integridad de las cuerdas vocales. En la **figura 2-3** se pueden apreciar las cuerdas vocales normales.

Cuello

Para la exploración, el cuello y las clavículas deben estar expuestos y el examinador debe tomar nota de cualquier asimetría, masas, lesiones cutáneas o cicatrices. Se deben evaluar los ganglios linfáticos de las regiones parótida, preauricular, postauricular y mastoidea, palpando el hueso mastoideo y siguiendo el músculo trapecio hasta la fosa supraclavicular. La región del cuello puede dividirse en los triángulos cervicales anterior y posterior, con el músculo esternocleidomastoideo (MEC) en medio de ellos. Pida al paciente que flexione y extienda el cuello para comprobar la amplitud de movimiento normal. La glándula tiroides se encuentra en la línea media anterior del cuello. Las asimetrías de la glándula suelen ser causadas por nódulos, y las masas superiores al istmo tiroideo, a lo largo del eje de la laringe, pueden representar restos del conducto tirogloso.

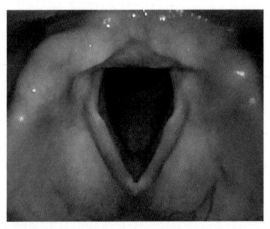

Figura 2-3. Cuerdas vocales normales.

TABLA 2-2	Evaluación de los nervios craneales	
Nervio(s) craneal(es)	Función	Evaluación
I Olfativo	Sensorial: olor	Prueba de identificación olfativa
II Óptico	Sensorial: visión	Agudeza visual (cartilla de Snellen), pruebas de campo visual, reacción pupilar a la luz, fundoscopia
III Oculomotor	Motora: movimiento ocular	Movimientos extraoculares (seguimiento en «H»), reacción pupilar a la luz y movimiento de acomodación, evaluación de la ptosis
IV Troclear	Motora: movimiento ocular (oblicuo superior)	Movimientos extraoculares (seguimiento en «H»)
V Trigémino	Sensorial: facial, sensación anterior de la lengua Motora: masticación	Palpar el masetero mientras el paciente aprieta la mandíbula, abrir la boca contra resistencia Sensación facial de los dermatomas relevantes (frente, mejilla, barbilla)
VI *Abducens*	Motora: movimiento ocular (recto lateral)	Movimientos extraoculares (seguimiento en «H»)
VII Facial	Sensorial: gusto Motora: expresión facial	Movimientos de expresión facial (levantar las cejas, cerrar los ojos, apretar la nariz, inflar las mejillas, sonreír, fruncir los labios)
VIII Vestibulococlear	Sensorial: oído, equilibrio	Evaluación auditiva (voz susurrada, diapasón, audiometría), pruebas vestibulares, evaluación de la marcha
IX Glosofaríngeo	Sensitiva: sensación faríngea Motora: faringe	Provocar el reflejo nauseoso
X Vago	Sensitiva: faringe, laringe, esófago Motora: paladar, faringe, laringe	Provocar el reflejo nauseoso Fonación, calidad de voz, deglución, elevación del paladar blando
XI Accesorio espinal	Motora: movimiento de hombros y cuello	Encogimiento de hombros, girar la cabeza contra resistencia
XII Hipogloso	Motora: movimiento de la lengua	Sacar la lengua, moverla de lado a lado (se desvía hacia el lado de la debilidad)

Exploración neurológica y de los nervios craneales

Está indicada una exploración completa de los nervios craneales (NC) en los pacientes que consultan por problemas de cabeza y cuello. En la **tabla 2-2** se ofrece un breve resumen de cómo se evalúan los NC.

TEMAS DE PEDIATRÍA

Cuando se realiza la exploración del paciente pediátrico, es fundamental la cooperación, la paciencia y el obtener la ayuda de cualquier cuidador disponible. En algunos casos, puede ser mejor examinar al paciente en posición supina en una cama de exploración. En los recién nacidos y lactantes, hay que tener en cuenta la mayor proporción entre la cabeza y el cuerpo. Lleve a cabo la exploración de la cabeza prestando atención a las líneas de sutura y las fontanelas. Palpe con cuidado y observe el tamaño, la asimetría, la forma y el color. En los niños, tome nota también de cualquier facies anómala.

Al examinar el cuello en bebés y recién nacidos, palpe los ganglios linfáticos del cuello y evalúe si hay masas o cualquier quiste congénito. Por ejemplo, los quistes de la hendidura branquial pueden presentarse como pequeños hoyuelos o aberturas anteriores al esternocleidomastoideo. Los quistes preauriculares son fosas del tamaño de una punta de alfiler, en la parte anterior del hélix de la oreja. Otro quiste frecuente es el quiste del conducto tirogloso, que se mueve con la deglución y puede presentarse como una masa pequeña, firme y móvil en la línea media del cuello, por encima del cartílago tiroides. Revise la posición de la tiroides y la tráquea. Palpe ambas clavículas para comprobar la simetría y verificar si hay dolor.

La exploración cuidadosa del oído comienza al verificar su posición en relación con los ojos. Observe que los cantos del ojo crucen el pabellón auricular. Si el pabellón auricular está por debajo de este eje, el paciente tiene orejas de implantación baja. Examine el CAE con un otoscopio y evalúe el color, la permeabilidad y la presencia de dolor. Tenga en cuenta que, en la infancia, el CAE apunta hacia abajo en relación con el oído más externo, por lo que es mejor examinarlo tirando hacia abajo del pabellón auricular. Cuando se realiza la exploración del oído en los niños, puede ser necesario emplear técnicas de sujeción para visualizar mejor el CAE y la MT. Con la ayuda del cuidador y el niño en su regazo, se pueden inmovilizar las piernas del niño. A continuación, el cuidador cruza un brazo sobre el cuerpo del niño, sujetando sus brazos, mientras que el otro se utiliza para inmovilizar suavemente la cabeza, a fin de facilitar la exploración del oído. Como alternativa, los bebés y los niños pequeños pueden ser envueltos en una manta o sábana, para evitar el movimiento durante la exploración.

Al evaluar la boca y la faringe, utilice un depresor lingual y una linterna. Observe la mucosa lisa de la bucofaringe. La lengua y la bucofaringe podrían apreciarse mejor mientras el bebé llora. Durante el examen nasal, asegúrese de que los conductos nasales estén abiertos. Observe que la nariz y el tabique estén en la línea media, registrando cualquier asimetría.

CONSEJOS Y ALERTAS

- La exploración física debe realizarse con un abordaje estandarizado y adaptado en función del escenario clínico.
- El equipo especial, como un endoscopio flexible, puede ayudar al examinador a realizar una evaluación detallada.
- Cuando se examina el oído en los niños, puede ser necesario emplear técnicas de sujeción para visualizar mejor el conducto auditivo y la MT.

RESUMEN

Una anamnesis y una exploración física detalladas son fundamentales para la evaluación de los pacientes que presentan problemas de oídos, nariz y garganta. La anatomía regional presenta un desafío porque algunas estructuras no son fácilmente accesibles por visualización directa sin equipo o instrumentación adicional. La información obtenida de la exploración física proporciona un marco para desarrollar un diagnóstico diferencial y determinar el tratamiento definitivo apropiado.

INFORMACIÓN BASADA EN LA EVIDENCIA

¿Cuál es la mejor técnica de evaluación de la audición en un servicio de urgencias o en un servicio médico de atención inmediata?

La prueba de voz susurrada ofrece una valiosa herramienta para evaluar la audición en estos contextos, ya que es la única prueba que no requiere un equipo especializado. Se ha comprobado que tiene una buena especificidad y sensibilidad para detectar la hipoacusia en los adultos de 50 a 70 años de edad, si la realiza un profesional experimentado.[1] Sin embargo, tiene una sensibilidad reducida cuando se aplica a los niños y, por lo tanto, no se recomienda para la exploración pediátrica. Este método tiene una sensibilidad del 80% para la detección de la hipoacusia mayor o igual a 25 dB en los niños de 5 a 12 años.[2]

¿Cuál es la precisión diagnóstica para la otitis media aguda pediátrica?

En un estudio del 2019, se descubrió que solo el 52.1% de los pacientes pediátricos diagnosticados con otitis media aguda (OMA) presentaban síntomas compatibles con esta infección. En el mismo estudio se descubrió que el 31% de los individuos diagnosticados con OMA no contaban con los hallazgos a la exploración indicados por la American Academy of Pediatrics (AAP) como respaldo del diagnóstico. Alrededor del 90% de los pacientes incluidos en el estudio recibieron prescripción de antibióticos, lo que genera preocupación por las prácticas de sobreprescripción.[3]

Referencias

1. McShefferty D, Whitmer WM, Swan IR, Akeroyd MA. The effect of experience on the sensitivity and specificity of the whispered voice test: a diagnostic accuracy study. *BMJ Open*. 2013;3(4):e002394. doi:10.1136/bmjopen-2012-002394

2. Dempster JH, Mackenzie K. Clinical role of free-field voice tests in children. *Clin Otolaryngol Allied Sci*. 1992;17(1):54-56.

3. Brinker DL Jr, MacGeorge EL, Hackman N. Diagnostic accuracy, prescription behavior, and watchful waiting efficacy for pediatric acute otitis media. *Clin Pediatr (Phila)*. 2019;58(1):60-65. doi: 10.1177/0009922818806312. Erratum in: *Clin Pediatr (Phila)*. 2019;58(4):491.

Lecturas recomendadas

American Academy of Otolaryngology-Head and Neck Surgery. ENT Exam Video Series. Consultado el 8 de mayo de 2021. https://www.entnet.org/education/ent-exam-video-series/

Bickley, LS. *Bates' Guide to Physical Examination and History Taking*. Lippincott Williams & Wilkins; 2003.

Chan JYK, Tsang RKY, Yeung KW, et al. There is no routine head and neck exam during the COVID-19 pandemic. *Head Neck*. 2020;42(6):1235-1239.

Eggers SDZ, Zee DS. Evaluating the dizzy patient: bedside examination and laboratory assessment of the vestibular system. *Semin Neurol*. 2003;23(1):47-57.

Goebel JA. The ten-minute examination of the dizzy patient. *Semin Neurol*. 2001;21(4):391-398.

James M, Palmer O. Instrumentation and techniques for examination of the ear, nose, throat, and sinus. *Oral Maxillofac Surg Clin North Am*. 2012;24(2):167-174, vii.

Madani M, Berardi T, Stoopler ET. Anatomic and examination considerations of the oral cavity. *Med Clin North Am*. 2014;98(6):1225-1238.

Rosenberg TL, Brown JJ, Jefferson GD. Evaluating the adult patient with a neck mass. *Med Clin North Am*. 2010;94(5):1017-1029.

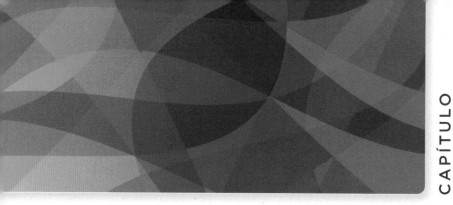

Comunicación con los especialistas en ORL

Yan Lee
Mark Grbic

DESAFÍO CLÍNICO

Para que el tratamiento de un paciente en los servicios de urgencias o de atención médica inmediata tenga éxito, es fundamental que exista una comunicación clara entre los médicos de urgencias y los especialistas en otorrinolaringología (ORL). Al trabajar dentro de los sistemas hospitalarios, también es importante conocer las limitaciones del sistema y la disponibilidad de los servicios (p. ej., especialistas internos, médicos de guardia, médicos que consultan por medios digitales o sin respaldo de especialidad). Entender cómo equilibrar todos estos factores es la piedra angular de la comunicación con los especialistas. Como en cualquier consulta, el objetivo habitual es solicitar un servicio fuera del ámbito de práctica del médico de urgencias o recabar la opinión de un experto. Los objetivos de este capítulo son proporcionar un esquema para la formulación de preguntas y para abrir la conversación con el especialista en ORL, establecer cuáles son las capacidades de cada área y el mejor momento para consultar, y aclarar cuándo involucrar otros servicios, fuera de la otorrinolaringología, para ayudar a nuestros pacientes.

Preguntas y comunicación para la consulta

Optimizar la atención a los pacientes con enfermedades ORL requiere de una comunicación rápida y eficaz. Lo ideal es que existan mecanismos sencillos y confiables de comunicación entre los médicos de urgencias y los especialistas. En varios estudios se ha constatado que las consultas que siguen un formato específico ayudan a transmitir una descripción exhaustiva de la afección del paciente, así como un motivo específico para consultar al especialista (**fig. 3-1**).[1] También existen herramientas para guiar la comunicación de los especialistas con el médico solicitante (**tabla 3-1**).[2] Estos esquemas pueden ayudar a aclarar y anticipar cuestiones que los ORL necesitarán conocer, a fin de ofrecer recomendaciones adecuadas o prepararse para una evaluación en persona. En general, estos esquemas implican la identificación del consultor y del consultado, la identificación del paciente, la presentación precisa de los antecedentes y, en específico, el estado de la enfermedad actual, los análisis de laboratorio relevantes o estudios de imagen ya realizados, la pregunta clínica o un diagnóstico confirmado que requiera de la experiencia del especialista.

Al igual que en todas las consultas solicitadas por urgencias, una de las consideraciones más importantes es brindar al especialista un tema específico en el cual tener una colaboración activa. Estos temas pueden dividirse en preguntas sobre el diagnóstico, opciones de tratamiento específicas o cuestiones sobre la derivación del paciente. Enmarcar la pregunta clínica en torno a lo que está haciendo falta y a lo que el especialista pueda aportar es un factor clave para lograr una comunicación clara entre los servicios. Pedir una orientación clara sobre el procedimiento (p. ej., ayuda para localizar un cuerpo extraño en la vía aérea, laringoscopia para evaluar un angioedema) o ayuda para la derivación y abordaje de un paciente (p. ej., evaluación para el ingreso por mastoiditis, manejo avanzado de la vía aérea o intervención quirúrgica por epistaxis) contribuye a delimitar la participación del especialista a fin de proveer una atención óptima.

Otro aspecto importante de la consulta clínica es anticiparse y reconocer las necesidades que tendrá el ORL, en vías de brindar la mejor ayuda a su paciente. Prever y realizar los estudios de imagen adecuados, como la evaluación por tomografía computarizada (TC) para la mastoiditis o

---

PARTE FRONTAL

C ontactar con cortesía al especialista
Nombre de quien consulta, nivel, equipo, «Me gustaría hacerle una CONSULTA, por favor».

O rientar
Nombre del paciente, número de admisión asignado (NMA), piso y cama.

P reguntar de forma específica
Hacer una pregunta específica relacionada con el diagnóstico (estudios, procedimientos) o con el abordaje (tratamiento, preoperatorio).

A ntecedentes
Edad y sexo del paciente, antecedentes de interés (AI), evolución, análisis relevantes, radiología, plan anticipado

U rgencia
¿Cuándo debe ser evaluado el paciente? De 30 min a 1 h (muy urgente), de 2 a 3 h (urgente), 8 h (requiere atención especializada), 24 h (de rutina)

S eguimiento
Realice un plan de seguimiento con el especialista (cómo y cuándo) y dé sus datos de contacto

A gradezca

PARTE POSTERIOR

Otros consejos cuando se llama al especialista:
Oriente al interlocutor sobre los temas a tratar en cada parte de la llamada.
Sea cortés y educado (incluso si ellos no lo son).
Evite solicitar una consulta solo por cumplir, sin tener una pregunta que atender en ese servicio.
Para preguntar sobre el diagnóstico, tenga un diagnóstico diferencial en mente.
Cuando se trate de confirmar un diagnóstico, anticipe y comience a realizar estudios.
Si la consulta es sobre el tratamiento, tenga un plan de abordaje anticipado en mente. Contar con la información pertinente disponible (puede ser escrita o estar abierta en el expediente electrónico).
Seguimiento con el especialista después de las recomendaciones iniciales, para preguntar dudas y discutir los resultados del caso (¡es tiempo de aprender!).

Figura 3-1. Esta tarjeta orienta sobre la mejor forma de realizar consultas a los especialista desde el servicio de urgencias (tomada de Podolsky A, Stern DT, Peccoralo L. The courteous consult: a CONSULT card and training to improve resident consults. *J Grad Med Educ.* 2015;7(1):113-117. Figura 1).

las placas para localizar cuerpos extraños, puede ayudar a los especialistas a tomar decisiones más rápidas y sencillas sobre los casos. Las consultas al ORL suelen centrarse en una gran variedad de diagnósticos. Un estudio sobre las consultas a ORL en un hospital de atención cuaternaria reveló que el motivo de consulta más frecuente desde el servicio de urgencias era el traumatismo facial, seguido de la evaluación de las vías respiratorias, la infección del cuello y, por último, la epistaxis, como se indica en la **tabla 3-2.**[3]

Consideraciones sobre los sistemas, la capacidad de los especialistas en ORL y las consultas a distancia

Dado que los centros de salud tienen una dotación de personal y una capacidad de atención variables, es fundamental conocer los recursos disponibles tanto para la primera consulta como para la atención definitiva. El alcance de la práctica puede variar según los especialistas disponibles en el servicio de urgencias, por lo que es importante discutir los acuerdos y protocolos entre los servicios antes de la consulta. Por ejemplo, si un paciente con epistaxis descontrolada requiere una ligadura y el ORL de guardia no realiza este procedimiento, puede ser necesario trasladar al paciente a otro centro o llamar a un neurocirujano o radiólogo intervencionista. También hay algunos diagnósticos que pueden ser tratados por diversos servicios (p. ej., las fracturas orbitarias pueden ser evaluadas por ORL, oftalmología o cirugía plástica). En la **tabla 3-3**[3] se enumeran los principales procedimientos que suelen realizar los ORL.

TABLA 3-1	Diez mandamientos para facilitar la comunicación del especialista con el médico solicitante
Mandamiento	**Significado**
1. Determinar la pregunta específica consultada	Preguntar a la persona que solicita la consulta cuál es la pregunta concreta que está tratando de hacer; a veces esto no resulta obvio y puede que tengan que hacer preguntas de sondeo
2. Establecer la urgencia	Preguntar si la situación es una urgencia, una emergencia o es electiva; esto puede requerir preguntas adicionales durante la conversación
3. Ver al paciente en persona	Ver al paciente y realizar una exploración física siempre que sea posible; «confiar pero verificar»
4. Ser breve cuando así corresponda	Puede que no sea necesario que el especialista repita todos los detalles de la anamnesis y la documentación, pero debe verificar los detalles pertinentes
5. Ser específico	No dar por sentado que el médico solicitante conoce los detalles de sus recomendaciones; sea lo más específico posible
6. Ofrecer planes de contingencia	Anticipar los problemas con sus recomendaciones y proporcionar planes secundarios de respaldo
7. No sobrepasar los límites	Recordar que usted es el especialista a quien se consulta y no debe sobrepasar sus límites (es decir, cambiar las órdenes sin notificar al médico solicitante/principal)
8. Aprovechar para instruir si la situación es propicia	Utilizar las consultas como una oportunidad para compartir puntos de aprendizaje mientras discute el caso del paciente (solo si el médico solicitante está dispuesto)
9. Hablar es esencial	Mantener abierta la conversación entre el médico solicitante y el especialista es crucial para lograr una atención y resultados óptimos para el paciente
10. Brindar seguimiento	Aunque considere que la consulta se ha completado, proporcionar medios de seguimiento ante cualquier preocupación o problema que pudiera surgir

(Tomada de Salerno SM, Hurst FP, Halvorson S, Mercado DL. Principles of effective consultation: an update for the 21st-century consultant. *Arch Intern Med*. 2007 Feb 12;167(3):271-275).

TABLA 3-2	Motivos frecuentes de la consulta de urgencias a ORL
Razones para la consulta solicitada	
Evaluación de las vías respiratorias	107 (20.3%)
Hemorragia	5 (0.9%)
Epistaxis	33 (6.3%)
Traumatismo facial	179 (33.9%)
Fractura facial	97 (18.4%)
Laceración facial	44 (8.3%)
Fractura y laceración facial	38 (7.2%)
Herida de bala	1 (0.2%)
Infección	103 (19.5%)
Tumor en el cuello	7 (1.3%)
Lesión bucal	2 (0.4%)
Odinofagia	1 (0.2%)
Otros (lesión facial, cuerpo extraño en la cavidad bucal)	2 (0.4%)
Otológica	21 (4.0%)
Postoperatoria	51 (9.7%)
Rinológica	13 (2.5%)
Traqueostomía	3 (0.6%)

(Tomada de Choi KJ, Kahmke RR, Crowson MG, Puscas L, Scher RL, Cohen SM. Trends in otolaryngology consultation patterns at an Academic Quaternary Care Center. *JAMA Otolaryngol Head Neck Surg*. 2017;143(5):472-477).

TABLA 3-3 Procedimientos frecuentemente realizados por los consultores de ORL	
Procedimientos de realización frecuente de otorrinolaringología a pie de cama	
Laringoscopia flexible	54.6%
Reparación de laceración facial compleja	10.8%
Endoscopia nasal	10.7%
Tratamiento de la epistaxis	9.5%
Incisión y drenaje de abscesos en cabeza y cuello	6.5%
Aspiración con aguja	2.0%
Extracción de cuerpos extraños	1.0%
Cambio de cánula de traqueostomía	0.8%
Miringotomía y colocación de ecualizadores de presión	0.7%
Reducción cerrada de la fractura del hueso nasal	0.7%
Otros (biopsia, cauterización de la fosa amigdalina, etc.)	3.0%

(Tomada de Choi KJ, Kahmke RR, Crowson MG, Puscas L, Scher RL, Cohen SM. Trends in Otolaryngology Consultation Patterns at an Academic Quaternary Care Center. *JAMA Otolaryngol Head Neck Surg*. 2017 May 1;143(5):472-477).

Sin embargo, no todos los diagnósticos de ORL en el ámbito de las urgencias requieren que los especialistas realicen los procedimientos. En algunos casos se puede recurrir a una consulta a distancia, tomando ventaja del mayor alcance de esta aplicación para las necesidades de ORL. De acuerdo con una evaluación de las consultas en un centro médico general, hasta el 62% de las consultas de ORL pueden ser realizadas mediante aplicaciones de telemedicina, en particular las referidas a problemas del oído interno y medio, mientras que las relacionadas con la laringe o el oído externo son menos proclives a ello.[4]

Una revisión retrospectiva de las consultas de ORL examinó las intervenciones y los distintos servicios prestados por los ORL en un hospital metropolitano.[5] Se trataba de consultas en todos los servicios, no limitadas únicamente al servicio de urgencias. En este estudio se observó que las consultas principales de epistaxis y angioedema requerían sistemáticamente de intervenciones, el 57.5% y el 84% respectivamente. Sin embargo, descubrieron que otros motivos principales de consulta, como la disfagia (tasa de intervención del 32.3%), la disfonía (16%), la otalgia (20.8%), la hipoacusia (13.3%) y el vértigo/mareo (0%) no solían requerir intervención, por lo que pueden ser diagnósticos susceptibles de ser evaluados por telemedicina desde el servicio de urgencias o en el seguimiento.

CONSEJOS Y ALERTAS

- Disponer de una estructura clara para realizar las consultas es importante para tener una comunicación clara con los especialistas en ORL.
- Las consideraciones generales del sistema pueden afectar la capacidad del especialista para poder ayudar en determinadas intervenciones.

INFORMACIÓN BASADA EN LA EVIDENCIA

¿Cómo ha cambiado la pandemia de COVID-19 el uso de la telemedicina para la ORL?

Durante la pandemia de COVID-19, los subespecialistas en ORL adoptaron rápidamente el uso de la plataforma de telemedicina.[6] En promedio, un servicio tarda unos 23 meses en establecer un programa de telemedicina si esto se hace a partir de cero.[6] Antes de la pandemia, la telemedicina para la otorrinolaringología se utilizaba principalmente en comunidades socioeconómicamente desfavorecidas o en comunidades rurales que, de otro modo, no tenían acceso a la atención de subespecialidades.[6] La pandemia ha ampliado el alcance de la telemedicina a casi todas las comunidades, especialmente a los pacientes con seguridad social, que son especialmente vulnerables a la COVID-19.[6]

La telemedicina de los ORL suele utilizarse con dos propósitos principales que son relevantes para los médicos de urgencias: *1*) triaje anticipado: evaluación previa de un paciente destinado al servicio de urgencias para ayudar a su tratamiento y derivación; *2*) atención directa al consumidor (ADC): cribado de pacientes para decidir si es necesario derivarlos al servicio de urgencias o si se prefieren un seguimiento ambulatorio posterior.[6]

La revisión de antecedentes de la enfermedad actual en telemedicina debe ser equiparable a la que se realiza en las consultas presenciales. El Grupo de Trabajo de Telemedicina de la American Academy of Allergy, Asthma & Immunology (AAAAI) elaboró guías sobre cómo hacer la exploración física al paciente en el ámbito de la telemedicina. Para ello, se requiere de la cooperación del paciente; apoyos tecnológicos, como las aplicaciones de teléfonos inteligentes que proporcionan otoscopios digitales para telemedicina; o la ayuda de otro profesional de la salud, como un médico de urgencias.[6]

En un metaanálisis reciente se observó una mejoría en la calidad de vida de los pacientes y un perfil de seguridad no inferior para las personas con asma.[6] A medida que se exploren más casos a través de la telemedicina y se estudie su seguridad y eficacia, no cabe duda de que esta seguirá extendiéndose. Los médicos de urgencias tendrán que adaptarse al cambiante panorama de las consultas de subespecialidades y establecer sistemas para interactuar con los especialistas, tanto en persona como en las plataformas virtuales.

Referencias

1. Podolsky A, Stern DT, Peccoralo L. The courteous consult: a CONSULT card and training to improve resident consults. *J Grad Med Educ*. 2015;7(1):113-117. doi:10.4300/JGME-D-14-00207.1. PMID: 26217436; PMCID: PMC4507900.

2. Salerno SM, Hurst FP, Halvorson S, Mercado DL. Principles of effective consultation: an update for the 21st-century consultant. *Arch Intern Med*. 2007;167(3):271-275. doi:10.1001/archinte.167.3.271. PMID: 17296883.

3. Choi KJ, Kahmke RR, Crowson MG, Puscas L, Scher RL, Cohen SM. Trends in otolaryngology consultation patterns at an Academic Quaternary Care Center. *JAMA Otolaryngol Head Neck Surg*. 2017;143(5):472-477.

4. McCool RR, Davies L. Where does telemedicine fit into otolaryngology? An assessment of telemedicine eligibility among otolaryngology diagnoses. *Otolaryngol Head Neck Surg*. 2018;158(4):641-644.

5. Mors M, Bohr C, Fozo M, Shermetaro C. Consultation intervention rates for the otolaryngology service: a large metropolitan hospital experience. *Spartan Med Res J*. 2020;4(2):11596.

6. Hare N, Bansal P, Bajowala SS, et al. Work group report: COVID-19: unmasking telemedicine. *J Allergy Clin Immunol Pract*. 2020;8(8):2461-2473.e3.

Infecciones del oído: otitis media, otitis externa y mastoiditis

Rupal S. Jain
Candace E. Hobson

INTRODUCCIÓN

Las infecciones del oído externo y medio (otitis externa y otitis media) son motivos habituales de consulta en los servicios de urgencias o en centros de atención médica inmediata. El conocimiento de la anatomía básica del oído y de la fisiopatología de estas infecciones es clave para su tratamiento exitoso.

Anatómicamente, el oído se divide en externo, medio e interno. El oído externo está formado por el pabellón auricular y el conducto auditivo externo (CAE). El pabellón auricular es la parte del oído que sobresale de la cabeza y está compuesto por un cartílago recubierto de piel. El CAE, también conocido solo como *conducto auditivo*, tiene una longitud de aproximadamente 25 mm. La porción correspondiente a su tercio exterior está formada por una capa superficial de piel con folículos cutáneos subyacentes, cerumen, glándulas sebáceas y cartílago. Una delgada capa de piel, que recubre directamente el hueso, conforma los dos tercios mediales del CAE. La membrana timpánica (MT) separa el oído externo del medio. El oído medio es un espacio lleno de aire que contiene los huesecillos de la audición (martillo, yunque y estribo), el nervio facial y el nervio cuerda del tímpano. El oído medio se comunica con la mastoides a través de un antro (*aditus ad antrum*) y con la nasofaringe por medio de la trompa faringotimpánica (de Eustaquio). El oído interno, por su parte, está formado por la cóclea y el laberinto vestibular, las estructuras neurales de la audición y el equilibrio.

DESAFÍO CLÍNICO

Otitis media

La *otitis media aguda* (OMA) es un proceso infeccioso, doloroso, del espacio aéreo del oído medio, caracterizado por la presencia de líquido infectado y de mucosa inflamada. Se trata de un diagnóstico clínico particularmente difícil, ya que depende de síntomas que no son ni sensibles ni específicos. Además, la exploración física suele verse limitada por una inadecuada visualización de la MT, debido a la obstrucción por cerumen, a la inexperiencia del operador con el otoscopio o a la falta de cooperación del paciente/niño durante la exploración. La OMA se sobrediagnostica y se trata innecesariamente, en gran parte por las limitaciones previamente mencionadas. Este problema se ve agravado por una importante superposición de síntomas con el resfriado común y la preferencia de los pacientes por el tratamiento antibiótico.[1] Por otra parte, la prueba de referencia para el diagnóstico de la otitis media es la otoscopia neumática, una maniobra diagnóstica que no se enseña de manera sistemática a muchos médicos.

Mastoiditis

Mastoiditis es un término inespecífico que describe un proceso inflamatorio de la mastoides. Dado que las cavidades aéreas del oído medio y de la mastoides son confluentes, la OMA y la otitis media serosa (OMS) suelen provocar cierto grado de inflamación mastoidea. Sin embargo, técnicamente, la mastoiditis es una complicación de la otitis media causada por la osteítis de las celdillas mastoideas, que causa la rotura de los septos óseos y la coalescencia de las celdas. El nombre completo de esta enfermedad, «mastoiditis aguda coalescente», suele denominarse simplemente *mastoiditis*.

Si no se trata, esta alteración puede llevar a la formación de un absceso, reabsorción ósea y diseminación invasiva de la infección. Parte del desafío diagnóstico es que los hallazgos iniciales pueden ser sutiles y variables en función del patógeno implicado y la edad del paciente. En un estudio retrospectivo del 2012, el clásico síntoma postauricular, es decir, la inflamación postauricular dolorosa y eritematosa, así como el desplazamiento anteroinferior del pabellón auricular, estaban presentes solo en el 10% de los pacientes.[2] El diagnóstico preciso se basa en una combinación de síntomas clínicos, exploración física y hallazgos otoscópicos, así como indicios obtenidos mediante tomografía computarizada (TC) o resonancia magnética (RM).[3]

Otitis externa

La otitis externa aguda (OEA) afecta a pacientes de todas las edades con una prevalencia a lo largo de la vida del 10%.[4,5] La otitis externa es una inflamación o infección del CAE que puede extenderse hasta afectar al pabellón auricular o a la MT. La OEA, también conocida como *oído de nadador*, es una celulitis de la piel del CAE. Cuando la otitis externa persiste durante más de 3 meses, se considera crónica. La otitis externa crónica puede ser el resultado de una OEA tratada inadecuadamente, pero a menudo se asocia a enfermedades cutáneas crónicas. Distinguir la naturaleza y las causas de la otitis externa es clave para lograr un tratamiento eficaz.

FISIOPATOLOGÍA

Otitis media

La OMA se produce con mayor frecuencia en los pacientes de 6 a 24 meses de edad; la mayoría de los casos se registran en niños menores de 5 años.[6] En los países desarrollados, la incidencia de la OMA en los adultos es inferior al 1%.[7] Los niños son más susceptibles de padecer la OMA debido a que sus trompas faringotimpánicas son más cortas y verticales. La infección aguda suele producirse en el contexto de una infección viral reciente de las vías respiratorias superiores, ya que la inflamación y el edema impiden el flujo normal a través de la trompa faringotimpánica y favorecen la acumulación en el oído medio, creando condiciones aptas para la infección. En los estudios pediátricos, la OMA se asocia de forma más habitual a patógenos virales aislados de aspirados del oído medio.[8] Los patógenos bacterianos más frecuentemente responsables son *Streptococcus pneumoniae*, cepas no tipificables de *Haemophilus influenzae* y *Moraxella catarrhalis*. En la población adulta infectada con microorganismos menos frecuentes, se encontrará *Streptococcus* del grupo A, *Pseudomonas aeruginosa* y *Staphylococcus aureus*.

Mastoiditis

La mastoides es un espacio lleno de aire del hueso temporal que se encuentra en la parte posterior del conducto auditivo y del oído medio. La mastoiditis aguda coalescente es la complicación intratemporal más frecuente de la OMA, que suele producirse en niños pequeños tras un episodio infeccioso. A medida que el líquido purulento del oído medio se acumula en las celdas aéreas mastoideas, se produce osteítis, erosión ósea y coalescencia de las celdas. Los microorganismos causales más frecuentes son *S. pneumoniae*, *Streptococcus pyogenes*, *S. aureus* y *P. aeruginosa*.[9]

Por el contrario, la mastoiditis crónica es una inflamación crónica de las celdillas mastoideas que se produce en presencia de una otitis media crónica; a veces requiere de una cirugía electiva. Estos pacientes refieren otorrea crónica, otalgia e hipoacusia, y no suelen presentar enfermedad aguda.

Otitis externa

La OEA es una infección de la piel del CAE que suele producirse debido a la rotura de la barrera cutánea y de la capa de cerumen. El cerumen constituye una película lipídica protectora que recubre la piel del CAE y que es ligeramente ácida, por lo que inhibe la proliferación de hongos y bacterias. A menudo, la instrumentación del oído, ya sea por parte del médico o del paciente con un hisopo, una uña o un bolígrafo, altera esta capa protectora y provoca microtraumatismos en la piel subyacente, permitiendo así el ingreso de microorganismos patógenos. La entrada de humedad (irrigación, natación, sudor) contribuye además a crear un espacio húmedo, cálido y oscuro que es ideal para la proliferación de bacterias y hongos. *P. aeruginosa* y *S. aureus* son los patógenos más frecuentes de la OEA.[2,5]

ABORDAJE DIAGNÓSTICO Y EXPLORACIÓN DIRIGIDA

Otitis media aguda

El diagnóstico de la OMA es predominantemente clínico; por lo tanto, las pruebas de laboratorio y los estudios de imagen no son necesarios de forma sistemática. Los síntomas de la OMA pueden incluir infección actual o recientemente resuelta de las vías respiratorias superiores (rinorrea, tos), otalgia unilateral o bilateral, disminución de la audición y otorrea. En la exploración, el paciente puede tener fiebre, una MT retraída o abombada (**fig. 4-1A**), con un tono eritematoso (por la inflamación) o amarillo-blancuzco (por el derrame) (**fig. 4-1B**), reducción del movimiento de la MT en la otoscopia neumática y perforación timpánica (especialmente si el paciente presenta otorrea). La parálisis facial, el meningismo, el dolor mastoideo o el aspecto tóxico pueden ser signos tardíos que sugieren la propagación de la infección más allá del oído. En los casos graves, las complicaciones intracraneales pueden incluir meningitis, absceso intracraneal, trombosis del seno lateral y otitis hidrocefálica.

Mastoiditis

Los signos y síntomas de presentación de la mastoiditis aguda coalescente incluyen fiebre, otalgia, dolor, eritema y edema de la mastoides. Puede haber protrusión del pabellón auricular con pérdida del surco postauricular. La otoscopia puede mostrar otorrea purulenta o una MT intacta, con indicios de OMA.

En la TC o la RM con contraste de los huesos temporales se observa la opacificación parcial o completa de las celdas aéreas mastoideas; la erosión de los septos óseos que las dividen confirma el diagnóstico (**fig. 4-2**). Si la infección se extiende a través de la corteza mastoidea externa, puede desarrollarse un absceso subperióstico (postauricular) o un absceso de Bezold (esternocleidomastoideo).

Otitis externa

A menudo, los antecedentes del paciente pueden sugerir por sí mismos un diagnóstico de OEA. Los pacientes pueden describir síntomas que comienzan con prurito y sensación de plenitud y que progresan a dolor (otalgia), hipoacusia, secreción (otorrea) e inflamación del pabellón auricular. En la mayoría de los casos, existen factores predisponentes claros de la OEA, entre los que se incluyen los traumatismos del CAE (uso de hisopos, rascado, limpieza reciente del oído o uso de audífonos), la exposición al agua (natación, ambientes húmedos), las alteraciones cutáneas (eccema, psoriasis) y las comorbilidades médicas (diabetes, inmunosupresión).

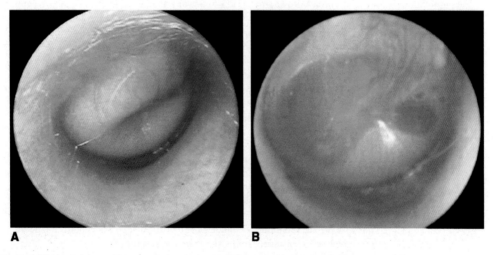

A   **B**

Figura 4-1. A. Otitis media aguda con abombamiento de la MT. **B.** Otitis media aguda con un nivel de líquido en su interior (cortesía de Alejandro Hoberman, MD, Children's Hospital of Pittsburgh of UPMC. En: Johnson J. *Bailey's Head and Neck Surgery.* 5th ed. Wolters Kluwer; 2014. Figura 99-1AB).

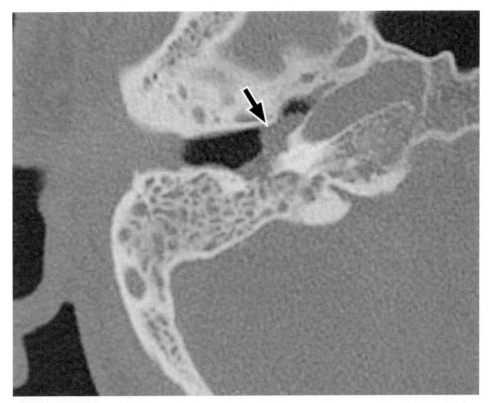

Figura 4-2. Mastoiditis aguda. En la tomografía computarizada con ventana ósea y corte axial se observa la opacificación de las celdillas aéreas mastoideas. Los septos óseos mastoideos y la corteza permanecen intactas sin erosión. El paciente también tiene otitis media, con opacidad en el oído medio (*flecha*) (tomada de Juliano AF, Vargas SO, Robson CD. Head and Neck. En: Lee E. *Pediatric Radiology: Practical Imaging Evaluation of Infants and Children*. 1st ed. Wolters Kluwer; 2018:163-260. Figura 3-98).

La exploración debe comenzar con la inspección del pabellón auricular en busca de edema, eritema o alteraciones crónicas en la piel. La tracción del pabellón auricular o la presión sobre el trago pueden producir dolor. En la otoscopia, el conducto auditivo puede aparecer eritematoso, con o sin edema o exudado significativo (**fig. 4-3**). La gravedad del edema del conducto y la formación de exudado aumentan a medida que avanza la infección; la inflamación puede llegar incluso a ocultar la MT por completo. Lo ideal es desbridar cuidadosamente los exudados del conducto auditivo mediante aspiración, a fin de poder examinar más a fondo el CAE y la MT. En los casos avanzados, la celulitis puede extenderse y causar edema y eritema del pabellón auricular y de los tejidos blandos preauriculares, así como linfadenopatía cervical. Una MT eritematosa puede hacer sospechar OMA; la OMA puede distinguirse de la OEA mediante la otoscopia neumática, que muestra una movilidad reducida de la MT cuando se hace la insuflación.

DIAGNÓSTICO DIFERENCIAL

- Otitis media serosa: la OMS es una acumulación de líquido no purulento (derrame) en el espacio del oído medio. Esto puede ocurrir asociado a una infección de las vías respiratorias superiores, rinitis alérgica, disfunción crónica de la trompa faringotimpánica o viajes en avión. En los niños, la OMS puede aparecer tras la resolución de la OMA. Los síntomas de la OMS incluyen hipoacusia y la sensación de presión o plenitud en el oído. Puede diferenciarse de la OMA por la cronicidad de los síntomas, la ausencia de dolor y fiebre y el hallazgo a la exploración de un derrame del oído medio de color pajizo (frente al purulento en la OMA).
- Colesteatoma: acumulación de epitelio escamoso (piel) en el oído medio o la mastoides que se produce como consecuencia de una disfunción de la trompa faringotimpánica o de una perforación de la MT. Los pacientes pueden ser asintomáticos o presentarse con otorrea crónica

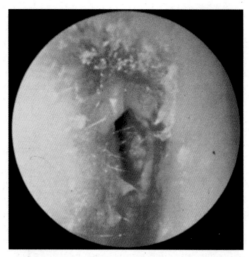

Figura 4-3. Otitis externa. Obsérvese el conducto inflamado y eritematoso, lleno de exudado (tomada de *Stedman's Medical Dictionary for the Health Professions and Nursing*. Illustrated (standard edition). 6th ed. Lippincott Williams & Wilkins; 2007).

o recurrente, dolor e hipoacusia. La exploración puede revelar un pólipo en el conducto auditivo o una retracción de la MT que contiene restos de piel blanca nacarada. Es necesario derivar a un otorrinolaringólogo, ya que a menudo está indicada la cirugía.

- Miringitis bulosa: se asemeja a la OMA, pero se distingue por la presencia de vesículas o ampollas en la MT. Los microorganismos patógenos son más frecuentemente virales pero también pueden ser bacterianos.
- Otitis media aguda: una infección en el oído medio puede provocar otorrea si la MT no se encuentra intacta (perforación o tubo de timpanostomía colocado). Es importante visualizar la membrana para determinar si el drenaje proviene del CAE o del oído medio. Si hay una perforación o tubo conocido, o si se desconoce el estado de la MT, no se deben utilizar aminoglucósidos tópicos, polimixina o ácido acético debido al riesgo teórico de causar ototoxicidad.[5]
- Otitis externa micótica: la OE micótica tiende a producirse tras el tratamiento (o sobretratamiento) de la OEA bacteriana. En la exploración pueden observarse esporas de hongos (puntos negros) o hifas. Los restos de hongos pueden verse de color blanco, negro o como un tapón gris (**fig. 4-4**).

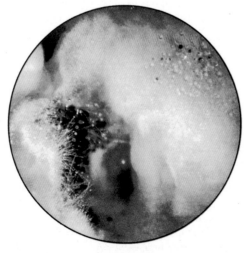

Figura 4-4. Otitis externa micótica (utilizada con autorización de Handler SD, Myer CM. *Atlas of Ear, Nose and Throat Disorders in Children*. BC Decker; 1998:24).

Aspergillus y *Candida* son los organismos más frecuentes.[2] Los principios del tratamiento son similares a los de la OEA: aseo auditivo (desbridamiento), precauciones para mantener el oído seco y un antimicótico ototópico. Si la MT está intacta, se puede prescribir clotrimazol u otras gotas antimicóticas. Alternativa o adicionalmente, puede estar indicado un antimicótico oral. Debe considerarse la posibilidad de consultar a un otorrinolaringólogo.

- Otitis externa maligna (OEM) (necrosante): osteomielitis del hueso temporal que puede progresar hasta afectar la piel y los tejidos blandos circundantes, los nervios craneales y la base del cráneo. Suele afectar a personas de edad avanzada, diabéticos o inmunodeprimidos. Los pacientes pueden presentar un dolor desproporcionado con respecto a los hallazgos en la exploración, tejido de granulación en el CAE o, en casos avanzados, una neuropatía craneal (paresia/parálisis facial, con mayor frecuencia). Si no se trata, la OEM puede ser una enfermedad potencialmente mortal. Se debe sospechar en pacientes con síntomas persistentes de OE a pesar del tratamiento adecuado con antibióticos ototópicos. Si se sospecha, debe consultarse a un otorrinolaringólogo, ya que requiere un tratamiento antibiótico sistémico a largo plazo, a menudo con la colaboración de un infectólogo.
- Dermatosis: estos pacientes suelen tener antecedentes de alergia, atopia o dermatitis crónica del oído o de otras partes del cuerpo, y a menudo acuden a consulta por prurito ótico.
  - Dermatitis atópica: la piel del pabellón auricular o del conducto auditivo puede observarse seca, escamosa, eritematosa, hiperpigmentada o liquenificada. El tratamiento incluye el uso de cremas hidratantes (aceite mineral), cremas o ungüentos tópicos con corticoides y gotas óticas oleosas que contengan corticoides (aceite de acetónido de fluocinolona).
  - Dermatitis seborreica: en esta alteración es posible observar escamas grasosas que se superponen a placas. La caspa o las placas escamosas del cuero cabelludo también son frecuentes. Puede producirse una infección secundaria por la levadura *Malassezia*.[3] El tratamiento incluye el uso de cremas o ungüentos tópicos antimicóticos y antiinflamatorios.
- Herpes zóster: al igual que la OEA, los pacientes presentan otalgia, pero la otoscopia revela vesículas en el CAE. La infección por herpes zóster se produce de forma secundaria a la reactivación del virus de la varicela zóster. Si se produce una parálisis facial, la enfermedad se denomina *herpes zóster ótico* (HZO) o *síndrome de Ramsay Hunt*. El tratamiento incluye terapia temprana con un antiviral oral (aciclovir, valaciclovir o famciclovir), en combinación con corticoides orales.
- Neoplasia cutánea: el carcinoma espinocelular o basocelular del pabellón auricular o del CAE pueden presentarse con otalgia, sensación de plenitud auditiva e hipoacusia, similares a lo visto en la otitis externa. Es importante revisar la piel del pabellón auricular y del CAE en busca de lesiones cutáneas elevadas o ulceradas.
- Artralgia de la articulación temporomandibular (ATM): el dolor de la ATM es una causa frecuente de otalgia referida, porque la pared anterior del CAE es adyacente a esta articulación. Los pacientes pueden señalar directamente a la ATM (justo anterior al trago) como el lugar de las molestias, con un dolor que a menudo se irradia al ángulo de la mandíbula, la sien o el cuello. Los pacientes pueden referir antecedentes de bruxismo, chasquidos de la ATM, dolor al masticar o un procedimiento dental reciente. El tratamiento conservador incluye compresas calientes, antiinflamatorios no esteroideos (AINE) y un protector dental. Se debe considerar la derivación a un odontólogo o a un cirujano maxilofacial.

TRATAMIENTO

Otitis media aguda

En general, la antibioticoterapia es el pilar del tratamiento para los adultos con OMA (**tabla 4-1**). Es importante tratar la fiebre y el dolor asociados con un analgésico, como un antiinflamatorio no esteroideo o paracetamol. En los niños, dado que al menos el 25% de los casos son virales y que un porcentaje de los casos son autolimitados, los pacientes pueden ser dados de alta con seguridad, solo con observación de los síntomas.[10] Se recomiendan los antibióticos inmediatos en los pacientes menores de 6 meses, de 6 a 23 meses con otitis media bilateral, mayores de 6 meses con síntomas graves (dolor de oído moderado o intenso, dolor de más de 48 h, fiebre de más de 39 °C). El tratamiento de primera línea es la amoxicilina, 80 a 90 mg/kg al día. La duración de la terapia varía de 5 a 7 días para los niños mayores de 2 años con síntomas no graves, a 10 días para los niños menores de 2 años o aquellos con síntomas graves. *Véase* la tabla 4-1 para obtener más orientación sobre los antibióticos. En los pacientes que no cumplen los criterios para el tratamiento inmediato, los médicos pueden considerar la observación expectante, seguida de la prescripción de antibióticos si los síntomas persisten o se agravan en 48 a 72 h. Este estilo de abordaje suele denominarse *prescripción de esperar y observar*.

TABLA 4-1 Guía de antibióticos para el tratamiento de la otitis media aguda	
Tratamiento de primera línea *Adultos* *Pediátricos*	• Amoxicilina-clavulanato 875/125 mg v.o. cada 12 h • Amoxicilina 40-45 mg/kg v.o. cada 12 h
Tratamiento de segunda línea *Si el paciente está inmunocomprometido, tiene hospitalización reciente, ha usado antibióticos en los últimos 30 días, tiene conjuntivitis purulenta concurrente o agravamiento de los síntomas después de 2-3 días de tratamiento de primera línea*	• Amoxicilina-clavulanato: 40 mg/kg de amoxicilina y 6.4 mg/kg de clavulanato, v.o. cada 12 h
Recurrencia de la infección en los niños *Si la recidiva se produce > 15 días después de la finalización de los antibióticos anteriores* *Si la recidiva se produce a < 15 días de terminar los antibióticos, es probable que la infección se deba a la persistencia del patógeno original*	• Amoxicilina-clavulanato: 40 mg/kg de amoxicilina y 6.4 mg/kg de clavulanato, v.o. cada 12 h • Ceftriaxona 50 mg/kg i.m. o i.v. diariamente durante 3 días **o** • Levofloxacino 10 mg/kg v.o. cada 12 h durante 10 días para niños de 6 meses a 5 años **o** 10 mg/kg v.o. diarios durante 10 días para niños ≥ 5 años (máximo 750 mg/día)
En los pacientes alérgicos a la penicilina, con una reacción leve retardada, las alternativas incluyen las cefalosporinas	• Cefdinir 7 mg/kg v.o. cada 12 h **o** • Cefpodoxima 5 mg/kg v.o. cada 12 h
En los pacientes alérgicos a la penicilina con una reacción retardada significativa o una reacción inmediata, las alternativas incluyen:	• Azitromicina 5-10 mg/kg diarios × 5 días • Clindamicina 30-40 mg/kg al día, divididos en 4 dosis
Para los adultos, los antibióticos son el pilar del tratamiento	• Amoxicilina 875 mg con clavulanato 125 mg v.o. cada 12 h durante 5-7 días

Mastoiditis

El tratamiento de la mastoiditis coalescente aguda implica consulta con un otorrinolaringólogo (ORL), hospitalización y la administración de antibióticos parenterales. En los adultos, el tratamiento de primera línea suele ser la ceftriaxona, con o sin vancomicina. Los niños que han tomado tratamiento antibiótico en los últimos 6 meses deben recibir además ceftazidima, cefepima o piperacilina-tazobactam por vía intravenosa (i.v.). La duración del tratamiento antibiótico i.v. es de 7 a 10 días, antes de pasar a los antibióticos orales. El tratamiento también puede incluir una miringotomía, la colocación de un tubo de timpanostomía y, en algunos casos, una mastoidectomía. En los casos de un absceso subperióstico o de Bezold, la mastoidectomía incluirá la incisión y el drenaje de los abscesos. Los pacientes con sospecha de mastoiditis crónica, que no estén gravemente enfermos, pueden ser derivados a una evaluación ambulatoria por parte del ORL.

Otitis externa aguda

Los principios del tratamiento de la OEA son el aseo auditivo (eliminación cuidadosa de residuos en el conducto bajo la visualización directa de un médico experimentado), los antimicrobianos ototópicos y los cuidados para mantener el oído seco. Las infecciones leves o tempranas pueden tratarse eficazmente con una solución antiséptica (ácido acético o soluciones de vinagre-alcohol) que sí tenga propiedades antimicrobianas. Para las infecciones bacterianas de moderadas a graves, los preparados antibióticos tópicos incluyen ciprofloxacino, ofloxacino, neomicina, polimixina, gentamicina y tobramicina. Muchos de estos antibióticos ototópicos también están disponibles en preparados que contienen corticoides (p. ej., ciprofloxacino-dexametasona o ciprofloxacino-hidrocortisona); sin embargo, el costo puede limitar la viabilidad de estos medicamentos. En los casos en los que exista edema obstructivo del conducto, la colocación de una gasa o mecha de algodón facilitará la instilación eficaz de gotas en el CAE. Si la infección se ha extendido y afecta al pabellón auricular o a la cara, también debe recetarse un antibiótico oral. Hasta que la infección se haya resuelto, es prudente que el paciente mantenga el oído seco. Esto puede lograrse evitando la exposición al agua con el uso de un tapón para los oídos o la colocación de una torunda de algodón recubierta de vaselina en el meato externo expuesto al agua (ducha, natación).

CONSEJOS Y ALERTAS

- Como consecuencia de la OMA, se puede producir la rotura de la MT, mastoiditis, parálisis facial, meningitis, absceso cerebral y trombosis del seno venoso (*véase* **cap. 8**).
- Se debe sospechar una mastoiditis aguda coalescente en los pacientes con otalgia, otorrea, fiebre, pabellón auricular inflamado y TC que muestre una opacificación de la mastoides con pérdida de los septos óseos mastoideos. En estos casos se debe consultar al ORL.
- Hay que sospechar OEA ante un paciente con otalgia y otorrea, especialmente si se tiene conocimiento de un microtraumatismo reciente (hisopo, limpieza de oídos) o exposición al agua.
- Seguir los principios terapéuticos de la OEA: *1)* aseo auditivo (eliminar exudados del CAE), *2)* aplicación de gotas antimicrobianas ototópicas y *3)* cumplimiento de las precauciones para mantener seco el oído.
- Durante el tratamiento de la OEA con una MT no intacta, se deben evitar los fármacos ototóxicos.
- Considerar la posibilidad de una infección micótica en caso de recurrencia o agravamiento de los síntomas tras el tratamiento con antibióticos ototópicos.
- Considerar una posible OEM o una osteomielitis potencialmente mortal en los casos de OEA que no responden al tratamiento, especialmente en las personas de edad avanzada, con diabetes o inmunocomprometidas que presentan un dolor intenso.
- La persistencia de tejido de granulación tras el tratamiento de la OEA puede representar una neoplasia cutánea y requiere derivación para una biopsia.

INFORMACIÓN BASADA EN LA EVIDENCIA

¿Son necesarios los antibióticos para el tratamiento de la OMA?

En los metaanálisis y las revisiones sistemáticas de pacientes pediátricos, el beneficio de administrar antibióticos inmediatos frente a la observación inicial y el uso exclusivo de analgésicos es modesto.[11] En el caso de los niños sanos de más de 6 meses, con síntomas leves y OMA unilateral, se debe considerar la posibilidad de administrar antibióticos y repetir la evaluación en 48 a 72 h. Los adultos deben recibir tratamiento antibiótico inmediato.

¿Son necesarios los antibióticos orales en la OEA?

A diferencia de otras infecciones de la piel y los tejidos blandos, los antibióticos por vía oral *no* deben prescribirse como tratamiento principal de la OEA, a menos que la infección se extienda más allá del conducto auditivo. La administración ototópica de un antimicrobiano consigue una concentración local del fármaco de 100 a 1000 veces mayor que la de los antimicrobianos sistémicos. Además, esta alta concentración localizada reduce el riesgo de crear microorganismos resistentes. Por último, el uso de un antimicrobiano tópico disminuye los riesgos de padecer los efectos adversos de los antimicrobianos sistémicos.[5]

Referencias

1. Legros JM, Hitoto H, Garnier F, Dagorne C, Parot-Schinkel E, Fanello S. Clinical qualitative evaluation of the diagnosis of acute otitis media in general practice. *Int J Pediatr Otorhinolaryngol*. 2008;72(1):23-30.

2. Chien JH, Chen YS, Hung IF, et al. Mastoiditis diagnosed by clinical symptoms and imaging studies in children: disease spectrum and evolving diagnostic challenges. *J Microbiol Immunol Infect*. 2012;45(5):377-381.

3. Kornilenko L, Rocka S, Balseris S, Arechvo I. Clinical challenges in the diagnosis and treatment of temporal bone osteomyelitis. *Case Rep Otolaryngol*. 2017;2017:4097973.

4. Raza SA, Denholm SW, Wong JC. An audit of the management of acute otitis externa in an ENT casualty clinic. *J Laryngol Otol*. 1995;109(2):130-133.

5. Rosenfeld RM, Schwartz SR, Cannon CR, et al. Clinical practice guideline: acute otitis externa. *Otolaryngol Head Neck Surg*. 2014;150(1 Suppl):S1-S24.

6. Pichichero ME. Otitis media. *Pediatr Clin North Am*. 2013;60(2):391-407.

7. Monasta L, Ronfani L, Marchetti F, et al. Burden of disease caused by otitis media: systematic review and global estimates. *PLoS One*. 2012;7(4):e36226.

8. Ruohola A, Meurman O, Nikkari S, et al. Microbiology of acute otitis media in children with tympanostomy tubes: prevalences of bacteria and viruses. *Clin Infect Dis*. 2006;43(11):1417-1422.

9. Saunders JE, Raju RP, Boone JL, Hales NW, Berryhill WE. Antibiotic resistance and otomycosis in the draining ear: culture results by diagnosis. *Am J Otolaryngol*. 2011;32(6):470-476.

10. American Academy of Pediatrics Subcommittee on Management of Acute Otitis Media. Diagnosis and management of acute otitis media. *Pediatrics*. 2004;113(5):1451-1465.

11. Venekamp RP, Sanders S, Glasziou PP, Del Mar CB, Rovers MM. Antibiotics for acute otitis media in children. *Cochrane Database Syst Rev*. 2013;(1):CD000219.

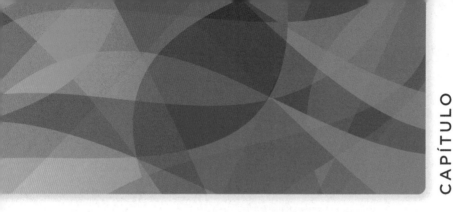

Oído externo: pericondritis, laceraciones y hematomas auriculares

Rupal S. Jain

Samuel N. Helman

INTRODUCCIÓN

El oído externo tiene una anatomía característica distintiva, susceptible de sufrir varias enfermedades. Consiste en un cartílago elástico que tiene una forma única, cubierto por una piel fina, y se conecta en sentido inferior con un lóbulo que carece de cartílago, pero que contiene tejido fibrograso y un abundante suministro vascular. El cartílago de la oreja es elástico y tiene un grosor de 1.0 a 3.0 mm, según su localización,[1] y sobresale en un ángulo de 25° a 30° de la base del cráneo.[1] Las regiones cartilaginosas del oído externo reciben su suministro sanguíneo a través del pericondrio suprayacente, fuertemente adherido, lo que es importante recordar al momento de tratar a los pacientes traumatizados. El oído está fuertemente vascularizado y abastecido por la arcada del hélix que se abastece anterior y posteriormente por la arteria temporal superficial (ATS) y la arteria auricular posterior (AAP), respectivamente. Aunque el drenaje venoso puede variar, se sabe que por lo general fluye por la vena postauricular hacia los sistemas venosos yugular externo, temporal superficial y retromandibular.[1,2] El oído externo está inervado por ramos de los nervios trigémino, vago, facial y auricular.

DESAFÍO CLÍNICO

Pericondritis

El cartílago de la oreja se lesiona fácilmente debido a la falta de tejido subcutáneo suprayacente y su relativa avascularidad. El inicio de la infección puede ser insidioso y son frecuentes los errores en el diagnóstico y tratamiento. Esta complicación puede evitarse examinando específicamente el eritema y la inflamación dolorosa que se concentran en el pabellón auricular y no se extienden al lóbulo, lo que sugiere el diagnóstico de pericondritis (**fig. 5-1**).[3]

Laceración y hematoma auricular

La laceración traumática de la oreja y el hematoma auricular pueden alterar las características estéticas representativas del oído externo. Debido a la abundante irrigación arterial del oído externo, la oreja puede cicatrizar incluso en el caso de una lesión con daño extenso. Sin embargo, las lesiones del cartílago pueden causar una deformación estructural durante la cicatrización, lo que da lugar a la pérdida de tejido y a un dilema reconstructivo potencialmente difícil. Por consiguiente, tanto en la laceración como en el hematoma, la intervención temprana es fundamental.

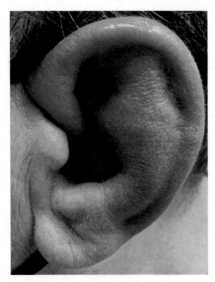

Figura 5-1. Presentación clásica de la pericondritis, con inflamación en el pabellón auricular sin afectación del lóbulo (cortesía de Kirkland Lozada MD, Filadelfia, PA).

FISIOPATOLOGÍA

Pericondritis

La *pericondritis* es una infección del tejido conjuntivo que recubre el cartílago del pabellón auricular, llamado *pericondrio*, y que se manifiesta con dolor, eritema, calor e inflamación. *Pericondritis* es un nombre un tanto erróneo, porque la condritis concomitante (infección del cartílago) suele ser frecuente.[4] A menudo hay antecedentes de alguna lesión o traumatismo causante, con formación de hematomas, perforación de la oreja, cirugía, quemaduras, mordedura de insecto o humano, congelación o incluso un pequeño rasguño, 3 o 4 semanas antes de su aparición. El pabellón auricular recibe menos circulación humoral, causando un retraso en la cicatrización y la reabsorción del edema o exudado, lo cual puede llevar a la formación de abscesos y a una eventual necrosis.[5] *Pseudomonas aeruginosa* es el patógeno causal más frecuente. Otros patógenos habituales son *Escherichia coli, Staphylococcus aureus* y especies de *Proteus*.[6] Sin el tratamiento adecuado, la acumulación de pus entre el pericondrio y el cartílago subyacente disminuye el suministro de sangre al cartílago y puede provocar la deformación de la oreja (*véase* la sección «Hematoma auricular»).

Es importante distinguir la pericondritis infecciosa de la inflamatoria. Esta última no responde al tratamiento con antibióticos y se caracteriza por síntomas recurrentes. La policondritis recurrente es mediada por el sistema inmunitario y se asocia a la inflamación de diversas estructuras cartilaginosas (pericondritis unilateral o bilateral, epiescleritis, escleritis, inflamación del cartílago nasal e inflamación de las grandes vías respiratorias y otros órganos).[7]

Laceración y hematoma auricular

La naturaleza expuesta de la oreja implica un alto riesgo de deformación durante un traumatismo craneal. Los traumatismos pueden producirse a través de diversas fuerzas de cizallamiento y laceración y pueden causar hematomas. El hematoma interrumpe la unión del pericondrio al cartílago subyacente y, por lo tanto, su suministro vascular.[2,8] La laceración, a su vez, suele provocar la exposición del cartílago y puede dar lugar a necrosis, condritis erosiva e infección.

La formación de un hematoma interrumpe el suministro de sangre al cartílago subyacente, lo que causa necrosis, fibrosis y desfiguración. Quienes practican artes marciales mixtas son especialmente propensos a sufrir hematomas auriculares porque no utilizan ningún tipo de protección para los oídos o la cabeza. Las enfermedades neurodegenerativas pueden precipitar caídas y las consiguientes laceraciones o hematomas. El hematoma auricular, en particular el de tipo recurrente, en los pacientes que no practican deportes debe suscitar sospecha por la posibilidad de violencia doméstica y maltrato infantil.[9] Sin tratamiento, la afluencia constante de infiltración de fibroblastos conduce a la formación de tejido fibroso y neocartílago, creando la llamada «oreja de coliflor», una secuela visible a largo plazo de las lesiones observadas en luchadores, boxeadores, practicantes de artes marciales mixtas y participantes en deportes de contacto.[10]

ABORDAJE DIAGNÓSTICO/EXPLORACIÓN DIRIGIDA

La revisión de los antecedentes de un paciente traumatizado debe incluir el contexto en el que se produjo la lesión y la probabilidad de futuros episodios. Se debe solicitar el registro de la vacunación antitetánica previa. Se debe explorar cuidadosamente la anatomía ósea y de los tejidos blandos de la cabeza y el cuello, en busca de lesiones asociadas, y debe evaluarse al paciente en busca del signo de Battle, que puede ser indicativo de una fractura de la base del cráneo.[8] La exploración otoscópica evalúa la presencia de un hemotímpano y se recomienda la prueba con diapasón en los pacientes que refieran hipoacusia.

En las personas que presentan un traumatismo precedente u otro tipo de penetración en la piel, el desarrollo de eritema e inflamación dolorosa del pabellón auricular debe hacer que el médico de urgencias considere la posibilidad de una pericondritis. Los pacientes suelen experimentar un dolor inicial sordo, poco molesto, con eritema e inflamación que afecta al hélix y al antihélix, y que más tarde puede progresar hasta afectar a todo el cartílago, produciendo un aspecto de «pérdida de contornos».[4] En la exploración, es importante evaluar cuidadosamente la fluctuación, que indica el desarrollo de un absceso y requiere una consulta con otorrinolaringología (ORL) para la incisión y el drenaje. En etapas posteriores, puede drenar espontáneamente líquido de la herida y formarse una eventual deformidad conocida como «oreja de coliflor». Esta deformidad puede producirse incluso después de la incisión y el drenaje adecuados del hematoma, pero es mucho más probable en los casos en los que se permite que la condritis y la necrosis avancen sin tratamiento.

En general, es poco probable que la pericondritis cause una enfermedad crítica; aún así, es importante la evaluación de una posible enfermedad sistémica como causa alternativa. Sin embargo, en un paciente inmunodeprimido, la infección por seudomonas puede progresar rápidamente y extenderse hasta afectar las glándulas parótidas, el nervio facial, el conducto auditivo externo, el oído medio, el hueso temporal y el sistema nervioso central.

DIAGNÓSTICO DIFERENCIAL

Pericondritis

El rasgo distintivo de la pericondritis es la infección localizada en el pabellón de la oreja, que no afecta los lóbulos. Esto la diferencia de la otitis externa, que también puede presentarse con alteraciones celulíticas y dolor en el trago y el pabellón auricular. Tanto la mastoiditis como la pericondritis pueden producir un aumento del ángulo auriculocefálico. El eritema y la inflamación dolorosa sobre la apófisis mastoides serían específicos de la mastoiditis. Aunque poco frecuente, siempre debe considerarse una neoplasia en los pacientes que presenten dolor de oído acompañado de lesiones cutáneas que no cicatrizan, o un dolor profundo y persistente sin antecedentes de traumatismo o infección.

Laceración y hematoma auricular

El hematoma auricular se distingue por la pérdida de los puntos de referencia anatómicos normales debido a la presencia de un hematoma o edema que produce desplazamiento a la palpación. Los pacientes que se presentan varias semanas después de la lesión índice comienzan a mostrar signos de formación de tejido fibroso y neocartilaginoso que conducen a la deformidad de la oreja de coliflor, clínicamente distintiva. La laceración auricular es más fácil de reconocer. Debe prestarse atención a si la laceración es simple o compleja, cuántas capas de tejido están implicadas, si la lesión atraviesa el pericondrio o el cartílago subyacente y si falta algún segmento anatómico. La lesión cartilaginosa es especialmente importante de identificar; suele reconocerse mejor una vez que la herida ha sido irrigada y desbridada. Con las lesiones penetrantes pueden producirse lesiones nerviosas, como anestesia facial o parálisis.

TRATAMIENTO

Analgesia

El paciente debe colocarse en posición supina, en una posición cómoda; enseguida, se preparan el oído externo y la piel en un radio de 2.0 cm hasta la oreja con clorhexidina al 2% o solución de povidona yodada. A continuación se prepara el anestésico, ya sea lidocaína al 1 o 2%, con o sin epinefrina 1:100 000, o bupivacaína al 0.5%. El uso de anestésicos que contienen epinefrina es controvertido y deben utilizarse con precaución en las lesiones por laceración en las que el suministro de sangre se ve comprometido. El bloqueo auricular se realiza con una aguja de 4 cm, de calibre 25 o 27, en una jeringa de 10 mL. La aguja se introduce y se aspira para evitar la inyección vascular de anestesia. En la práctica de los autores, se puede emplear un bloqueo anular parcial para anestesiar densamente la oreja. Los puntos de inyección se sitúan 0.5 cm por delante del trago; 0.5 cm por debajo de la oreja, justo por detrás del lóbulo; y 0.5 cm por detrás de la raíz helicoidal. En este caso, se inyectan aproximadamente de 2 a 3 mL de anestesia en cada sitio (**fig. 5-2**).

Laceración auricular

La laceración del pabellón auricular debe examinarse cuidadosamente para determinar la extensión de la lesión, su profundidad y la presencia de algún cuerpo extraño. Deben observarse los defectos de los tejidos blandos y cartilaginosos. En el caso de las lesiones auriculares con mayor deformación, debe examinarse la oreja contralateral como marco para la reparación. En los casos en los que la oreja simplemente está erosionada, el tratamiento debe incluir el desbridamiento y la irrigación, así como la aplicación de vaselina tópica. Los antimicrobianos a base de neomicina no deben utilizarse por su ototoxicidad.[11]

Las *laceraciones auriculares* se refieren a la transección de los tejidos blandos, con o sin pérdida total de un segmento.[11] Tras una anestesia adecuada, las heridas deben irrigarse abundantemente y desbridarse. Las laceraciones lineales simples pueden cerrarse con suturas de 5-0 para aproximar la capa pericondral y el borde del cartílago.[11] En los casos de una unión cartilaginosa deficiente, una sutura no absorbible de 6-0 es adecuada para cerrar estas laceraciones. Las heridas superficiales que afectan al pabellón auricular o al hélix pueden aproximarse y cerrarse con suturas no absorbibles de 5-0 o 6-0, de forma continua o con puntos separados.[11] La aproximación laxa de los bordes de la herida es esencial, dado el edema que se espera tras la reparación. En determinados pacientes, en los que se tiene garantizado el seguimiento para la retirada de los puntos, conviene utilizar una sutura monofilamento no absorbible, con punto colchonero horizontal o vertical con puntos separados, que se retiran al cabo de 5 a 7 días. Aunque muchas laceraciones auriculares pueden cerrarse de forma primaria, las más grandes pueden requerir una resección en cuña o incisiones relajantes que permitan una aproximación sin tensión (**fig. 5-3**). En condiciones de pericondrio o cartílago expuestos, las heridas requieren de un recubrimiento para eliminar el riesgo de condritis e infección. En estos casos pueden usarse injertos de piel o colgajos de tejidos blandos. Estos procedimientos requerirán de una consulta de especialidad (**fig. 5-4**). En caso necesario, el paciente debe recibir la vacuna antitetánica. Debido a la controversia que existe sobre la profilaxis tras el cierre, los autores recomiendan el uso de antibióticos contra *Pseudomonas* en las heridas claramente contaminadas, en los pacientes con sistemas inmunitarios deficientes y en las heridas por mordedura humana,

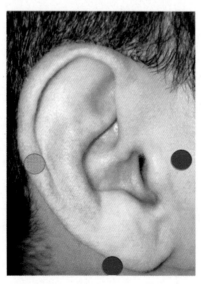

Figura 5-2. Sitios de inyección para el bloqueo auricular. Los *círculos rojos* indican los lugares de inyección. El *círculo sombreado* es el lugar de inyección sobre la mastoides y por detrás del pabellón auricular. Cada sitio debe recibir 2 mL de lidocaína al 1%, con epinefrina 1:100 000, para lograr un bloqueo auricular completo.

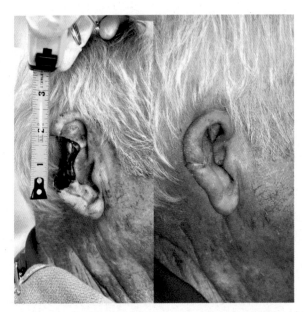

Figura 5-3. Defecto de gran tamaño, de espesor total, en el tercio medio del hélix y el antihélix. Se realizó una reducción de la concha con M-plastia para disminuir la longitud total por cerrar y evitar la desviación lateral de la oreja reconstruida. Se eliminó el exceso de cartílago y se cerró la oreja en capas. Posteriormente, se colocó una pequeña barra de cartílago sobre la línea de incisión y una sutura con técnica de Mustardé para evitar aún más la desviación lateral de la oreja. La fotografía postoperatoria se tomó un mes después (cortesía de Lucas Bryant MD, Nashville, TN).

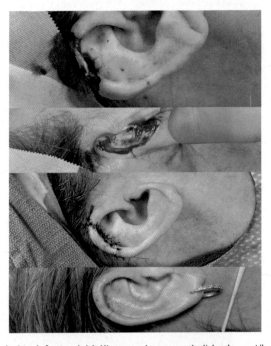

Figura 5-4. De arriba abajo: defecto del hélix superior con pérdida de cartílago. La piel del hélix fue retirada y se esculpió el cartílago. El cartílago expuesto se introdujo en un bolsillo subcutáneo sobre la mastoides. Al cabo de 3 semanas, se elevó la oreja y se cerró la herida. El defecto cutáneo sobre la mastoides se cerró con una amplia disección de la piel y un tejido de avance similar al de una reconstrucción por microtia en su segunda etapa. El surco del hélix se mantuvo mediante el adelgazamiento de la piel durante la etapa 1 y mediante la colocación de suturas crómicas 5-0 completas en la etapa 2. La imagen final se tomó 1 semana después de la operación (cortesía de Lucas Bryant MD, Nashville, TN).

así como en las laceraciones con disrupción importante del cartílago.[1,4] El seguimiento se recomienda en una semana, o antes en los casos de alto riesgo de infección.

Avulsiones auriculares (casi totales y totales)

La *avulsión* se define por la pérdida de una porción o de la totalidad del pabellón auricular, sin puente cutáneo ni fijación de tejidos blandos a su estructura original nativa. La fuerte arcada vascular permite la supervivencia de la oreja con solo un pequeño puente cutáneo remanente. Existen varios métodos para reparar la avulsión parcial o total, que suelen requerir la intervención quirúrgica de un especialista. En caso de avulsión total, el segmento amputado debe limpiarse y enjuagarse meticulosamente con solución salina o povidona yodada diluida para preparar la reparación.

Hematoma auricular

La evacuación rápida del hematoma es esencial. Los pequeños hematomas agudos pueden tratarse únicamente mediante aspiración con aguja y vendaje compresivo. Los hematomas de gran tamaño requieren un tratamiento abierto con incisión y drenaje y la colocación de un drenaje o vendaje compresivo. Los hematomas que se descubren varios días después de la lesión probablemente se han coagulado y requieren una incisión para eliminar el coágulo. Una semana después de la lesión, el coágulo comienza a romperse y vuelve a ser susceptible de aspiración.

Para el drenaje del hematoma, se puede utilizar una aguja de 18 G en una jeringa de 10 mL. La aguja se coloca en la zona más voluminosa del hematoma y se ordeña el contenido con dos dedos. Si no se consigue debido a la formación o recolección de un coágulo, se puede realizar una pequeña incisión en el lugar de la punción de la aguja y usar una pinza hemostática para romper el coágulo. Se coloca un vendaje compresivo y se reevalúa la herida para ver si se produce una reacumulación en 24 h (**figs. 5-5 y 5-6**).[8] Como alternativa, el drenaje se puede hacer con un angiocatéter de 18 G; el catéter se deja en la cavidad del hematoma.[10] La oreja drenada se comprime manualmente para extraer más sangre. En general, las incisiones deben llevarse a cabo a lo largo del borde del hélix o en un pliegue anatómico para lograr un mejor efecto estético. Una vez extraídos los productos sanguíneos, el espacio subpericondral se irriga copiosamente con solución salina. A continuación se comprime y se refuerza la herida para eliminar el espacio muerto y se cierra la incisión. El vendaje compresivo puede hacerse de varias formas, usando gasas compresivas reforzadas impregnadas de antibióticos, almohadillas que se suturan a la oreja y suturas absorbibles completas, ligadas al pabellón auricular anterior.[10,12] Si se emplean almohadillas, botones,

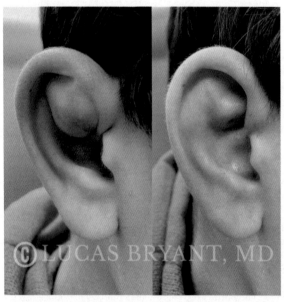

Figura 5-5. Hematoma auricular por traumatismo. Esta lesión fue drenada bajo anestesia local con incisión. Se utilizaron férulas termoplásticas (Aquaplast®) para moldear un vendaje personalizado en la escafa y se mantuvo en su lugar durante 1 semana, utilizando suturas completas en punto colchonero de 4-0 (cortesía de Lucas Bryant MD, Nashville, TN).

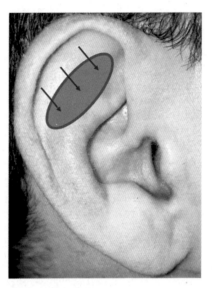

Figura 5-6. Colocación de vendaje compresivo para las orejas. El *óvalo azul* delimita la ubicación ideal para colocar el vendaje tras el drenaje de un hematoma auricular. Las *flechas rojas* identifican los lugares de colocación de las suturas en punto colchonero horizontal.

férulas o suturas, estos deben adaptarse a los puntos de referencia cartilaginosos subyacentes. La aplicación de un vendaje compresivo auricular reduce significativamente el riesgo de reacumulación.[12]

En los casos en los que no se utilice un vendaje compresivo, se puede colocar un ungüento antibiótico en los puntos de sutura y después se vendará la oreja. En general, los vendajes, drenajes o catéteres deben retirarse en 3 a 5 días. En caso de hematoma auricular agudo, algunas férulas termoplásticas pueden dejarse de 3 a 7 días para reforzar la oreja; por otro lado, si se trata de hematomas recurrentes o grandes, presentes durante más de 6 h, se pueden mantener hasta 7 a 10 días.[9] Tras la aspiración o la incisión y el drenaje, los pacientes deben ser enviados a casa con antibióticos antiestafilocócicos. Si es posible, los pacientes deben abstenerse de tomar anticoagulantes y evitar los antiinflamatorios no esteroideos.[10] Tras el tratamiento, los pacientes deben abstenerse de practicar deportes de contacto durante al menos 5 días; si esto no es posible, deben llevar equipos de protección para la cabeza y los oídos.[9] Los pacientes con hematomas deben acudir a un seguimiento, en un plazo de 24 a 48 h, en busca de una reacumulación.[8]

Pericondritis

El tratamiento de la pericondritis comienza con la prevención, ya que se trata de una infección difícil de manejar y conlleva un riesgo importante de desfiguración. Las medidas preventivas después de una lesión traumática o una herida abierta incluyen las siguientes: lavar suavemente dos veces al día con agua y jabón, seguido de un secado completo y la aplicación de un antibacteriano tópico; mantener el cabello alejado de la oreja; y reducir al mínimo el desbridamiento activo de escaras y costras.

El pilar del tratamiento de la pericondritis es la antibioticoterapia. En general, la pericondritis puede tratarse ambulatoriamente con antibióticos orales como el ciprofloxacino (u otra fluoroquinolona) por su actividad antiseudomónica y antiestafilocócica, con buena penetración tisular.[13] Para un adulto, un régimen típico sería ciprofloxacino 750 mg v.o. cada 12 h durante 14 días. Además de los antibióticos, debe retirarse cualquier cuerpo extraño, como las perforaciones (*piercings*) condrales. Debe considerarse la posibilidad de consultar a un otorrinolaringólogo para realizar una incisión y un drenaje si existe fluctuación o evidencia de formación de un absceso, a fin de evitar la necrosis del cartílago subyacente. Se debe considerar el ingreso hospitalario para recibir antibióticos parenterales si en la comunidad hay una alta resistencia de las *Pseudomonas* a las fluoroquinolonas, una contraindicación relativa o absoluta al uso de fluoroquinolonas o sospecha de incumplimiento del tratamiento ambulatorio. Los regímenes antibióticos parenterales para los pacientes ingresados incluyen piperacilina-tazobactam 4.5 g i.v. cada 6 h o cefepima 2 g i.v. cada 8 h más clindamicina 600 mg i.v. cada 8 h. En los casos graves, los otorrinolaringólogos determinan la necesidad de desbridamiento del tejido necrótico y el uso de terapias complementarias. En los casos de dolor intenso, puede brindarse analgesia realizando un bloqueo nervioso o un bloqueo de campo local, como se ha mencionado, especialmente si se requiere incisión y drenaje del absceso.

CONSEJOS Y ALERTAS

- En la laceración y el hematoma auriculares, el tratamiento y seguimiento tempranos son esenciales para obtener los mejores resultados. Tras la intervención primaria, los pacientes deben acudir a seguimiento después de 1 a 5 días en el caso de los hematomas auriculares (dependiendo de la extensión de la lesión y de la necesidad de seguimiento) y tras 1 semana en el caso de las laceraciones.

- La pericondritis es un diagnóstico clínico y requiere de una identificación temprana, diferenciarla de la otitis externa (en donde sí existe afectación del lóbulo) y de un tratamiento que evite la necrosis focal del cartílago y la desfiguración. La terapia estándar es un antibiótico oral antiseudomónico, como el ciprofloxacino.

INFORMACIÓN BASADA EN LA EVIDENCIA

¿Es siempre necesaria la cobertura antiseudomónica para el tratamiento de la pericondritis?

Hay dos estudios retrospectivos que describen dos abordajes diferentes. En un estudio, todos los pacientes con pericondritis fueron tratados empíricamente contra *P. aeruginosa*.[4] En otro estudio retrospectivo más reciente de 112 pacientes con pericondritis sin absceso, se consideró suficiente el tratamiento empírico con antibióticos que cubrieran solo *S. aureus* (sin cobertura antiseudomónica).[6] Se necesita un ensayo controlado aleatorizado para obtener una orientación definitiva; sin embargo, actualmente la recomendación es cubrir empíricamente a *P. aeruginosa*. Esto está respaldado por la mayoría de las series de casos recientes y los estudios retrospectivos.

¿Es seguro el uso de fluoroquinolonas en los pacientes pediátricos y está justificado para el tratamiento de la pericondritis?

Aunque tradicionalmente se ha restringido el uso de las fluoroquinolonas en pediatría debido al riesgo de artropatía y de alteraciones en el cartílago en crecimiento, es probable que este riesgo se haya sobreestimado debido a los resultados de pequeñas series o reportes de casos únicos y evidencia anecdótica.[14] En consonancia con la actualización más reciente de la American Academy of Pediatrics, no hay suficiente evidencia convincente para no utilizar las fluoroquinolonas en los pacientes pediátricos.[14]

Referencias

1. Lavasani L, Leventhal D, Constantinides M, Krein H. Management of acute soft tissue injury to the auricle. *Facial Plast Surg*. 2010;26(6):445-450.

2. Bai H, Tollefson TT. Treatment strategies for auricular avulsions: best practice. *JAMA Facial Plast Surg*. 2014;16(1):7-8. doi:10.1001/jamafacial.2013.1622

3. Kullar P, Yates PD. Infections and foreign bodies in ENT. *Surgery*. 2012;30(11):590-596. doi:10.1016/j.mpsur.2012.09.005

4. Prasad HK, Sreedharan S, Prasad HS, Meyyappan MH, Harsha KS. Perichondritis of the auricle and its management. *J Laryngol Otol*. 2007;121:530-534.

5. Pattanaik S. Effective, simple treatment for perichondritis and pinna haematoma. *J Laryngol Otol*. 2009;123(11):1246-1249. doi:10.1017/S0022215109005635

6. Klug TE, Holm N, Greve T, Ovesen T. Perichondritis of the auricle: bacterial findings and clinical evaluation of different antibiotic regimens. *Eur Arch Otorhinolaryngol*. 2019;276:2199-2203. doi:10.1007/s00405-019-05463-z

7. Kent PD, Michet CJ Jr, Luthra HS. Relapsing polychondritis. *Curr Opin Rheumatol*. 2004;16(1):56-61. doi:10.1097/00002281-200401000-00011

8. Eagles K, Fralich L, Stevenson JH. Ear trauma. *Clin Sports Med*. 2013;32(2):303-316. doi:10.1016/j.csm.2012.12.011

9. Greywoode JD, Pribitkin EA, Krein H. Management of auricular hematoma and the cauliflower ear. *Facial Plast Surg*. 2010;26(6):451-455. doi:10.1055/s-0030-1267719

10. Brickman K, Adams DZ, Akpunonu P, Adams SS, Zohn SF, Guinness M. Acute management of auricular hematoma: a novel approach and retrospective review. *Clin J Sport Med*. 2013;23(4):321-323.

11. Osetinsky LM, Hamilton GS 3rd, Carlson ML. Sport injuries of the ear and temporal bone. *Clin Sports Med*. 2017;36(2):315-335. doi:10.1016/j.csm.2016.11.005

12. Dalal PJ, Purkey MR, Price CPE, Sidle DM. Risk factors for auricular hematoma and recurrence after drainage. *Laryngoscope*. 2020;130(3):628-631.

13. Liu ZW, Chokkalingam P. Piercing associated perichondritis of the pinna: are we treating it correctly? *J Laryngol Otol*. 2013;127(5):505-508. doi:10.1017/S0022215113000248

14. Rivera-Morales MD, Rodríguez-Belén JL, Vera A, Ganti L. Perichondritis: not all ear pain is otitis. *Cureus*. 2020;12(10):e11141. doi:10.7759/cureus.11141

Hipoacusia repentina

Enrique Pérez
Laura J. Bontempo

DESAFÍO CLÍNICO

El inicio repentino de hipoacusia unilateral o bilateral puede ser un acontecimiento devastador. Más allá de la desorientación sensorial inmediata, que puede provocar dificultades en la localización del sonido y en la capacidad para comprender el habla, especialmente en entornos con mucho ruido, la persistencia de la pérdida auditiva puede afectar de forma significativa la calidad de vida. Este efecto es aún más pronunciado en los pacientes que experimentan la hipoacusia junto con otros síntomas concomitantes frecuentes, como el vértigo y los acúfenos.[1]

La *hipoacusia repentina* es la apreciación subjetiva de una alteración auditiva unilateral o bilateral de rápida progresión. Se caracteriza por ser de tipo neurosensorial, conductiva o mixta, según el mecanismo subyacente. La hipoacusia neurosensorial de inicio agudo (HNIA) puede clasificarse, además, como hipoacusia neurosensorial repentina cuando su inicio es abrupto y la magnitud es intensa. La *HNIA repentina* se define como una pérdida de audición de 30 decibelios o más en al menos tres frecuencias consecutivas en un plazo de 72 h.[2]

Anualmente, se producen entre 15 000 y 60 000 consultas por hipoacusia repentina en los servicios de atención primaria y de urgencias de los Estados Unidos.[2] Alexander y cols. descubrieron que la incidencia anual de HNIA repentina en aquel país es de 5 a 27 por cada 100 000 personas, y que esta aumenta con la edad.[3] Esta cifra puede subestimar la incidencia real, ya que los pacientes podrían no buscar atención si experimentan una recuperación espontánea de la función.

FISIOPATOLOGÍA

Tanto si es repentina como si no, la HNIA generalmente se considera consecuencia de una disfunción de la vía neuronal coclear o auditiva y, por lo tanto, se cataloga como una *hipoacusia de tipo nervioso*. Los daños en las células pilosas de la cóclea o las lesiones isquémicas del nervio auditivo son dos procesos fisiopatológicos frecuentes que pueden presentarse en diversos padecimientos y conducir a la HNIA. Mientras que la HNIA repentina puede ser idiopática, las formas no idiopáticas incluyen la enfermedad de Ménière, la hipoacusia inducida por el ruido, las fístulas laberínticas, la pérdida congénita de audición, los accidentes cerebrovasculares y los schwannomas vestibulares.[3] Además, aunque la mayoría de los casos de HNIA repentina ocurren unilateralmente, varias afecciones pueden estar asociadas a la forma bilateral. La pérdida bilateral muy rara vez será idiopática, por lo que su presencia debe llevar a que se investiguen las posibles causas subyacentes. La **tabla 6-1** enumera diversas enfermedades relacionadas con la HNIA repentina bilateral y las distintas características que se le asocian.[2]

Siempre que sea posible, la HNIA debe diferenciarse de la hipoacusia conductiva (HC). La conducción natural del sonido a través del conducto auditivo se produce mediante los cambios de presión en una columna de aire, los cuales provocan el desplazamiento de la membrana timpánica (MT) y el movimiento subsecuente de la cadena osicular (formada por los tres huesecillos) del oído medio. A través de un mecanismo altamente sincronizado, este movimiento genera una onda mecánica de fluido en los compartimentos del líquido intracoclear, gracias a la función de émbolo del estribo, el huesecillo más medial de la cadena osicular. La interrupción de cualquiera de estos mecanismos coordinados para

TABLA 6-1 Algunas enfermedades asociadas a la hipoacusia neurosensorial bilateral	
Causa	**Otras características**
Infección (viral, incluyendo el virus del herpes simple, el de la varicela zóster, el virus de la inmunodeficiencia humana y otros; bacteriana; por micoplasmas; Lyme; tuberculosis; sífilis; hongos)	Cefalea, fiebre, otras parálisis de los nervios craneales, anomalías en el líquido cefalorraquídeo que suelen verse en la meningitis; las vesículas en el pabellón auricular o en el conducto auditivo y la debilidad facial se ven a menudo con el virus de la varicela zóster (síndrome de Ramsay Hunt/herpes zóster ótico)
Enfermedad autoinmunitaria del oído interno	Variación auditiva, vértigo
Medicamentos ototóxicos	Pérdida vestibular, oscilopsia
Traumatismos	Fractura del hueso temporal con posible signo de Battle; contusión coclear sin fractura visible; barotrauma
Intoxicación por plomo	Problemas de aprendizaje, otros signos de intoxicación por plomo
Trastornos genéticos	Pueden ser sindrómicos o no sindrómicos y presentarse más tarde en la vida
Trastornos mitocondriales, incluyendo el síndrome de encefalopatía mitocondrial, acidosis láctica y episodios parecidos a un ACV (MELAS, *metabolic encephalopathy, lactic acidosis, and stroke-like episodes*) y otros	Confusión, episodios similares a los de un ACV, lactato elevado, alteraciones en la sustancia blanca en la RM; otros con fenotipos variables
ACV	Vértigo, disartria, debilidad facial, ataxia, nistagmo, entumecimiento unilateral, anomalías en el angiograma de la vasculatura vertebrobasilar por TC o RM
Síndrome de Cogan	Queratitis intersticial no sifilítica de la córnea, hipoacusia, vértigo
Neoplasia (neurofibromatosis II, schwannomas vestibulares bilaterales, meningitis carcinomatosa, linfomatosis intravascular, otras)	Alteraciones en la RM cerebral, en el estudio de imagen cerebrovascular o de líquido cefalorraquídeo
Sarcoidosis	Síntomas pulmonares, pérdida vestibular bilateral, altas concentraciones de la enzima convertidora de angiotensina, anomalías en la gammagrafía con galio
Síndrome de hiperviscosidad	Hemorragia de las membranas mucosas, síntomas neurológicos y pulmonares, retinopatía asociada

ACV: accidente cerebrovascular; RM: resonancia magnética; TC: tomografía computarizada.

Tomado de Chandrasekhar SS, Tsai Do BS, Schwartz SR, et al. Clinical practice guideline: sudden hearing loss (update). *Otolaryngol Head Neck Surg*. 2019;161(1_suppl):S1-S45. Tabla 7.

la conducción del sonido disminuirá la energía sonora que llega a la cóclea y dará lugar a una HC. Algunos ejemplos frecuentes de alteraciones que conducen a la HC repentina incluyen tapones de cerumen, cuerpos extraños en el conducto auditivo, interrupción de la cadena osicular secundaria a traumatismos, perforaciones timpánicas y otitis media aguda (OMA). La otitis media crónica con o sin colesteatoma y la otoesclerosis son otras afecciones otológicas bastante frecuentes que conducen a la HC, pero su aparición generalmente es gradual. La hipoacusia repentina también puede presentarse como una combinación de HNIA y HC. Esto se denomina *hipoacusia mixta*, como puede ser el caso de algunas OMA. En última instancia, debe realizarse una prueba de audición o un audiograma para confirmar el diagnóstico específico.

Aunque el paciente que consulta por hipoacusia repentina puede tener cualquiera de las tres formas, lo más importante es reconocer la HNIA a tiempo. A diferencia de la mayoría de las formas de HC repentina, la HNIA repentina se considera una *urgencia otorrinolaringológica* porque puede convertirse en una alteración irreversible a menos que se intervenga de manera urgente.[4]

La hipoacusia inducida por el ruido es quizás una de las causas más frecuentes de HNIA repentina no idiopática. Aunque suele ser unilateral, también puede ser bilateral de acuerdo con las circunstancias de exposición al ruido. Por suerte, la mayoría de las formas de hipoacusia repentina inducidas por el ruido revierten espontáneamente en un plazo de 24 a 48 h. No obstante, la exposición recurrente al ruido extremo puede conducir a una HNIA progresiva con el tiempo.

ABORDAJE DIAGNÓSTICO/EXPLORACIÓN DIRIGIDA

Antecedentes

Los elementos que se deben revisar en los antecedentes que ayudarán al médico a acotar el diagnóstico diferencial de un paciente con hipoacusia repentina incluyen la unilateralidad o bilateralidad, la recurrencia de los síntomas, el traumatismo asociado y la presencia o ausencia de otros síntomas.

Los médicos pueden determinar con bastante exactitud si el paciente tiene una HNIA o una HC basándose únicamente en sus antecedentes. Tanto si es repentina como si no, la HC se asocia con mayor frecuencia a antecedentes de traumatismos penetrantes o no penetrantes o a síntomas infecciosos como la supuración del oído y la otalgia. El paciente también puede referir infecciones recurrentes o procedimientos otológicos previos. Por el contrario, la HNIA se relaciona con mayor frecuencia con otros síntomas más parecidos a los del oído interno, como vértigo, acúfenos o sensación de plenitud auditiva.

El vértigo está presente en el 30% al 60% de los casos de HNIA repentina.[5-7] Esto podría ser indicador de mal pronóstico auditivo y a menudo se asocia a una pérdida más grave de la audición.[6] Los acúfenos de nueva aparición están presentes en casi todos los casos de HC repentina y, aunque tienen poca relación con el pronóstico, pueden provocar malestar funcional y psicológico.[8] Es importante que, al evaluar a los pacientes con hipoacusia aguda, se recuerde que etiquetar erróneamente un caso de HNIA repentina como HC repentina puede provocar retrasos en el tratamiento y resultados auditivos potencialmente peores.

En todos los casos de hipoacusia repentina debe realizarse una exploración básica del oído, que incluya la valoración otoscópica de los conductos auditivos y de las MT. Si la exploración constata la presencia de un tapón de cerumen, este debe extraerse para evaluar correctamente la hipoacusia repentina. Si no hay sospecha de perforación subyacente de la MT, como antecedentes de supuración del oído, traumatismos o una cirugía reciente, se puede realizar una irrigación suave para eliminar el cerumen. Cuando es posible, la otoscopia neumática puede ayudar a establecer el diagnóstico al proporcionar información sobre la integridad de la MT e, indirectamente, del oído medio. La ausencia de movimiento de la MT durante la otoscopia neumática sustenta la presencia de derrame y, por lo tanto, el diagnóstico de HC.

La confirmación de la hipoacusia requerirá de una prueba audiométrica formal. En los servicios de urgencias y en el ámbito clínico de la atención inmediata, donde se cuenta con recursos limitados, las guías clínicas recomiendan el uso de un diapasón durante la evaluación inicial de un paciente con hipoacusia repentina.[2] Las pruebas tradicionales con diapasón para diferenciar la HNIA de la HC son las pruebas de Weber y Rinne. En el capítulo 2 se ofrece una explicación detallada de estas pruebas. *Véase* la sección «Información basada en la evidencia», al final del capítulo, para obtener mayores detalles sobre la precisión de las pruebas con diapasón.

DIAGNÓSTICO DIFERENCIAL

En los casos de HC, el médico puede encontrar indicios de un tapón de cerumen, MT perforada, derrame del oído medio, infección del oído medio o del conducto auditivo externo, residuos en el oído indicativos de una enfermedad colesteatomatosa, una exostosis ósea o incluso un cuerpo extraño, como la punta de un hisopo de algodón. En los pacientes con traumatismos, la HC puede asociarse a fracturas del hueso temporal y a la consiguiente lesión osicular. En estos pacientes, será evidente un hemotímpano agudo, mientras que, en las fracturas longitudinales, frecuentemente se observa la lesión del conducto auditivo y de la MT. Por el contrario, los casos de HNIA suelen mostrar un conducto auditivo y una MT intactos.

En todos los pacientes que presenten hipoacusia repentina debe hacerse una revisión sistémica que incluya una exploración neurológica y de los nervios craneales. Un hallazgo neurológico focal en un paciente con hipoacusia repentina probablemente indique una causa del sistema nervioso central (SNC), como un accidente cerebrovascular (ACV). Algunos ejemplos de estos hallazgos son el entumecimiento o parálisis facial ipsilateral, el nistagmo, la disartria, el síndrome de Horner ipsilateral (miosis, ptosis y anhidrosis), la diplopía, el entumecimiento corporal contralateral, la dismetría y la ataxia.[8,9] Aunque la presencia de vértigo o desequilibrio es frecuente en la HNIA repentina relacionada con causas periféricas, los hallazgos en la exploración correspondiente, como el nistagmo hacia arriba y abajo, que cambia de dirección o que se agrava al fijar la vista, sugieren afectación del SNC.[10,11] Por el contrario, los ACV rara vez se presentan con hipoacusia aislada. La mayoría de las HNIA repentinas relacionadas con el ACV son causadas por la interrupción del suministro de sangre de las arterias vertebrobasilar y cerebelosa inferior anterior.[12] Otras enfermedades inflamatorias y autoinmunitarias, como la esclerosis múltiple y la sarcoidosis, pueden originar HNIA repentina junto con otros hallazgos neurológicos focales.[13]

Los episodios recurrentes de HNIA repentina unilateral pueden estar asociados a la enfermedad de Ménière. Aunque esta afección se asocia más frecuentemente a ataques agudos de vértigo, puede presentarse con hipoacusia aislada en las formas atípicas o más tempranas de la enfermedad. Algunas afecciones raras, como la enfermedad autoinmunitaria del oído interno y el síndrome de Cogan, pueden conducir a episodios recurrentes de HNIA repentina bilateral y requieren de un tratamiento distinto del usado en la HNIA repentina idiopática.

TRATAMIENTO

En los casos de HC con indicios de una infección de oído activa y complicada o traumatismo significativo del hueso temporal, deben realizarse pruebas adicionales, como una tomografía computarizada (TC), una resonancia magnética (RM) o análisis de laboratorio, según se requiera. También deben considerarse las TC y RM con imágenes de los vasos en cualquier paciente que muestre signos o síntomas neurológicos focales, además de la hipoacusia. Con base en los criterios de idoneidad establecidos por el American College of Radiology (ACR) y en otras pruebas con nivel alto de evidencia, las guías clínicas de la American Academy of Otolaryngology-Head and Neck Surgeons (AAO-HNS) emite una fuerte recomendación en contra de solicitar de forma sistemática una TC craneal para la evaluación inicial de los pacientes con presunta hipoacusia repentina idiopática.[2]

En ausencia de hallazgos neurológicos preocupantes, a los pacientes se les debe realizar una RM con contraste del conducto auditivo interno, tras la confirmación audiométrica de la HNIA repentina. La RM de los conductos auditivos internos es el estudio de elección para descartar enfermedad retrococlear, como los schwannomas vestibulares, que pueden presentarse con hipoacusia repentina aislada.[14] Estas RM pueden realizarse como estudios ambulatorios no urgentes.

Si se identifica una causa reversible de hipoacusia repentina a través de la anamnesis, la exploración física o los estudios diagnósticos, esta debe corregirse en los centros de atención primaria o de urgencias. Algunos ejemplos son la extracción de cerumen o de un cuerpo extraño no penetrante en el conducto auditivo, o el tratamiento de una otitis media no complicada con o sin derrame. El seguimiento del paciente por parte del médico de atención primaria suele ser suficiente; por lo general, no es necesaria la valoración de un especialista. Los individuos con hipoacusia repentina que no se resuelve con intervenciones o que no se prevé que se resuelva tras el tratamiento de una infección deben ser derivados a un otorrinolaringólogo para su tratamiento.

Todas las formas de hipoacusia repentina no resuelta ameritan un seguimiento rápido. Las guías clínicas de la AAO-HNS recomiendan hacer, o derivar a un clínico que pueda hacer, una audiometría en los 14 días siguientes al inicio de los síntomas en todos los casos de hipoacusia repentina.[2] El margen de tiempo para esta recomendación se basa en la evidencia para el tratamiento de la hipoacusia repentina y su eficacia.

Con base en una revisión exhaustiva de la literatura, la guía de la AAO-HNS establece que los médicos pueden ofrecer corticoides como tratamiento inicial a los pacientes con HNIA repentina.[2] Tanto la terapia sistémica oral como la intratimpánica resultan eficaces para restaurar la audición en esta población de pacientes. En cualquier caso, la mayoría de los estudios que constatan un beneficio terapéutico utilizan una ventana de 1 a 2 semanas desde el inicio de los síntomas como parte de los criterios de selección para el tratamiento. Los indicios de un proceso inflamatorio intracoclear temprano en la HNIA repentina respaldan aún más el uso temprano de corticoides para disminuir un daño irreversible. No obstante, existe evidencia de que se obtiene un beneficio hasta 6 semanas después del inicio de la hipoacusia.[2] Dado que el diagnóstico definitivo de la HC repentina puede no confirmarse en el ámbito de los servicios de urgencias, debe aplicarse el juicio clínico para determinar los riesgos y beneficios de iniciar los corticoides sistémicos en casos con alta sospecha de este diagnóstico. Las dosis eficaces incluyen prednisona 1 mg/kg al día (dosis máxima de 60 mg/día), metilprednisolona 48 mg/día o dexametasona 10 mg/día. Deben administrarse en dosis completas durante 7 a 14 días, con una reducción gradual de la dosis en un período similar.[2] Las inyecciones intratimpánicas (i.t.) de corticoides deben ser aplicadas por un otorrinolaringólogo, por lo que es necesario un rápido seguimiento ambulatorio.

Además de los antibióticos para las infecciones agudas del oído y los casos de traumatismos penetrantes que provocan HC, las otras formas de HC enumeradas anteriormente no requieren de una intervención inmediata y pueden ser valoradas y tratadas por un otorrinolaringólogo en el seguimiento.

La mayoría de las afecciones que conducen a una HC repentina eventualmente requerirán tratamiento quirúrgico o manejo no quirúrgico pero con auxiliares auditivos de amplificación del sonido. A excepción de la sospecha de una fístula laberíntica, que puede requerir una reparación quirúrgica algo urgente, pero no de emergencia, después de una evaluación adicional, la mayoría de las afecciones que provocan una HNIA repentina se tratarán sin cirugía.

CONSEJOS Y ALERTAS

- Aunque la hipoacusia repentina puede asustar mucho a un paciente e incentivar la visita a los servicios de urgencias o de atención primaria, suele haber un plazo de 14 días para realizar una intervención óptima, incluso en los casos de HNIA repentina. Una excepción sería la hipoacusia repentina asociada a un traumatismo penetrante en el oído, que exige una evaluación inmediata.
- Todos los pacientes con hipoacusia repentina requieren un examen neurológico completo. Los hallazgos neurológicos focales pueden ser indicativos de una causa del SNC, como un ACV. Los acúfenos y el vértigo suelen acompañar la hipoacusia repentina, pero sin otros hallazgos asociados, no sugieren enfermedad del SNC.
- La anamnesis y la exploración física dirigida revelarán la mayoría de las causas de la HC reversible, como un tapón de cerumen, infección y cuerpos extraños no penetrantes.
- La base del tratamiento para los pacientes con HNIA repentina son los corticoides durante 1 o 2 semanas, seguidos de una disminución gradual de la dosis, aunque las pruebas no son concluyentes en cuanto a los beneficios a largo plazo. Se cree que el inicio temprano de este tratamiento conduce a mejores resultados. Por lo tanto, si se utilizan corticoides, el tratamiento debe iniciarse de forma temprana a fin de garantizar el seguimiento en la semana siguiente al inicio de los síntomas.

INFORMACIÓN BASADA EN LA EVIDENCIA

¿El uso adecuado de la prueba del diapasón ayuda a los profesionales de la salud a diferenciar el tipo o la gravedad de la hipoacusia?

En un estudio de pacientes con HNIA repentina, Shuman y cols. mostraron que, a pesar de que los resultados no eran fiables en el 20% de las ocasiones, la sensibilidad de la prueba de Weber era del 99% para los pacientes cuya prueba se lateralizaba hacia el lado en el que se sospechaba la hipoacusia.[15] Según los datos del metaanálisis, la prueba de Rinne tiene una sensibilidad del 16% al 87% y una especificidad del 55% al 100% para detectar la HC cuando se utiliza un diapasón de 512 Hz.[16] Cuando las dos pruebas coinciden entre sí, la sensibilidad puede llegar al 95%.[17]

Las pruebas de Weber y Rinne tienen un valor predictivo igualmente deficiente para el diagnóstico de la HC en los niños.[18]

¿El tratamiento temprano con corticoides afecta los resultados auditivos a largo plazo en los pacientes con HNIA repentina?

La evidencia que sustenta el beneficio del tratamiento con corticoides para mejorar los resultados en los pacientes con HNIA repentina es limitada y sus conclusiones son contradictorias. Una revisión Cochrane sobre el uso de corticoides sistémicos (orales, intravenosos o intramusculares) en la HNIA repentina no mostró beneficios concluyentes en los resultados auditivos.[19] Los datos sostienen que los corticoides i.t. ofrecen beneficios tempranos para recuperar la audición, pero no se ha comprobado que los resultados a largo plazo difieran de forma concluyente entre los pacientes que reciben corticoides i.t. más corticoides sistémicos, frente a los que reciben corticoides sistémicos solos.[20] En los niños, un retraso en el inicio del tratamiento con corticoides superior a 6 días tras el inicio de los síntomas se asoció a menores probabilidades de mejoría de la audición.[21] Aunque actualmente no hay pruebas concluyentes de que los corticoides sistémicos o i.t. afecten el resultado de la pérdida de audición, si el médico decide emplearlos, este tratamiento debe iniciarse lo antes posible e, idealmente, en las 2 semanas siguientes al inicio de los síntomas.

Referencias

1. Carlsson PI, Hall M, Lind KJ, et al. Quality of life, psychosocial consequences, and audiological rehabilitation after sudden sensorineural hearing loss. *Int J Audiol*. 2011;50:139-144.

2. Chandrasekhar SS, Tsai Do BS, Schwartz SR, et al. Clinical practice guideline: sudden hearing loss (update). *Otolaryngol Head Neck Surg*. 2019;161(1_suppl):S1-S45.

3. Alexander TH, Harris JP. Incidence of sudden sensorineural hearing loss. *Otol Neurotol*. 2013;34: 1586-1589.

4. Byl FM Jr. Sudden hearing loss: eight years' experience and suggested prognostic table. *Laryngoscope*. 1984;94:647-661.

5. Rauch SD. Clinical practice: idiopathic sudden sensorineural hearing loss. *N Engl J Med*. 2008;359:833-840.

6. Fetterman BL, Saunders JE, Luxford WM. Prognosis and treatment of sudden sensorineural hearing loss. *Am J Otol*. 1996;17:529-536.

7. Niu X, Zhang Y, Zhang Q, et al. The relationship between hearing loss and vestibular dysfunction in patients with sudden sensorineural hearing loss. *Acta Otolaryngol*. 2016;136:225-231.

8. Amarenco P, Rosengart A, DeWitt LD, Pessin MS, Caplan LR. Anterior inferior cerebellar artery territory infarcts: mechanisms and clinical features. *Arch Neurol*. 1993;50:154-161.

9. Lee H, Cho YW. Auditory disturbance as a prodrome of anterior inferior cerebellar artery infarction. *J Neurol Neurosurg Psychiatry*. 2003;74:1644-1648.

10. Oas JG, Baloh RW. Vertigo and the anterior inferior cerebellar artery syndrome. *Neurology*. 1992;42:2274-2279.

11. Lee H, Kim JS, Chung EJ, et al. Infarction in the territory of anterior inferior cerebellar artery: spectrum of audiovestibular loss. *Stroke*. 2009;40:3745-3751.

12. Hausler R, Levine RA. Auditory dysfunction in stroke. *Acta Otolaryngol*. 2000;120:689-703.

13. Atula S, Sinkkonen ST, Saat R, et al. Association of multiple sclerosis and sudden sensorineural hearing loss. *Mult Scler J Exp Transl Clin*. 2016;2:2055217316652155.

14. St Martin MB, Hirsch BE. Imaging of hearing loss. *Otolaryngol Clin North Am*. 2008;41:157-178.

15. Shuman AG, Li X, Halpin CF, Rauch SD, Telian SA. Tuning fork testing in sudden sensorineural hearing loss. *JAMA Intern Med*. 2013;173:706-707.

16. Kelly EA, Li B, Adams ME. Diagnostic accuracy of tuning fork tests for hearing loss: a systematic review. *Otolaryngol Head Neck Surg*. 2018;159(2):220-230. doi:10.1177/0194599818770405

17. Boatman DF, Miglioretti DL, Eberwein C, Alidoost M, Reich SG. How accurate are bedside hearing tests? *Neurology*. 2007;68(16):1311-1314. doi:10.1212/01.wnl.0000259524.08148.16

18. Behn A, Westerberg BD, Zhang H, Riding KH, Ludemann JP, Kozak FK. Accuracy of the Weber and Rinne tuning fork tests in evaluation of children with otitis media with effusion. *J Otolaryngol*. 2007;36(4):197-202. doi:10.2310/7070.2007.0025

19. Wei BP, Stathopoulos D, O'Leary S. Steroids for idiopathic sudden sensorineural hearing loss. *Cochrane Database Syst Rev*. 2013;(7):CD003998.

20. Crane RA, Camilon M, Nguyen S, Meyer TA. Steroids for treatment of sudden sensorineural hearing loss: a meta-analysis of randomized controlled trials. *Laryngoscope*. 2015;125:209-217.

21. Wood JW, Shaffer AD, Kitsko D, Chi DH. Sudden sensorineural hearing loss in children-management and outcomes: a meta-analysis. *Laryngoscope*. 2021;131(2):425-434. doi:10.1002/lary.28829

Vértigo agudo

Harrison Lin
Rodney Omron

El mareo es un motivo habitual de consulta en el servicio de urgencias (SU) que plantea desafíos diagnósticos únicos.[1] La sensación de *mareo* puede describirse de diversas formas, muchas de las cuales entran en la subcategoría del síndrome vestibular (SV). La descripción del mareo por parte del paciente como «aturdimiento» o «inestabilidad», en lugar de «sensación de girar o de que las cosas giran», es de poca ayuda al momento de diagnosticar una enfermedad subyacente.[1]

El diagnóstico diferencial del mareo en el SU es amplio y no hay una única causa que explique la mayoría de los casos, por lo que hay que tener en cuenta algunas enfermedades poco frecuentes en cada paciente con mareo. Un abordaje sistemático o una entrevista directa con cada paciente mareado es fundamental para evitar un diagnóstico erróneo.[2]

Muchas de las herramientas diagnósticas más confiables, como la prueba de Dix-Hallpike para el vértigo posicional benigno, son sencillas de realizar a pie de cama. Por el contrario, se ha constatado que la dependencia excesiva en estudios de imagen avanzados, sin obtener primero los antecedentes clínicos y hacer una exploración sistemática basada en el problema, aumenta la duración de la estancia, incrementa el costo de la atención y tranquiliza falsamente a los profesionales clínicos de que se ha descartado una causa potencialmente mortal.

FISIOPATOLOGÍA

Véase la **figura 7-1**[3] y el contenido de la siguiente sección.

Tipo	Prevalencia	Fisiopatología
Vértigo posicional paroxístico benigno (VPPB)	Alta	Causado por residuos de carbonato cálcico que se erosionan o se desprenden del epitelio de la mácula dentro del utrículo; el 90% de los VPPB están relacionados con el conducto posterior, porque es el más cercano al utrículo.[4]
Migraña vestibular (MV)	Alta	Un mecanismo clave es la activación del sistema vascular del trigémino. Los vasos laberínticos están inervados por las terminales del nervio trigémino.[5]
Neuritis vestibular (NV)	Moderada	La teoría más socorrida es la de una causa viral, pero la evidencia sigue siendo circunstancial. La NV interfiere con el reflejo vestibuloocular, lo que hace que en la prueba del impulso de la cabeza se produzca un movimiento sacádico de compensación del ojo cuando está presente.[1]
Enfermedad de Ménière (EM)	Baja	La prevalencia de la EM es de 5 a 500 por cada 100 000 habitantes y la EM familiar constituye alrededor del 9% de los casos. A partir de estudios que se han hecho en el hueso temporal humano, se sospecha que la EM se debe a una acumulación excesiva de endolinfa dentro del conducto coclear y el sáculo.[5]

(continúa)

Tipo	Prevalencia	Fisiopatología
Fístula perilinfática	Baja	La comunicación entre la perilinfa de la cóclea o del vestíbulo y el exterior del oído interno por lo general se produce por la ventana redonda y por la oval. La causa es traumática o congénita.
Laberintitis	Baja	La causa es viral, bacteriana o autoinmunitaria y provoca mareo e hipoacusia.
Schwannoma vestibular	Baja	Es la neoplasia más frecuente del ángulo pontocerebeloso en los adultos. Estos tumores derivan de las células mielinizantes de Schwann, de la división vestibular del nervio vestibulococlear.
Accidente cerebrovascular (ACV)	Baja	En el 3.2% de los casos de mareo en el servicio de urgencias hay un ACV. A menudo sucede desde la arteria cerebelosa anteroinferior.[1]

ABORDAJE DIAGNÓSTICO/EXPLORACIÓN DIRIGIDA

Las 3 T (Triaje-*Titrate*-Test)

El algoritmo de las 3 T es una forma sistemática de abordar al paciente con mareo.

- **Triaje:** es la revisión exhaustiva por sistemas para descartar el accidente cerebrovascular (ACV) y descubrir las causas no neurológicas del mareo.
- *Titrate* (acrónimo de *timing, trigger and targeted history and exploration*). Incluye los **momentos en los que se produce el mareo**, los **factores desencadenantes** y los datos obtenidos de los **antecedentes y la exploración dirigidos**. El momento en que se produce permite clasificar los síntomas en breves o continuos. Los desencadenantes son factores agravantes (p. ej., el vértigo que se produce al acostarse). La anamnesis/exploración dirigidos utilizan elementos de los antecedentes (p. ej., traumatismos) para diferenciar las causas subyacentes del vértigo y llevar a cabo maniobras de exploración física muy específicas que ayudan a diferenciar el vértigo periférico del central (**tabla 7-1**).
- **Test o estudios:** posteriormente, se solicitan pruebas auxiliares, como análisis de laboratorio y estudios de imagen, a partir de lo hallado en los antecedentes y la exploración.[1]

Triaje

A la búsqueda de factores y síntomas asociados que acompañan el motivo principal de consulta (el mareo) se le conoce como **priorización** o **triaje**; se trata de un paso fundamental en la búsqueda de la causa subyacente. *Véase* la **tabla 7-1** para mayores detalles de los signos y síntomas y su relación con las causas. Cualquiera hallazgo que forme parte de las «D mortales» (**disartria, disfagia, disfonía, dismetría** y **diplopía**) es altamente sospechoso de ACV. Asimismo, cualquier hipoacusia aguda, traumatismo cervical o craneal, ataxia grave o inclinación unilateral sugiere una causa central.

Temporalidad y desencadenantes

Los síntomas se clasifican en intermitentes o persistentes y cada uno de ellos se puede dividir a su vez en desencadenados o no desencadenados.

   Intermitente = síndrome vestibular episódico (SVE): segundos, minutos u horas de vértigo. Suele tener una duración inferior a 30 s. Los síntomas recurrentes que duran semanas no se consideran de nueva aparición y, por lo tanto, entran en la categoría de crónicos.[1]

- **Desencadenado = síndrome vestibular episódico desencadenado (SVE-d)**
- **No desencadenado = síndrome vestibular episódico espontáneo (SVE-e)**

   Persistente = síndrome vestibular agudo (SVA): continuo y persiste en reposo. Los SVA se dividen en los desencadenados por un traumatismo o toxina (SVA-d) o los que ocurren de forma espontánea (SVA-e).[1]

- **Desencadenado = síndrome vestibular agudo desencadenado (SVA-d)**
- **No desencadenado = síndrome vestibular agudo espontáneo (SVA-e)**

Intermitente y desencadenado (SVE-d)

El vértigo **intermitente y desencadenado (SVE-d)** es breve, de segundos a minutos, y tiene origen identificable. El paciente responde que *no* a la pregunta: «Así sin moverse, ¿está mareado ahora?». El desencadenante suele ser un cambio de posición de la cabeza, pero puede ser un ruido fuerte o una maniobra de Valsalva.[1]

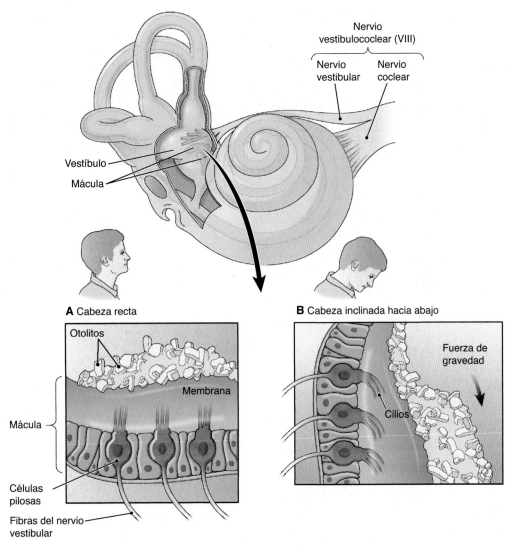

Figura 7-1. El sistema vestibular comprende el sistema vestibular periférico, el sistema ocular, el tronco encefálico, el cerebelo y la corteza, así como los músculos posturales. La alteración de cualquier parte de este complejo sistema provoca mareos. El sistema vestibular periférico está compuesto por el **utrículo**, el **sáculo** y los **conductos semicirculares lateral, anterior** y **posterior**. Todo el aparato se encuentra envuelto por el **hueso temporal**. La **mácula** y la **cresta ampular** son neuroepitelios sensitivos. Cada uno de ellos contiene mecanorreceptores sensitivos en forma de bastones llamados **células pilosas**. El **utrículo** y el **sáculo** son estructuras que perciben cuál es la posición de la cabeza; cada una contiene una mácula. El exterior de la mácula está recubierto de una membrana gelatinosa incrustada con partículas de carbonato cálcico llamadas **otolitos**. Los conductos semicirculares están orientados en ángulo recto entre sí. La **endolinfa** fluye a través de estos conductos y al final de cada uno sobresale una dilatación llamada **ampolla**, en cuya base se encuentra la cresta ampular. Esta estructura está recubierta por la **cúpula**, que es más gruesa que el material gelatinoso de la mácula y no contiene otolitos (tomada de Cohen BJ, Hull KL. *Memmler's Structure and Function of the Human Body*. 12th ed. Wolters Kluwer; 2020. Figura 10-12).

Las causas más frecuentes de SVE-d son la hipotensión ortostática y el vértigo posicional paroxístico benigno (VPPB) (**tabla 7-2**). En los casos con sospecha de VPPB, el médico debe buscar una posible hipotensión ortostática en pacientes con desencadenantes posicionales. La hipotensión ortostática (*con* cambio en la presión arterial) debe distinguirse del mareo ortostático (*sin* cambio en la presión arterial, pero con una sensación subjetiva de aturdimiento al ponerse de pie), el cual puede sugerir una disminución del flujo cerebral causada por un ataque isquémico transitorio (AIT), estenosis vascular craneal o hipotensión intracraneal.[1]

TABLA 7-1 Antecedentes que sugieren causas específicas para el vértigo agudo (basados en las 3 T)

Mareos más otros síntomas (TRIAJE)	Intermitente y espontáneo (SVE-e)	Intermitente y desencadenado (SVE-d)	Persistente y espontáneo (SVA-e)	Persistente y desencadenado por un traumatismo o una toxina (SVA-d)
Confusión y desorientación	Migraña vestibular	Vértigo posicional paroxístico benigno: conducto horizontal	Neuritis vestibular aguda	**Traumatismo**
Pérdida de conocimiento	Enfermedad de Ménière	Vértigo posicional paroxístico benigno: conducto posterior	Esclerosis múltiple	Barotrauma
Dolor de cuello	Ataques de pánico	Tumor de la fosa posterior	Ataque isquémico transitorio	Explosión
Dolor abdominal	Síncope vasovagal	Hipotensión ortostática	Accidente cerebrovascular	Latigazo cervical
Disnea	Ataque isquémico transitorio	Ataque isquémico transitorio/accidente cerebrovascular		Conmoción cerebral por fractura de cráneo
Palpitaciones	Hemorragia subaracnoidea	Estenosis vascular craneal		Disección de la arteria vertebral
Nuevos medicamentos	Arritmia	Hipotensión intracraneal		Contusión directa del nervio vestibular/laberinto
Fiebre		Intoxicación por alcohol		Alteración mecánica del oído interno
Variaciones en la glucosa		Infarto de miocardio		
		Angina inestable		**Toxinas**
		Embolia pulmonar		Aminoglucósidos (inestabilidad de la marcha, oscilopsia)
		Hipoglucemia		Intoxicación por monóxido de carbono
		Intoxicación por monóxido de carbono		
		Hemorragia gastrointestinal/retroperitoneal		
		Deshidratación		
		Sepsis		
		Insuficiencia suprarrenal		
		Cetoacidosis diabética		

3 T: Triaje-*Titrate*-Test; SVA-d: síndrome vestibular agudo desencadenado; SVA-e: síndrome vestibular agudo espontáneo; SVE-d: síndrome vestibular episódico desencadenado; SVE-e: síndrome vestibular episódico espontáneo.

TABLA 7-2 Características distintivas de las diferentes causas vestibulares del vértigo

Tipo de vértigo	Exploración	Benigno	Señal de alerta	Criterios diagnósticos
Intermitente y desencadenado (SVE-d)	Signos vitales ortostáticos; pruebas posicionales Pruebas de nistagmo	VPPB	Tumor en la fosa posterior	• No se observa cefalea, no es de tipo auditivo, neurológico o por síncope • Los síntomas se producen al inclinar la cabeza hacia delante/atrás/rodar, no se limitan a levantarse • Asintomático con la cabeza inmóvil, síntomas que se reproducen con la prueba de posiciones • Nistagmo de tipo periférico característico y específico del conducto, que solo se desencadena con las pruebas posicionales • Respuesta terapéutica a las maniobras de reposicionamiento específicas del conducto
Intermitente y espontáneo (SVE-e)	Antecedentes de cabeza, cuello y nervios craneales, antecedentes auditivos	Migraña vestibular Enfermedad de Ménière	Ataque isquémico transitorio	• No hay síntomas cardiorrespiratorios ni pérdida de consciencia • No hay síntomas «D» peligrosos (disartria, disfagia, disfonía, dismetría, diplopía) • No hay edema de papila, síndrome de Horner, anomalías de los nervios craneales • No hay dolor, especialmente en la parte posterior del cuello • Antecedentes de episodios fuertes y prolongados de mareos previos (al menos cinco en los últimos 2 años) • Precipitante claro con el episodio o riesgo $ABCD^2 \leq 3$ • Migraña: antecedentes de migraña, aura visual clásica o fotofobia en la mayoría de las crisis • Enfermedad de Ménière: antecedentes de hipoacusia intermitente unilateral o acúfenos con la mayoría de las crisis
Persistente y espontáneo (SVA-d)	HINTS; oído; exploración auditiva	Neuritis vestibular	Accidente cerebrovascular	• Máximo un episodio prodrómico < 48 h antes del inicio • No hay vómitos excesivos ni trastornos de la marcha • No hay dolor, hipoacusia o síntomas neurológicos • No se observa edema de papila, síndrome de Horner, anomalías de nervios craneales • No hay cefalea • Se pone de pie y camina sin ayuda • HINTS más exploración auditiva/de oído • *SEND HIM ON HOME* (acrónimo inglés de: *straight eyes, no deafness, head impulses miss, one way nystagmus, healthy otic and mastoid examination*), en español: mirada fija, sin sordera, sin impulsos cefálicos, nistagmo unidireccional, exploración ótica y mastoidea normal • Mirada fija, sin hipoacusia • Ausencia de impulso cefálico (impulso unilateral anómalo en dirección contraria al nistagmo) • Nistagmo unidireccional (que se agrava en la fase de movimiento ocular rápido) • Saludable a la exploración ótica y mastoidea

HINTS: impulso cefálico, nistagmo unidireccional, prueba de inclinación (*skew*); SVA-d: síndrome vestibular agudo desencadenado; SVA-e: síndrome vestibular agudo espontáneo: SVE-e, síndrome vestibular episódico espontáneo; VPPB: vértigo posicional paroxístico benigno.

Adaptado de NOVEL. The David Newman-Toker neuro-ophthalmology collection. Último acceso 10 de mayo, 2021. https://novel.utah.edu/Newman-Toker/

El VPPB debe diferenciarse del vértigo posicional paroxístico central (VPPC), que a menudo tiene su origen en tumores de la fosa posterior, ACV e intoxicación por alcohol. El VPPC presenta a la exploración un tipo específico de nistagmo que lo distingue del VPPB (*véase* el video en https://collections.lib.utah.edu/details?id=1213448).[6] Otras causas son la pérdida de volumen intravascular por hemorragia gastrointestinal o retroperitoneal, la deshidratación, el infarto agudo de miocardio, la sepsis, la insuficiencia suprarrenal y la cetoacidosis diabética (**fig. 7-2**; *véase* **tabla 7-1**).

Intermitente, no desencadenado (SVE-e)

El vértigo **intermitente y no desencadenado (SVE-e)** es breve (dura de minutos a horas) y aparece y desaparece sin un factor que lo desencadene. El paciente responderá que *no* a la pregunta: «Así sin moverse, ¿se siente mareado ahora mismo?». Para diferenciar las causas del SVE-e es necesario realizar una anamnesis minuciosa, ya que la mayoría de los pacientes son asintomáticos al momento de la presentación y no hay factores desencadenantes que provoquen los síntomas. En este grupo se incluyen trastornos benignos como la migraña vestibular (MV), los ataques de pánico, el síncope vasovagal y la enfermedad de Ménière (EM). Entre las causas peligrosas se encuentran el AIT, la hemorragia subaracnoidea, las arritmias, el infarto agudo de miocardio, la angina inestable, la embolia pulmonar, la hipoglucemia y la intoxicación por monóxido de carbono.[1]

- La EM no suele presentar la tríada clásica completa de acúfenos unilaterales, hipoacusia neurosensorial reversible y plenitud auditiva. En los pacientes con hipoacusia neurosensorial de baja frecuencia, con síntomas auditivos y crisis de vértigo, la EM es un diagnóstico probable.
- El vértigo de nueva aparición, la hipoacusia y los acúfenos podrían anunciar una isquemia en el territorio de la arteria cerebelosa anteroinferior (ACAI).[1]
- La MV es la segunda causa más frecuente de mareo, solo superada por el VPPB, y la causa de SVE-e que se pasa por alto con mayor frecuencia. Estos pacientes se presentan con síntomas similares a los de los ACV posteriores (de hecho, tienen un mayor riesgo de ACV), y en ellos es necesario realizar un estudio del sistema nervioso central antes de plantear el diagnóstico. El diagnóstico de MV requiere de cinco episodios de alteraciones vestibulares, antecedentes de cefalea migrañosa y síntomas similares a los de la migraña (p. ej., fotofobia, fonofobia, aura visual) relacionados con al menos la mitad de los episodios. Los síntomas suelen durar al menos 5 min, pero pueden persistir durante días. Irónicamente, esta afección rara vez se asocia a cefalea.
- El síncope mediado neurológicamente suele presentarse con aturdimiento e incluir mareo o vértigo. El diagnóstico se confirma de forma ambulatoria con una prueba de mesa de inclinación.[1] Entre las causas de tipo central está el AIT. Finalmente, las arritmias cardíacas podrían explicar el mareo espontáneo, por lo que los profesionales de la salud deben mantener un bajo umbral de sospecha al recomendar un ecocardiograma y seguimiento cardiológico (*véanse* **fig. 7-2** y **tabla 7-1**).

Persistente y desencadenado (SVA-d)

El vértigo **persistente y desencadenado (SVA-d)** suele ser la secuela de un traumatismo craneoencefálico o ser causado por una toxina. El paciente responderá que *sí* a la pregunta: «¿Así sin moverse, ¿se siente mareado ahora mismo?». Los hallazgos de la exploración física varían en función del tipo de traumatismo o toxina (*véase* **tabla 7-1**). Los traumatismos craneoencefálicos, las explosiones, los latigazos cervicales y el barotrauma provocan lesiones directas en el nervio vestibular, el laberinto o el oído interno. El latigazo cervical también puede causar una disección de la arteria vertebral. Los pacientes con lesiones cerebrales traumáticas experimentan el síndrome posconmoción, que es un tipo de SVA-d. Los tipos de toxinas que causan el SVA-d incluyen el alcohol, los fármacos anticonvulsivos como la fenitoína y los aminoglucósidos como la gentamicina. Este antibiótico suele asociarse a inestabilidad de la marcha y sensación de oscilación al caminar (oscilopsia) (*véanse* **fig. 7-2** y **tabla 7-1**).

Persistente, no desencadenado (SVA-e)

El vértigo **persistente y no desencadenado (SVA-e)** aparece de manera constante, sin algún traumatismo o toxina que lo origine. El paciente responde que *sí* a la pregunta: «Así sin moverse, ¿se siente mareado ahora mismo?». El SVA-e dura de días a semanas, acompañado de inestabilidad de la marcha, nistagmo y síntomas que se agravan al mover la cabeza. La causa más frecuente es la neuritis vestibular (NV) aguda.

Exploración dirigida y estudios

Nistagmo

Un elemento importante de la exploración física del paciente mareado es la observación del nistagmo (**fig. 7-3**). El movimiento ocular sugiere una causa central si se produce en cualquier dirección que no sea lateral unidireccional o rotativa ascendente. La oscilación de arriba abajo y el cambio de dirección son

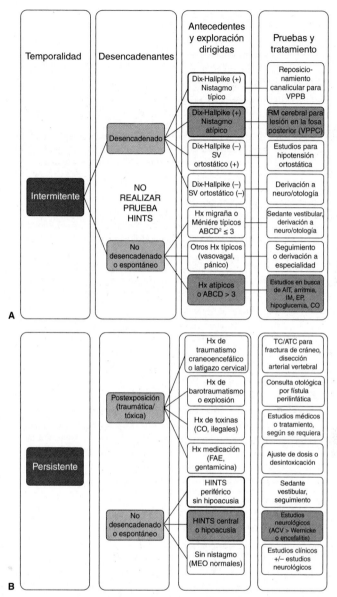

Figura 7-2. Algoritmo *Titrate* para el diagnóstico diferencial y la evaluación de mareos y vértigos. Este algoritmo clasifica el mareo y el vértigo agudo en cuatro categorías clave: A) SVE en sus formas SVE-d y SVE-e; B) SVA en sus formas SVA-d y SVA-e. Cada síndrome determina un tipo de exploración, un diagnóstico diferencial particular y pruebas específicas, independientemente del tipo de síntoma (vértigo, presíncope, inestabilidad o mareo inespecífico). Algunos pasos pueden producirse después de la visita al servicio de urgencias, como parte del seguimiento, o durante el ingreso en el hospital. Los recuadros con *fondo oscuro* en las columnas «Antecedentes » y «Pruebas» constituyen señales de alerta de posibles trastornos graves. Los recuadros delineados en color *negro* denotan exploraciones oculares basadas en la evidencia, tendientes a discriminar entre causas benignas y peligrosas. ACV: accidente cerebrovascular; AIT: ataque isquémico transitorio; ATC: angiografía por tomografía computarizada; CO: monóxido de carbono; EP: embolia pulmonar; FAE: fármaco antiepiléptico; HINTS: impulso cefálico, nistagmo unidireccional, prueba de inclinación (*skew*); Hx: antecedentes; IM: infarto de miocardio; MEO: movimiento extraocular; RM: resonancia magnética; SU: servicio de urgencias; SVA-d: síndrome vestibular agudo desencadenado; SVA-e: síndrome vestibular agudo espontáneo; SVE-d: síndrome vestibular episódico desencadenado; SVE-e: síndrome vestibular episódico espontáneo; TC: tomografía computarizada; VPPB: vértigo posicional paroxístico benigno; VPPC: vértigo posicional paroxístico central (adaptada de Newman-Toker DE, Edlow JA. TiTrATE: A Novel, Evidence-Based Approach to Diagnosing Acute Dizziness and Vertigo. *Neurol Clin.* 2015;33(3):577-579, viii).

Tipos de nistagmo

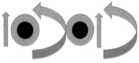

Nistagmo vertical y torsional provocado con la prueba de Dix-Hallpike, en el síndrome vestibular intermitente; este caso corresponde a un VPPB del conducto posterior: https://collections.lib.utah.edu/details?id=1281863

El nistagmo horizontal unidireccional indica que el componente rápido va en una sola dirección; esta presentación forma parte de la neuritis vestibular diagnosticada por la prueba HINTS. Nota: el nistagmo horizontal difícilmente puede tener una causa central; de ahí que se requiera realizar la prueba HINTS completa para determinar una causa periférica. El nistagmo horizontal también puede estar presente en el VPPB del conducto horizontal y su dirección es cambiante durante la prueba: https://collections.lib.utah.edu/details?id=1277126, https://collections.lib.utah.edu/details?id=1281862

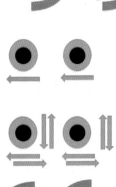

El vértigo posicional paroxístico central (VPPC, generalmente vertical) y el causado por un ACV (generalmente horizontal) puede tener una dirección horizontal cambiante o una dirección vertical, lo cual es indicativo de un proceso central, a menos que sea causado por toxinas o trastornos neurológicos crónicos: https://collections.lib.utah.edu/details?id=1295176, https://collections.lib.utah.edu/details?id=187733

La rotación torsional de arriba abajo siempre es anómala y requiere de estudios en busca de causas centrales, a excepción del paciente que se esté incorporando de una prueba de Dix-Hallpike: https://collections.lib.utah.edu/details?id=1295178

Figura 7-3. Breviario sobre los diferentes tipos de nistagmo. HINTS: impulso cefálico, nistagmo unidireccional, prueba de inclinación (*skew*); VPPB: vértigo posicional paroxístico benigno; VPPC: vértigo posicional paroxístico central (enlaces de video de Dan Gold Collection. NOVEL. The Dan Gold neuro-ophthalmology collection. Último acceso el 10 de mayo de 2021. https://novel.utah.edu/Gold/).

especialmente preocupantes y hacen pensar en una causa central. La fijación visual minimiza el nistagmo periférico; por lo tanto, para apreciar un proceso periférico, hay que procurar evitarla. Para ello, pida al paciente que mire a la izquierda o a la derecha en lugar de hacer que siga su dedo. Como alternativa, considere la posibilidad de utilizar una lámpara de exploración (que hace brillar intermitentemente una luz en el ojo del paciente mientras observa si hay nistagmo), lentes de Frenzel (lente unidireccional) o simplemente colocar una hoja de papel en blanco delante del campo de visión del paciente durante la exploración.[7]

Maniobra de Dix-Hallpike

El *VPPB*, la forma más frecuente de SVE-d, siempre es breve y solo se desencadena por cambios de posición. En el 90% de los casos, la alteración se produce por la entrada de partículas que forman parte de los otolitos en los conductos semicirculares; el conducto posterior es el más afectado.[4,7] El tratamiento consiste en realizar la maniobra de Epley para devolver el otolito a su conducto de origen (*véase* la sección «Tratamiento»).

En la maniobra de Dix-Hallpike, se pide al paciente que se recueste y se coloca el oído afectado hacia abajo, en el plano del conducto semicircular posterior, lo que provoca un nistagmo torsional ascendente (**fig. 7-4**). A veces la maniobra de Dix-Hallpike no resulta positiva, a pesar de tener los antecedentes clásicos del VPPB. En estos casos, es razonable consultar con un neurólogo.

Prueba del giro en posición supina

El VPPB de conducto horizontal, de incidencia mucho menos frecuente, puede provocarse mediante la prueba del giro en posición supina. Para ello, recueste al paciente en posición supina con la cabeza a 30° del plano horizontal. Si el oído derecho está afectado, la rotación hacia la derecha causa un nistagmo horizontal hacia ese lado, mientras que la rotación hacia la izquierda produce este efecto hacia este mismo lado, pero con una menor intensidad a medida que la partícula rueda de lado a lado en el plano horizontal (**fig. 7-5**). El VPPB del conducto anterior es extremadamente raro; provoca nistagmo torsional de arriba abajo, y cuando se le identifica, requiere descartar una causa central (*véase* el siguiente caso de un ACV, que se confunde con un VPPB del conducto anterior: https://collections.lib.utah.edu/details?id=1213448).[6]

La prueba para diagnosticar la NV aguda se resume en la herramienta HINTS Plus *sin* hipoacusia (donde, HI = *head impulse*, N = *unidirectional nystagmus*, TS = *test of skew*), que valora el impulso cefálico, el nistagmo unidireccional y la prueba de inclinación en el paciente.

- En presencia de NV, se esperan movimientos sacádicos tardíos en la prueba de impulso de la cabeza (descrita más adelante), lo que indica un reflejo vestibuloocular alterado.

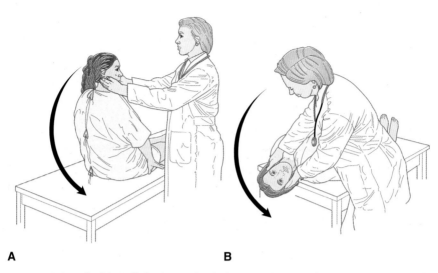

Figura 7-4. Maniobra de Dix-Hallpike pasando de la posición sentada a recostarse con la cabeza colgando hacia a la derecha (**A**). **B.** Maniobra de Dix-Hallpike hacia a la izquierda (tomada de Seffinger M. *Foundations of Osteopathic Medicine*. 4th ed. Wolters Kluwer; 2019. Figura 48-5).

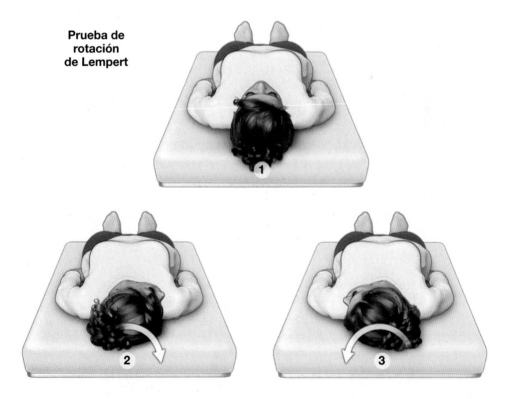

Prueba de rotación de Lempert

Figura 7-5. Prueba del giro en posición supina. La cabeza del paciente se mueve rápidamente desde la posición recta en decúbito supino (*1*) hacia el lado derecho (*2*). Observe si hay nistagmo horizontal y anote la dirección y la intensidad. A continuación, vuelva a colocar la cabeza del paciente en posición recta (*1*) durante 15 s. Enseguida, mueva la cabeza de la posición recta a la izquierda (*3*) y registre cualquier nistagmo, así como su dirección e intensidad. Si el nistagmo es de tipo geotrópico, se considera que el lado que produce el nistagmo más fuerte es el afectado.

- El nistagmo unidireccional que se produce con la mirada también se debe a una alteración en el reflejo vestibuloocular.
- Si no hay nistagmo, se trata de un nistagmo bidireccional; o si hay un componente vertical o de torsión pura, hay que considerar una causa central.[1]
- La ausencia de desviación oblicua en la exploración ocular sugiere una causa central.
- Adicionalmente, se debe verificar que no haya hipoacusia, ya que de estar presente sería también indicativa de un origen en el sistema nervioso central.

Prueba del impulso de la cabeza

El reflejo vestibuloocular permite que la retina se mantenga enfocada en un objeto mientras se mueve la cabeza. Los núcleos vestibulares izquierdo y derecho suelen tener una tasa de descarga equivalente. Sin embargo, si uno de los núcleos se ve afectado, se desarrolla un nistagmo horizontal unidireccional hacia el lado afectado y se observa movimiento sacádico lateral de recuperación al alejar la cabeza del lado afectado (**fig. 7-6**). La prueba del impulso de la cabeza evalúa la alteración del reflejo vestibuloocular.[3] Un ACV cerebeloso o posterior (por lo general de la ACAI) preserva el reflejo vestibuloocular porque afecta tanto a los núcleos vestibulares izquierdo y derecho como al laberinto.[8] Cuando se inflama el nervio vestibular y se mueve la cabeza, hay un retraso en la refijación llamado *movimiento sacádico*. Las causas centrales, como un ACV, también pueden causar movimientos sacádicos, por lo que hay que realizar la prueba de HINTS y la de hipoacusia. Si no hay nistagmo horizontal, no se puede diagnosticar de forma fiable una NV aguda y se debe buscar una causa central. *Véanse* los siguientes videos para una demostración completa de la prueba de HINTS (demostración de los pasos de la prueba de HINTS en una persona sin vértigo: https://collections. lib.utah.edu/details?id=1209722.[6] HINTS en NV: https://collections.lib.utah.edu/details?id=1277126).[6]

TRATAMIENTO

VPPB del conducto posterior: maniobra de Epley

El tratamiento consiste en utilizar la maniobra de Epley para desplazar el otolito desde el conducto hasta el utrículo (**fig. 7-7**). Una revisión Cochrane actualizada del 2014, basada en 11 diferentes estudios, notificó una mayor resolución completa del vértigo en el grupo de tratamiento con maniobra de Epley en comparación con el grupo con simulación (cociente de probabilidades [OR, *odds ratio*] 4.42; intervalo de confianza del 95%; 2.62-7.44).[9] La **tabla 7-2** resume los criterios de alta para los diferentes procesos de la enfermedad.[10]

Prueba del impulso de la cabeza hacia la izquierda normal

 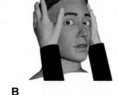 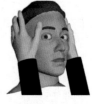

A   B   C

Prueba del impulso de la cabeza hacia la izquierda positiva

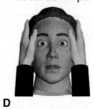 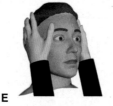 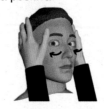

D   E   F

Figura 7-6. Prueba del impulso cefálico. La fila superior ilustra una prueba de impulso cefálico normal (negativa). El sujeto fija la vista en un objetivo cercano (la nariz del examinador). **A.** Cuando se gira la cabeza a la izquierda, el RVO horizontal izquierdo, que está intacto, produce un movimiento ocular equitativo y en sentido opuesto que devuelve el ojo al objetivo (**B, C**). La fila inferior muestra un RVO deficiente (**D**). **E.** Cuando la cabeza se gira a la izquierda, los ojos se mueven inicialmente con la cabeza. **F.** Un movimiento sacádico de refijación, o sacada de recuperación, devuelve el ojo al objetivo. RVO: reflejo vestibuloocular.

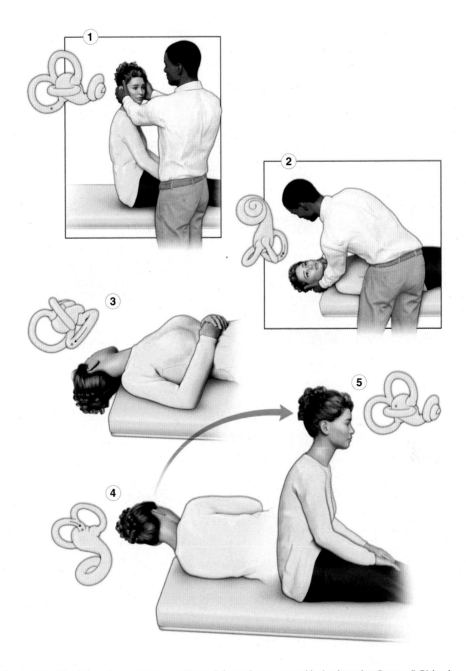

Figura 7-7. Maniobra de reposicionamiento del conducto para el lado derecho. Pasos: *1*) Pida al paciente que se siente en una mesa colocado de tal forma que después pueda ser recostado por el examinador con la cabeza colgante y el cuello en ligera extensión. Estabilice la cabeza y muévala 45° hacia el lado que se va a probar. *2*) Mueva la cabeza, el cuello y los hombros a la vez para evitar la tensión en el cuello. Observe los ojos para ver si hay nistagmo; manténgalos abiertos si es necesario. Si se observa nistagmo, espere a que este desaparezca por completo y mantenga la posición durante otros 15 s. *3*) Mientras la cabeza está ligeramente hiperextendida, gire la cabeza 90° hacia el lado opuesto y espere 30 s. *4*) Gire el cuerpo a la posición lateral, gire la cabeza del paciente hacia el piso de manera que mire hacia abajo y manténgalo así durante 15 s. *5*) Sin modificar la posición de la cabeza con respecto a los hombros, pida al paciente que se siente y se mantenga así durante unos 5 s para evitar un mareo pasajero al sentarse. Esta maniobra puede repetirse varias veces o hasta que los síntomas y el nistagmo ya no se reproduzcan. Como alternativa, el médico puede utilizar la maniobra de Semont, en la que se coloca al paciente sentado y luego se le recuesta de un lado y luego del otro.

VPPB de conducto horizontal: maniobra de rotación de 360° de Lempert

El tratamiento para el VPPB del conducto horizontal se denomina *maniobra de rotación de 360° de Lempert/ prueba de rotación BBQ* (**fig. 7-8**). El VPPB de conducto horizontal es una enfermedad autolimitada. Otra técnica, la posición prolongada forzada, consiste en indicar a los pacientes que duerman sobre el oído no afectado durante muchas horas. Alrededor del 90% de los casos se resuelven en una semana, y todos se resuelven en 4 semanas.[7]

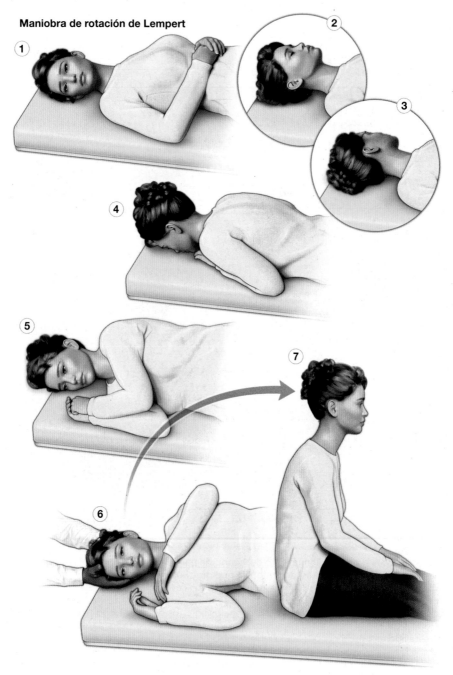

Maniobra de rotación de Lempert

Figura 7-8. Maniobra de rotación de 360° de Lempert para el tratamiento del vértigo posicional paroxístico benigno del conducto horizontal derecho con nistagmo de tipo geotrópico. Los números 1 a 7 representan los pasos secuenciales de la maniobra.

Neuritis vestibular

El tratamiento tradicional son los corticoides i.v. u orales, aunque las pruebas de su eficacia son limitadas.[7]

La tomografía computarizada de la cabeza sin contraste no está indicada para el mareo a menos que exista la sospecha de una posible hemorragia. La resonancia magnética (RM) también tiene una escasa sensibilidad en las primeras 24 h, dado que en el mareo causado por un ACV suelen estar afectados los vasos pequeños.

CONSEJOS Y ALERTAS

1. Aprender la maniobra de Epley (OR de 4.24).
2. Utilizar un abordaje sistemático: 3 T.
3. En caso de duda, pedir al paciente que camine.
4. En la prueba de HINTS, la presencia de cualquiera de los criterios de exclusión justifica la búsqueda de una causa central. No es necesario realizar toda la prueba HINTS → Si se encuentra alguno de los criterios de exclusión, se debe solicitar consulta de neurología/RM/ingreso hospitalario.
5. Aunque la migraña es una causa frecuente de vértigo, es importante descartar las causas centrales en estos pacientes. Por lo tanto, el diagnóstico suele requerir de un estudio completo que incluya una RM, a menos que la presentación sea la clásica para la MV.
6. Lo ideal es observar el nistagmo en una habitación oscura sin establecer la fijación visual sobre un dedo. Las causas periféricas del nistagmo pueden neutralizarse mediante la fijación.
7. Si hay nistagmo horizontal con vértigo episódico, se trata de un VPPB de conducto horizontal y no del más frecuente VPPB del conducto posterior; por lo tanto, se necesita de una simple pero eficaz prueba de rotación BBQ para solucionarlo.
8. En el caso de una maniobra de Dix-Hallpike o una prueba del giro en posición supina, es importante esperar 10 s después de mover la cabeza para permitir que el otolito ruede, provocando el nistagmo adecuado.
9. La hipoacusia y la ataxia harían sospechar una causa grave.
10. Recordar las «D mortales» (disartria, disfagia, disfonía, dismetría, diplopía), que pueden hacer pensar en un ACV.

INFORMACIÓN BASADA EN LA EVIDENCIA

Se ha constatado que los datos obtenidos del algoritmo Titrate *funcionan en manos de un neurólogo, pero ¿tiene beneficios en manos de un médico general?*

Un artículo reciente ha mostrado que, tras un curso de 9 h, los internos de medicina interna que utilizan el método de las 3 T obtienen mejores resultados en el diagnóstico del mareo, y con menos estudios innecesarios, que los residentes de último año.[11]

¿Es mejor la prueba de HINTS que la resonancia magnética?

La prueba de HINTS es más eficaz para descartar el ACV que la RM y tiene la confiabilidad necesaria para descartar la NV aguda, con lo que se ahorran estudios innecesarios. Recientemente, se ha observado que la adición de la hipoacusia a la prueba de HINTS, denominada *HINTS+*, ha aumentado su sensibilidad hasta un 99%, a diferencia del 96% que previamente tenía (LR+ 32, LR− 0.01), sin disminuir su especificidad.[12] Un metaanálisis reciente demostró que la prueba de HINTS en manos de los profesionales de urgencias no era confiable para descartar un ACV, en comparación con la consulta oficial de neurología.[13]

Si no hay posibilidad de realizar la prueba de HINTS+, ¿se puede hacer la prueba de la ataxia troncal y descartar el ACV de esta manera?

La ausencia de ataxia tiene una sensibilidad del 90% al momento de descartar un ACV, aunque no es tan precisa para una NV aguda, de modo que existe la posibilidad de pasar por alto un ACV que simule una causa benigna si no se realiza la HINTS+.[14] Por lo tanto, si se utiliza la ataxia troncal como prueba de elección, hay que mantener un umbral bajo en los análisis de las imágenes y en los criterios de ingreso y seguimiento neurológico.

Referencias

1. Newman-Toker DE, Edlow JA. TiTrATE: a novel, evidence-based approach to diagnosing acute dizziness and vertigo. *Neurol Clin*. 2015;33(3):577-599. doi:10.1016/j.ncl.2015.04.011

2. Omron R, Kotwal S, Garibaldi BT, Newman-Toker DE. The diagnostic performance feedback "calibration gap": why clinical experience alone is not enough to prevent serious diagnostic errors. *AEM Educ Train*. 2018;2(4):339-342. doi:10.1002/aet2.10119

3. Khan S, Chang R. Anatomy of the vestibular system: a review. *NeuroRehabilitation*. 2013;32(3): 437-443. doi:10.3233/NRE-130866

4. Fife TD, von Brevern M. Benign paroxysmal positional vertigo in the acute care setting. *Neurol Clin*. 2015;33(3):601-617. doi:10.1016/j.ncl.2015.04.003

5. Seemungal B, Kaski D, Lopez-Escamez JA. Early diagnosis and management of acute vertigo from vestibular migraine and Ménière's disease. *Neurol Clin*. 2015;33(3):619-628. doi:10.1016/j.ncl.2015.04.008

6. NOVEL. The Dan Gold neuro-ophthalmology collection. Último acceso 10 de mayo, 2021. https://novel.utah.edu/Gold/

7. Welgampola MS, Bradshaw AP, Lechner C, Halmagyi GM. Bedside assessment of acute dizziness and vertigo. *Neurol Clin*. 2015;33(3):551-564. doi:10.1016/j.ncl.2015.04.001

8. Kerber KA, Newman-Toker DE. Misdiagnosing dizzy patients: common pitfalls in clinical practice. *Neurol Clin*. 2015;33(3):565-575. doi:10.1016/j.ncl.2015.04.009

9. Bhattacharyya N, Gubbels SP, Schwartz SR, et al. Clinical practice guideline: benign paroxysmal positional vertigo (update). *Otolaryngol Head Neck Surg*. 2017;156(3_suppl):S1-S47. doi:10.1177/0194599816689667

10. NOVEL. The David Newman-Toker neuro-ophthalmology collection. Último acceso 10 de mayo, 2021. https://novel.utah.edu/Newman-Toker/

11. Kotwal S, Fanai M, Fu W, et al. Real-world virtual patient simulation to improve diagnostic performance through deliberate practice: a prospective quasi-experimental study. *Diagnosis*. 2021;8(4): 489-496. doi:10.1515/dx-2020-0127

12. Kattah JC, Talkad AV, Wang DZ, Hsieh Y-H, Newman-Toker DE. HINTS to diagnose stroke in the acute vestibular syndrome: three-step bedside oculomotor examination more sensitive than early MRI diffusion-weighted imaging. *Stroke*. 2009;40(11):3504-3510. doi:10.1161/STROKEAHA.109.551234

13. Ohle R, Montpellier RA, Marchadier V, et al. Can emergency physicians accurately rule out a central cause of vertigo using the HINTS examination? A systematic review and meta-analysis. *Acad Emerg Med*. 2020;27(9):887-896. doi:10.1111/acem.13960

14. Carmona S, Martínez C, Zalazar G, et al. The diagnostic accuracy of truncal ataxia and HINTS as cardinal signs for acute vestibular syndrome. *Front Neurol*. 2016;7:125. doi:10.3389/fneur.2016.00125

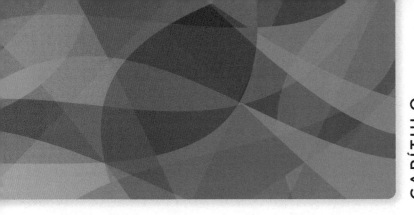

Perforación de la membrana timpánica: traumática, infecciosa

Rupal S. Jain
Dunia Abdul-Aziz

DESAFÍO CLÍNICO

La membrana timpánica (MT) es un tejido fino de tres capas que divide el conducto auditivo externo del oído medio. Su función consiste en amplificar y transmitir la vibración del sonido a los huesecillos, que a su vez transfieren esa estimulación acústica al oído interno (cóclea). Por lo tanto, las perforaciones de la MT provocan diversos grados de hipoacusia, predominantemente conductiva o mecánica, en función de su tamaño y ubicación. Aunque la mayoría de las perforaciones se curan espontáneamente en un plazo de 4 semanas, la morbilidad asociada a las perforaciones de la MT se reduce con la identificación temprana, el tratamiento de la infección o la enfermedad subyacente, el reconocimiento de los casos más complicados o graves y la derivación adecuada.

La perforación de la MT se produce con mayor frecuencia como complicación de una infección del oído medio, pero también puede originarse por cambios rápidos de presión (barotrauma), traumatismos contusos y penetrantes, traumatismos acústicos y enfermedades del oído medio (p. ej., colesteatoma). El diagnóstico de la perforación de la MT es principalmente clínico y se basa en los antecedentes y en los resultados de la exploración física. Los médicos deben tener un alto índice de sospecha en los niños con otitis media aguda (OMA) con supuración y en los pacientes adultos con traumatismos. La visualización completa de la MT no siempre es posible con una exploración otoscópica limitada. Ciertos datos de la historia clínica pueden sugerir una perforación, como los síntomas de OMA, seguidos de secreción purulenta o sangre que alivian el dolor. La visualización directa de la MT es importante para distinguir la otorrea causada por otitis externa (OE) de la otorrea causada por otitis media (OM) con perforación, ya que el tratamiento es diferente. Algunos antibióticos tópicos que contienen gentamicina, neomicina o tobramicina son ototóxicos y causan hipoacusia neurosensorial; deben evitarse cuando haya una perforación. Aunque la mayoría de los casos de perforación de la MT tienen un pronóstico favorable, es necesario un seguimiento por parte del otorrinolaringólogo (ORL) para garantizar la curación, la recuperación de la audición y la intervención en aquellos casos progresivos y destructivos que pueden requerir de cirugía.

FISIOPATOLOGÍA

Perforación traumática

La perforación o rotura traumática de la MT suele causar dolor agudo y se produce como respuesta a una exposición. Algunos ejemplos son el barotrauma (p. ej., el buceo o los cambios rápidos de presión durante los viajes en avión), el traumatismo acústico (p. ej., una explosión fuerte), el traumatismo contuso (p. ej., una bofetada en el oído con la mano abierta), el traumatismo penetrante (p. ej. con hisopos de algodón), las quemaduras químicas y térmicas (p. ej., las lesiones por escoria) y las lesiones iatrógenas (p. ej., durante la extracción de cerumen/cuerpos extraños).[1] Cualquiera de estas fuerzas transmitidas a la MT, que tiene menos de 1 mm de espesor, puede causar un desgarro parcial o una rotura completa, impidiendo la conducción de las vibraciones sonoras. Los estudios sugieren que las perforaciones de mayor tamaño, las que se producen en los cuadrantes posterior o anterior y las perforaciones que entran en contacto con el manubrio del martillo presagian una hipoacusia más grave.[2]

Perforación infecciosa

Las perforaciones infecciosas de la MT suelen ser el resultado de una infección aguda del oído medio (OMA, otitis media aguda). También pueden ser consecuencia de una OE, que puede ser bacteriana o micótica (otomicosis), así como de una sobreinfección de una enfermedad crónica del oído medio (OM crónica, colesteatoma). En la OMA, que se define por un proceso supurativo de corta duración o de aparición repentina con inflamación de la mucosa y líquido infectado en el oído medio, el aumento de la presión provoca una rotura espontánea a través de la MT. El patógeno infeccioso más frecuentemente asociado a la OMA con perforación de la MT es *Haemophilus influenzae* no tipificable (aproximadamente el 50% de los casos), seguido por *Streptococcus pneumoniae* y *Moraxella catarrhalis*.[3] Las infecciones virales pueden causar la perforación de la MT, ya sea como el agente infeccioso principal o por coinfección con una bacteria. Las infecciones graves del oído externo, generalmente por hongos, también pueden dar lugar a la perforación de la MT; en estos casos, los agentes causales más frecuentes son *Aspergillus niger* y luego *Candida*.[4]

Los factores de riesgo para desarrollar una perforación de la MT incluyen la gravedad y duración de la infección, otras infecciones recurrentes, la enfermedad otológica subyacente (p. ej., colesteatoma) y la cirugía o el traumatismo previos en la MT y el oído medio (p. ej., la colocación de un tubo de timpanostomía). Estos factores pueden obtenerse durante la anamnesis y aumentan la sospecha de perforación.

ABORDAJE DIAGNÓSTICO/EXPLORACIÓN DIRIGIDA

La perforación de la MT es un diagnóstico clínico que se define por la presencia de un orificio en la MT (**fig. 8-1A y B**). En la exploración, se debe tomar nota del tamaño y ubicación de la perforación. El tamaño suele describirse como un porcentaje respecto a la totalidad de la MT. Por su parte, la ubicación se determina en relación con el manubrio del martillo. Si se realiza una otoscopia neumática, la MT perforada se mantendrá inmóvil, porque no se puede formar un sello de presión. Un diapasón de 512 Hz puede ayudar a distinguir si la hipoacusia es de naturaleza conductiva o neurosensorial. Ante una perforación de la MT, se espera un patrón de hipoacusia conductiva (la prueba de Weber lateraliza al oído afectado y la prueba de Rinne es negativa [la conducción ósea es más fuerte que la conducción aérea] en los casos graves). Los detalles de la exploración con diapasón se describen en el capítulo 2.

La OMA con perforación de la MT se caracteriza por un tímpano eritematoso y abultado, con drenaje que emana del oído medio. En estos casos, el conducto auditivo suele estar lleno de pus, pero no está muy inflamado. Por el contrario, las perforaciones que surgen de la otitis externa aguda (OEA) suelen manifestarse con un conducto auditivo doloroso, edematoso y con eritema. En los casos de otomicosis, característicamente se observan elementos micóticos en el conducto auditivo, junto a la perforación. El conducto auditivo puede estar ocluido con una secreción purulenta o sanguinolenta, lo cual impide ver la MT. Es importante tener cuidado al limpiar el cerumen, los residuos y la secreción del conducto. Debe evitarse la irrigación, debido a la posible contaminación con agua en el espacio del oído medio. Si hay sangre o pus, se debe consultar al ORL antes de realizar la limpieza. Del mismo modo, los cuerpos extraños penetrantes no deben extraerse sin consultar al ORL, quien determinará si es necesario extraerlos quirúrgicamente y así limitar el riesgo de daños y lesiones adicionales.

Los pacientes pueden consultar por vértigo y tener indicios de nistagmo o alteración de la marcha en la exploración física. La exploración también debe descartar otros diagnósticos potenciales como el colesteatoma (**fig. 8-1C**), la retracción de la MT (**fig. 8-1D**) y el tejido de granulación.

No es necesario hacer estudios de imagen de rutina, ya que la perforación de la MT es un diagnóstico clínico. La tomografía computarizada (TC) del hueso temporal puede estar indicada en caso de perforación con factores de complicación como parálisis del nervio facial, hipoacusia grave o profunda, síntomas vestibulares (náuseas, vértigo, ataxia, nistagmo), colesteatoma, sospecha de cuerpo extraño retenido o en casos de traumatismo craneal grave con fractura de cráneo. En este último caso, la opacificación de las celdillas mastoideas y la(s) línea(s) de fractura pueden ser evidentes en la TC de cráneo.

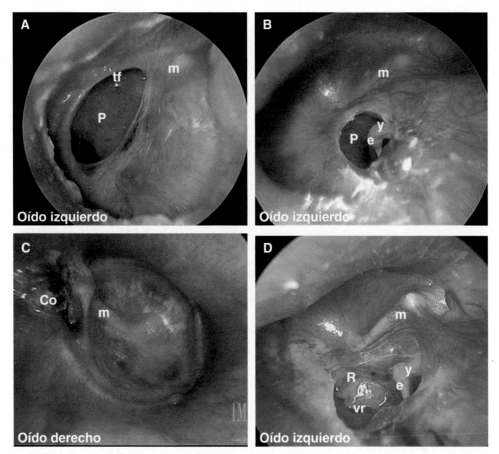

Figura 8-1. Enfermedades de la membrana timpánica (MT). Vistas endoscópicas de la MT en las que se señalan las perforaciones y otras enfermedades propias de esta estructura. **A.** Perforación anterior de la MT (*P*) con respecto al martillo (*m*), que se extiende al margen anterior hacia la trompa faringotimpánica (*tf*). **B.** Perforación posterior de la MT (*P*) con visualización del yunque (*y*) y del estribo (*e*). **C.** Retracción de la MT con defecto superior y residuos compactados, compatibles con colesteatoma (*Co*). **D.** Retracción de la MT (*R*) sin perforación verdadera. La MT retraída es delgada y translúcida, generando la ilusión de una perforación. La retracción se extiende hasta el yunque (*y*), el estribo (*e*) y el promontorio coclear, con el nicho de la ventana redonda (*vr*) a la vista.

DIAGNÓSTICO DIFERENCIAL

En el caso de una perforación traumática de la MT, también es importante evaluar otras lesiones asociadas con sintomatología similar, a saber:

- *Fractura de la base del cráneo*: los pacientes con ojos de mapache, signo de Battle (equimosis mastoidea) y rinorrea de líquido cefalorraquídeo deben ser evaluados con TC para detectar esta posible complicación de un traumatismo cerrado o penetrante.
- *Luxación de la cadena osicular o fractura de la base del estribo*: suele presentarse con una hipoacusia más grave. Las imágenes de TC sin contraste de los huesos temporales identifican la separación articular de los huesecillos.
- *Fístula perilinfática*: la presencia de una comunicación anómala entre el oído medio y el interno se detecta mediante signos vestibulares como vértigo, nistagmo, vómitos y ataxia. En la exploración física, los pacientes pueden presentar el signo de la fístula (Hennebert). Para verificar este signo, se provoca nistagmo aplicando una presión intermitente en el trago o con una otoscopia neumática sellada para simular los cambios de presión en el conducto auditivo, lo que sugiere que el laberinto (oído interno) está conectado o estimulado.

La perforación de la MT debe distinguirse de una bolsa de retracción, que es una zona de la MT que ha sido empujada hacia el oído medio debido a desventilación (*véase* **fig. 8-1A-D**). Las bolsas de retracción suelen producirse en la cara posterosuperior de la MT (*pars flaccida*), pero también pueden observarse en otros lugares de la membrana. Una disfunción subyacente de la trompa faringotimpánica (de Eustaquio), con la consiguiente presión negativa crónica en el oído medio, puede dar lugar a la retracción. Las retracciones posteriores de la MT pueden extenderse hasta el yunque y el estribo, o erosionarlos, generando la ilusión de una perforación. Es importante reconocer las retracciones de la MT, ya que pueden causar hipoacusia y colesteatomas si el epitelio queda atrapado en las bolsas. Estos pacientes merecen una valoración ambulatoria completa por parte de un ORL.

Después de que una perforación de la MT ha cicatrizado o en el sitio donde estuvo una sonda de timpanostomía, la MT puede cicatrizar de forma fina, en solo dos capas (epitelial y mucosa); esta MT «dimérica» es delgada, casi translúcida, y puede producir la ilusión de una perforación. La otoscopia neumática puede ayudar a dilucidar este escenario, ya que se observaría una MT móvil.

TRATAMIENTO

Perforación traumática

El abordaje de una perforación traumática de la MT consiste principalmente en la observación y el tratamiento expectante. La mayoría de las perforaciones se curan sin intervención en 4 semanas, y también se resuelve la hipoacusia conductiva asociada. Dos factores principales predicen el fracaso de la curación espontánea: el tamaño de la perforación y la aparición de una infección secundaria. Por lo tanto, en los servicios de urgencias o en entornos de atención inmediata, el paciente debe ser instruido para evitar la exposición al agua en el oído afectado y prevenir así la OM supurativa secundaria. Las medidas incluyen evitar la natación y ocluir el conducto auditivo con un algodón impregnado de vaselina al ducharse. Los antibióticos profilácticos no están indicados en el caso de un traumatismo seco (p. ej., un golpe lateral en la cara). Sin embargo, deben prescribirse antibióticos ototópicos antiseudomónicos en los casos de traumatismo con sospecha de entrada de agua en el oído medio (p. ej., barotrauma durante el buceo), como profilaxis contra la OE. También es razonable administrar profilaxis antitetánica.

Otras precauciones estándar incluyen evitar sonarse la nariz con fuerza o hacer la maniobra de Valsalva. El dolor debe tratarse con paracetamol o antiinflamatorios no esteroideos.

En los casos sencillos, se puede concertar un seguimiento con el ORL para hacer la evaluación otoscópica de la cicatrización de la MT y para realizar una audiometría que valore la mejoría de la agudeza auditiva después de 4 semanas. Se requiere una evaluación inmediata por parte del ORL en caso de hipoacusia significativa (disminución de la percepción del habla normal, > 40 dB en la audiometría), sospecha de fístula perilinfática (signos vestibulares), posible fractura de la base del cráneo o lesión del nervio facial. Por último, ciertos patrones de traumatismo (p. ej., hematoma auricular bilateral) u otras presentaciones en las que la lesión no coincide con los antecedentes del mecanismo notificado deben suscitar sospechas de maltrato físico, especialmente en la población pediátrica.

Perforación infecciosa

El abordaje de la perforación infecciosa de la MT consiste fundamentalmente en el tratamiento de la causa subyacente. En los casos de OMA con rotura de la MT, el tratamiento debe ser con antibióticos orales y ototópicos. En caso de OEA complicada por la rotura de la MT, el abordaje debe centrarse en la eliminación de los residuos infecciosos en el conducto auditivo y terapia antimicrobiana ototópica. En el escenario único de la otomicosis con rotura de la MT, el clotrimazol es la solución que más se utiliza, pero puede resultar irritante para la mucosa del oído medio, dando lugar a una sensación de ardor.[4] Deben mantenerse las precauciones con el agua hasta que la infección se haya resuelto y la perforación de la MT se haya curado. En los casos resistentes, se debe considerar la terapia dirigida con base en los resultados del cultivo específico, guiado por la toma de muestras del líquido del conducto auditivo. Los pacientes deben tener seguimiento con un ORL para asegurar la resolución de la infección y controlar la perforación. En los pacientes con infección recurrente u otros factores de complicación (colesteatoma, perforación grande, hipoacusia significativa, debilidad del nervio facial, mastoiditis o absceso), se recomienda la derivación al ORL.

CONSEJOS Y ALERTAS

- En los casos de perforación de la MT con enfermedad complicada, como debilidad del nervio facial, vértigo, hipoacusia profunda, sospecha de mastoiditis aguda, traumatismo con presencia de sangre en el conducto o cuerpo extraño penetrante, se justifica la consulta urgente al ORL.

- La mayoría de los casos de perforación de la MT se curan sin intervención en 4 semanas. Se requiere de un seguimiento posterior para garantizar la curación, la recuperación de la audición o la intervención en los casos de perforaciones que no cicatrizan.
- El tamaño de la perforación predice el potencial de curación, así como el grado de hipoacusia a largo plazo.
- En el paciente pediátrico con perforación traumática de la MT, debe considerarse la posibilidad de abuso infantil si se encuentran hallazgos en la anamnesis o en la exploración física.

INFORMACIÓN BASADA EN LA EVIDENCIA

¿Afecta el tamaño o la ubicación de la perforación al grado de hipoacusia?

La hipoacusia conductiva por perforación de la MT se produce de forma más significativa en las frecuencias más bajas del sonido. El grado de hipoacusia se intensifica a medida que aumenta el tamaño de la perforación, pero su ubicación tiene menos relevancia en términos de efecto auditivo.[5]

¿Son necesarios los antibióticos para la profilaxis en la perforación traumática?

A diferencia de las perforaciones causadas por una complicación supurativa de la OMA, las perforaciones traumáticas de la MT suelen ser secas y no requieren antibióticos sistémicos. Un estudio prospectivo constató que los antibióticos ototópicos acortaban la duración de la perforación y aumentaban la tasa de curación espontánea, pero no prevenían el desarrollo de la OMA ni mejoraban la audición.[6] Por lo tanto, los antibióticos no están indicados de manera sistemática. Sin embargo, las fluoroquinolonas tópicas, como el ciprofloxacino o el ofloxacino, deben prescribirse en los casos de una perforación contaminada, especialmente con exposición al agua.

Referencias

1. Carniol ET, Bresler A, Shaigany K, et al. Traumatic tympanic membrane perforations diagnosed in emergency departments. *JAMA Otolaryngol Head Neck Surg*. 2018;144(2):136-139. doi:10.1001/jamaoto.2017.2550.

2. Aslıer M, Özay H, Gürkan S, Kırkım G, Güneri EA. The effect of tympanic membrane perforation site, size and middle ear volume on hearing loss. *Turk Arch Otorhinolaryngol*. 2019;57(2):86-90. doi:10.5152/tao.2019.4015.

3. Marchisio P, Esposito S, Picca M, et al. Prospective evaluation of the aetiology of acute otitis media with spontaneous tympanic membrane perforation. *Clin Microbiol Infect*. 2017;23(7):486.e1-486.e6. doi:10.1016/j.cmi.2017.01.010. Epub 2017 Jan 19. PMID: 28110050.

4. Koltsidopoulos P, Skoulakis C. Otomycosis with tympanic membrane perforation: a review of the literature. *Ear Nose Throat J*. 2020;99(8):518-521. doi:10.1177/0145561319851499. Epub 2019 May 29. PMID: 31142158.

5. Mehta RP, Rosowski JJ, Voss SE, O'Neil E, Merchant SN. Determinants of hearing loss in perforations of the tympanic membrane. *Otol Neurotol*. 2006;27(2):136-143. doi:10.1097/01.mao.0000176177.17636.53. PMID: 16436981; PMCID: PMC2918411.

6. Lou Z, Lou Z, Tang Y, Xiao J. The effect of ofloxacin otic drops on the regeneration of human traumatic tympanic membrane perforations. *Clin Otolaryngol*. 2016;41(5):564-570. doi:10.1111/coa.12564.

Parálisis facial

Kathryn Noonan
Anne Katz

DESAFÍO CLÍNICO

La parálisis facial, ya sea parcial o completa, provoca una morbilidad importante, debido a que afecta la capacidad para sonreír, parpadear, comer e incluso degustar. Por otra parte, la alteración de la apariencia física puede tener importantes implicaciones psicosociales, lo que lleva al aislamiento social y a la depresión.[1]

El nervio facial es el principal responsable de la inervación motora de los músculos de la expresión facial, pero también incluye algunas fibras sensoriales especiales que posibilitan el sentido del gusto y fibras parasimpáticas que controlan la producción de saliva y las lágrimas. Puede lesionarse en cualquier parte de su complejo recorrido desde el tronco encefálico, pasando por el hueso temporal y llegando a la cara.

Anatomía del nervio facial

La porción central del nervio facial incluye los tractos supranucleares, el núcleo facial (parte inferior del puente) y los componentes del tronco del encéfalo. Es importante destacar que la porción superior del núcleo motor, que inerva la parte superior de la cara, recibe inervación central bilateral de los tractos corticobulbares. Esta anatomía explica por qué un paciente con un accidente cerebrovascular o con una afección central aguda tendrá una parálisis que respeta el área de la frente.[2]

El segmento intracraneal del nervio facial entra en la base del cráneo en el meato auditivo interno, atraviesa el conducto auditivo interno y luego sale por el agujero meatal para formar el segmento laberíntico en su camino hacia el ganglio geniculado. El nervio suele lesionarse en esta ubicación perigenicular debido a la inflamación y edema localizados dentro de un conducto óseo estrecho (**fig. 9-1**). En el ganglio geniculado, este se une al nervio petroso superficial mayor para suministrar inervación parasimpática a las glándulas mucosas faríngeas, lagrimales, salivales, nasales y palatinas. Los segmentos timpánico y mastoideo del nervio viajan entonces a través del oído medio y el mastoides para salir en el foramen estilomastoideo. El segmento extratemporal atraviesa la glándula parótida y, finalmente, da lugar a los cinco nervios responsables del movimiento facial: los ramos temporal, cigomático, bucal, mandibular y cervical.[3]

FISIOPATOLOGÍA

Las lesiones del nervio facial pueden presentarse con debilidad o con parálisis espástica o flácida, dependiendo de la magnitud del daño. La intensidad de la debilidad puede describirse mediante la escala de House-Brackmann. La parálisis incompleta, con una puntuación de House-Brackmann más baja, tiene un pronóstico excelente, mientras que la parálisis completa se asocia a peores resultados y requiere una derivación urgente a un especialista (**tabla 9-1**).

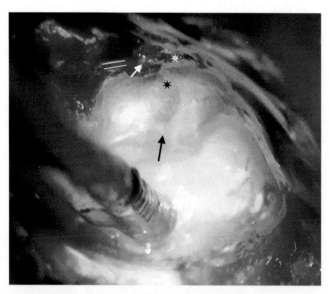

Figura 9-1. Representación quirúrgica del nervio facial y su recorrido, tal y como se observa durante una descompresión del nervio facial en un paciente con parálisis completa derecha por parálisis de Bell. El ganglio geniculado (*flecha blanca*) se observa inflamado y edematoso. *Flecha negra*: conducto auditivo interno; *estrella negra*: segmento laberíntico del nervio facial; *flecha blanca*: ganglio geniculado; *líneas paralelas*: nervio petroso superficial mayor; *estrella blanca*: segmento timpánico del nervio facial.

El grado de la lesión predice la recuperación y dicta el tratamiento. La neurapraxia es la forma más leve, en la que el nervio permanece intacto pero existe un bloqueo de la conducción. Suele ser el resultado de la compresión o la interrupción del flujo sanguíneo al nervio, y aunque puede llevar de días a meses, se espera una recuperación completa. La axonotmesis, una forma más grave de lesión, implica la interrupción anatómica del axón nervioso, con preservación del epineuro o de las estructuras de soporte. La neurotmesis es la forma más grave de lesión nerviosa y resulta de la sección anatómica completa de las fibras nerviosas.

Durante las primeras 72 h, los axones distales a la lesión sufren degeneración walleriana, lo que suele provocar un agravamiento de la parálisis durante los primeros días. Después de 72 h, se puede utilizar la electroneuronografía para cuantificar el grado de debilidad, así como la electromiografía para evaluar el movimiento voluntario.

ABORDAJE DIAGNÓSTICO/EXPLORACIÓN DIRIGIDA

Los motivos principales de consulta por neuropatía facial incluyen flacidez facial unilateral, irritación ocular, alteraciones del gusto y disfunción lagrimal. Se debe preguntar a los pacientes sobre síntomas constitucionales, dolor de oído, otorrea, hipoacusia, acúfenos, mareo, hiperacusia y exantemas. Además, deben obtenerse antecedentes de traumatismos, cirugías, viajes, picaduras de garrapatas y neoplasias cutáneas o parotídeas recientes. También es fundamental preguntar si se han presentado episodios recurrentes de parálisis.[4]

En la exploración física, se evalúa la función motora facial pidiendo al paciente que cierre los ojos, eleve las cejas, sonría e infle las mejillas (**fig. 9-2**). Se debe realizar una descripción detallada de la parálisis o emplear la escala de House-Brackmann (*véase* **tabla 9-1**). Además, debe buscarse cualquier indicio de sincinesia. La presencia de vesículas o lesiones costrosas en el conducto auditivo externo, el paladar y la cara puede ser indicativa del síndrome de Ramsay Hunt (SRH). Se debe palpar cuidadosamente la glándula parótida para evaluar la presencia de masas. También se examina el oído en busca de otitis media y externa.

Debe realizarse un examen neurológico completo para distinguir la parálisis del nervio facial de la motoneurona superior, de la parálisis de la motoneurona inferior. Es más probable que las lesiones centrales no afecten la frente, se presenten como una parálisis espástica y produzcan debilidad

TABLA 9-1	Sistema de clasificación de House-Brackmann para la parálisis facial	
Grado	Descripción	Características
I	Normal	Función simétrica
II	Disfunción leve	Ligera debilidad perceptible a la inspección cercana, cierre completo del párpado con un esfuerzo mínimo
III	Disfunción moderada	Debilidad evidente pero sin desfiguración significativa, puede o no ser capaz de levantar la ceja, cierre completo del párpado con máximo esfuerzo, sonrisa asimétrica importante
IV	Disfunción moderadamente grave	Debilidad desfigurante evidente, cierre incompleto de los párpados, sonrisa asimétrica con máximo esfuerzo
V	Disfunción grave	Movimiento apenas perceptible, cierre incompleto de los párpados, puede mover ligeramente la comisura de la boca
VI	Parálisis completa	No hay movimiento

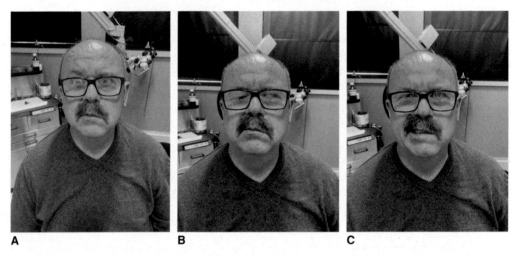

A B C

Figura 9-2. Paciente con parálisis facial del lado izquierdo por parálisis de Bell. **A.** Asimétrico en reposo. **B.** Cierre incompleto del ojo. **C.** Sonrisa asimétrica.

o entumecimiento focal de las extremidades. La parálisis causada por lesiones periféricas suele incluir la frente y presentarse con parálisis flácida. Las causas centrales de las parálisis faciales a menudo son de origen vascular, pero también pueden ser neoplásicas, infecciosas o autoinmunitarias.

Se debe prestar especial atención a la función vestibular y auditiva. Se debe tomar nota de cualquier parálisis adicional de los nervios craneales, disfagia o diplopía. Cualquier hallazgo localizado justifica un estudio adicional que a menudo incluye una resonancia magnética (RM), con y sin contraste, de la cabeza y del conducto auditivo interno. Curiosamente, los pacientes con parálisis de Bell (PB) pueden referir además entumecimiento, que se cree que es causado por las conexiones entre el ramo maxilar del nervio trigémino y el ganglio esfenopalatino. Además, se puede reportar una disminución de la sensibilidad sobre la concha auricular ipsilateral en aquellos casos en los que el nervio facial está afectado proximalmente al agujero estilomastoideo.[5]

DIAGNÓSTICO DIFERENCIAL

El diagnóstico diferencial de la parálisis facial aguda es amplio y puede dividirse en las siguientes categorías: idiopático, infeccioso, traumático, neoplásico, sistémico/autoinmunitario, metabólico, ótico, iatrógeno y central (**tabla 9-2**).

TABLA 9-2 Diagnóstico diferencial de la parálisis facial aguda	
Idiopática Parálisis de Bell	**Causas centrales** Accidente cerebrovascular Tumor en el tronco encefálico
Infecciosa Síndrome de Ramsay Hunt Enfermedad de Lyme Otros microorganismos: VIH, VHS-6, VEB, CMV, sífilis, TB Otitis media aguda Osteomielitis de la base del cráneo (otitis externa maligna) Apicitis petrosa	**Sistémica/autoinmunitaria** Sarcoidosis, LES, Behçet, Wegener Síndrome de Melkersson-Rosenthal Síndrome de Guillain-Barré Esclerosis múltiple Amiloidosis
Traumática Fracturas del hueso temporal Lesión de tejidos blandos en la mejilla	**Quirúrgica** Procedimiento neuroquirúrgico Cirugía de oído Cirugía de la parótida
Neoplásica Schwannoma vestibular y facial Hemangioma Neoplasias parotídeas Neoplasias óseas temporales Colesteatoma	**Metabólica** Embarazo Hipotiroidismo

La PB, también conocida como *parálisis facial idiopática*, es la causa más frecuente de parálisis facial. Se caracteriza por su inicio agudo (menos de 72 h), sin hallazgos neurológicos o físicos asociados a la exploración. La PB no requiere pruebas de laboratorio ni estudios de imagen adicionales, pero cabe destacar que, clínicamente, es un diagnóstico clínico de exclusión. La incidencia anual de la PB oscila entre el 11.5% y el 40.2% por cada 100 000 habitantes y suele aparecer entre los 15 y los 45 años. Los pacientes hipertensos, diabéticos, inmunodeprimidos, obesos y gestantes tienen un mayor riesgo de desarrollarla.[6]

El SRH es el resultado de la reactivación de un herpes zóster latente en el ganglio geniculado del nervio facial. Representa el 12% de los casos de parálisis facial y suele tener un peor pronóstico que la PB.[7] El SRH se caracteriza por una parálisis facial ipsilateral, vesículas a lo largo del dermatoma del nervio craneal (NC) VII (conducto auditivo y pabellón auricular) y otalgia. También puede afectar el nervio vestibulococlear (NC VIII), provocando acúfenos, hipoacusia y vértigo.

La enfermedad de Lyme diseminada puede causar parálisis del nervio facial unilateral o bilateral en su fase temprana. Otros nervios craneales, como el nervio *abducens* (NC VI), también pueden verse afectados. En las zonas endémicas, se debe considerar la prueba de Lyme para contribuir al diagnóstico, aunque puede ser necesario el tratamiento empírico en el servicio de urgencias (SU), debido a que las pruebas serológicas no siempre pueden diagnosticar o descartar definitivamente esta enfermedad.

La parálisis recurrente u otros defectos neurológicos que acompañan a la parálisis facial pueden tener causas neoplásicas y centrales, que pueden identificarse con los estudios de imagen.

TRATAMIENTO

El tratamiento de la parálisis facial aguda depende del diagnóstico. En la mayoría de los pacientes no se identifica una causa y pueden ser diagnosticados y tratados como PB.

Corticoides

En algunos ensayos controlados aleatorizados, los corticoides orales a dosis altas, prescritos en las 72 h siguientes al inicio de los síntomas, dieron lugar a una mejor recuperación y a una menor duración de la debilidad.[8] Los corticoides potentes alivian la inflamación y el edema que provoca la compresión del nervio facial en su paso por el estrecho canal de Falopio. La Guía de Práctica Clínica de la PB recomienda 10 días de tratamiento con corticoides orales: prednisolona 50 mg × 10 días o prednisona 60 mg × 5 días, con una disminución de 10 mg/día durante 5 días en todos los pacientes mayores de 16 años.[8] El inicio de los corticoides después de 72 h produce menos beneficios y, dados los posibles efectos adversos y los riesgos de su uso, deben considerarse individualmente.

Antivirales

Puede ofrecerse un antiviral en combinación con un corticoide en las 72 h siguientes al inicio de los síntomas, aunque no existen pruebas sólidas a favor de esta práctica. Los antivirales se utilizan con frecuencia debido a que pueden mejorar las secuelas a largo plazo, con reacciones adversas mínimas. A los pacientes se les puede recetar valaciclovir 1000 mg, 3 veces al día, durante 1 semana o aciclovir 400 mg, 5 veces al día.

Cuidados del ojo

En los casos de cierre incompleto de los párpados, la protección ocular es fundamental para prevenir las abrasiones corneales, las ulceraciones y la queratitis por exposición, que son consecuencia tanto de un cierre deficiente como de la disminución de la producción de lágrimas de la glándula lagrimal. Por lo general, los pacientes con una puntuación de House-Brackmann de 4 o más requieren atención oftalmológica. Se deben aplicar lágrimas artificiales sin conservadores al menos 4 veces al día y por razón necesaria en los ojos secos sintomáticos. Se puede utilizar una cámara húmeda para evitar las lesiones en el ojo, o se puede cerrar el ojo con cinta adhesiva, aproximando el párpado inferior a la cara lateral del canto lateral. Se debe usar una pomada lubricante en el ojo mientras se duerme para mantenerlo protegido al máximo.

Descompresión quirúrgica

Se puede considerar la descompresión quirúrgica temprana del nervio facial en los pacientes con parálisis completa, pero no se recomienda en los casos de parálisis parcial o incompleta.

Imagenología y pruebas de laboratorio en el servicio de urgencias

No se recomiendan los estudios de imagen sistemáticos con tomografía computarizada o resonancia magnética para la parálisis facial idiopática. Sin embargo, cualquier señal de alerta que sugiera un accidente cerebrovascular, como disfagia, debilidad en las extremidades, entumecimiento en una zona distinta a la inervada por el par craneal V ipsilateral, ataxia o diplopía, justifica hacer estudios de imagen avanzados y la consulta neurológica. Cualquier masa facial evidente o un traumatismo craneal reciente también obligan a obtener estudios de imagen adicionales. Se debe realizar la prueba de Lyme en áreas endémicas.

Derivación desde el servicio de urgencias

Todos los pacientes con un diagnóstico presuntivo de parálisis facial de la motoneurona inferior deben ser remitidos a neurología para recibir seguimiento estrecho en un plazo de 1 a 2 semanas. Los casos graves, con puntuaciones de House-Brackmann de 5 a 6, deben derivarse a una consulta urgente de otorrinolaringología en el plazo de 1 semana. Los pacientes que presenten puntuaciones de House-Brackmann de 4 a 6 o molestias oculares deben ser derivados a oftalmología. Cualquier paciente con acúfenos, vértigo o hipoacusia subjetiva asociada debe someterse a una evaluación auditiva formal mediante un audiograma.

CONSEJOS Y ALERTAS

- La PB es un diagnóstico de exclusión.
- Los corticoides y el cuidado ocular mejoran los resultados a largo plazo.
  - **En los pacientes con parálisis concomitante de los nervios craneales VI y VII**, hay que considerar la posibilidad de enfermedad de Lyme diseminada temprana, esclerosis múltiple, apicitis petrosa o accidente cerebrovascular pontino.[9]
  - **Parálisis bilateral del nervio craneal VII.** La presencia de una parálisis facial bilateral puede atribuirse a enfermedad de Lyme, sarcoidosis, sífilis, enfermedad de Parkinson, síndrome de Melkersson-Rosenthal, enfermedad metastásica, VIH o esclerosis múltiple.
  - **Parálisis de los nervios craneales VII y VIII.** La presencia de parálisis facial con acúfenos, hipoacusia o vértigo puede ser atribuible a SRH o a un tumor del ángulo pontocerebeloso y requiere derivación para una evaluación auditiva.

INFORMACIÓN BASADA EN LA EVIDENCIA

¿Cuál es la eficacia de los corticoides para el tratamiento de la PB?

Una revisión Cochrane reciente encontró evidencia de calidad moderada a alta de ensayos controlados aleatorizados que mostraban un beneficio significativo del tratamiento de la PB con corticoides. Siete ensayos que incluyeron a 895 participantes descubrieron que el 17% del grupo con corticoides tenía una recuperación incompleta, en comparación con el 28% del grupo de control. También hubo una reducción de la sincinesia en el grupo de los corticoides. Además, en los tres ensayos que informaron de los efectos adversos de estos fármacos, ninguno se consideró grave. El análisis combinado no encontró diferencias en los efectos adversos entre los grupos de corticoides y los de placebo.[10]

¿Los antivirales, en adición a los corticoides, mejoran los resultados clínicos para el tratamiento de la PB?

Diversos metaanálisis de ensayos aleatorizados han mostrado que los antivirales por sí solos no mejoran los resultados clínicos. Cuando se añaden a los corticoides, los resultados son menos claros. El metaanálisis más reciente de Cochrane, que incluye 14 ensayos con más de 2 488 participantes con PB unilateral leve, moderada o grave, concluyó que la combinación de antivirales y corticoides podría tener un efecto escaso o nulo en las tasas de recuperación en comparación con los corticoides solos.[11] Sin embargo, sí concluyó que la combinación de antivirales y corticoides probablemente reduce las secuelas tardías de la PB, como la sincinesia y las lágrimas de cocodrilo (lagrimeo al comer/salivar).

¿Deben obtenerse estudios de imagen en los pacientes con parálisis facial?

En una revisión retrospectiva de 147 pacientes con parálisis facial a los que se les realizó una RM, en comparación con 300 controles sin parálisis, se observó que el reforzamiento perigenicular era específico de la PB; sin embargo, esto no modificó el tratamiento.[12] Además, este reforzamiento en la RM puede confundirse con tumores pequeños, lo que lleva a un estudio adicional innecesario. Por lo tanto, el diagnóstico por imagen solo está indicado si los síntomas sugieren un posible diagnóstico alternativo a la PB, como la afectación de múltiples nervios craneales, un período de 3 a 6 meses sin signos de mejoría, la afectación bilateral o un inicio lento y progresivo. En estos pacientes se recomienda la realización de una RM, con y sin contraste, con cortes finos del conducto auditivo interno, incluyendo el estudio de las parótidas.[13]

Referencias

1. Owusu JA, Stewart CM, Boahene K. Facial nerve paralysis. *Med Clin North Am.* 2018;102(6):1135-1143.

2. George E, Richie MB, Glastonbury CM. Facial nerve palsy: clinical practice and cognitive errors. *Am J Med.* 2020;133(9):1039-1044.

3. Reich SG. Bell's palsy. *Continuum (Minneap Minn).* 2017;23(2, Selected Topics in Outpatient Neurology):447-466.

4. Chweya CM, Anzalone CL, Driscoll CLW, Lane JI, Carlson ML. For whom the Bell's toll: recurrent facial nerve paralysis, a retrospective study and systematic review of the literature. *Otol Neurotol.* 2019;40(4):517-528.

5. Gilchrist JM. Seventh cranial neuropathy. *Semin Neurol.* 2009;29(1):5-13.

6. Vakharia K, Vakharia K. Bell's palsy. *Facial Plast Surg Clin North Am.* 2016;24(1):1-10.

7. Monsanto RD, Bittencourt AG, Bobato Neto NJ, Beilke SC, Lorenzetti FT, Salomone R. Treatment and prognosis of facial palsy on Ramsay Hunt syndrome: results based on a review of the literature. *Int Arch Otorhinolaryngol.* 2016;20(4):394-400.

8. Baugh RF, Basura GJ, Ishii LE, et al. Clinical practice guideline: Bell's palsy executive summary. *Otolaryngol Head Neck Surg.* 2013;149(5):656-663.

9. Tsukita K, Sakamaki-Tsukita H, Suenaga T. Combined abducens and peripheral facial nerve palsy. *Intern Med.* 2018;57(21):3223-3224.

10. Madhok VB, Gagyor I, Daly F, et al. Corticosteroids for Bell's palsy (idiopathic facial paralysis). *Cochrane Database Syst Rev.* 2016;7(7):CD001942.

11. Gagyor I, Madhok VB, Daly F, Sullivan F. Antiviral treatment for Bell's palsy (idiopathic facial paralysis). *Cochrane Database Syst Rev.* 2019;9(9):CD001869.

12. Kinoshita T, Ishii K, Okitsu T, Okudera T, Ogawa T. Facial nerve palsy: evaluation by contrast-enhanced MR imaging. *Clin Radiol.* 2001;56:926-932.

13. Su BM, Kuan EC, St John MA. What is the role of imaging in the evaluation of the patient presenting with unilateral facial paralysis? *Laryngoscope.* 2018;128:297-298.

Epistaxis

Trudi Cloyd
Alok Saini

DESAFÍO CLÍNICO

Aproximadamente el 60% de la población de los Estados Unidos sufrirá epistaxis a lo largo de su vida, y una décima parte de estos pacientes buscarán atención médica. La epistaxis se produce en una distribución bimodal, con picos máximos entre los 2 y los 10 años y, posteriormente, entre los 50 y los 80 años, con una incidencia máxima entre los mayores de 70 años. Aunque rara vez es una causa directa de mortalidad, puede suponer un desafío para el personal de urgencias, especialmente en los pacientes de edad avanzada y en aquellos con enfermedades subyacentes.

FISIOPATOLOGÍA

El revestimiento de la mucosa de la nariz está muy vascularizado, con vasos sanguíneos que surgen de las ramas de las arterias carótidas internas y externas. El plexo de Kiesselbach, en la porción anteroinferior del tabique, es una anastomosis de las ramas de las arterias esfenopalatina, palatina mayor, etmoidal anterior y labial superior, y es el sitio más frecuente de hemorragia en la epistaxis. Las hemorragias anteriores suelen ser menos complicadas de tratar debido a su fácil acceso para la cauterización, el tratamiento tópico o la aplicación de presión. Por el contrario, el plexo de Woodruff, un conglomerado de venas de paredes finas en la pared nasal lateral, justo debajo de la cara posterior del cornete inferior, resulta mucho más difícil de alcanzar. Estas hemorragias venosas posteriores, que representan menos del 10% de los casos de epistaxis, son significativamente más complicadas de identificar y tratar.

Las causas de la epistaxis son numerosas, pero en la mayoría de los casos (80%) no hay un origen identificable. La resequedad nasal puede ser un factor que contribuye a cualquiera de los casos de epistaxis. En los niños, el traumatismo digital es una causa habitual. Otras causas de epistaxis son la cirugía reciente o pasada que afecta a la nariz o los senos paranasales, las lesiones vasculares, las neoplasias benignas o malignas, las coagulopatías heredadas o adquiridas, el uso de anticoagulantes, la hipertensión crónica no controlada y los traumatismos.

ABORDAJE DIAGNÓSTICO/EXPLORACIÓN DIRIGIDA

La evaluación inicial del paciente con epistaxis se centra en valorar la vía aérea, la respiración y la circulación, y en determinar si es necesario un manejo urgente de la vía aérea. En los pacientes con inestabilidad hemodinámica o epistaxis significativa en curso, se debe obtener un acceso intravenoso de calibre grande para la reanimación con líquidos y se debe obtener un hemograma completo para determinar el grado de hemorragia. Es preciso considerar el tipo de sangre y la compatibilidad ABO, ya que puede ser necesario realizar transfusiones, especialmente en los pacientes con comorbilidades existentes y enfermedades cardiovasculares concomitantes.

Deben obtenerse antecedentes clínicos específicos para determinar la gravedad, la frecuencia, la duración y la lateralidad de la hemorragia nasal. También deben identificarse los factores causales subyacentes, como coagulopatías (p. ej., hereditarias, insuficiencia hepática, insuficiencia renal), neoplasias, traumatismos o cirugías previos o anomalías anatómicas, para ayudar a dirigir los estudios y los tratamientos posteriores. Además, debe realizarse una revisión específica de la medicación, en concreto de los anticoagulantes, los antiplaquetarios y los antiinflamatorios no esteroideos, ya que pueden requerir un ajuste para conseguir la hemostasia. Los antecedentes sociales, incluyendo el consumo de drogas (p. ej., cocaína intranasal) y de alcohol, así como el tabaquismo, también son temas importantes que abordar con el paciente.

Debe prestarse especial atención a los antecedentes de cirugía intranasal. Las verdaderas hemorragias arteriales posteriores son bastante infrecuentes y suelen asociarse a una cirugía endoscópica reciente, que podría dejar expuestas las arterias en la cara posterior de la cavidad sinonasal. En esta situación puede ser necesario el taponamiento nasal como medida terapéutica temporal o definitiva, pero los antecedentes de cirugía reciente probablemente justifican la consulta al otorrinolaringólogo (ORL), porque el taponamiento podría tener consecuencias negativas para los resultados quirúrgicos. En ausencia de una cirugía endoscópica previa, la sospecha de hemorragia arterial posterior suele descartarse ante el hallazgo de una hemorragia intensa procedente de una localización más posterior de la nariz anterior.

La epistaxis anterior suele ser clínicamente evidente. En los casos de epistaxis posterior, la sangre puede pasar de la nasofaringe a la bucofaringe, lo que provoca la expulsión de sangre por la boca. En un principio, el origen puede no estar claro, ya que las causas gastrointestinales (GI) superiores y pulmonares de hemorragia pueden presentarse de forma similar. La hemorragia posterior también puede afectar los vasos más grandes, dando lugar a una epistaxis de gran volumen que se manifiesta por ambas narinas.

La preparación y disposición de las herramientas adecuadas son fundamentales para la exploración eficaz del paciente con epistaxis. Tener una linterna frontal es esencial para la visualización, ya que permite el uso de ambas manos durante la evaluación y la intervención. El médico debe contar con una máscara facial con protección ocular, guantes, un espéculo nasal (**fig. 10-1**) y una punta de succión de Frazier al lado del paciente. Se debe disponer de material adicional para el tratamiento de la epistaxis, como descongestivos nasales, algodones, materiales para taponamiento (absorbibles y no absorbibles), procoagulantes y nitrato de plata. Un abordaje organizado para el tratamiento de la epistaxis incluirá una progresión ordenada que va de las terapias menos invasivas a las más invasivas.

Es importante solicitar al paciente que se siente e incline hacia delante para evitar que trague o aspire sangre. Se debe aplicar una presión firme sobre el plexo de Kiesselbach, comprimiendo las regiones alares blandas de la nariz externa contra el tabique anterior durante un mínimo de 10 min. Se puede aplicar un descongestivo nasal antes de iniciar la presión. En la mayoría de los casos, la hemorragia es menor y se detiene solo con la presión.

Si la presión no resuelve la epistaxis, hay que eliminar los coágulos de las fosas nasales utilizando succión con punta de Frazier, antes de aplicar un vasoconstrictor tópico como el clorhidrato de fenilefrina al 0.5% o la oximetazolina al 0.05%. La solución puede administrarse en forma de espray o aplicarse sobre un algodón. Los descongestivos nasales pueden contribuir a la vasoconstricción para ralentizar la hemorragia, pero también ayudarán a despejar la nariz, permitiendo una evaluación nasal más exhaustiva que facilite la identificación del lugar del sangrado. Con una lámpara frontal, se puede realizar una rinoscopia anterior con un espéculo nasal para visualizar un punto de hemorragia anterior. Si se identifica, la zona se anestesia localmente (con lidocaína o tetracaína aplicada mediante un algodón) antes de cauterizarla directamente con un cauterio químico (nitrato de plata) o con un electrocauterio.

Si no se puede identificar la fuente de la hemorragia, o si la cauterización no tiene éxito, puede ser necesario aplicar un taponamiento nasal. Idealmente, se prefiere el taponamiento unilateral para la comodidad del paciente, aunque hay casos en los que se requiere uno bilateral para maximizar la presión aplicada. Existe una gran variedad de materiales de taponamiento absorbibles y no absorbibles;[1] sin embargo, los primeros han demostrado ser eficaces.[2] Algunos materiales pueden requerir lubricación para facilitar la inserción. Por lo general, todos los tapones nasales se introducen deslizándolos a lo largo del piso (suelo) de la nariz, en sentido posterior, preferiblemente con pinzas de bayoneta (**fig. 10-2**). Algunos materiales para taponar necesitan la administración de solución salina después de la inserción para su expansión. Los tapones inflables requieren la introducción de aire a través de una jeringa para producir un taponamiento suave y de baja presión en el lugar de la hemorragia. Está fuera del alcance de este capítulo debatir los beneficios de cada uno de los materiales disponibles. El material de taponamiento absorbible ofrece la ventaja de evitar el resangrado que suele producirse al retirar el no absorbible. Si se recurre al taponamiento nasal no absorbible, este debe dejarse colocado entre 24 y 72 h antes de retirarlo. Las complicaciones locales del taponamiento incluyen sinusitis, perforación del tabique y necrosis alar. Al retirar el tapón, se vuelve a examinar el tabique nasal y se cauterizan los puntos de sangrado.

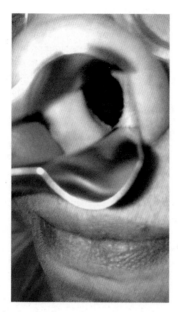

Figura 10-1. Espéculo nasal que expone el tabique anterior izquierdo.

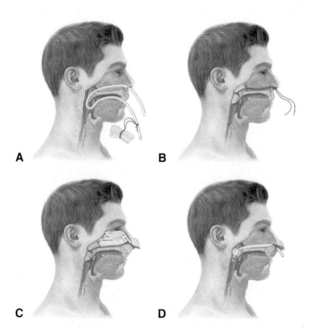

Figura 10-2. Taponamiento nasal para controlar la hemorragia de la nariz posterior. **A.** Se inserta el catéter con el tapón atado a un extremo. **B.** El tapón se desliza a su posición mientras se retira el catéter. **C.** Abriendo los cabos sueltos nasales del taponamiento posterior, se coloca el anterior a manera de «pliegue de acordeón» y se unen al extremo de la gasa para evitar que se mueva de lugar. Por último, se atan los cabos que salen por la boca a la mejilla. **D.** Método alternativo, utilizando un catéter de balón en lugar de un tapón de gasa (tomada de Britt LD, Peitzman AB, Barie PS, Jurkovich GJ. *Acute Care Surgery*. 2nd ed. Wolters Kluwer; 2019. Figura 29-1).

Los hemostáticos tópicos, como el ácido tranexámico (TXA), el Surgicell® y el Floseal®, pueden utilizarse solos o como complemento del tratamiento estándar de la epistaxis. El TXA es un antifibrinolítico que actúa por inhibición competitiva, impidiendo la unión del plasminógeno a la fibrina y la posterior fibrinólisis que se produce. La evidencia sobre el uso tópico del TXA es contradictoria: el mayor ensayo controlado aleatorizado realizado hasta la fecha sostiene que no es más eficaz que el placebo.[3] Como alternativa, la celulosa regenerada oxidada (p. ej., Surgicell®) y el Floseal® son fármacos hemostáticos que pueden aplicarse de forma tópica y son eficaces para la epistaxis anterior[4] y posterior.[5] Este último ha demostrado ser eficaz tanto para la epistaxis anterior como para el taponamiento nasal en ensayos controlados aleatorizados, aunque suele estar menos disponible en el servicio de urgencias debido a su costo.[6] Los productos de celulosa regenerada oxidada (p. ej., Surgicell®) podrían representar una opción más accesible en el servicio de urgencias.

Si la hemorragia continúa a pesar de un taponamiento nasal anterior adecuado, debe consultarse al ORL. La enseñanza tradicional sugeriría la colocación de un tapón posterior. Esto se puede hacer con tapones inflables específicos que cuentan con un balón anterior y uno posterior, una gasa, un catéter de goma roja, o incluso una sonda de Foley. En una técnica bien descrita, se pasa la sonda de Foley desde la nariz hasta la bucofaringe antes de insuflarla. A continuación, se aplica una suave tracción al catéter en la parte proximal de las narinas para taponar la fuente del sangrado posterior. Esto se suele combinar con el tradicional taponamiento nasal anterior. Hay que tener cuidado al fijar la sonda de goma roja o el Foley a la punta anterior de la nariz para evitar la necrosis por presión del ala o la columela. En general, el taponamiento posterior es poco frecuente y la decisión de utilizarlo debe tomarse caso por caso, con la ayuda de un ORL. Los avances en la cirugía endonasal probablemente eviten la necesidad de los tapones posteriores en la mayoría de los casos. Por ejemplo, en muchas instituciones se puede realizar un abordaje endoscópico con electrocauterización o una ligadura endoscópica de la arteria esfenopalatina. En otras situaciones, se puede considerar la embolización mediante angiografía.

CONSEJOS Y ALERTAS

- La epistaxis secundaria a coagulopatías o al uso de antiplaquetarios o anticoagulantes rara vez responde al tratamiento local. Aunque se puede intentar el tratamiento directo con productos químicos o electrocauterio, a menudo no tiene éxito y se prefiere el taponamiento nasal. Si se produce una hemorragia importante en el contexto del uso de antiagregantes, puede ser necesaria una transfusión plaquetaria. Los pacientes que toman warfarina o anticoagulantes orales directos (ACOD) suponen un desafío importante debido a sus comorbilidades subyacentes. La decisión de revertir el efecto de la acción anticoagulante de la warfarina debe basarse en la gravedad de la epistaxis y en si se logra controlar el taponamiento, así como en la indicación del uso del anticoagulante y el valor del cociente internacional normalizado (INR, *international normalized ratio*) si se está tomando warfarina. La epistaxis grave persistente, a pesar de la terapia local, debe dar pie a una revisión con el hematólogo, a fin de considerar una terapia de reemplazo de factor o recurrir al TXA sistémico.
- En muchas circunstancias es preferible un tapón absorbible que uno no absorbible. El uso de tapones absorbibles evita la necesidad de volver a los servicios de urgencias o al ORL para retirar el tapón y suele ser más cómodo para el paciente. Existe una gran variedad de tapones no absorbibles.
- Tradicionalmente, se han prescrito antibióticos antiestafilocócicos ante cualquier taponamiento nasal para prevenir el síndrome de choque tóxico. Sin embargo, los datos que respaldan el uso de antibióticos se basan en pequeños ensayos retrospectivos y no aleatorizados.[1,7] Dada la baja incidencia de sinusitis y la ausencia de síndrome de choque tóxico en la revisión de casos, es posible que no sea necesaria la profilaxis antibiótica tras el taponamiento, pero se necesitan más investigaciones para confirmarlo.
- Cuando se intenta cauterizar la nariz anteriormente, la paciencia es la clave. Suele ser útil tener varios algodones de 1.25 cm × 7.5 cm empapados en descongestivo nasal. La aplicación cuidadosa de un algodón empapado en el lugar de la hemorragia, aplicando una presión suave, puede ralentizar fácilmente una hemorragia profusa, aunque no llega a detenerla. Tomarse el tiempo necesario para disminuir la hemorragia puede contribuir a la posterior eficacia al momento de aplicar el cauterio. Pueden ser necesarias numerosas aplicaciones del cauterio, con algodones tópicos entre las aplicaciones.

INFORMACIÓN BASADA EN LA EVIDENCIA

¿Cuándo se deben realizar estudios de coagulación en el paciente con epistaxis?

Los estudios de coagulación (tiempo de protrombina [TP], tiempo de tromboplastina parcial activado [TTPa] e INR) no deben realizarse de forma sistemática en los pacientes con epistaxis.[8] La interpretación de los resultados depende en gran medida del tratamiento antitrombótico y del tipo de ACOD (como el dabigatrán, el apixabán y el rivaroxabán), ya que pueden producir efectos variables en las pruebas de coagulación habituales. Los pacientes bajo tratamiento con warfarina deben ser evaluados para detectar cifras de INR supraterapéuticas y, en los casos con hemorragias moderadas o graves, puede ser necesaria su reversión. Además, los pacientes con una coagulopatía subyacente sospechada o conocida deben someterse a pruebas de coagulación.

¿Qué estrategias terapéuticas basadas en la evidencia existen para los pacientes que reciben fármacos antitrombóticos durante un episodio de epistaxis?

Dada la falta de un sistema de clasificación universalmente aceptado para la gravedad de la epistaxis, la investigación sobre el tratamiento agudo de esta es a menudo insuficiente, en particular con respecto a los pacientes que reciben tratamiento antitrombótico. En ellos, la evaluación debe iniciar verificando la idoneidad del fármaco antitrombótico. Debe realizarse una valoración exhaustiva del riesgo antes de retirar o modificar cualquier tratamiento actual. También debe prestarse especial atención a la terapia antitrombótica en caso de endoprótesis (*stents*) cardíacas recientes, tromboembolias venosas de nueva aparición y válvulas cardíacas metálicas, ya que representan escenarios de alto riesgo para el ajuste de la medicación.

En el 2016, una revisión bibliográfica sistemática examinó 29 artículos para determinar las estrategias terapéuticas basadas en la evidencia para los fármacos antitrombóticos durante un episodio de epistaxis.[8] En general, los autores encontraron muy poca evidencia sobre este tema y destacaron la necesidad de realizar mayor investigación. Sin embargo, proporcionaron una orientación temprana basada en las guías internacionales sobre anticoagulación y hemorragia en otras afecciones. Aunque las personas que toman antiagregantes plaquetarios tienen un mayor riesgo de desarrollar epistaxis, es poco probable que su suspensión ayude en el contexto agudo.[8] La transfusión de plaquetas podría ser beneficiosa en casos de epistaxis grave y potencialmente mortal, pero en la actualidad no existen ensayos terminados que aborden esta cuestión. En los pacientes que toman antagonistas de la vitamina K, como la warfarina (la más frecuente), se deben obtener las cifras de INR durante la epistaxis. Cada vez hay más pruebas de que estos medicamentos pueden continuarse en las epistaxis leves y moderadas, siempre que el INR no sea supraterapéutico. Muchas guías clínicas sugieren que se administre vitamina K si los valores de INR son superiores a 6 y la hemorragia es moderada o no está controlada.[8] En el caso de una hemorragia nasal potencialmente mortal en pacientes que toman ACOD, debe administrarse concentrado de complejo de protrombina (CCP) para revertir rápidamente el efecto. Se puede considerar el plasma fresco congelado si no se dispone de CCP.

El uso de los diferentes ACOD, incluyendo tanto los inhibidores directos de la trombina como los inhibidores del factor Xa, ha aumentado en la última década, complicando el tratamiento del paciente con epistaxis. A diferencia de otros antitrombóticos, estos medicamentos tienen una vida media relativamente corta (8-12 h) y su suspensión puede ser muy eficaz.[8] Sin embargo, se debe hacer una consideración cuidadosa para determinar si estos fármacos pueden y deben suspenderse.

¿La hipertensión no controlada agrava los resultados o complica el tratamiento de la epistaxis?

El efecto de la hipertensión sobre la epistaxis es una cuestión que se plantea a menudo en la práctica clínica. Es frecuente observar que los pacientes con epistaxis que acuden a los servicios de urgencias también presentan una presión arterial elevada, y a menudo se discute si esta es la causa o un efecto secundario de la hemorragia nasal. Muchos pacientes tendrán la presión arterial elevada al momento de la presentación debido a la ansiedad causada por la hemorragia o incluso por el «síndrome de la bata blanca».

Se sabe que la hipertensión crónica altera la función endotelial normal debido al aumento de la presión en las paredes de los vasos, lo que aumenta el riesgo de rotura. Sin embargo, la correlación entre la hipertensión y la gravedad o la frecuencia de la epistaxis sigue sin estar clara. Aunque múltiples estudios han intentado responder a esta pregunta, no se ha logrado un consenso debido a los múltiples factores de confusión, como la edad y los medicamentos anticoagulantes.[9]

A menudo se pregunta a los médicos si es necesario tratar la presión arterial elevada durante un episodio de epistaxis. Dada la escasa calidad de la evidencia que relaciona directamente la hipertensión con un papel causal agudo en la epistaxis, no se sugiere la disminución aguda de la presión arterial como tratamiento de la epistaxis, dado el riesgo para la perfusión final de los órganos. En la actualidad no hay evidencia que apoye o refute el tratamiento de la hipertensión durante la epistaxis. Sin embargo, deben considerarse los riesgos y beneficios relativos del tratamiento de la epistaxis resistente o grave de manera individualizada.[10]

¿Son necesarios los antibióticos profilácticos después del taponamiento nasal?

A menudo se recomienda administrar antibióticos profilácticos después del taponamiento nasal para reducir el riesgo de sinusitis, otitis media o síndrome de choque tóxico. Sin embargo, los datos utilizados para respaldar el uso de antibióticos se basan en pequeños ensayos retrospectivos y no aleatorizados.[1,7] La incidencia de las complicaciones es baja y la sinusitis solo se observa en muy raras ocasiones. Tampoco se han registrado en la literatura médica casos de síndrome de choque tóxico a causa del taponamiento nasal anterior. Los riesgos generales son mínimos en comparación con los riesgos conocidos de los antibióticos sistémicos, que incluyen anafilaxia, síndrome de Stevens-Johnson, la infección por *Clostridium difficile* u otras intolerancias GI.

¿Cuál es el papel del TXA tópico en el tratamiento de la epistaxis aguda?

Aunque el TXA ha demostrado su eficacia en otras aplicaciones para reducir la pérdida aguda de sangre, su papel en el tratamiento de la epistaxis sigue sin estar claro. En 2018, Cochrane publicó una revisión de seis ensayos controlados aleatorizados (692 participantes) que utilizaron TXA para el control de la epistaxis y encontró evidencia de calidad moderada de que la forma oral o tópica, en conjunto con la atención estándar habitual, reduce el riesgo de volver a sangrar en comparación con el placebo y la atención habitual.[11] La revisión encontró evidencia de calidad moderada que sugiere que el TXA tópico es mejor que otros fármacos de aplicación tópica para detener la hemorragia en los primeros 10 min. Sin embargo, los autores concluyeron que era necesario seguir investigando, dado el avance de otras técnicas terapéuticas, concretamente el cauterio y el taponamiento. Un ensayo multicéntrico posterior de gran tamaño, doble ciego y controlado con placebo (496 participantes) publicado en el 2021 no encontró una mayor eficacia con el TXA tópico en comparación con el placebo.[3] El estudio examinó la aplicación tópica del TXA después de los primeros cuidados, que incluían la compresión habitual y la vasoconstricción tópica (con algodón empapado mantenido por una pinza nasal desechable durante 10 min). No se observaron diferencias estadísticas en las tasas subsecuentes de taponamiento, ingreso hospitalario, transfusión o episodios recurrentes de epistaxis.

Referencias

1. Iqbal IZ, Jones GH, Dawe N, et al. Intranasal packs and haemostatic agents for the management of adult epistaxis: systematic review. *J Laryngol Otol.* 2017;131:1065-1092.

2. Milinis K, Swords C, Hardman JC, et al. Dissolvable intranasal haemostatic agents for acute epistaxis: a systematic review and meta-analysis. *Clin Otolaryngol.* 2021;46:485-493.

3. Reuben A, Appelboam A, Stevens KN, et al. The use of tranexamic acid to reduce the need for nasal packing in epistaxis (NoPAC): randomized controlled trial. *Ann Emerg Med.* 2021;77(6):631-640.

4. Mathiasen RA, Cruz RM. Prospective, randomized, controlled clinical trial of a novel matrix hemostatic sealant in patients with acute anterior epistaxis. *Laryngoscope.* 2005;115:899-902.

5. Kilty SJ, Al-Hajry M, Al-Mutairi D, et al. Prospective clinical trial of gelatin-thrombin matrix as first line treatment of posterior epistaxis. *Laryngoscope.* 2014;124:38-42.

6. Murray S, Mendez A, Hopkins A, et al. Management of persistent epistaxis using Floseal hemostatic matrix vs. traditional nasal packing: a prospective randomized control trial. *J Otolaryngol Head Neck Surg.* 2018;47:3.

7. Cohn B. Are prophylactic antibiotics necessary for anterior nasal packing in epistaxis? *Ann Emerg Med.* 2015;65:109-111.

8. Musgrave KM, Powell J. A systematic review of anti-thrombotic therapy in epistaxis. *Rhinology.* 2016;54:292-301.

9. Kikidis D, Tsioufis K, Papanikolaou V, et al. Is epistaxis associated with arterial hypertension? A systematic review of the literature. *Eur Arch Otorhinolaryngol.* 2014;271:237-243.

10. Payne C, Feldstein D, Anne S, et al. Hypertension and epistaxis: why is there limited guidance in the nosebleed clinical practice guidelines? *Otolaryngol Head Neck Surg.* 2020;162:33-34.

11. Joseph J, Martinez-Devesa P, Bellorini J, et al. Tranexamic acid for patients with nasal hemorrhage (epistaxis). *Cochrane Database Syst Rev.* 2018;(12):CD004328.

Rinitis y sinusitis (incluye complicaciones orbitarias y craneales y rinosinusitis micótica invasora)

Ashton Lehman
Di Coneybeare

INTRODUCCIÓN

La rinitis, la rinosinusitis y sus complicaciones supurativas son enfermedades que se observan con frecuencia en los servicios de urgencias. La rinitis por sí sola afecta al 10% a 40% de la población general en todo el mundo y a más de 60 millones de estadounidenses al año, mientras que la rinosinusitis aqueja a uno de cada seis estadounidenses al año.[1-3]

La región sinonasal (que incluye la cavidad nasal y los senos paranasales bilaterales) sirve de conducto para el movimiento del aire, a la vez que calienta y humidifica el aire inspirado; es un filtro para las partículas en suspensión; un sistema de detección de olores, irritantes y cambios de temperatura; y un sistema de defensa capaz de desencadenar respuestas del sistema inmunitario innato y adaptativo.[4] Esta región es susceptible de sufrir un grupo heterogéneo de enfermedades infecciosas e inflamatorias, muchas de las cuales dan lugar a una sintomatología similar en niños y adultos.[5]

Cuando la inflamación o la infección de la rinosinusitis se extiende más allá de los senos paranasales y la cavidad nasal y afecta a regiones neurológicas, oftálmicas, óseas o de tejidos blandos, se considera una enfermedad complicada. Aunque son poco frecuentes, estas complicaciones (p. ej., celulitis orbitaria, abscesos orbitarios, meningitis y abscesos cerebrales) pueden causar morbimortalidad significativa.[6] Teniendo en cuenta este riesgo potencial, el diagnóstico rápido y preciso y el tratamiento inmediato de las enfermedades sinonasales son fundamentales en los servicios de urgencias y en los centros de atención médica inmediata.

DESAFÍO CLÍNICO

Dado que las estructuras nasales y de los senos paranasales colindan compartiendo una mucosa continua, muchos consideran las enfermedades de la región sinonasal como parte de un mismo espectro patológico.[1,2] Sin embargo, las opciones terapéuticas pueden diferir drásticamente en función de la fisiopatología subyacente, la ubicación y la gravedad de la enfermedad. Las rinitis alérgicas y no alérgicas suelen compartir síntomas similares.[3] De la misma forma, la rinitis y la rinosinusitis virales presentan una importante semejanza sintomática con la rinosinusitis bacteriana aguda.[2] Diferenciar entre rinosinusitis viral y bacteriana es un desafío para los profesionales de urgencias. Los hallazgos de la exploración física suelen ser sutiles, y muchas complicaciones supurativas graves de la rinosinusitis bacteriana pueden estar presentes sin los déficits neurológicos manifiestos que acompañan su presencia.[6] Las imágenes por tomografía computarizada (TC) encontrarán hallazgos similares en los pacientes con resfriado común y en aquellos con rinosinusitis bacteriana.[5] Además, los resultados microbiológicos nasales pueden ser engañosos; incluso los pacientes con enfermedades virales pueden estar colonizados por flora nasofaríngea habitual. Por ejemplo, *Staphylococcus aureus* puede estar presente en hasta el 30% de los adultos sanos y los hongos son casi omnipresentes.[5,6]

La incertidumbre en el diagnóstico puede llevar a administrar antibióticos y tratamientos inadecuados y a realizar estudios de imagen costosos.[6] El momento de iniciar los antibióticos es el que más preocupa a los profesionales de la salud. Las infecciones virales son las que más afectan a los pacientes que presentan rinosinusitis, e incluso en el caso de la rinosinusitis bacteriana, aproximadamente dos tercios de los pacientes mejoran sin ninguna intervención farmacológica.[5] Sin embargo, si no se trata, la rinosinusitis bacteriana grave puede evolucionar hacia complicaciones supurativas intra- y extracraneales que ponen en riesgo la vida.

FISIOPATOLOGÍA

La *rinitis* se define como la inflamación alérgica o no alérgica de la mucosa nasal. La capa epitelial de la mucosa nasal recubre las capas submucosas y actúa como filtro del mundo exterior para el sistema inmunitario.[2] Las capas submucosas segregan moco, el cual protege las vías respiratorias nasales al constituir una barrera física y mediante la producción de diversas glucoproteínas con propiedades antimicrobianas y antioxidantes.[2] Posteriormente, los cilios epiteliales cepillan el moco que ha atrapado partículas extrañas del entorno.[2] En la rinitis alérgica, proceso mediado por la inmunoglobulina (Ig) E, los pacientes responden a los alérgenos activando las células epiteliales, induciendo reacciones inflamatorias posteriores. La producción excesiva de moco y la mayor permeabilidad vascular causan congestión y drenaje nasal. Por el contrario, la inflamación de la rinitis no alérgica está mediada por vías distintas a la de la IgE. Entre las causas más frecuentes que pueden activar directamente las reacciones inflamatorias están las infecciones (virales o bacterianas), las provocadas por alimentos o fármacos y la rinitis idiopática (conocida formalmente como *rinitis vasomotora*).[2,5]

La mucosa que recubre la cavidad nasal se extiende por los cuatro senos paranasales de cada lado (**fig. 11-1**): frontal, maxilar, esfenoidal y etmoidal.[1] Las secreciones sinusales drenan a través de un sistema complejo y conectado de vías contiguas, a través de todos los senos paranasales.[6] Así, la enfermedad será causada por la inflamación de su mucosa, la obstrucción de las vías, las anomalías estructurales, la extensión directa de la enfermedad desde las estructuras adyacentes o la disfunción ciliar.[6] Dado que la mucosa nasal y la de los senos paranasales son contiguas, la alteración de cualquiera de ellas casi siempre afecta a la otra, por lo que la inflamación suele denominarse *rinosinusitis*.[3]

Las infecciones bacterianas de los senos paranasales suelen ser causadas por la estasis del moco sinonasal, que propicia un caldo de cultivo para las bacterias. Las infecciones son en su mayoría polimicrobianas, a menudo representativas de la flora nasal y bucofaríngea. Los patógenos más frecuentes son *Streptococcus pneumoniae, Haemophilus influenzae B, Moraxella catarrhalis, S. aureus*, anaerobios y hongos.

Las complicaciones intracraneales de la sinusitis pueden ser causadas por diseminación séptica, a través de émbolos procedentes de venas diploicas que se originan en la base del cráneo y que penetran en la duramadre; por extensión directa a través de vías anatómicas hacia el cráneo; o por osteomielitis relacionada con la rinosinusitis.[6] Las complicaciones orbitarias y extracraneales de la rinosinusitis se producen principalmente por extensión directa, asociada a infecciones de los senos etmoidales y maxilares.[6]

Los hongos prosperan en el contexto de la hiperglucemia y la acidosis, lo cual explica por qué las infecciones micóticas invasoras agudas de la región sinonasal se producen casi exclusivamente en pacientes con diabetes mal controlada o con inmunodepresión.[1,7] *Aspergillus, Mucor* y *Rhizopus* están implicados en la mayoría de los pacientes con rinosinusitis micótica invasora aguda.

ABORDAJE DIAGNÓSTICO/EXPLORACIÓN DIRIGIDA

Durante la anamnesis, los elementos dignos de mención incluyen la presencia, carácter y cronología de los síntomas, así como los antecedentes de neurocirugía o cirugía sinonasal. Las características específicas que se deben revisar en la anamnesis y las enfermedades concomitantes se pueden encontrar en la **tabla 11-1**.

La exploración de la región sinonasal incluye la evaluación externa de la nariz, la evaluación interna con rinoscopia anterior y endoscopia nasal rígida, la valoración de los tejidos blandos faciales, las órbitas, la cavidad bucal y la función neurológica. Se debe buscar la presencia de edema, eritema, calor, fluctuación, secreción o cambios de sensibilidad en los tejidos blandos faciales que recubren las regiones nasal, maxilar y frontal. Es preciso valorar los hallazgos orbitarios, como la epífora (es decir, el lagrimeo excesivo), las anomalías del párpado, la proptosis, los movimientos extraoculares, la agudeza visual, la percepción o sensibilidad a la luz, la reactividad de la pupila y la desaturación del rojo. Debe registrarse el estado de la dentadura y la presencia de fístulas o alteraciones palatinas.

El estudio de la enfermedad sinonasal puede incluir la obtención de estudios de imagen en casos en los que se sospeche una complicación o un diagnóstico alternativo (p. ej., causas no sinonasales de dolor facial,

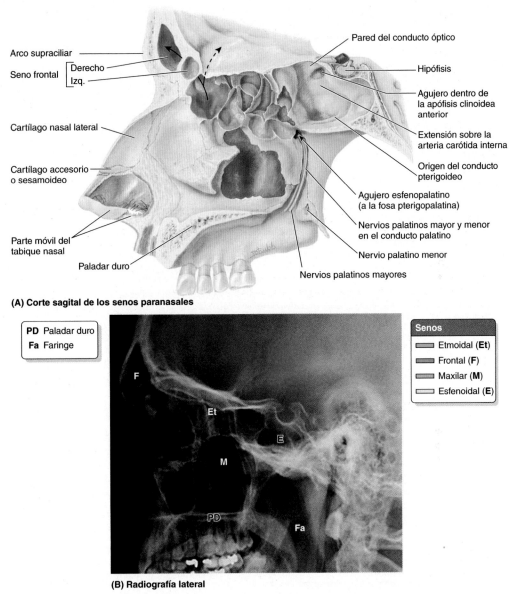

(A) Corte sagital de los senos paranasales

Arco supraciliar

Seno frontal
Derecho
Izq.

Cartílago nasal lateral

Cartílago accesorio o sesamoideo

Parte móvil del tabique nasal

Paladar duro

Pared del conducto óptico

Hipófisis

Agujero dentro de la apófisis clinoidea anterior

Extensión sobre la arteria carótida interna

Origen del conducto pterigoideo

Agujero esfenopalatino (a la fosa pterigopalatina)

Nervios palatinos mayor y menor en el conducto palatino

Nervio palatino menor

Nervios palatinos mayores

PD Paladar duro
Fa Faringe

Senos

Etmoidal (**Et**)
Frontal (**F**)
Maxilar (**M**)
Esfenoidal (**E**)

(B) Radiografía lateral

Figura 11-1. **A.** Representación sagital de los senos paranasales. Imagen abierta de los senos paranasales del lado derecho, desde un abordaje nasal, con su respectivo color asignado. Las celdas etmoidales anteriores (*rosa*) se proyectan hacia el díploe del hueso frontal para convertirse en el seno frontal. Una ramificación (*flecha discontinua*) se proyecta hacia la placa orbitaria del hueso frontal. El seno esfenoidal en este espécimen es amplio, extendiéndose (*1*) posteriormente, inferior a la glándula hipófisis, hasta el clivus; (*2*) lateralmente, inferior al nervio óptico (NC II), hasta la apófisis clinoidea anterior; y (*3*) inferiormente, a la apófisis pterigoidea, pero evitando el conducto pterigoideo (que parece elevarse como una cresta en el piso del seno). El seno maxilar es piramidal. **B.** Radiografía de cráneo. Se muestran los espacios aéreos (áreas oscuras) asociados a los senos paranasales, la cavidad nasal, la cavidad bucal y la faringe (tomada de Head. En: Moore KL, Dalley AF II, Agur AMR. *Moore's Clinically Oriented Anatomy*. 9th ed. Wolters Kluwer; 2023:839-999. Figura 8.109).

posibles procesos malignos que se manifiesten en déficits neurológicos concomitantes).[2] Si se sospecha una complicación orbitaria o intracraneal, sugerida por cefalea intensa, edema facial, parálisis de los nervios craneales, proptosis, deterioro de los movimientos extraoculares o de la agudeza visual, la TC con contraste es la modalidad de imagen inicial de elección.[5,6] Según la forma de presentación y de los hallazgos en la TC inicial, se puede recurrir a la resonancia magnética (RM). Esta suele ofrecer una resolución superior de los tejidos blandos, de las complicaciones intracraneales y de las complicaciones y patología orbitaria.[4,6]

TABLA 11-1 Antecedentes y alteraciones concomitantes	
Características de interés en los antecedentes de la enfermedad actual	**Alteraciones concomitantes importantes**
• Ubicación del drenaje nasal (anterior o posterior) • Características del drenaje (claro o purulento) • Dolor/presión facial • Alteración o pérdida del sentido del olfato y del gusto • Reacciones relacionadas con la atopia (p. ej., prurito ocular, rinorrea acuosa, estornudos, urticaria) • Fiebre • Cefalea • Rigidez en el cuello • Alteración en la visión (incluyendo diplopía) • Sensibilidad a la luz • Síntomas neurológicos (déficits sensitivos o motores) • Medicamentos actuales y recientes, incluidos los tratamientos dirigidos a los senos nasales, por ejemplo, los aerosoles nasales • Exposiciones ambientales (p. ej., productos químicos, metales, irritantes)	• Infecciones sinonasales previas • Asma • Enfermedad respiratoria exacerbada por el ácido acetilsalicílico • Hipertensión intracraneal idiopática • Apnea obstructiva del sueño • Hidrocefalia • Neoplasia intracraneal • Fibrosis quística • Trastornos ciliares • Infección por el virus de la inmunodeficiencia humana y otras inmunodeficiencias • Diabetes • Neoplasia linforreticular • Insuficiencia renal crónica • Insuficiencia hepática • Lesiones traumáticas

TABLA 11-2 Clasificación de Chandler de complicaciones orbitarias de la rinosinusitis		
Clase en clasificación de Chandler	**Complicación orbitaria**	**Hallazgos frecuentes**
I	Celulitis preseptal	Edema/eritema palpebral, dolor a la palpación, agudeza visual normal, movimientos extraoculares normales
II	Celulitis orbitaria	Edema/eritema de los párpados, proptosis, quemosis, puede haber cierta alteración de los movimientos extraoculares, a menudo con agudeza visual normal
III	Absceso subperióstico (es decir, acumulación de pus entre la periórbita media y el hueso adyacente)	Proptosis significativa, quemosis, alteración de los movimientos extraoculares, puede haber alteraciones visuales
IV	Absceso orbitario (es decir, acumulación de pus en el tejido orbitario)	Proptosis grave, a menudo oftalmoplejía y discapacidad visual grave
V	Trombosis del seno cavernoso (*técnicamente, una complicación intracraneal*)	A menudo se presenta de forma bilateral con dolor orbitario, proptosis grave, oftalmoplejía, discapacidad visual grave, parálisis de múltiples nervios craneales (III, IV, V$_{1-2}$, VI), papiledema, cefalea retroocular y fiebre

La presencia de rinorrea hialina, especialmente si es unilateral, debe plantear la posibilidad de una filtración de líquido cefalorraquídeo (LCR) (*véase* cap. 21). En caso de edema fluctuante en la frente, se puede considerar un tumor inflamatorio de Pott. Se trata de una forma de osteomielitis ósea frontal en la que la sinusitis frontal erosiona la lámina ósea anterior del seno, dando lugar a un absceso subperióstico, que también puede asociarse a complicaciones intracraneales.

Las complicaciones orbitarias de la rinosinusitis se organizan de acuerdo al sistema de clasificación de Chandler (**tabla 11-2**).[4] Debe mantenerse un alto índice de sospecha en los pacientes con rinosinusitis crónica o aguda que presenten los hallazgos de la **tabla 11-2**. Cuando se encuentren hallazgos orbitarios, se debe considerar la derivación al área de oftalmología.

Las complicaciones intracraneales de la rinosinusitis incluyen meningitis, trombosis venosa y abscesos en los espacios epidural, subdural o parenquimatoso (**tabla 11-3**). Sus presentaciones clínicas pueden ser silenciosas, inespecíficas con fiebre alta y cefalea intensa, o más específicas con rigidez de cuello, náuseas, vómitos, confusión y desorientación.[4] Se puede recurrir a la TC, la RM o la punción lumbar. Cuando la presentación hace sospechar una complicación intracraneal, los senos venosos cavernosos y durales también deben ser evaluados con TC o RM en busca de trombosis.[6]

TABLA 11-3	Complicaciones intracraneales de la rinosinusitis
Complicación intracraneal	**Hallazgos frecuentes**
Meningitis	Cefalea, fiebre alta, rigidez de cuello, convulsiones, alteraciones en el estado mental; RM: reforzamiento meníngeo
Absceso epidural	Cefalea (a menudo el único síntoma inicial), fiebre, alteración del estado mental, sensibilidad local; TC: colección en forma de media luna en el espacio epidural; RM: hiperintensa en T2, intensidad variable en T1
Absceso subdural	Cefalea, fiebre, convulsiones, déficits neurológicos focales, letargia, rápido deterioro; TC: colección a lo largo de un hemisferio o de la hoz del cerebro; RM: baja señal en T1, alta señal en T2, reforzamiento periférico
Absceso cerebral	Cefalea, fiebre, vómitos, letargia, convulsiones, déficits neurológicos focales, déficits frontales (p. ej., cambios del estado de ánimo/comportamiento); RM: lesión quística con cápsula hipointensa distintiva y fuertemente reforzada en T2
Trombosis venosa	Cefalea, fiebre, déficits neurológicos focales; angiografía por TC o RM: angiografía/venografía: defectos de llenado dentro de los senos venosos

Se debe considerar la rinosinusitis micótica invasora en los pacientes inmunocomprometidos (p. ej., diabetes, quimioterapia, postrasplante, infección por el virus de la inmunodeficiencia humana [VIH]), aunque también puede ocurrir ocasionalmente en los pacientes inmunocompetentes. Este tipo de rinosinusitis puede presentarse con congestión nasal, ulceración nasal indolora, tejido sinonasal insensible libre de hemorragia, edema periorbitario o facial, alteraciones de los movimientos extraoculares, entumecimiento focal, fistulización palatina, fiebre y alteración del estado mental.[4] Las imágenes de la TC pueden parecer similares a las de la rinosinusitis viral o bacteriana en los senos paranasales, pero es posible observar erosión ósea una vez que la invasión micótica ha progresado. Las imágenes por RM pueden ayudar a localizar las áreas necróticas sin realce dentro de la mucosa engrosada y su extensión más allá de los senos paranasales.[6] El diagnóstico definitivo requiere de una biopsia.[6] Para determinar el tipo de hongos, a menudo se requiere un cultivo con esporulación, por lo que es mejor obtener los cultivos antes de administrar cualquier tratamiento antimicótico.[4]

DIAGNÓSTICO DIFERENCIAL

El diagnóstico diferencial de la enfermedad sinonasal incluye un amplio espectro de enfermedades de diversa gravedad, que a menudo se caracteriza por la superposición de síntomas. Las consideraciones para el diagnóstico diferencial de las presentaciones de rinitis y rinosinusitis pueden dividirse en frecuentes, potencialmente mortales y de poblaciones especiales (**tablas 11-4** y **11-5**).

TRATAMIENTO

Rinitis

En los casos de rinitis alérgica, el tratamiento suele consistir en una combinación de lo siguiente: evitar los alérgenos, irrigaciones nasales salinas, antihistamínicos orales y nasales, aerosoles nasales de corticoides, descongestivos orales, antileucotrienos orales, estabilizadores de los mastocitos nasales y consideración de inmunoterapia. En la rinitis infecciosa, el abordaje consiste en un tratamiento sintomático para la rinitis viral y un tratamiento antibiótico para la rinitis bacteriana. Como en muchas enfermedades sinonasales infecciosas, la duración y la selección de los antibióticos dependen de la causa subyacente. En la rinitis atrófica, una forma rara causada por la atrofia de la mucosa nasal que paradójicamente produce un exceso de moco, el tratamiento consiste en irrigaciones nasales con solución salina, antibióticos tópicos y pomadas nasales. En la rinitis medicamentosa (congestión nasal de rebote causada por el uso excesivo de medicamentos descongestivos), el tratamiento implica la interrupción del medicamento tópico causal. Este abordaje será mejor tolerado con un esquema corto de corticoides orales, mientras dura el retiro paulatino del descongestivo. En el caso de la rinitis vasomotora, el tratamiento suele consistir en aerosoles nasales anticolinérgicos y, si los síntomas son resistentes al tratamiento médico, se puede considerar la posibilidad de una intervención quirúrgica.

TABLA 11-4 Diagnóstico diferencial para los pacientes con síntomas de rinitis		
Frecuentes	**Potencialmente mortales**	**Poblaciones especiales**
Rinitis alérgica	Rinorrea de LCR	Cuerpos extraños (P)
Rinitis infecciosa viral		
Rinitis idiopática		
Rinitis atrófica		
Rinitis medicamentosa		
Pólipos nasales u otras anomalías estructurales		

LCR: líquido cefalorraquídeo; P: pediátrico.

TABLA 11-5 Diagnóstico diferencial para los pacientes con síntomas de rinosinusitis		
Frecuentes	**Potencialmente mortales**	**Poblaciones especiales**
Rinosinusitis viral	Celulitis orbitaria/absceso subperióstico/	Rinosinusitis micótica
Rinosinusitis bacteriana	absceso	invasora (I)
Migraña/cefalea	Meningitis	Tumor inflamatorio de Pott
Dolor/absceso dental	Osteomielitis	(P)
Mucocele	Trombosis del seno cavernoso	
	Absceso intracraneal	
	Mucopiocele	
	Neoplasia	

I: inmunocomprometido; P: pediátrico.

Rinosinusitis

El tratamiento de la rinosinusitis crónica no complicada ha sido ampliamente estudiado y su revisión va más allá del alcance de este capítulo. La rinosinusitis viral aguda es frecuente, autolimitada y rara vez se complica con una infección bacteriana secundaria.[5] Por lo tanto, el tratamiento se dirige generalmente al alivio sintomático, que suele incluir alguna combinación de analgésicos, antipiréticos, irrigaciones nasales con solución salina, descongestivos orales y tópicos (limitados a 3 a 5 días de uso), antihistamínicos, mucolíticos, expectorantes o antitusivos y corticoides (tópicos y posiblemente orales).[5] El tratamiento de la rinosinusitis bacteriana aguda incluye inicialmente irrigaciones nasales con solución salina, analgésicos, antibióticos y corticoides tópicos intranasales.[4] El uso de corticoides sistémicos y descongestivos no está respaldado por la evidencia.[4] En numerosas revisiones sistemáticas recientes, los antibióticos iniciales para la rinosinusitis bacteriana aguda no complicada parecen ofrecer un pequeño beneficio clínico, sin diferencias evidentes en las tasas de complicaciones entre los grupos de antibióticos y de placebo.[4,5] Si se inician los antibióticos, la selección inicial recomendada es amoxicilina, con o sin clavulanato.[5] En los pacientes con alergia a la penicilina, las opciones antibióticas alternativas son trimetoprima-sulfametoxazol, doxiciclina o un macrólido. Cuando se tiene garantizado el seguimiento, se puede probar con un tratamiento expectante, e iniciar únicamente los antibióticos en caso de que no se produzca una mejora a los 7 días, si el estado se agrava o si se detecta una complicación en cualquier momento.[5]

Complicaciones orbitarias e intracraneales

Las complicaciones de la rinosinusitis pueden dividirse en menores (mucocele, osteítis, erosión o expansión ósea y metaplasia ósea) y mayores (tumor inflamatorio de Pott, complicaciones orbitarias e intracraneales).[4]

En el tumor inflamatorio de Pott, el tratamiento incluye antibióticos sistémicos de amplio espectro, drenaje quirúrgico del absceso y del seno frontal y desbridamiento del hueso secuestrado.[4]

Las complicaciones orbitarias de la rinosinusitis se tratan de manera escalonada, comenzando por la celulitis preseptal (técnicamente, una afección de los párpados y no de la órbita), hasta la celulitis orbitaria (postseptal). El tratamiento a detalle de estas alteraciones se encuentra en el capítulo 30.

La trombosis sinogénica del seno cavernoso (técnicamente, una complicación intracraneal) se trata con antibióticos parenterales, cirugía de los senos afectados, irrigaciones nasales con solución salina, descongestivos tópicos y, posiblemente, corticoides sistémicos.[6] La adición de anticoagulantes al tratamiento de estas complicaciones es controvertida y debe consultarse con el especialista.[6]

En el caso de los abscesos intracraneales, se recomienda el drenaje quirúrgico de los senos enfermos lo antes posible. A menudo se realiza simultáneamente una craneotomía, una perforación o una aspiración guiada por imagen, para el drenaje neuroquirúrgico del absceso.[4,6]

Rinosinusitis micótica invasora

El tratamiento de la rinosinusitis micótica invasora aguda implica un desbridamiento quirúrgico temprano, a menudo en serie, para eliminar el tejido gravemente infectado o necrótico y reducir la carga micótica. Además, se inicia un tratamiento antimicótico sistémico dirigido por cultivo y, si es posible, se revierte la inmunosupresión subyacente.[4]

CONSEJOS Y ALERTAS

- En la mayoría de los pacientes que presentan síntomas de rinitis o rinosinusitis se encuentran causas de origen benigno. El tratamiento debe centrarse principalmente en la educación, la tranquilidad del paciente y el control de los síntomas.
- En los pacientes que presentan síntomas sospechosos de una complicación intracraneal, la RM es más sensible que la TC y debe realizarse si está disponible.
- Los pacientes con diabetes mal controlada u otras alteraciones por inmunocompromiso tienen mayor propensión a las complicaciones.

INFORMACIÓN BASADA EN LA EVIDENCIA

¿Cómo se diferencia la rinosinusitis viral de la rinosinusitis bacteriana aguda?

Aunque las guías clínicas para la sospecha de rinosinusitis bacteriana se basan en gran medida en la duración de los síntomas (que varía de 5 a 10 días), existe poca evidencia clínica que establezca a la duración como un buen indicador. En una revisión sistemática que evaluó la fiabilidad diagnóstica de los síntomas para diferenciar la rinosinusitis viral de la bacteriana, solo un estudio de más de 4 000 publicaciones únicas presentó evidencia directa alta.[8] Esta revisión encontró que el valor de la duración no podía concluirse debido al sesgo y que la secreción nasal purulenta también es un mal diferenciador.[8] Así, las guías de duración se derivan de la evolución natural de la enfermedad viral, concretamente del rinovirus.[3] Algunos criterios señalan que la «fiebre alta» también sugiere el diagnóstico de rinosinusitis bacteriana, pero la «fiebre alta» no está definida universalmente.[1,3] En general, las guías son extrapolaciones de la fisiopatología y el análisis de los beneficios y los daños, con escaso apoyo en la evidencia y el consenso de los expertos.[1,3] En términos generales, la rinosinusitis bacteriana aguda puede diagnosticarse si el paciente experimenta síntomas como secreción nasal purulenta, obstrucción nasal y dolor o plenitud facial que se agravan o no mejoran en los 10 días siguientes al inicio de los síntomas.[1]

¿Cuándo deben iniciarse los antibióticos en la rinosinusitis bacteriana aguda?

El inicio de los antibióticos para la rinosinusitis bacteriana aguda ha sido intensamente estudiado; las guías se basan en revisiones sistemáticas de ensayos controlados aleatorizados a doble ciego.[1] En ausencia de una infección complicada, los médicos tienen la opción del tratamiento expectante durante un máximo de 7 días.[1] En los ensayos controlados aleatorizados, la mayoría de los pacientes en el grupo de placebo que cumplían los criterios clínicos mejoraron, mientras que los del grupo de antibióticos solo recibieron un beneficio modesto, al tiempo que mostraron un aumento de las tasas de eventos adversos.[1] Sin embargo, estos estudios excluyeron a los pacientes con enfermedad «grave» y a menudo no se definió claramente lo que se entiende por este término.[1] Estos trabajos tampoco descifraron qué características clínicas u otros indicadores pueden revelar qué pacientes se beneficiarían más de los antibióticos tempranos.[1] Por lo tanto, la iniciación de los antibióticos puede depender de la gravedad de la enfermedad del paciente a criterio del médico, de la capacidad para controlar la progresión de la enfermedad y de la toma de decisiones compartida que incorpore las preferencias del paciente.[1]

¿Cuándo deben obtenerse estudios de imagen en los pacientes que presentan síntomas de rinosinusitis?

El diagnóstico por imagen de la rinosinusitis bacteriana aguda no complicada a través de una placa simple, una TC o una RM no se recomienda de forma sistemática, ya que los síndromes virales pueden producir los mismos resultados de imagen que las infecciones bacterianas.[5] Además, los metaanálisis han confirmado que los estudios de imagen ofrecen una sensibilidad y especificidad deficientes en su capacidad diagnóstica.[5] El riesgo de exposición a la radiación, la estancia más prolongada en el servicio de urgencias y los costos adicionales hacen que estos estudios sean aún menos atractivos. El diagnóstico por imagen no debe obtenerse a menos que exista la sospecha clínica de una complicación o un diagnóstico alternativo que requiera descartarse.[5]

¿Cuándo está indicada (y contraindicada) la anticoagulación en las complicaciones trombóticas del seno venoso intracraneal de la rinosinusitis?

El uso de anticoagulantes para el tratamiento de las trombosis de los senos venosos intracraneales relacionadas con la rinosinusitis sigue siendo controvertido.[4,9] Los beneficios teóricos propuestos con el uso de anticoagulantes incluyen prevenir la propagación del trombo, inhibir la función plaquetaria y facilitar la penetración de los antibióticos en el trombo. Sin embargo, dada la poca frecuencia de estas complicaciones, no existen ensayos controlados aleatorizados ni estudios prospectivos que guíen el uso de la anticoagulación. Además, la mayoría de las series de casos existentes se han centrado específicamente en las trombosis sépticas del seno cavernoso, ya que las trombosis del seno sigmoide o sagital superior son aún más inusuales.[9] Las series de casos mencionadas anteriormente, que compararon el tratamiento de la trombosis séptica del seno cavernoso con antibióticos, frente a antibióticos más anticoagulación, no han demostrado de forma convincente una disminución de la mortalidad, pero la anticoagulación ha mostrado cierta reducción de la morbilidad (p. ej., reducción de las tasas de ceguera, accidente cerebrovascular y déficit de los nervios craneales), mientras que la aparición de complicaciones hemorrágicas sigue siendo rara.[9,10] Entre las contraindicaciones del tratamiento anticoagulante destacan la evidencia radiográfica de secuelas hemorrágicas, la meningitis concomitante (mayor riesgo de hemorragia intracerebral), la falta de probabilidad percibida de propagación del trombo y la sospecha de riesgo elevado de eventos embólicos sépticos. La decisión de incluir la anticoagulación tiene, por lo tanto, sus matices y debe hacerse en colaboración con los especialistas del ramo (p. ej., neurología o hematología).[10]

Referencias

1. Wyler B, Mallon WK. Sinusitis update. *Emerg Med Clin North Am*. 2019;37:41-54.

2. Morjaria JB, Caruso M, Emma R, Russo C, Polosa R. Treatment of allergic rhinitis as a strategy for preventing asthma. *Curr Allergy Asthma Rep*. 2018;18:23.

3. Dykewicz MS, Wallace DV, Amrol DJ, et al. Rhinitis 2020: a practice parameter update. *J Allergy Clin Immunol*. 2020;146:721-767.

4. Orlandi RR, Kingdom TT, Hwang PH, et al. International consensus statement on allergy and rhinology: rhinosinusitis. *Int Forum Allergy Rhinol*. 2016;6(Suppl 1):S22-S209.

5. Rosenfeld RM, Piccirillo JF, Chandrasekhar SS, et al. Clinical practice guideline (update): adult sinusitis. *Otolaryngol Head Neck Surg*. 2015;152:S1-S39.

6. Hoxworth JM, Glastonbury CM. Orbitaria and intracranial complications of acute sinusitis. *Neuroimaging Clin N Am*. 2010;20:511-526.

7. Eifan AO, Durham SR. Pathogenesis of rhinitis. *Clin Exp Allergy*. 2016;46:1139-1151.

8. van den Broek MF, Gudden C, Kluijfhout WP, et al. No evidence for distinguishing bacterial from viral acute rhinosinusitis using symptom duration and purulent rhinorrhea: a systematic review of the evidence base. *Otolaryngol Head Neck Surg*. 2014;150:533-537.

9. Ziegler A, Patadia M, Stankiewicz J. Neurological complications of acute and chronic sinusitis. *Curr Neurol Neurosci Rep*. 2018;18:5.

10. van der Poel NA, Mourits MP, de Win MML, Coutinho JM, Dikkers FG. Prognosis of septic cavernous sinus thrombosis remarkably improved: a case series of 12 patients and literature review. *Eur Arch Otorhinolaryngol*. 2018;275:2387-2395.

CAPÍTULO

12

Sialolitiasis y sialoadenitis

Vilija Vaitaitis

Sanjey Gupta

DESAFÍO CLÍNICO

Los pacientes con enfermedades de las glándulas salivales suelen acudir a los servicios de urgencias o a un centro médico con un inicio agudo de dolor o inflamación de la glándula salival afectada. Además del dolor y la inflamación glandular, los pacientes con sialolitiasis o sialoadenitis pueden presentar fiebre, trismo, dificultad para deglutir, eritema local, alteraciones en el flujo o consistencia de la saliva y leucocitosis.

FISIOPATOLOGÍA

El sistema de glándulas salivales está compuesto por pares de glándulas parótidas, submandibulares y sublinguales, así como de numerosas glándulas salivales menores. Las glándulas parótidas están situadas entre la rama de la mandíbula y el conducto auditivo externo, con la cola de la parótida inferior respecto al lóbulo de la oreja, sumergiéndose por debajo de la línea mandibular. Las glándulas parótidas son drenadas por los conductos de Stensen, que pasan por encima del músculo masetero y perforan el músculo buccinador, para luego desembocar en la boca a través de una abertura en la mucosa, cerca del segundo molar maxilar de cada lado. Las glándulas submandibulares están situadas en el triángulo submandibular, justo debajo de la mandíbula, y desembocan en la línea media del piso (suelo) de la boca, justo detrás de los incisivos, a través del conducto de Wharton (**fig. 12-1**).

La *sialolitiasis* es una alteración en la que se forman cálculos (litos) dentro de un conducto salival, lo que provoca su obstrucción. Es la causa más frecuente de inflamación de las glándulas salivales, con una incidencia de 1 por cada 10 000 a 30 000 personas. El principal intervalo de edad para el diagnóstico es de los 30 a los 60 años, con una mayor incidencia en los hombres. Aproximadamente entre el 80% y el 85% de los cálculos se producen en las glándulas submandibulares, el 15% en las parótidas y más del 5% en las sublinguales y en otras glándulas (**fig. 12-2**).[1] La sialolitiasis se caracteriza por dolor e inflamación recurrentes de la glándula, a menudo exacerbados a la hora de las comidas, cuando el flujo salival es mayor.[2]

La sialolitiasis es una de las principales causas de sialoadenitis, o inflamación de las glándulas salivales. Sin embargo, la sialoadenitis puede ser causada o exacerbada por otras enfermedades preexistentes, como las estenosis ductales, la diabetes mellitus, el hipotiroidismo, el síndrome de Sjögren, la gota y la insuficiencia renal. Los medicamentos que reducen el flujo salival, especialmente los que tienen propiedades anticolinérgicas, también pueden contribuir al desarrollo de sialoadenitis.[3]

La sialoadenitis de una o varias glándulas salivales produce dolor, inflamación, eritema sobre la glándula, trismo, secreción purulenta del conducto y, potencialmente, la formación de abscesos. La parotiditis, que es una sialoadenitis limitada a la glándula parótida, suele ser consecuencia de la deshidratación, la obstrucción o la migración retrógrada de bacterias a través del conducto. La parótida es la glándula más frecuentemente afectada por la inflamación.[4]

Al igual que en el caso de la sialolitiasis, se sabe que varias afecciones médicas predisponen a los pacientes a padecer sialoadenitis infecciosa aguda, como la insuficiencia hepática o renal, la diabetes,

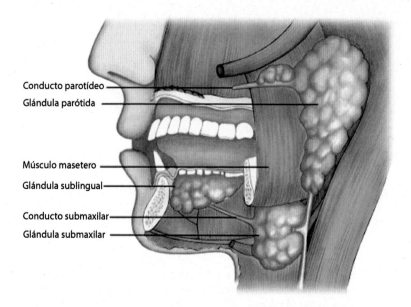

Figura 12-1. Esta figura muestra la ubicación de la glándula parótida y su respectivo conducto de Stensen. La glándula submandibular es inferior a la mandíbula y es drenada por el conducto de Wharton, que desemboca en el piso de la boca (tomada de Lippincott Nursing Solutions/Lippincott Nursing Advisor. Wolters Kluwer; 2015).

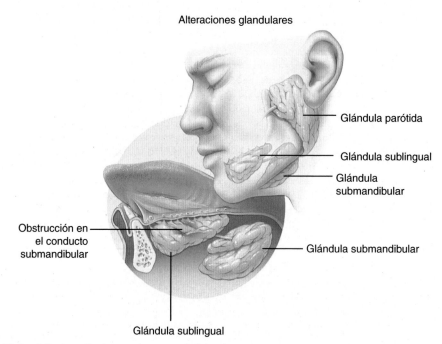

Figura 12-2. Cálculo salival que obstruye el flujo de salida de un conducto de la glándula salival, provocando dolor y edema (tomada de The Anatomical Chart Company. *Disorders of the Teeth and Jaw Anatomical Chart.* Wolters Kluwer; 2005).

el hipotiroidismo, la desnutrición, el virus de la inmunodeficiencia humana (VIH), el síndrome de Sjögren, la anorexia o la bulimia, la hiperlipoproteinemia, la hiperuricemia, la fibrosis quística, la intoxicación por plomo y el síndrome de Cushing.[5] Algunos medicamentos, como los diuréticos, los bloqueadores β, los antidepresivos tricíclicos y las fenotiazinas, también pueden provocar deshidratación y la consiguiente sialoadenitis.[4,5]

ABORDAJE DIAGNÓSTICO/EXPLORACIÓN DIRIGIDA

El diagnóstico clínico de la sialolitiasis puede ser difícil, ya que un cálculo puede no ser evidente a menos que se produzca la obstrucción de un conducto salival y la consiguiente inflamación de la glándula (sialoadenitis). Los cálculos obstructivos suelen presentarse con edema unilateral de la glándula salival y agravamiento del dolor o la inflamación que se producen al comer.[6] La exploración física debe incluir palpación bimanual del piso de la boca, empujando hacia arriba la glándula submandibular con una mano, mientras se palpa de forma intrabucal el piso de la boca con la otra. La glándula afectada se encuentra firme o adolorida y, en el caso de la inflamación de la glándula submandibular, el piso de la boca puede estar elevado, inflamado y con dolor. En la sialoadenitis, la palpación de la glándula a menudo produce la expulsión de pus desde el orificio intrabucal de la glándula.[7] En el caso de la glándula parótida, debe palparse el trayecto del conducto de Stensen (**fig. 12-3**). Esta palpación a veces puede revelar una calcificación evidente, aunque en la inflamación aguda los cálculos no suelen ser palpables debido al edema y la induración de los tejidos blandos subyacentes (**fig. 12-4**). Además, el tejido glandular inflamado, de aspecto firme e irregular, puede confundirse a veces con calcificaciones.

Cuando la glándula parótida se ve afectada, es importante realizar una exploración exhaustiva del nervio facial ipsilateral. La parálisis del nervio facial rara vez se asocia a la sialolitiasis o a la sialoadenitis y, con mayor frecuencia, sugiere una neoplasia, lo que justifica la realización de estudios adicionales.[8]

Diagnóstico

Si la exploración clínica no es concluyente, se pueden utilizar numerosos estudios de imagen para ayudar al diagnóstico de sialolitiasis o sialoadenitis (**fig. 12-5**). La ecografía es una modalidad no invasiva y bastante sencilla que puede identificar calcificaciones, masas o colecciones de líquido dentro de las glándulas. La ecografía llevada a cabo por radiólogos o médicos tiene sensibilidades que oscilan entre el 71% y el 94% para la detección de cálculos salivales.[9]

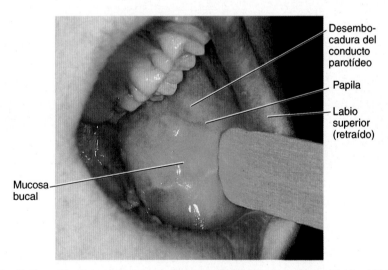

Figura 12-3. Exploración del conducto parotídeo (de Stensen) (tomada de Bickley LS, Szilagyi PG, Hoffman RM, Soriano RP. *Bates' Guide To Physical Examination and History Taking*. 13th ed. Wolters Kluwer; 2021. Figura 14-8).

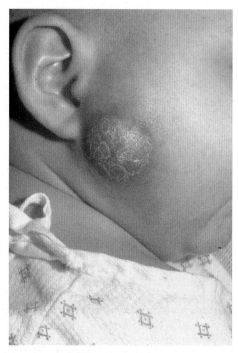

Figura 12-4.   Aspecto del absceso de glándula parótida de un niño (cortesía de Peter Sol, MD, y de Leite KR. Lumps on the face. En: Chung EK, Atkinson-McEvoy LR, Lai NL, Terry M, eds. *Visual Diagnosis and Treatment in Pediatrics*. 3rd ed. Wolters Kluwer; 2015:81-88. Figura 11-5).

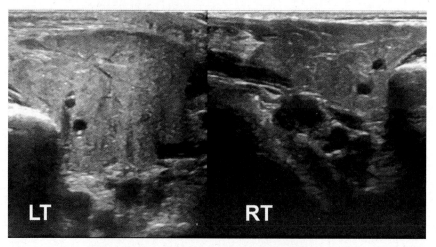

Figura 12-5.   En esta ecografía se observa un crecimiento de la glándula parótida izquierda (*LT*) causado por inflamación, en comparación con una glándula parótida derecha (*RT*) benigna (tomada de Siegel MJ. Head and neck. En: Siegel MJ, ed. *Pediatric Sonography*. 5th ed. Wolters Kluwer; 2019:112-155. Figura 4-11).

La tomografía computarizada (TC) también es útil para identificar las lesiones mencionadas y es mejor que la ecografía para evaluar los conductos y los tejidos circundantes en caso de celulitis.[10] La TC de la cabeza y el cuello es la modalidad diagnóstica de elección para investigar el edema mandibular indiferenciado, con una alta sensibilidad para identificar tanto la sialolitiasis como la sialoadenitis, así como otras numerosas enfermedades que forman parte del diagnóstico diferencial.[11] La TC sin contraste detecta los cálculos con gran precisión, pero la TC con contraste permite una exploración más detallada

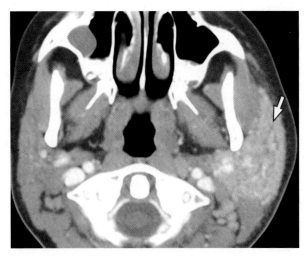

Figura 12-6. TC con contraste que revela una inflamación de la parótida izquierda (tomada de Juliano AF, Vargas SO, Robson CD. Head and neck. En: Lee E, ed. *Pediatric Radiology: Practical Imaging Evaluation of Infants and Children.* 1st ed. Wolters Kluwer; 2018:163-260. Figura 3-151A).

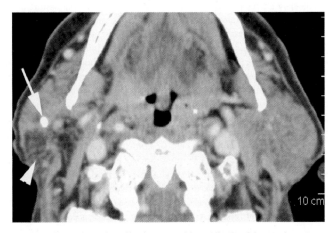

Figura 12-7. Imagen de TC que revela cálculo parotídeo (*flecha blanca larga*) y edema (*cabeza de flecha blanca*) (tomada de Mancuso AA, Vaysberg M. Parotid infections. En: Mancuso AA, ed. *Head and Neck Radiology.* 2nd ed. Wolters Kluwer; 2011:1530-1543. Figura 177-1J).

de los tejidos blandos que rodean la glándula y es más probable que permita descubrir una neoplasia o un absceso (**figs. 12-6 y 12-7**).[12] La resonancia magnética (RM) puede utilizarse para evaluar las glándulas, pero a menudo es innecesaria en el contexto agudo de la sialoadenitis o la sialolitiasis.

DIAGNÓSTICO DIFERENCIAL

Los pacientes de todas las edades pueden verse afectados por la inflamación de las glándulas salivales y el proceso de la enfermedad tiene un amplio diagnóstico diferencial (**tabla 12-1**).

TRATAMIENTO

La sialolitiasis no complicada puede tratarse de forma conservadora con hidratación intensa, compresas calientes, cojines térmicos, masaje de la glándula después de cada comida y uso de sialogogos como gotas de limón o vitamina C.[13] Si el cálculo es visible o palpable cerca del orificio del conducto, se puede

TABLA 12-1 Causas de la inflamación de las glándulas salivales	
Causas virales	Paperas (paramixovirus), virus de Epstein-Barr, virus coxsackie, influenza A y parainfluenza
Causas bacterianas	*Staphylococcus aureus* (más frecuente), *Streptococcus sp.*, *Haemophilus influenzae* y bacterias gramnegativas **Las bacterias anaerobias también pueden estar implicadas,** incluyendo *Peptostreptococcus, Bacteroides, Porphyromonas* y *Prevotella*
No infecciosas	Fibrosis quística, colagenopatía vascular, alcoholismo, diabetes, uremia, gota, sarcoidosis, insuficiencia hepática o renal, hipotiroidismo, desnutrición, VIH, síndrome de Sjögren, anorexia, bulimia, hiperlipoproteinemia, hiperuricemia, intoxicación por plomo, síndrome de Cushing
Oncológicas	Tumores salivales benignos y malignos
Medicamentosas	Diuréticos, bloqueadores β, antidepresivos tricíclicos, fenotiazinas, anticolinérgicos, quimioterapia
Iatrógenas	Hematoma postoperatorio, seroma o sialocele. Radiación

Tomada de Brook I. Diagnosis and management of parotiditis. *Arch Otolaryngol Head Neck Surg.* 1992;118(5):469-471.

intentar la extracción intrabucal directa con anestesia local.[1] Los casos más complicados justificarán una evaluación otorrinolaringológica (ORL) y tratamientos invasivos, incluida la sialendoscopia, u otros procedimientos endoscópicos o abiertos para el abordaje del cálculo o la glándula.[7]

La sialoadenitis supurativa sin formación de abscesos puede tratarse con compresas calientes, cojines térmicos, hidratación, sialogogos, higiene bucal con enjuagues bucales de clorhexidina al 0.12% tres veces al día para reducir los recuentos bacterianos intrabucales y terapia antibiótica dirigida a los microorganismos grampositivos y anaerobios.[1] La mayoría de los casos sin formación de abscesos se resuelven con un tratamiento ambulatorio.[14] Los pacientes con riesgo de sepsis o de deshidratación, o en los que no ha funcionado un tratamiento de antibióticos orales, deben ser ingresados para un tratamiento adicional con antibióticos e hidratación intravenosos.

La cirugía debe considerarse cuando se forma un absceso, cuando fracasa el tratamiento conservador, cuando el nervio facial está afectado, cuando la infección se extiende a los espacios profundos del cuello o cuando existe un alto riesgo de que se agrave la infección.[15] Dependiendo de la localización y la gravedad, el drenaje del absceso puede realizarse con aguja a pie de cama o mediante incisión y drenaje quirúrgico. Cuando se trata de un cálculo relativamente accesible, el drenaje quirúrgico suele ser el método preferido porque la extracción del lito y la evacuación del absceso pueden llevarse a cabo simultáneamente. Sin embargo, en el caso de los cálculos más profundos, es preferible mitigar la infección con antibióticos y favorecer un procedimiento de drenaje menos invasivo en el intervalo, para permitir la extracción definitiva del cálculo en el futuro.

En el caso de los pacientes con sialoadenitis *crónica*, definida como inflamación recurrente o persistente de las glándulas salivales, debe considerarse la derivación al ORL para una posible sialendoscopia o cirugía abierta.[1] En los casos más extremos, se puede extirpar toda la glándula para resolver la enfermedad.[7] Además, todo paciente al que se le encuentre una masa en la parótida o en la glándula submandibular debe ser derivado al ORL para que le hagan más estudios.

CONSEJOS Y ALERTAS

- La sialolitiasis y la sialoadenitis pueden tratarse con éxito en el ámbito ambulatorio con el uso de calor o compresas térmicas, sialogogos, masaje glandular y antibióticos en casos de infección.
- Las TC sin contraste y con contraste tienen una sensibilidad alta y equivalente para la detección de cálculos en las glándulas salivales ante la inflamación de la mandíbula, pero la TC con contraste definirá mejor los abscesos o las neoplasias.
- Las masas parotídeas o la parálisis del nervio facial deben derivarse inmediatamente al ORL para un estudio más detallado, dado el riesgo de malignidad.

INFORMACIÓN BASADA EN LA EVIDENCIA

¿Cuál es la mejor modalidad diagnóstica para detectar los cálculos en los conductos salivales en presencia de edema mandibular o facial?

La TC del cuello con contraste tiene una sensibilidad del 96%, una especificidad del 100%, un valor predictivo positivo del 100%, un valor predictivo negativo del 96.8% y una precisión del 98% para la detección de cálculos en las glándulas salivales; asimismo, proporciona un beneficio añadido para la evaluación de los tejidos blandos circundantes.[12] La TC sin contraste también tiene una sensibilidad equivalente para la detección de cálculos en los conductos salivales.[12] La ecografía tiene la ventaja de que no produce radiación ionizante, pero depende en gran medida del operador y tiene una sensibilidad del 77%, una especificidad del 95%, un valor predictivo positivo del 94%, un valor predictivo negativo del 78% y una precisión del 85% para la detección de cálculos, según un estudio reciente.[9]

¿Cuál es el papel de la sialendoscopia?

La sialendoscopia es una técnica mínimamente invasiva que puede realizarse tanto en un entorno clínico como en el quirófano para tratar la enfermedad ductal salival obstructiva e inflamatoria. La técnica utiliza pequeños endoscopios para evaluar el conducto salival. A través de los canales de trabajo del endoscopio, el conducto puede ser irrigado con solución salina o corticoides. Aunque actualmente no está aprobada por la Food and Drug Administration (FDA), algunos ORL también hacen uso de la litotricia para romper los cálculos obstructivos dentro del conducto y permitir que salgan.[16-18] Cabe destacar que la sialendoscopia no puede llevarse a cabo durante una infección aguda, debido al riesgo de lesión del conducto.

¿Qué enfermedades autoinmunitarias o sistémicas afectan las glándulas salivales y cuál es el mejor tratamiento?

Las enfermedades autoinmunitarias y sistémicas, como el síndrome de Sjögren y la enfermedad relacionada con la inmunoglobulina G4, afectan las glándulas salivales a través de una respuesta inmunomediada que ataca al parénquima de la glándula o a los tejidos ductales. El papel de la sialendoscopia intervencionista en el tratamiento de la inflamación autoinmunitaria de las glándulas se ha estudiado poco, pero busca mostrar que puede ser un complemento beneficioso en los casos resistentes a otras terapias reumatológicas estándar.[19]

Referencias

1. Wilson K, Meier J, Ward D. Salivary gland disorders. *Am Fam Physician*. 2014;89(11):882-888.

2. Pasha R, Golub J. *Otolaryngology Head & Neck Surgery: Clinical Reference Guide*. 4th ed. Plural Publishing; 2014.

3. Huoh K, Eisele D. Etiologic factors in sialolithiasis. *Otolaryngol Head Neck Surg*. 2011;145(6):935-939.

4. Brook I. Diagnosis and management of parotiditis. *Arch Otolaryngol Head Neck Surg*. 1992;118(5):469-471.

5. Jafek B, Murrow B. *ENT Secrets*. 3rd ed. Elsevier Mosby; 2005.

6. Diebold S, Overbeck M. Soft tissue disorders of the mouth. *Emerg Med Clin North Am*. 2019;37(1):55-68.

7. Kraaij S, Karagozoglu K, Forouzanfar T et al. Salivary stones: symptoms, aetiology, biochemical composition and treatment. *Br Dent J*. 2014; 217(11):E23.

8. Hajiioannou J, Florou V, Kousoulis P, Kretzas D, Moshovakis E. Reversible facial nerve palsy due to parotid abscess. *Int J Surg Case Rep*. 2013;4(1):1021-1024.

9. Terraz S, Poletti P, Dulguerov P, et al. How reliable is sonography in the assessment of sialolithiasis? *Am J Roentgenol*. 2013;201(1):W104-W109.

10. Razek A, Mukherji S. Imaging of sialadenitis. *Neuroradiol J*. 2017;30(3):205-215.

11. Huang F, Caton R, Colla J. Point-of-care ultrasound diagnosis of acute sialolithiasis with sialadenitis. *Clin Pract Cases Emerg Med*. 2017;1(4):437-438.

12. Purcell Y, Kavanagh G, Cahalane A, Carroll A, Khoo S, Killeen R. The diagnostic accuracy of contrast-enhanced CT of the neck for the investigation of sialolithiasis. *Am J Neuroradiol*. 2017;38(11):2161-2166.

13. Duong L, Kakiche T, Ferré F, Nawrocki L, Bouattour A. Management of anterior submandibular sialolithiasis. *J Oral Med Oral Surg*. 2019;25(2):16.

14. Lucerna A, Espinosa J. Acute submandibular sialadenitis. *Emerg Med*. 2017;49(3):131-134.

15. Kim Y, Lee D, Yoon T, Lee J, Lim S. Parotid abscess at a single institute in Korea. *Medicine*. 2018;97(30):e11700.

16. Kim JE, Lee SS, Lee C, et al. Therapeutic effect of intraductal saline irrigation in chronic obstructive sialadenitis. *BMC Oral Health*. 2020;20(1):86.

17. Lele SJ, Hamiter M, Fourrier TL, Nathan C-A. Sialendoscopy with intraductal steroid irrigation in patients with sialadenitis without sialoliths. *Ear Nose Throat J*. 2019;98(5):291-294.

18. Capaccio P, Torretta S, Pignataro L, Koch M. Salivary lithotripsy in the era of sialendoscopy [La litotrissia salivare nell'era della scialoendoscopia]. *Acta Otorhinolaryngol Ital*. 2017;37(2):113-121.

19. Gallo A, Martellucci S, Fusconi M, et al. Sialendoscopic management of autoimmune sialadenitis: a review of literature [Trattamento scialendoscopico delle scialoadeniti autoimmuni: revisione della letteratura]. *Acta Otorhinolaryngol Ital*. 2017;37(2):148-154.

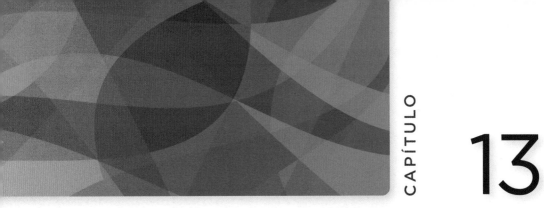

Faringitis, amigdalitis y absceso periamigdalino

Daniel R. Rutz
Samuel J. Trosman

INTRODUCCIÓN

La evaluación del dolor de garganta es una de las razones más frecuentes por la que niños y adultos buscan atención médica en el ámbito ambulatorio. Aproximadamente 2 millones de consultas anuales a los servicios de urgencias (SU) son causadas por faringitis y amigdalitis agudas.[1] Aunque la mayoría de estos casos son relativamente leves, los médicos de urgencias y de atención médica inmediata deben estar atentos a los indicios obtenidos a partir de la anamnesis y la exploración física, que pudieran ser indicativos de alteraciones peligrosas y potencialmente mortales, como las infecciones del espacio profundo del cuello. El absceso periamigdalino (APA) es una muy conocida infección del espacio profundo del cuello y una seria complicación de la faringitis o la amigdalitis bacteriana. La infección periamigdalina, que se produce en aproximadamente 30 de cada 100 000 personas de entre 5 y 59 años, puede obstruir las vías respiratorias superiores o extenderse por contigüidad a las estructuras circundantes del cuello. Para tratar eficazmente la faringitis, la amigdalitis y el APA es necesario comprender la prevalencia de la enfermedad en función de la edad, conocer la anatomía de la garganta y el cuello, realizar una elección diagnóstica cuidadosa y llevar a cabo diligentemente los procedimientos.

FISIOPATOLOGÍA

La *faringe* es la porción de la garganta situada detrás de la cavidad bucal que se extiende desde la parte posterior de la nariz hasta la zona situada detrás de la laringe y por arriba del esófago. Las amígdalas palatinas son cúmulos de tejido linfático situados en las paredes laterales de la bucofaringe, entre los pliegues palatogloso y palatofaríngeo. Las enfermedades inflamatorias de la faringe que no se extienden a los tejidos amigdalinos se denominan *faringitis*, mientras que *amigdalitis* se refiere a la inflamación de las amígdalas palatinas. Si ambas estructuras están afectadas, el término adecuado es *faringoamigdalitis*.

Los virus y los estreptococos del grupo A (EGA) β-hemolíticos son los responsables de la mayoría de los casos agudos de faringitis y amigdalitis. Entre el 25 y el 50% de los casos de faringitis aguda son atribuibles a virus respiratorios. Los EGA son responsables del 30% de los casos de faringitis en los niños y aproximadamente del 15% al 25% de los casos en los adultos. Los virus y los EGA circulan ampliamente entre la población general y se transmiten por inhalación de gotículas. Estos microorganismos se unen al epitelio respiratorio y tienen efectos citotóxicos directos, provocando respuestas inflamatorias locales y sistémicas. Además del dolor de garganta, la faringitis viral provoca fiebre, rinitis, conjuntivitis, congestión nasal, rinorrea, fatiga, malestar general y tos. La faringitis bacteriana produce dolor de garganta, dolor al deglutir, escalofríos y fiebre. También son frecuentes la cefalea, las náuseas y los vómitos.

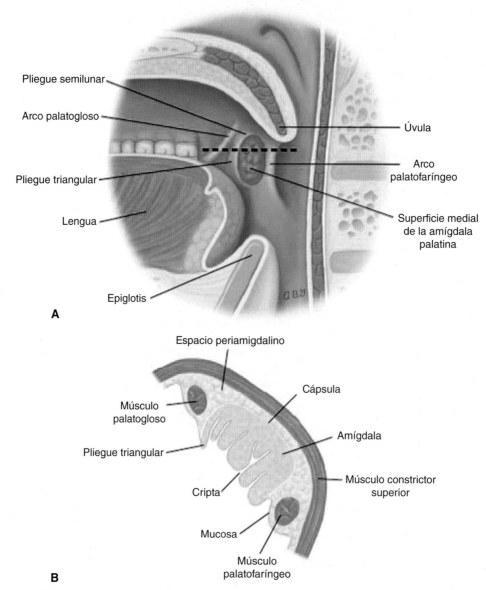

Figura 13-1.   Anatomía amigdalina. En la imagen **A** se muestra una vista sagital de la amígdala palatina dentro de la bucofaringe. En la imagen **B** se observa una sección transversal a través de la amígdala (*línea discontinua*) (*Anatomy of the palatine tonsil*; Graphic 72358 Version 6.0 © 2022 UpToDate, Inc. o sus afiliados. Todos los derechos reservados).

El APA es una infección purulenta en el espacio periamigdalino, el cual es un espacio potencial adyacente al músculo constrictor superior de la faringe y a los pilares amigdalinos (**fig. 13-1**). Su fisiopatología implica la progresión de la faringitis o de la amigdalitis bacteriana hacia el espacio periamigdalino, lo que provoca cambios flemonosos y la posterior formación de abscesos. El APA suele manifestarse en la porción superior de la amígdala, pero también puede presentarse como loculaciones purulentas inferiores o laterales.

ABORDAJE DIAGNÓSTICO/EXPLORACIÓN DIRIGIDA

Una exploración clínica cuidadosa puede ayudar a diferenciar la faringitis, la amigdalitis y el APA. El uso de un depresor lingual (abatelenguas) y hacer que el paciente bostece o diga «ahh» elevan el paladar y la

> | **TABLA 13-1** | Hallazgos de la exploración para detectar una obstrucción de las vías respiratorias superiores o infección del espacio profundo del cuello |
> |---|---|

Signos de obstrucción de las vías respiratorias superiores

- Estridor
- Voz apagada o de «papa caliente»
- Asumir posición de trípode
- Taquipnea
- Acumulación de secreciones bucofaríngeas

Signos de infección en el espacio profundo del cuello

- Trismo
- Incapacidad para flexionar o extender el cuello
- Tortícolis
- Crepitación
- Disfagia
- Aspecto enfermizo (fiebre alta, escalofríos)

Adaptada de Yoon PJ, Scholes MA, Herrmann BW. Ear, nose, & throat. En: Hay WW Jr, Levin MJ, Abzug MJ, Bunik M, eds. *Current Diagnosis & Treatment: Pediatrics.* 25th ed. McGraw-Hill; 2021.

úvula, ofreciendo una mejor visión de la bucofaringe, las amígdalas palatinas y el tejido periamigdalino. La faringitis se manifiesta clínicamente como una mucosa faríngea eritematosa e inflamada. La amigdalitis aguda se presenta con eritema e inflamación de las amígdalas y los pilares amigdalinos. En este caso, puede haber exudado amigdalino y se pueden palpar ganglios cervicales dolorosos. El APA causa inflamación significativa unilateral de los tejidos blandos periamigdalinos, desviación de la úvula hacia el lado contrario al afectado y fluctuación palpable. Los pacientes también pueden tener trismo por el espasmo del músculo pterigoideo interior y disfonía o voz «de papa caliente» por la inflamación de la garganta. La otalgia unilateral causada por dolor referido también sugiere infección periamigdalina, flemón o absceso. En los casos graves, puede haber síntomas de obstrucción de las vías respiratorias superiores, como dificultad respiratoria, sialorrea, estridor y posición de trípode (**tabla 13-1**). La laringoscopia a pie de cama, a menudo realizada por médicos familiarizados con la técnica, o en consulta con otorrinolaringología (ORL), puede confirmar los hallazgos anatómicos de la obstrucción. Estos pacientes pueden descompensarse rápidamente y necesitar intubación urgente o traqueostomía en el quirófano.

DIAGNÓSTICO DIFERENCIAL

Aunque la faringitis y la amigdalitis se atribuyen con mayor frecuencia a una infección viral o a un EGA β-hemolítico, los médicos deben considerar un amplio diagnóstico diferencial para los pacientes que presentan dolor de garganta.

Los virus respiratorios estacionales de transmisión frecuente, en particular los rinovirus, adenovirus, coronavirus y virus de la influenza, son las causas más habituales de faringitis viral. No requieren de pruebas especiales y tienen un curso autolimitado. El SARS-CoV-2, el virus que causa la COVID-19, también puede manifestarse como faringitis. Otros agentes virales son el virus de Epstein-Barr (VEB), el virus de la inmunodeficiencia humana (VIH) y el virus del herpes simple (VHS). El VEB causa la mononucleosis infecciosa, la cual se transmite por contacto oral, a menudo en la adolescencia y la juventud. Clínicamente, se presenta como una faringoamigdalitis con exudado amigdalino y linfadenopatía cervical posterior, y se asocia a fiebre alta, malestar y fatiga. Los pacientes que reciben antibióticos a base de penicilina para el tratamiento de una presunta infección estreptocócica podrían desarrollar una erupción cuando se infectan con VEB. Los médicos deben buscar la presencia de esplenomegalia y tomar nota de los linfocitos atípicos en los análisis de sangre, lo cual puede contribuir al diagnóstico de VEB. La fase aguda de la infección por el VIH se produce aproximadamente entre 2 y 4 semanas después de la exposición y puede presentarse con fiebre, faringitis no exudativa y adenopatías cervicales que forman parte de un síndrome gripal. Los médicos deben considerar este diagnóstico en los pacientes con comportamientos de alto riesgo o aquellos con infecciones de transmisión sexual coexistentes. La presencia de úlceras bucofaríngeas o linguales debe llevar a evaluar la faringitis por VHS.

El EGA β-hemolítico representa casi el 25% de los casos de faringoamigdalitis en los adultos. Otras bacterias importantes pero menos frecuentes son *Streptococcus* del grupo C o G, *Fusobacterium*, *Mycoplasma pneumoniae*, *Neisseria gonorrhoeae* y *Chlamydia pneumoniae*. *Fusobacterium* es el microorganismo causal de una enfermedad poco frecuente, el síndrome de Lemierre, también conocido como *tromboflebitis séptica de la vena yugular interna*. Este patógeno es un anaerobio bucofaríngeo que coloniza a los pacientes jóvenes. El síndrome de Lemierre se presenta como una faringitis con exudados amigdalinos, dolor mandibular y posible inflamación del cuello o del ángulo de la mandíbula. Los pacientes no vacunados o aquellos procedentes de países en vías de desarrollo corren el riesgo de sufrir una faringitis debido a *Corynebacterium diphtheriae*, el cual provoca infección faríngea recubierta de una membrana gris, que sangra al pincharla.

El diagnóstico diferencial del APA incluye otras causas de infección del espacio profundo del cuello y de obstrucción de las vías respiratorias superiores. El absceso retrofaríngeo, frecuente en la primera infancia, también produce fiebre alta, dolor de garganta y trismo. Además, puede provocar rigidez en el cuello causada por tortícolis, especialmente al intentar la extensión del cuello, y una inflamación menos prominente de los tejidos blandos periamigdalinos al examinar la garganta. El absceso parafaríngeo puede ocasionar un aspecto tóxico y rigidez en el cuello, así como el desplazamiento de la pared faríngea o el abultamiento del pilar amigdalino posterior. Aunque es menos frecuente en los individuos vacunados contra *Haemophilus influenzae* de tipo B, la obstrucción de las vías respiratorias superiores resultante de la epiglotitis aguda es una consideración diagnóstica en esta población de pacientes. Los niños pequeños con epiglotitis atribuible a *Haemophilus influenzae* B pueden presentar síntomas de obstrucción inminente de las vías respiratorias, con posición de trípode, sialorrea, estridor y taquipnea. Por su parte, los niños mayores, los adolescentes y los adultos pueden tener dolor de garganta intenso, disfagia y sialorrea, sin signos de obstrucción de las vías respiratorias.

Por último, las posibilidades no infecciosas que causan dolor e inflamación de garganta incluyen angioedema agudo, anafilaxia, traumatismo craneoencefálico y de cuello o tumores de cabeza y cuello.

TRATAMIENTO

La faringoamigdalitis viral puede diagnosticarse clínicamente con base en la anamnesis y la exploración física. Si se sospecha, se puede obtener una prueba de reacción en cadena de la polimerasa por transcripción inversa (RT-PCR, *reverse transcription-polymerase chain reaction*) para SARS-CoV-2, a fin de evaluar la presencia de COVID-19. Otros casos en los que las pruebas virales pueden ser pertinentes incluyen la búsqueda de posible influenza, VEB y VIH agudo. Los casos ordinarios de faringitis viral se tratan sintomáticamente con hidratación oral, antipiréticos, analgésicos y reposo. En el servicio de urgencias, los pacientes deshidratados o que no pueden tomar líquidos por vía oral deben recibir líquidos intravenosos.

La decisión de realizar un estudio de detección de EGA, mediante una prueba de diagnóstico rápido de antígenos (PDRA), puede orientarse ante la presencia de los criterios modificados de Centor para el EGA. Entre estos se encuentran: *1)* exudados amigdalinos, *2)* adenopatía cervical anterior dolorosa, *3)* ausencia de tos, *4)* antecedentes de fiebre y *5)* edad de 3 a 14 años. Cuando solo está presente un criterio, el EGA es poco probable. Cuando están presentes de dos a tres de los cinco criterios, existe una probabilidad intermedia (11 a 35%) de que se trate de un EGA, y debe considerarse la posibilidad de realizar pruebas. Una puntuación de 4 o 5 puntos se asocia a una probabilidad de entre el 51% y el 53% de infección por EGA. Las PDRA tienen una sensibilidad global del 86% y una especificidad del 94% al 96%, pero son ligeramente menos sensibles en la población adulta (77% a 92%), por lo que en los pacientes de alto riesgo debe llevarse a cabo un cultivo de garganta para evitar resultados rápidos falsos negativos. Los pacientes de alto riesgo son aquellos con compromiso inmunitario, con antecedentes de fiebre reumática (FR) aguda, que viven en instituciones o con puntuaciones de Centor altas ($\geq$ 3).

Las pruebas para detectar bacterias atípicas, como *Chlamydia pneumoniae*, *Neisseria gonorrhoeae*, *Mycoplasma pneumoniae* y especies de *Fusobacterium*, o causas más raras de faringitis, como *Clostridium diphtheriae*, están indicadas en los pacientes con factores de riesgo, con alta sospecha por parte del médico, o para aquellos en los que el tratamiento del EGA no resulta curativo.

Las guías actuales sobre enfermedades infecciosas recomiendan el tratamiento antimicrobiano de las infecciones por EGA.[2] La penicilina es el fármaco de primera línea recomendado, y los candidatos adecuados son la penicilina benzatínica intramuscular (i.m.), la penicilina VK o la amoxicilina. Para los pacientes alérgicos a la penicilina que no presentan anafilaxia, se puede utilizar una cefalosporina o clindamicina, aunque se ha informado de resistencia a estos fármacos. En los pacientes inmunocompetentes, la administración de corticoesteroides aumenta la probabilidad de resolución completa del dolor a las 24 h (reducción absoluta del 20.8%; número necesario a tratar [NNT] de 5; riesgo relativo [RR] de 2.4, intervalo de confianza [IC] del 95%: 1.3-4.5) y a las 48 h (reducción absoluta del 24.4%; NNT 5; RR 1.5, IC 95%: 1.3-1.8).[3] Los antibióticos reducen levemente el riesgo de complicaciones locales como la otitis media aguda y el APA. En un amplio metaanálisis de ensayos aleatorizados que comparaban los antibióticos con el placebo en adultos y niños con faringitis estreptocócica, los antibióticos redujeron la tasa de otitis media aguda en 14 días (0.47% frente a 2.0%; cociente de riesgos [RR, *risk ratio*] de 0.30, IC 95%: 0.15-0.58) y el APA a los 2 meses (0.24% frente a 2.3%; RR 0.15, IC 95%: 0.05-0.47).[4]

Las dos principales complicaciones no supurativas de la faringitis por EGA son la FR y la glomerulonefritis postestreptocócica (GNPE). Nunca se ha constatado que los antibióticos eviten la GNPE, y las pruebas para la prevención de la FR en los países desarrollados no son convincentes. Los primeros datos sobre la eficacia de los antibióticos para prevenir la FR estaban sesgados y se basaban en estudios de hombres jóvenes en cuarteles militares donde había una alta incidencia de FR en comparación con la población general.[5] Algunas estimaciones más recientes sitúan la incidencia de la FR mucho más abajo, aproximadamente en 300 casos por cada 2.2 millones de individuos sin antibióticos, en comparación con los 75 por cada 2.2 millones con antibióticos, lo que indica un NNT de 10 000 para prevenir un caso de FR, y un NNT de 20 000 para prevenir un caso de cardiopatía reumática.[6] El descenso de la FR en los países desarrollados probablemente se deba a una combinación de una mejoría en la higiene y las condiciones de vida, junto con cambios en la estructura proteínica del EGA circulante, que reducen la probabilidad de causar la enfermedad.

El diagnóstico del APA puede realizarse clínicamente mediante la exploración física (fig. 13-2) o radiográficamente mediante ecografía en el punto de atención (EcoPA) o por tomografía computarizada (TC) con contraste del cuello. Cuando hay incertidumbre diagnóstica, como es el caso de la celulitis periamigdalina u otra infección del espacio profundo, la EcoPA endoscópica a pie de cama, realizada tras la administración de anestesia local, es una modalidad útil para identificar una colección de líquido periamigdalino compatible con APA (fig. 13-3). La TC con contraste intravenoso del cuello puede distinguir fácilmente el APA de otras alteraciones parecidas, como la celulitis periamigdalina, el flemón, el absceso retrofaríngeo o parafaríngeo, la enfermedad de Lemierre u otras infecciones del espacio profundo del cuello. El APA aparecerá como un área hipodensa con reforzamiento en el borde, a menudo con efecto de masa en el tejido blando circundante.

El tratamiento del APA requiere aspiración con aguja o incisión y drenaje (IyD) seguidos de antibióticos. La anestesia local se consigue con lidocaína tópica o nebulizada; en la población pediátrica debe considerarse un procedimiento de sedación. La zona de máxima fluctuación se puede aspirar con una aguja, evacuando la pus hasta que mejore la inflamación. Como alternativa, se realiza una incisión en la mucosa y se drena directamente el absceso en su totalidad. Estos dos métodos tienen tasas de eficacia similares a la hora de evacuar con éxito la colección de líquido purulento, aunque la IyD suele ser realizada por un ORL. Las complicaciones de cualquiera de los dos procedimientos son hemorragia, aspiración de sangre o del contenido del absceso hacia las vías respiratorias y dolor intratable. Una complicación temida, aunque extremadamente rara, es la lesión de la arteria carótida. Los pacientes deben ser observados después de la aspiración o la IyD para ver si toleran los líquidos y los antibióticos. La mejoría es rápida y la mayoría de los pacientes experimentan una disminución

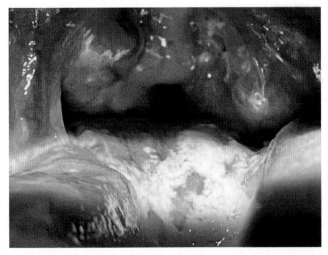

Figura 13-2. Absceso periamigdalino izquierdo. El absceso se encuentra en el espacio periamigdalino superior izquierdo, lo que se hace evidente por un aumento de la inflamación de la mucosa en esa región y el borrado del pilar amigdalino izquierdo (cortesía del Dr. Samuel J. Trosman, The Mount Sinai Hospital).

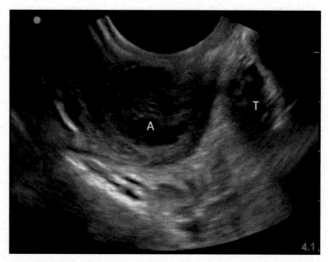

Figura 13-3.   Ecografía endoscópica en el punto de atención que muestra un absceso periamigdalino (*A*) adyacente a la amígdala palatina (*T*). El absceso aparece como una estructura nodular con un borde hiperecoico y un centro mixto hipoecoico y anecoico, compatible con una acumulación de líquido purulento (cortesía del Dr. David R. Rutz, University of Wisconsin, Department of Emergency Medicine, Emergency Ultrasound).

subjetiva del dolor y de la inflamación de la garganta en las primeras 24 h después del drenaje exitoso. Los antibióticos deben cubrir el EGA y *Staphylococcus aureus*, considerando la posibilidad de que se trate de una variante resistente a la meticilina si la prevalencia local de la enfermedad es alta. Se debe prescribir amoxicilina-ácido clavulánico o clindamicina durante 14 días.[7] El fracaso del tratamiento o la reaparición de múltiples APA son indicaciones para la amigdalectomía. Los pacientes con sospecha de compromiso de las vías respiratorias causado por la inflamación o con incapacidad para tolerar líquidos y antibióticos por el dolor deben ser hospitalizados para recibir líquidos parenterales y terapia antibiótica intravenosa. Los datos sobre la administración de corticoides en el APA no son exhaustivos, pero algunos estudios pequeños sugieren la eficacia en la mejoría sintomática.[8,9] La decisión de administrar corticoides debe considerarse en el contexto del estado inmunitario, la edad y las enfermedades concomitantes del paciente.

TEMAS DE PEDIATRÍA

Los virus respiratorios son causantes de la mayoría de los casos de faringitis en la población pediátrica. No se recomienda realizar la prueba del EGA a los pacientes menores de 3 años debido a la incidencia mucho mayor de la faringitis viral en este grupo de edad, a menos que tengan un factor de riesgo de infección como el contacto estrecho con un hermano que haya dado positivo.

INFORMACIÓN BASADA EN LA EVIDENCIA

¿Cómo debe utilizarse la puntuación de Centor en la evaluación y el tratamiento de la faringoamigdalitis por EGA?

Publicado por primera vez en 1981, modificado en 1998 y validado a principios de la década del 2000, la puntuación de Centor es una herramienta para la toma de decisiones fácil de usar y validada prospectivamente cuando se aplica a pacientes con dolor de garganta de 3 días de duración o menos. En los primeros estudios realizados en pequeñas poblaciones de pacientes, una puntuación alta de Centor se asoció a una mayor probabilidad de dar positivo en las pruebas de EGA. Un estudio retrospectivo evaluó a más de 140 000 pacientes de 15 años o más que acudieron a un centro de atención inmediata y descubrió que la puntuación modificada funcionaba bien en comparación con los estudios de validación más pequeños. En este estudio, los intervalos de confianza del 95% se solaparon entre las puntuaciones derivadas de la cadena sanitaria y las probabilidades de dar positivo. Para los pacientes con una puntuación de 0 a 1, la Infectious Diseases Society of America (IDSA) recomienda no hacer pruebas ni tratar el EGA (1-10% de probabilidad de EGA). Para una puntuación de 2 a 3, se recomienda la PDRA con tratamiento antibiótico si resulta positiva (11-53% de probabilidad de EGA). Si los pacientes cumplen todos los criterios de Centor, está justificado administrar tratamiento empírico con antibióticos.[10]

¿Cómo deben interpretarse las pruebas de diagnóstico rápido de antígenos (PDRA) y cuándo deben obtenerse los cultivos de garganta?

Las PDRA son el pilar para el diagnóstico del EGA en la población pediátrica y adulta debido a su alta especificidad, facilidad de realización y rapidez. Sin embargo, la sensibilidad de la mayoría de las PDRA es del 70 al 90%, en comparación con el cultivo de garganta estándar: 90% a 95% de sensibilidad cuando se realiza correctamente. Una desventaja a la mayor sensibilidad del cultivo de garganta es el retraso en el diagnóstico. La especificidad es bastante alta para la mayoría de los PDRA, acercándose al 95%, lo que significa que los falsos positivos son raros. Por lo tanto, los médicos pueden estar seguros de prescribir antibióticos para el EGA con base en una PDRA positiva. En la población pediátrica, debido a la menor sensibilidad y a la mayor prevalencia de la enfermedad, una PDRA negativa debe tener un cultivo de garganta confirmatorio. La precisión del diagnóstico también es importante debido al mayor riesgo de cardiopatía reumática. En la población adulta, sin embargo, una PDRA negativa generalmente debe considerarse como un verdadero negativo.

¿Es la EcoPA endoscópica segura y confiable para realizar el diagnóstico y para guiar la aspiración del APA?

El diagnóstico del APA puede ser difícil con base únicamente en la exploración, ya que se puede observar una inflamación periamigdalina unilateral, desviación uvular con celulitis periamigdalina y flemón, sin que exista un acumulación de líquido purulenta discreta. La EcoPA endoscópica, cuando se utiliza correctamente, puede ayudar a identificar la acumulación de líquidos y reducir la aspiración con aguja o la IyD innecesarios. En una revisión retrospectiva de 43 pacientes con sospecha de APA que acudieron a un servicio de urgencias, la EcoPA endoscópica realizada por los ecografistas del servicio de urgencias identificó correctamente 34 APA, con solo un falso positivo. En este estudio no se registraron complicaciones en la aspiración.[11] Un ensayo aleatorizado que comparó la EcoPA endoscópica con la guía tradicional basada en puntos de referencia para la aspiración del APA arrojó un mayor éxito en el grupo de la EcoPA.[12]

¿Qué técnica es mejor, la aspiración con aguja o la incisión y el drenaje, para el tratamiento del APA?

Tanto la aspiración con aguja como la IyD son opciones de tratamiento aceptables para el abordaje del APA, pero ninguna ha mostrado ser superior a la otra en estudios de calidad alta. Una revisión Cochrane evaluó 11 ensayos en los que participaron 674 pacientes con APA que se sometieron a una IyD o a una aspiración con aguja.[13] Esta revisión calificó la calidad de la evidencia como *muy baja* debido al diseño defectuoso de los estudios y al riesgo de sesgo, pero mostró una tendencia hacia una menor tasa de recidiva de APA en los pacientes sometidos a IyD.

¿Qué eficacia tienen los corticoides en el tratamiento de los abscesos periamigdalinos?

Las pruebas de la eficacia de los corticoides para el APA son contradictorias. En un estudio, 41 pacientes fueron asignados al azar a una dosis única de dexametasona intravenosa (i.v.) en comparación con el placebo.[8] Ambos grupos se sometieron a una aspiración con aguja para el tratamiento del APA. Los pacientes del grupo de tratamiento con dexametasona refirieron una disminución del dolor a las 24 h de seguimiento, en comparación con el placebo.[8] Sin embargo, no hubo diferencias significativas en el dolor a las 48 h o a los 7 días de seguimiento. No se encontraron efectos secundarios significativos en ninguno de los dos grupos. En un estudio más antiguo en pacientes hospitalizados con APA se constató un beneficio clínico con los corticoides i.v. para los síntomas de dolor de garganta, trismo y disfagia.[9] Se necesitan grandes estudios doble ciego controlados con placebo para abordar más a fondo esta cuestión.

Referencias

1. Niska R, Bhuiya F, Xu J. National Hospital Ambulatory Medical Care Survey: 2007 emergency department summary. *Natl Health Stat Report*. 2010;(26):1-31.

2. Shulman ST, Bisno AL, Clegg HW, et al. Clinical practice guideline for the diagnosis and management of group a streptococcal pharyngitis: 2012 update by the Infectious Diseases Society of America. *Clin Infect Dis*. 2012;55(10):e86-e102. doi:10.1093/cid/cis629

3. de Cassan S, Thompson MJ, Perera R, et al. Corticosteroids as standalone or add-on treatment for sore throat. *Cochrane Database Syst Rev*. 2020;2020(5). doi:10.1002/14651858.CD008268.pub3

4. Spinks A, Glasziou PP, del Mar CB. Antibiotics for sore throat. *Cochrane Database Syst Rev*. 2013;2013(11). doi:10.1002/14651858.CD000023.pub4

5. Denny FW, Wannamaker LW, Brink WR, Rammelkamp CH Jr, Custer EA. Prevention of rheumatic fever: treatment of the preceding streptococcic infection. *J Am Med Assoc*. 1950;143(2): 151-153. doi:10.1001/jama.1950.02910370001001

6. McMurray K, Garber M. Taking chances with strep throat. *Hosp Pediatr*. 2015;5(10):552. doi:10.1542/hpeds.2015-0101

7. Apostolopoulos NJ, Nikolopoulos TP, Bairamis TN. Peritonsillar abscess in children. Is incision and drainage an effective management? *Int J Pediatr Otorhinolaryngol*. 1995;31(2):129-135. doi:10.1016/0165-5876(94)01077-B

8. Chau JKM, Seikaly HR, Harris JR, Villa-Roel C, Brick C, Rowe BH. Corticosteroids in peritonsillar abscess treatment: a blinded placebo-controlled clinical trial. In: *Laryngoscope*. Vol 124. John Wiley and Sons; 2014:97-103. doi:10.1002/lary.24283

9. Ozbek C, Aygenc E, Tuna EU, Selcuk A, Ozdem C. Use of steroids in the treatment of peritonsillar abscess. *J Laryngol Otol*. 2004;118(6):439-442. doi:10.1258/002221504323219563

10. Snow V, Mottur-Pilson C, Cooper RJ, Hoffman JR. Principles of appropriate antibiotic use for acute pharyngitis in adults. 2001. www.annals.org

11. Lyon M, Blaivas M. Intraoral ultrasound in the diagnosis and treatment of suspected peritonsillar abscess in the emergency department. *Acad Emerg Med*. 2005;12(1):85-88. doi:10.1197/j .aem.2004.08.045

12. Costantino TG, Satz WA, Dehnkamp W, Goett H. Randomized trial comparing intraoral ultrasound to landmark-based needle aspiration in patients with suspected peritonsillar abscess. *Acad Emerg Med*. 2012;19(6):626-631. doi:10.1111/j.1553-2712.2012.01380.x

13. Chang BA, Thamboo A, Burton MJ, Diamond C, Nunez DA. Needle aspiration versus incision and drainage for the treatment of peritonsillar abscess. *Cochrane Database of Syst Rev*. 2016;2016(12). doi:10.1002/14651858.CD006287.pub4

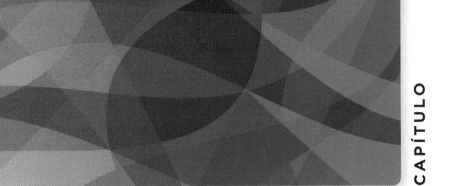

Infecciones del espacio profundo del cuello: absceso retrofaríngeo, angina de Ludwig, síndrome de Lemierre

Amy Caggiula

Tjoson Tjoa

INTRODUCCIÓN

La anatomía del espacio profundo del cuello permite la rápida propagación de las infecciones a lo largo de los planos fasciales. Debido a su proximidad a varias estructuras vitales de las vías respiratorias y circulatorias, estas infecciones solían ser mortales antes de la era moderna de los antibióticos (**fig. 14-1**). La región posterior a la fascia alar se extiende desde la región bucofaríngea en el mediastino posterior, hasta el nivel del diafragma. Es debido a esta potencial autopista de rápida propagación que a este compartimento se le denomina *zona de peligro*. Incluso en la actualidad, las infecciones del espacio profundo del cuello plantean obstáculos únicos para su diagnóstico y tratamiento, ya que a menudo es difícil visualizar las estructuras afectadas en la exploración física. El edema y la dificultad para distinguir los puntos de referencia anatómicos se suman al desafío. Sin un diagnóstico y un tratamiento tempranos, la morbimortalidad sigue siendo elevada.

DESAFÍO CLÍNICO

Absceso retrofaríngeo

El absceso retrofaríngeo (ARF) generalmente se considera una enfermedad propia de la infancia, que afecta anualmente a 4.6 niños de cada 100 000 en los Estados Unidos, aproximadamente. La mayoría de los ARF se presentan en niños menores de 6 años,[1] porque los ganglios linfáticos retrofaríngeos involucionan alrededor de los 4 o 5 años de vida. El ARF verdadero en un paciente adulto suele ser causado por una lesión penetrante en el espacio retrofaríngeo. Por lo demás, las infecciones similares en adultos, que suelen tener un origen faríngeo o dental, a menudo dan lugar a abscesos parafaríngeos, en lugar de ARF.

Debido a su localización anatómica, resulta difícil hacer el diagnóstico en la exploración física, pero es fundamental considerarlo. Un diagnóstico erróneo de una infección del espacio profundo del cuello, en particular las que afectan el espacio retrofaríngeo, puede tener consecuencias devastadoras para la vasculatura circundante, el mediastino, las vías respiratorias y el esófago. Si no se tratan, las infecciones en el espacio retrofaríngeo provocan mediastinitis, tromboflebitis de la vena yugular interna (síndrome de Lemierre), erosión hacia las arterias carótidas, sepsis y muerte.

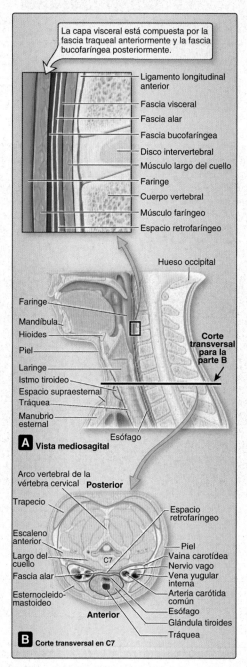

Figura 14-1. Capas fasciales y espacios del cuello. **A.** Nótense las estructuras que forman el espacio retrofaríngeo. **B.** Compartimentos y disposición de la fascia. Fascia cervical superficial: *amarilla*, tejido subcutáneo del cuello. Capas de la fascia cervical profunda: *verde*, capa de revestimiento; *violeta*, capa visceral; *azul*, capa prevertebral; *rojo*, fascia alar y vaina carotídea (tomada de Moore KL, Dalley AF II, Agur AMR. *Clinically Oriented Anatomy*. 8th ed. Wolters Kluwer; 2018. Figura 9-4. Basado en Gest TR. *Lippincott Atlas of Anatomy*. 2nd ed. Wolters Kluwer; 2020. Lámina 7-14).

Angina de Ludwig

La *angina de Ludwig* es una celulitis rápidamente progresiva que afecta el piso (suelo) de la boca y los tejidos blandos del cuello. Antes del uso generalizado de los antibióticos, esta infección gangrenosa a menudo era mortal. La mortalidad sigue siendo alta, incluso en tiempos más modernos, y puede oscilar entre el 8%

y el 50%, según la prontitud del diagnóstico y del tratamiento agresivo temprano.[2] La mayoría de las muertes son causadas por daño a las vías respiratorias más que por una sepsis abrumadora. El grado de edema y el desplazamiento de la lengua suponen un riesgo importante para las vías respiratorias, por lo que la rápida identificación y la planificación anticipada del manejo de la vía aérea son cruciales para prevenir la morbimortalidad.

Síndrome de Lemierre

El *síndrome de Lemierre* describe un cuadro de tromboflebitis de la vena yugular interna y bacteriemia secundaria a una infección por anaerobios, típicamente originada en la bucofaringe. En última instancia, esta alteración puede conducir a la aparición de émbolos sépticos potencialmente mortales. Fue descrita por primera vez por André Lemierre en 1936, mediante una serie de 20 pacientes con infección de garganta que presentaron una tasa de mortalidad del 90%.

El síndrome de Lemierre afecta predominantemente a adultos jóvenes sanos y, en la mayoría de los casos, es causado por *Fusobacterium necrophorum*, un anaerobio obligado gramnegativo, no formador de esporas. En la era de los antibióticos, la prevalencia de esta enfermedad ha disminuido drásticamente, aunque en tiempos recientes ha habido un aumento en el número de casos.[3] Los retrasos en el tratamiento son habituales, probablemente por la alta frecuencia de infecciones rutinarias de garganta que, de forma apropiada, no se tratan con antibióticos. El síndrome de Lemierre puede poner en peligro la vida, con tasas de mortalidad de entre el 5 y el 22%, lo que destaca la importancia de reconocer de manera temprana la enfermedad.[3]

FISIOPATOLOGÍA

Absceso retrofaríngeo

El espacio retrofaríngeo está delimitado posterolateralmente por la capa profunda de la fascia cervical profunda y anteriormente por la fascia bucofaríngea (también denominada *capa media de la fascia cervical profunda*). Este compartimento contiene ganglios linfáticos que drenan las estructuras circundantes, concretamente: nasofaringe, amígdalas, adenoides, senos paranasales y oído medio. Las infecciones tempranas suelen estar contenidas por esta serie de planos fasciales pero, con la progresión de la infección, estos compartimentos pueden verse sobrepasados por el aumento de la presión generada por el absceso y la formación de pus, permitiendo que la infección se extienda a través de los planos hacia las estructuras cercanas.

Los ARF en los niños suelen desarrollarse debido a la diseminación contigua o hematógena de infecciones bacterianas de la nasofaringe, el oído medio o, en muy contadas ocasiones, de la dentadura. Estas infecciones suelen ser polimicrobianas, siendo *Staphylococcus aureus* y *Streptococcus* del grupo A las bacterias más frecuentemente aisladas.[4,5] Las especies anaerobias son menos frecuentes, pero también se han cultivado, sobre todo en los casos de origen dental.

Angina de Ludwig

La mayoría de los casos de angina de Ludwig tienen un origen dental, especialmente de los primeros o segundos molares (los dientes número 19 y 30 son la causa más frecuente). Los problemas dentales, los antecedentes de extracción reciente de piezas, otras infecciones de la faringe, el alcoholismo, la desnutrición, el inmunocompromiso, la diabetes mellitus mal controlada y los traumatismos bucales o maxilofaciales recientes son factores de riesgo para el desarrollo de esta infección.

La angina de Ludwig se extiende rápidamente y de forma contigua a los compartimentos circundantes a través de los planos fasciales. La infección suele originarse en el espacio submilohioideo, que está dividido del espacio sublingual por el músculo milohioideo. Juntos, estos compartimentos forman el espacio submandibular. Cuando las bacterias inoculan la región submilohioidea, pueden extenderse superior y posteriormente hacia el espacio sublingual, causando la elevación de la lengua y el posible compromiso de las vías respiratorias.

Los cultivos de los aspirados de líquido suelen mostrar una flora bucal mixta, pero puede variar en función de los factores de riesgo subyacentes, los procesos patológicos y las infecciones concomitantes (**tabla 14-1**). Algunas especies de *Klebsiella* suelen estar presentes en pacientes con antecedentes de alcoholismo, y los anaerobios dentales a menudo se cultivan en pacientes con absceso dental concurrente o antecedentes de extracción reciente.

Síndrome de Lemierre

El síndrome de Lemierre se asocia con mayor frecuencia a antecedentes recientes de faringitis o amigdalitis aguda, aunque hay reportes de casos que muestran otras fuentes de infección,

TABLA 14-1 Patógenos que causan la angina de Ludwig de manera frecuente	
• *Staphylococcus epidermidis*	• *Peptostreptococcus*
• *Streptococcus viridans*	• *Enterococcus* spp.
• *Klebsiella pneumoniae*	• *Fusobacterium*
• *Bacteroides*	• *Streptococcus anginosus*
• *Actinomyces*	• *Staphylococcus aureus*

como la otitis media, la mastoiditis, la sinusitis o la infección dental.[3] La presentación clínica inicial más frecuente es la de una infección de garganta, seguida de dolor e inflamación unilateral del cuello, que aparece entre 4 y 12 días después.

F. necrophorum es el microorganismo causal más frecuente, aunque también se han notificado otras especies de *Fusobacterium*, *Streptococcus* anaerobios, especies de *Bacteroides* y *Klebsiella pneumoniae*. Aunque *F. necrophorum* está presente de forma natural en la bucofaringe humana, el consenso actual es que debe tratarse siempre como un patógeno. Se cree que la infección de la bucofaringe hace que la mucosa sea más vulnerable a la penetración de las bacterias, que pueden ejercer sus efectos a través de endotoxinas. Existe una asociación entre el síndrome de Lemierre y una infección reciente por el virus de Epstein-Barr, lo que puede representar una alteración de la inmunidad mediada por linfocitos T.

Independientemente de la forma en que *Fusobacterium* y otros anaerobios se conviertan en invasores, una vez que penetran en el revestimiento de la mucosa, las bacterias pueden migrar por vía linfática o hematógena. *F. necrophorum* produce hemaglutinina, la cual ha demostrado *in vitro* ser un agregante plaquetario; esto provoca coagulación intravascular y trombocitopenia.[3] La trombosis venosa se produce primero en las venas periamigdalinas, luego se extiende proximalmente a las venas más grandes y, por último, a la vena yugular interna. La liberación de émbolos sépticos de la vena yugular interna puede dar lugar a una diseminación generalizada de las bacterias a través de metástasis séptica, más frecuentemente hacia los capilares pulmonares, manifestándose como nódulos cavitarios o empiema. Los émbolos sépticos pueden afectar a las articulaciones, dando lugar a una artritis séptica; a los músculos, el hígado y el bazo, formando abscesos; e incluso al sistema nervioso central, originando abscesos o meningitis.

ABORDAJE DIAGNÓSTICO/EXPLORACIÓN DIRIGIDA

Absceso retrofaríngeo

El diagnóstico temprano del ARF puede ser difícil porque varias enfermedades se presentan de forma similar y las estructuras inflamadas suprayacentes pueden impedir la visualización directa de la faringe posterior. Por ello, el médico debe tener un alto índice de sospecha cuando se trate de infecciones del espacio profundo del cuello, con signos y síntomas específicos (**tabla 14-2**).

La exploración física del ARF incluye un examen minucioso de la cabeza, los ojos, la nariz, la garganta y los oídos (CONGO), incluida una evaluación temprana y frecuente de las vías respiratorias. Dado que las infecciones en el espacio retrofaríngeo pueden comprimir estructuras respiratorias vitales, a veces está indicado el manejo inmediato de la vía aérea. Es posible, además, que haya un rápido deterioro clínico de un niño con buen aspecto inicial, por lo que es fundamental la evaluación permanente del estado neurológico y respiratorio del paciente. La exploración física debe incluir también la inspección, palpación y verificación de la movilidad del cuello, así como evaluar los ganglios linfáticos cervicales, submandibulares y submentonianos. En caso de edema o trismo significativo que limiten la exploración física, puede estar indicada la laringoscopia con fibra óptica para visualizar la garganta y las estructuras circundantes.

TABLA 14-2 Signos y síntomas del absceso retrofaríngeo	
Síntomas	**Hallazgos en la exploración física**
• Dolor de garganta	• Movilidad limitada del cuello/tortícolis
• Fiebre	• Inflamación unilateral de la faringe posterior
• Odinofagia	• Dolor a la palpación anterior o lateral del cuello
• Disfagia	• Linfadenopatías cervicales
• Letargia	• Incapacidad para deglutir secreciones/sialorrea
	• Ronquera
	• Estridor

La tomografía computarizada (TC) con contraste intravenoso del cuello suele ser útil, ya que proporciona información vital sobre la ubicación, el tamaño y la extensión del absceso. Además, puede revelar la presencia y el grado de compromiso de las vías respiratorias por la inflamación circundante.

Angina de Ludwig

La exploración inicial debe incluir un examen detallado de CONGO, con énfasis en la cavidad bucal, faringe, dientes, glándulas salivales, cuello y ganglios linfáticos. Esta exploración puede ser difícil, sobre todo en presencia de trismo y edema importantes. Dado que los primeros y segundos molares mandibulares son una fuente frecuente de infección, siempre que sea posible debe realizarse la palpación directa de las superficies de los dientes y de las encías que los rodean con un depresor lingual. Los signos y síntomas que sugieren compromiso de las vías respiratorias (**tabla 14-3**) deben motivar una consulta inmediata con otorrinolaringología (ORL) y anestesiología, para una intervención quirúrgica y el control de las vías respiratorias.

Síndrome de Lemierre

Dado que el síndrome de Lemierre es a menudo una secuela de una infección de garganta previa, el diagnóstico podría pasarse por alto debido a la alta incidencia de infecciones bucofaríngeas relativamente autolimitadas y a la inespecificidad de los síntomas. Los pacientes afectados suelen ser jóvenes (de 16 a 30 años) por lo demás sanos, con una proporción de 2:1 entre hombres y mujeres. La presencia de fiebre y el agravamiento del estado general una semana después del inicio de los síntomas hace sospechar clínicamente un síndrome de Lemierre (**tabla 14-4**).

Los análisis de laboratorio suelen revelar leucocitosis con neutrofilia primaria y proteína C reactiva elevada. Los signos de insuficiencia orgánica, como la elevación de las enzimas hepáticas, podrían ser indicativos de embolia séptica. En última instancia, el diagnóstico definitivo del síndrome de Lemierre debe hacerse con base en lo siguiente:[6]

1. Enfermedad faríngea reciente
2. Trombosis de la vena yugular interna o hallazgos de *F. necrophorum* en los hemocultivos
3. Embolia séptica

La TC con contraste del cuello es la modalidad de imagen inicial más adecuada. Por lo general, revela una vena yugular interna distendida con defectos de llenado y reforzamiento de la pared del vaso.[7] La ecografía puede realizarse a pie de cama, es más rentable y evita la radiación, pero es menos sensible que la TC para detectar trombos de reciente formación.

Muchos laboratorios de microbiología tienen dificultad para cultivar bacterias anaerobias, y *F. necrophorum* puede requerir un período de incubación más largo que otros microorganismos.[6] Además, existen altas tasas de cultivos falsos negativos debido al uso indiscriminado de antibióticos en el tratamiento ambulatorio de la faringitis y la amigdalitis. De hecho, se ha sugerido que *F. necrophorum* está presente en todos los pacientes con síndrome de Lemierre, pero que pasa desapercibido por estas razones.

TABLA 14-3 Signos y síntomas de la angina de Ludwig

Síntomas	Hallazgos en la exploración física
• Dolor de cuello	• Inflamación/induración anterior del cuello
• Fiebre	• Elevación o protrusión de la lengua
• Dolor dental	• Induración tensa de la zona submandibular
• Disfagia	• Edema del piso de la boca
• Trismo	• Estridor
• Sialorrea	• Linfadenopatía

TABLA 14-4 Signos y síntomas del síndrome de Lemierre

Síntomas	Hallazgos en la exploración física
• Dolor de garganta reciente	• Dolor de cuello e inflamación unilateral
• Fiebre	• Induración en el ángulo de la mandíbula
• Dolor pleurítico	• Trismo
• Disnea	• Desaturación de oxígeno
• Letargia	• Taquicardia o taquipnea
	• Choque séptico

TABLA 14-5 Diagnóstico diferencial del absceso retrofaríngeo	
• Amigdalitis	• Traqueítis bacteriana
• Celulitis o absceso periamigdalino	• Laringitis diftérica
• Faringitis (bacteriana o viral)	• Uvulitis
• Linfadenitis supurativa	• Linfoma
• Absceso parafaríngeo	• Obstrucción de las vías respiratorias
• Epiglotitis	• Ingesta de cuerpos extraños

DIAGNÓSTICO DIFERENCIAL

Absceso retrofaríngeo

El diagnóstico diferencial del ARF es amplio e incluye cualquier enfermedad que pueda producir inflamación y compresión del espacio retrofaríngeo y de las estructuras circundantes (**tabla 14-5**). Dado que los pacientes que lo presentan suelen tener fiebre y mal aspecto, el diagnóstico diferencial puede limitarse a procesos infecciosos e inflamatorios.

Angina de Ludwig

La angina de Ludwig es un diagnóstico clínico, pero puede ser difícil diferenciarla en la exploración física de otras entidades patológicas que causan inflamación de la cavidad bucal, la faringe y el cuello. En la **tabla 14-6** se detallan los procesos inflamatorios que deben tenerse en cuenta en función del cuadro clínico.

Síndrome de Lemierre

El diagnóstico del síndrome de Lemierre se determina específicamente por la presencia de trombosis de la vena yugular interna y émbolos sépticos, por lo que hay pocas enfermedades que se ajusten a estos criterios. Sin embargo, la presentación clínica es inespecífica y a menudo puede confundirse con otras infecciones de garganta y cuello, así como con otras causas de sepsis (**tabla 14-7**).

TRATAMIENTO

Absceso retrofaríngeo

Una vez diagnosticado, el tratamiento del ARF comprende tanto intervenciones médicas como quirúrgicas. Si la vía respiratoria del paciente está en riesgo al momento de la presentación, la intubación nasotraqueal guiada por fibra óptica en paciente despierto es la modalidad de elección. En los niños con buen aspecto y sin indicios de complicaciones, se puede considerar el ingreso hospitalario con antibióticos intravenosos y una estrecha vigilancia. Las indicaciones para el tratamiento quirúrgico inmediato incluyen sepsis, infección descendente, compromiso de las vías respiratorias o ausencia de mejoría tras 48 h de antibióticos intravenosos a dosis altas.

La elección inicial de antibióticos debe abarcar tanto las especies aerobias como las anaerobias. En los pacientes en los que se sospeche la presencia de *Staphylococcus aureus* resistente a la meticilina (SARM), debe utilizarse una penicilina de amplio espectro (p. ej., ampicilina-sulbactam 50 mg/kg i.v. cada 6 h) **más** vancomicina 17.5 mg/kg i.v. cada 6 h. Puede utilizarse clindamicina 10 mg/kg i.v. cada 8 h como monoterapia en los pacientes alérgicos a la penicilina, pero algunos estudios recientes han mostrado un aumento de *S. aureus* resistentes a la clindamicina, aislados de infecciones del espacio profundo del cuello.[1,8]

TABLA 14-6 Diagnóstico diferencial de la angina de Ludwig	
• Angioedema	• Epiglotitis
• Tumor de la cavidad bucal	• Absceso periamigdalino
• Otros cánceres de cabeza y cuello	• Absceso submandibular
• Linfoma	• Difteria
• Parotiditis	• Síndrome de Lemierre
• Absceso dental	• Hematoma sublingual

TABLA 14-7 Diagnóstico diferencial del síndrome de Lemierre	
• Faringitis (bacteriana o viral) • Linfadenitis cervical • Absceso parafaríngeo	• Sepsis • Linfoma • Coagulación intravascular diseminada

Angina de Ludwig

El tratamiento inicial de la angina de Ludwig se centra en la protección de las vías respiratorias del paciente, ya que su obstrucción es la causa más frecuente de mortalidad en esta población. En los pacientes sin signos agudos de obstrucción, se requiere una evaluación constante de las vías respiratorias y del estado hemodinámico. Estos pacientes deben ser tratados en áreas de cuidados intensivos, con antibióticos intravenosos, una estrecha vigilancia y consultas de ORL y anestesia. Ante cualquier signo de agravamiento de los síntomas de las vías respiratorias, como estertor, estridor, aumento del trabajo respiratorio o cianosis, es necesario intervenir estas vías. Si es posible mover al paciente de forma segura, el control de las vías respiratorias debe realizarse en el quirófano. La ventilación con mascarilla puede ser difícil debido a la inflamación del cuello, por lo que a menudo se realiza la preoxigenación con una cánula nasal de alto flujo o un ventilador. Si es posible, la intubación debe llevarse a cabo con el paciente despierto y respirando, idealmente con un laringoscopio flexible como guía. La laringoscopia directa tradicional en posición supina suele ser un reto en estos pacientes, debido al trismo y a la elevación de la lengua. También hay que prepararse para una traqueostomía o cricotirotomía en paciente despierto, porque las infecciones extensas pueden provocar el desarrollo de edema que altere la anatomía normal de la supraglotis y dificulte la intubación con fibra óptica.

El tratamiento médico incluye la obtención de cultivos y el inicio temprano de antibioticoterapia. Los antibióticos deben cubrir bacterias grampositivas, gramnegativas y anaerobias. La ampicilina-sulbactam es el antibiótico más prescrito en los individuos inmunocompetentes, pero la cobertura debe ampliarse para incluir a las seudomonas y al SARM en las poblaciones consideradas de alto riesgo para estos patógenos.

El uso de corticoides para el tratamiento inicial de la angina de Ludwig es controvertido. Aunque estos fármacos ejercen un fuerte efecto antiinflamatorio en las vías respiratorias y mejoran la penetración de los antibióticos, también pueden ocultar algunas manifestaciones de la infección. Varios reportes de casos han indicado una disminución de la necesidad de controlar las vías respiratorias con el uso de corticoides, y una revisión reciente de la literatura médica por McKinnon y cols. reveló que la mayoría de los autores optan por utilizar corticoides junto con antibióticos para estos pacientes.[9]

El drenaje quirúrgico debe realizarse en los pacientes que no mejoran con antibióticos o que tienen abscesos que resultan visibles en los estudios de imagen. El objetivo de la cirugía es descomprimir los compartimentos fasciales del cuello, desbridar cualquier tejido necrótico y drenar los cúmulos de líquido purulento.[2] La extracción dental de las piezas inductoras de infección es también fundamental para prevenir la recurrencia. La traqueostomía suele llevarse a cabo al momento del lavado quirúrgico.

Síndrome de Lemierre

Una vez que se confirma el diagnóstico del síndrome de Lemierre o se tiene un alto grado de sospecha, el pilar del tratamiento es médico. Los abscesos accesibles deben ser tratados con drenaje quirúrgico, pero los antibióticos intravenosos con cobertura contra anaerobios siguen siendo el tratamiento de primera línea. Aunque se han descrito numerosos regímenes antibióticos diferentes, rara vez se ha reportado resistencia de *Fusobacterium* a la penicilina, por lo que suele utilizarse una penicilina resistente a la betalactamasa, como la piperacilina-tazobactam, como monoterapia o en combinación con metronidazol. También se ha informado que los carbapenémicos son eficaces, ya sea como monoterapia o con metronidazol. Se recomienda que la duración de los antibióticos sea de al menos 6 semanas, dada la alta tasa de recurrencia durante el tratamiento, con transición a antibióticos orales cuando sea clínicamente apropiado.

El papel de la anticoagulación en el síndrome de Lemierre es controvertido. Los riesgos y beneficios del tratamiento anticoagulante para la tromboflebitis de la vena yugular interna no se han evaluado adecuadamente en estudios controlados; además, la baja incidencia del síndrome de Lemierre ha hecho imposible la realización de ensayos prospectivos.[6] Los reportes de casos han mostrado que el síndrome de Lemierre no complicado, sin una cantidad importante de coágulos, se resuelve con un tratamiento antibiótico y sintomático adecuado y no requiere anticoagulación. Algunos autores abogan por la anticoagulación en los casos de progresión del coágulo durante el tratamiento con antibióticos o cuando la producción de coágulos siga siendo significativa, como en el caso de la trombosis retrógrada del seno cavernoso o los émbolos pulmonares sépticos.

CONSEJOS Y ALERTAS

- El ARF es una enfermedad de la infancia, ya que los ganglios linfáticos retrofaríngeos suelen involucionar antes de los 6 años. Después de la infancia, las infecciones similares se presentan en el espacio parafaríngeo.
- El régimen antibiótico inicial del ARF debe ser amplio y cubrir tanto las especies aerobias como las anaerobias. Debe prestarse atención a los patrones de resistencia antibiótica del hospital o de la región, sobre todo en lo que respecta al *S. aureus* resistente a meticilina y clindamicina.
- La angina de Ludwig es una infección rápidamente progresiva del piso de la boca, a menudo de origen dental, que puede comprometer las vías respiratorias del paciente.
- La observación y evaluación seriada de las vías respiratorias son fundamentales para estos pacientes, quienes deberán ser vigilados en un área de cuidados intensivos, con seguimiento por parte de otorrinolaringología y anestesiología.
- Los antibióticos intravenosos son el tratamiento de primera línea, y los corticoides, el drenaje quirúrgico y la extracción dental suelen ser parte del tratamiento definitivo de la angina de Ludwig.
- El síndrome de Lemierre es una combinación de trombosis de la vena yugular interna y embolia séptica, a menudo tras una infección en la bucofaringe de individuos jóvenes y sanos.
- El agente causal más frecuente es *F. necrophorum*, un anaerobio obligado. La base del tratamiento son los antibióticos intravenosos con cobertura para anaerobios, a menudo una penicilina resistente a la betalactamasa, con o sin metronidazol.

INFORMACIÓN BASADA EN LA EVIDENCIA

¿Cuándo necesitan los niños tratamiento quirúrgico para un ARF?

Numerosos estudios han constatado la eficacia del abordaje médico exclusivo para el tratamiento del ARF. El fracaso del tratamiento y la necesidad de intervención quirúrgica son más frecuentes en los niños más pequeños, especialmente en aquellos con compromiso de las vías respiratorias al momento de la presentación, en los abscesos de más de 2.5 cm y en los pacientes ingresados en la unidad de cuidados intensivos.[1]

¿Están indicados los corticoides para el tratamiento del ARF?

En un reciente estudio retrospectivo multicéntrico de una gran cohorte (n = 2258) de pacientes con ARF se mostró que los corticoides son un importante coadyuvante del tratamiento antibiótico.[10] Los pacientes que los recibieron tuvieron menor probabilidad de requerir drenaje quirúrgico que los que no lo hicieron (22.2% frente a 51.5%; $p < 0.001$). Aunque este estudio tenía varias limitaciones, se debe considerar la administración de corticoides en los pacientes que acuden al servicio de urgencias con un ARF.

¿Por qué está aumentando la incidencia del síndrome de Lemierre?

Se ha producido un aumento en la notificación del síndrome de Lemierre durante la última década, con 102 estudios publicados entre 1950 y 2007 y 121 estudios en la década siguiente.[3] Se desconoce si esto es atribuible a un aumento de la incidencia del síndrome o a un aumento de la notificación, pero las teorías que buscan explicar este fenómeno han incluido una tendencia de los médicos de atención primaria a no prescribir antibióticos para la faringitis no complicada, una mayor consciencia clínica de la enfermedad, mejores métodos de laboratorio para aislar bacterias anaerobias y un posible cambio poblacional.[11]

Referencias

1. Adil E, Tarshish Y, Roberson D, Jang J, Licameli G, Kenna M. The public health impact of pediatric deep neck space infections. *Otolaryngol Head Neck Surg*. 2015;153(6):1036-1041.

2. Bridwell R, Gottlieb M, Koyfman A, Long B. Diagnosis and management of Ludwig's angina: an evidence-based review. *Am J Emerg Med*. 2021;41:1-5.

3. Karkos PD, Asrani S, Karkos CD, et al. Lemierre's syndrome: a systematic review. *Laryngoscope*. 2009;119(8):1552-1559.

4. Brown NK, Hulten KG, Mason EO, Kaplan SL. *Staphylococcus aureus* retropharyngeal abscess in children. *Pediatr Infect Dis J*. 2015;34(4);454-456.

5. Abdel-Haq N, Quezada M, Asmar B. Retropharyngeal abscess in children: the rising incidence of methicillin-resistant staphylococcus aureus. *Pediatr Infect Dis J*. 2012;31(7):696-699.

6. Johannesen KM, Bodtger U. Lemierre's syndrome: current perspectives on diagnosis and management. *Infect Drug Resist*. 2016;14;9:221-227.

7. Gama R, Sousa M, Castro F, Condé A. Lemierre's syndrome: a forgotten life-threatening entity. *BMJ Case Rep*. 2020;13(10):e236201.

8. Lawrence R, Bateman N. Controversies in the management of deep neck space infection in children: an evidence-based review. *Clin Otolaryngol*. 2017;42(1):156-163.

9. Tami A, Othman S, Sudhakar A, McKinnon BJ. Ludwig's angina and steroid use: a narrative review. *Am J Otolaryngol*. 2020;41(3):102411.

10. Goenka PK, Hall M, Shah SS, et al. Corticosteroids in the treatment of pediatric retropharyngeal and parapharyngeal abscesses. *Pediatrics (Evanston)*. 2021;148(5). doi:10.1542/peds.2020-037010

11. Chapman SC, Andraska E, Kulkarni RN, et al. Lemierre's Syndrome: an atypical presentation. *Ann Vasc Surg*. 2019;60:479.e1-479.e4.

Angioedema

Zachary Kuschner

Yue Ma

DESAFÍO CLÍNICO

El *angioedema* es un edema sin fóvea que suele afectar las estructuras bucofaciales, glosofaríngeas y laríngeas, y que puede provocar la obstrucción de las vías respiratorias y la muerte. Esta afección representó alrededor de 100 000 consultas en el servicio de urgencias durante el período 2001-2009, con una tasa de mortalidad ajustada por edad de aproximadamente 0.6 por millón al año en el 2010.[1,2] El desafío clínico que plantea el angioedema tiene dos vertientes: el manejo de la vía aérea y el tratamiento médico. La extravasación localizada de líquido del compartimento vascular al tejido subcutáneo y submucoso circundante, causada por la liberación de histamina o bradicinina, altera la anatomía de las vías respiratorias, dificultando la intubación. Existen además numerosas causas fisiopatológicas subyacentes del angioedema, cada una de ellas con tratamientos específicos. La diferenciación de los distintos síndromes de angioedema es fundamental para revertir la enfermedad y facilitar el manejo de la vía aérea.

FISIOPATOLOGÍA

El angioedema se clasifica según el mecanismo fisiopatológico subyacente que provoca el estado de extravasación capilar: ya sea la desgranulación de los mastocitos productores de histamina o el sistema calicreína-cinina que produce bradicinina. El aumento de la permeabilidad capilar en la mucosa, la submucosa y los tejidos subcutáneos permite la extravasación de líquido al espacio extracelular, dando lugar a la presentación característica del angioedema.

Angioedema mediado por histamina (AMH)

El angioedema mediado por histamina (AMH) es un componente propio de la anafilaxia, una respuesta alérgica extremadamente grave con un amplio espectro clínico de reacciones alérgicas mediadas por histamina. En el AMH, al igual que en las reacciones alérgicas menos graves, las vesículas de almacenamiento intracelular dentro de los basófilos y los mastocitos liberan histamina en respuesta al entrecruzamiento de los anticuerpos de inmunoglobulina (Ig) E, provocado por su unión al antígeno. Los efectos de la histamina pueden ser locales o difusos y producir edema, constricción del músculo liso bronquial, aumento de la producción de esputo en las vías respiratorias, edema pulmonar y choque vasodilatador. En el tubo digestivo, la histamina aumenta la contracción del músculo liso y la secreción de ácido. La estimulación con histamina de las terminaciones nerviosas subcutáneas causa urticaria y prurito. Una variedad de desencadenantes no mediados por la IgE, como los opiáceos, los salicilatos, los inhibidores de la ciclooxidasa, el contraste yodado, el ejercicio y el frío, pueden estimular directamente la liberación de histamina.

Angioedema mediado por bradicinina (AMB)

La bradicinina, un producto final del sistema calicreína-cinina, es un componente importante de la respuesta fisiológica a las lesiones tisulares. Induce la relajación del músculo liso, activa el sistema del complemento y estimula la coagulación. La bradicinina es metabolizada por la enzima convertidora de angiotensina (ECA) y la carboxipeptidasa N, y su producción está regulada en múltiples pasos por el inhibidor de C_1 (C_1-INH), también conocido como *C_1-esterasa*.

El angioedema hereditario (AEH) es una insuficiencia autosómica dominante de C_1-INH que da lugar a un aumento de las concentraciones de la proteína C_1 y de la actividad general del complemento, así como a alteraciones en la eliminación de la bradicinina. Existen dos variedades predominantes de AEH: el tipo 1 se caracteriza por una menor producción de C_1-INH y el tipo 2 por la producción de una proteína C_1-INH que no es completamente eficaz. La insuficiencia adquirida de C_1-INH (angioedema adquirido o AEA) puede tener su origen en el uso de inhibidores de la ECA. Con menor frecuencia, las enfermedades que producen anticuerpos contra el C_1-INH (p. ej., tumores malignos, hepatitis B o C, trastornos autoinmunitarios) pueden causar AEA.

ABORDAJE DIAGNÓSTICO/EXPLORACIÓN DIRIGIDA

Los pacientes con angioedema presentan signos de edema sin fóvea en las regiones subcutánea y submucosa del cuerpo. Una vez que el paciente se encuentra hemodinámicamente estable y tiene una vía aérea intacta, la anamnesis y exploración física detalladas deben diferenciar el angioedema de otras alteraciones similares a este (*véase* la sección «Diagnóstico diferencial»), así como distinguir entre el AMH y el AMB. El abordaje terapéutico requiere un diagnóstico preciso del tipo de angioedema.

Evaluación de la estabilidad del paciente

En primer lugar, se deben valorar y tratar los signos de inestabilidad hemodinámica y el compromiso de la vía aérea. Los médicos deben buscar signos y síntomas de ronquera, estridor, sialorrea, disfagia y odinofagia. Se requiere una laringoscopia flexible con rapidez para evaluar la vía aérea.

Anamnesis y exploración física

La anamnesis debe evaluar cualquier síntoma prodrómico, el inicio y duración de los síntomas, los desencadenantes del episodio, los medicamentos probados y sus respuestas, los antecedentes personales o familiares de angioedema, la lista de medicamentos que toma (p. ej., inhibidores de la enzima convertidora de angiotensina [IECA]), las alergias y una revisión completa por sistemas para evaluar todos los órganos implicados. En la **tabla 15-1** se enumeran las manifestaciones clínicas de los subtipos de angioedema. Los pacientes con AMH presentan urticaria pruriginosa y suelen referir otros síntomas alérgicos como rubor, sibilancias, vómito y dolor abdominal. Por el contrario, los pacientes con AMB no suelen reportar prurito, eritema o sibilancias, pero sí suelen presentar dolor abdominal.[3] Los pacientes con AMH desarrollan los síntomas a los pocos minutos de la exposición y a menudo muestran resolución rápida con el cóctel terapéutico de epinefrina, corticoides y antihistamínicos. El AMB, en cambio, suele tener un curso mucho más lento de aparición y resolución.

Los antecedentes familiares de angioedema pueden ser indicativos de un subconjunto del AMB, el AEH. Los pacientes con esta variedad presentan episodios recurrentes de inflamación cutánea y submucosa que suelen comenzar antes de los 20 años. En cambio, las personas con insuficiencia adquirida de C_1-INH tienen los primeros síntomas durante o después de la cuarta década de la vida y no cuentan con antecedentes familiares.[4]

Más de la mitad de los pacientes con AEA tienen un trastorno autoinmunitario o linfoproliferativo subyacente. Por lo tanto, es importante preguntar si existen antecedentes de gammapatía monoclonal de significado incierto, leucemia linfocítica crónica, linfoma no Hodgkin, macroglobulinemia de Waldenström, linfoma esplénico de la zona marginal o trastornos autoinmunitarios, como el lupus eritematoso sistémico.[4]

La exploración física debe centrarse en los lugares frecuentemente afectados: labios, lengua, faringe, laringe, área periorbitaria, extremidades, genitales y sistema gastrointestinal. Es importante evaluar los signos de urticaria para diferenciar entre el AMH y el AMB. Los médicos deben ser conscientes de que la inflamación de la mucosa en el angioedema puede causar una oclusión intestinal temporal, que puede presentarse con dolor intenso a la palpación y signos de defensa y de dolor a la descompresión abdominal. Lo anterior puede llevarlos a buscar erróneamente tratamiento quirúrgico para un abdomen agudo.[3]

Análisis de laboratorio

Los subtipos de angioedema pueden diagnosticarse mediante análisis de laboratorio del C_1-INH y su funcionamiento, así como midiendo las concentraciones de C_4 y de C_1q, obtenidos de muestras sanguíneas (**tabla 15-2**). Sin embargo, en el ámbito de urgencias, el diagnóstico del angioedema es clínico, ya que los resultados del laboratorio pueden tardar días o semanas en llegar.

TABLA 15-1 Manifestaciones clínicas de los subtipos de angioedema

		Datos demográficos	Inicio	Duración de los síntomas	Síntomas prodrómicos	Urticaria	Respuesta al tratamiento antihistamínico	Factores desencadenantes
Angioedema mediado por histamina	Alérgico	Cualquiera	<1-2 h	12-24 h	–	+	+	Alimentos, alérgenos ambientales, medicamentos o veneno de insectos
Angioedema mediado por bradicinina	AEH	Mujer, menor de 20 años	Inicio lento (h)	48-72 h de duración hasta 5 días	+ cansancio, malestar, cambios del estado de ánimo, eritema marginado y dolor articular/muscular	–	–	Traumatismos/procedimientos médicos en la cara, la boca o las vías respiratorias superiores, estrés, infecciones, estrógenos (AEH con C_1-INH normal)
	AEA causado por IECA	Afroamericanos, mujeres	Inmediato o diferido (hasta 6 meses desde la última toma del fármaco)	48-72 h	–	–	–	IECA
	AEA causado por la insuficiencia de C_1-INH	Más de 40 años	Inicio lento	El tratamiento depende de la enfermedad subyacente	–	–	–	Asociado a un trastorno linfoproliferativo subyacente y a una enfermedad autoinmunitaria

AEA: angioedema adquirido; AEH: angioedema hereditario; C_1-INH: inhibidor de C_1; IECA: inhibidor de la enzima convertidora de angiotensina.

TABLA 15-2 Análisis de laboratorio para los distintos subtipos de angioedema				
	C_1-INH	Funcionamiento de C_1-INH	C_4	C_1
AEH tipo I	Disminuido	Disminuido	Disminuido	Normal
AEH tipo II	Normal	Disminuido	Disminuido	Normal
AEH con C_1-INH normal	Normal	Normal	Normal	Normal
AEA con insuficiencia de C_1-INH	Disminuido	Disminuido	Disminuido	Disminuido
AEA causado por IECA	Normal	Normal	Normal	Normal
AMH	Normal	Normal	Normal	Normal

AEA: angioedema adquirido; AEH: angioedema hereditario; AMH: angioedema mediado por histamina; C_1-INH: inhibidor de C_1; IECA: inhibidor de la enzima convertidora de angiotensina.

DIAGNÓSTICO DIFERENCIAL

El diagnóstico diferencial de la inflamación incluye todos los subtipos de angioedema, así como las alteraciones similares a este, denominadas *seudoangioedema*. El seudoangioedema puede ser causado por síndromes de anasarca, hipotiroidismo (mixedema), linfedema facial, síndrome de la vena cava superior y dermatitis aguda (dermatitis de contacto aguda, dermatomiositis y síndrome de fuga capilar sistémica [enfermedad de Clarkson]).[4]

Según la clasificación de la European Academy of Allergy and Clinical Immunology, el AMB se clasifica por su fisiopatología subyacente (adquirido o hereditario) y por su respuesta al tratamiento.[5] Se identifican cuatro tipos de AEA y tres tipos de AEH, que se resumen en la **figura 15-1**.[6]

TRATAMIENTO

Manejo de la vía aérea

En los pacientes con angioedema, debe preverse una vía aérea difícil en todos los casos. Los síntomas de estridor, ronquera, disfagia y sialorrea deben generar preocupación. En los casos de amenaza de la vía aérea, el abordaje definitivo requiere la intubación endotraqueal. La reducción del espacio bucofaríngeo complica la laringoscopia directa, e incluso la videolaringoscopia puede resultar difícil o imposible a pesar de tener una visión adecuada de la laringe. El edema de las cuerdas vocales puede no permitir el paso del tubo endotraqueal. Se debe utilizar un sedante que mantenga el impulso respiratorio, como la ketamina, para evitar la parálisis empírica. Se prefiere la intubación con fibra óptica si el operador está entrenado y se siente cómodo con la técnica, pero la videolaringoscopia es una alternativa. Los médicos pueden considerar la intubación en el quirófano, con anestesia y la guía de un otorrinolaringólogo (ORL); sin embargo, las situaciones más urgentes pueden no permitirlo. El manejo quirúrgico temprano con cricotiroidotomía está indicado si se complica la laringoscopia.

En los pacientes con inflamación de las vías respiratorias superiores, la laringoscopia flexible puede ayudar a determinar la extensión y grado de afectación de estas vías. Una laringoscopia flexibleinicial, seguida de otros procedimientos similares seriados, puede proporcionar información sobre la progresión o la resolución del angioedema.

Tratamiento médico

El tratamiento médico de primera línea en los casos de AMH con afectación de las vías respiratorias, compromiso pulmonar o choque es la administración de epinefrina intramuscular; adicionalmente, se prepara un plan para intubar, en caso de no obtener una rápida mejoría clínica. La hipotensión persistente debe tratarse con un bolo de cristaloides y una infusión de epinefrina. La hipoxemia suele resolverse rápidamente con epinefrina, pero también debe tratarse con oxígeno suplementario y broncodilatadores. Los médicos deben planificar la intubación si no se observa una resolución rápida. Los pacientes con AMH deben recibir corticoides; también se podría considerar el uso de antihistamínicos, aunque esto aún es controvertido. Aquellos pacientes que mejoran tras el tratamiento deben ser observados brevemente en el servicio de urgencias en busca de reacciones bifásicas (aunque la duración exacta de dicho período

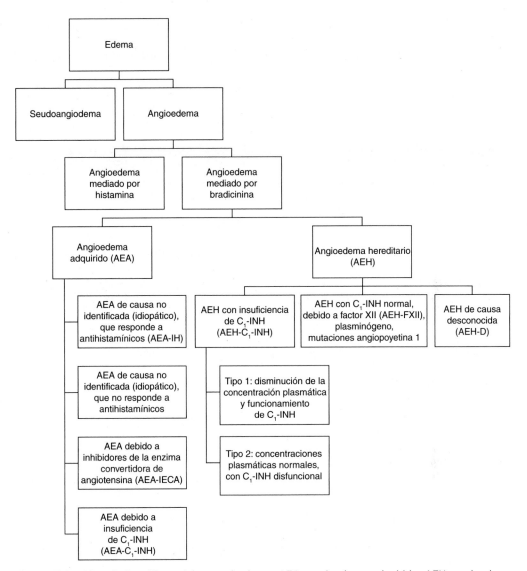

Figura 15-1. Diagnóstico diferencial para el edema. AEA: angioedema adquirido; AEH: angioedema hereditario; C_1-INH: inhibidor de C_1; IECA: inhibidor de la enzima convertidora de angiotensina.

sigue siendo controvertida) y son dados de alta con un curso de corticoides, antihistamínicos (si así se decide) y un autoinyector de epinefrina, previa capacitación en su uso.

En el caso del AMB, se han desarrollado tres tratamientos médicos específicos para su uso en el AEH: *1*) concentrado de C_1-INH en plasma; *2*) icatibant, un antagonista del receptor B2 de la bradicinina, y *3*) ecalantida, un inhibidor recombinante de la calidina. Las tres terapias reducen la duración de los síntomas en el AEH y se ha extrapolado su beneficio en el AEA, pero se carece de ensayos aleatorizados grandes. Si no se dispone de estos medicamentos, puede administrarse plasma fresco congelado (PFC), que contiene una mezcla de proteínas plasmáticas que incluyen C_1-INH. En el angioedema inducido por un inhibidor de la ECA, es fundamental suspender el medicamento que lo provoca.

Se carece de evidencia sobre el tiempo que debe durar la observación en los casos de AMB localizado que no afecta estructuras vitales; sin embargo, la práctica del autor es observar a estos pacientes hasta que la inflamación deje de agravarse y el paciente parezca estable. Aquellos con afectación intestinal que provoque obstrucción parcial o completa deben recibir tratamiento reductor de la bradicinina y programar una consulta urgente con cirugía. Muchos casos de inflamación aislada, sin afectación de las estructuras bucofaríngeas y laríngeas, pueden simplemente observarse de forma expectante después de suspender los medicamentos causantes. Los pacientes con AMB y afectación de estructuras vitales (especialmente las relacionadas con las vías respiratorias, las necesarias para la alimentación, o que conlleven una amenaza para la visión o la perfusión de las extremidades) que no requieren intubación inmediata deben ser observados estrechamente en la unidad de cuidados intensivos. Tanto los pacientes con AMH como con AMB deben ser derivados a un especialista con formación en alergia e inmunología.

CONSEJOS Y ALERTAS

- El angioedema es mediado por dos vías principales: histamina y bradicinina. Comprender la fisiopatología y las diferencias en la presentación clínica ayudan al diagnóstico y al tratamiento precisos.
- La urticaria pruriginosa es un signo clínico útil para diferenciar entre el AMH y el AMB.
- En primer lugar, se deben valorar y tratar los signos de inestabilidad hemodinámica y el compromiso de la vía aérea. Los síntomas de edema de las vías respiratorias superiores deben motivar la realización de una laringoscopia flexible temprana por parte de un médico capacitado o de un ORL.
- En el AMB, los tratamientos con epinefrina, antihistamínicos y corticoides no son eficaces. En su lugar, los tratamientos de elección son el icatibant, el inhibidor de C_1 concentrado o la ecalantida. Cuando no se disponga de ellos, debe administrarse PFC.

INFORMACIÓN BASADA EN LA EVIDENCIA

¿Resulta eficaz la epinefrina en el AMB?

Los pacientes que presentan AMB a menudo reciben epinefrina, antihistamínicos y corticoides durante su tratamiento empírico inicial.[7] No hay un mecanismo por el cual estos medicamentos puedan influir en las vías de la bradicinina y no hay evidencia clínica de su eficacia.[8] De hecho, hay algunos casos inusuales de morbimortalidad atribuibles a la administración de epinefrina en el AMB.[7] En los casos de angioedema no diferenciado, de síntomas en las vías respiratorias de inicio abrupto o si la presentación clínica no es completamente compatible con el AMB, debe administrarse epinefrina para garantizar que un caso sutil de AMH no vaya a quedar sin tratamiento.

¿Cuál es la técnica óptima de laringoscopia para la intubación en caso de angioedema?

Cuando está disponible, la intubación guiada con fibra óptica se ha considerado el abordaje tradicional preferido para el manejo de la vía aérea en los pacientes con angioedema. Un pequeño estudio retrospectivo realizado en el entorno quirúrgico ha mostrado recientemente que las tasas de éxito son equivalentes entre la videolaringoscopia y la laringoscopia guiada por fibra óptica, con una duración del procedimiento ligeramente inferior con la técnica videoasistida.[9] Este estudio sustenta la práctica de efectuar la técnica de intubación con la que el operador se sienta más cómodo. La intubación debe ser realizada por el médico más capacitado para el manejo de la vía aérea que se encuentre disponible, en un área hospitalaria con monitorización óptima, sin retraso en la atención.

¿Resulta eficaz la administración de antihistamínicos en el AMH?

A menudo se administran antihistamínicos como parte del cóctel terapéutico (junto con la epinefrina y los corticoides) para los casos de anafilaxia con AMH, tanto para aliviar los síntomas de la reacción inicial como para prevenir una reacción bifásica. Sin embargo, la evidencia en relación con esta práctica es escasa. Una revisión Cochrane del 2007 no encontró estudios de buena calidad que evaluaran el uso terapéutico de los antihistamínicos H_1 para el AMH.[10] Además, no hay ningún mecanismo clínico por el que los antihistamínicos H_2 puedan modificar el curso del angioedema u otras secuelas potencialmente mortales de la anafilaxia; sin embargo, un pequeño estudio mostró un efecto potencial sobre la duración del prurito y la urticaria y otros síntomas leves que no requieren atención urgente.[11] Los posibles daños de la administración de antihistamínicos H_1 incluyen hipotensión, sedación y depresión respiratoria.[10] En este contexto, las prácticas variarán a nivel local, departamental y de cada médico, y no hay evidencia suficiente para hacer recomendaciones a favor o en contra de los antihistamínicos H_1 para el tratamiento de las alteraciones urgentes de la anafilaxia o para la prevención de las reacciones bifásicas.

¿Cuál es la duración correcta de la observación en el AMH?

Aunque se sabe que pueden producirse reacciones bifásicas en un subgrupo de pacientes con anafilaxia (incluidos los que tienen AMH), no está claro con qué frecuencia se producen y por cuánto tiempo debe observarse al paciente para ver si se presenta dicha reacción. Un metaanálisis realizado en el 2019 que estudió el riesgo de reacciones bifásicas en pacientes adultos tratados por anafilaxia encontró que la falta de una reacción secundaria a la hora conllevaba un valor predictivo negativo (VPN) del 95%, mientras que la observación hasta las 8 h implicaba un VPN del 97.3%, y la observación hasta las 12 h del 98.2%.[12] El VPN sigue siendo del 98.2% a las 24 h y mejora hasta el 99.9% a las 48 h.[12] Aunque estos datos no evaluaron a los pacientes con AMH de forma independiente de otras presentaciones de anafilaxia, es probable que estos datos puedan extrapolarse para aplicarlos a las presentaciones con AMH. Un período de observación de 1 h probablemente sea razonable en los casos genéricos de AMH con resolución completa de los síntomas tras el tratamiento; se recomiendan períodos de observación más largos para los casos en los que el médico tenga preocupaciones específicas, como aquellos con mayor riesgo de reacciones bifásicas o que tengan antecedentes de este tipo de reacciones. Los factores de riesgo para las reacciones bifásicas incluyen antecedentes personales de anafilaxia relacionada con fármacos, tiempo prolongado desde el inicio hasta la administración de la epinefrina y casos que requieren la administración de más de una dosis de este medicamento.[13]

¿Resulta eficaz la administración de PFC en el tratamiento del AMB?

El PFC se ha utilizado como terapia alternativa en los casos de AMB en los que no se dispone de tratamientos específicos para la bradicinina. No se han realizado ensayos controlados aleatorizados prospectivos, pero en un estudio de cohortes retrospectivo que comparó el PFC con la observación se constató una reducción sustancial de la necesidad de intubación en el grupo del PFC.[14] Aunque la evidencia es limitada, los autores creen que este estudio respalda el uso de la PFC para los casos de AMH con obstrucción de las vías respiratorias o del intestino, en los que no se dispone de los fármacos específicos, dado el equilibrio de los posibles riesgos y beneficios.

¿El icatibant es eficaz para el tratamiento del AMB no AEH?

Se ha constatado que el icatibant es rápidamente eficaz en los casos de AEH, pero sigue siendo costoso y su utilidad en otras formas de AMB no es clara.[15] Un pequeño ensayo controlado aleatorizado reciente comparó el icatibant con la observación expectante para el angioedema inducido por la ECA y encontró una reducción sustancial en la duración de los síntomas.[16] El ensayo no tenía la potencia necesaria para determinar una diferencia en la mortalidad, y ningún paciente en ambos grupos requirió intubación endotraqueal, pero puede inferirse un probable beneficio en los casos con edema grave de las vías respiratorias.

Referencias

1. Kelly M, Donnelly JP, McAnnally JR, Wang HE. National estimates of emergency department visits for angioedema and allergic reactions in the United States. *Allergy Asthma Proc.* 2013;34(2):150-154.

2. Kim S, Brooks JC, Sheikh J, Kaplan MS, Goldberg BJ. Angioedema deaths in the United States, 1979-2010. *Ann Allergy Asthma Immunol.* 2014;113(6):630-634.

3. Depetri F, Tedeschi A, Cugno M. Angioedema and emergency medicine: from pathophysiology to diagnosis and treatment. *Eur J Intern Med.* 2019;59:8-13.

4. Cicardi M, Zuraw BL. Angioedema due to bradykinin dysregulation. *J Allergy Clin Immunol Pract.* 2018;6(4):1132-1141.

5. Cicardi M, Aberer W, Banerji A, et al. Classification, diagnosis, and approach to treatment for angioedema: consensus report from the Hereditary Angioedema International Working Group. *Allergy.* 2014;69(5):602-616.

6. Kazandjieva J, Christoff G. Angioedema as a systemic disease. *Clin Dermatol.* 2019;37(6):636-643. doi:10.1016/j.clindermatol.2019.07.035

7. Curtis RM, Felder S, Borici-Mazi R, Ball I. ACE-I angioedema: accurate clinical diagnosis may prevent epinephrine-induced harm. *West J Emerg Med.* 2016;17(3):283-289.

8. Richman MJ, Talan DA, Lumry WR. Treatment of laryngeal hereditary angioedema. *J Emerg Med.* 2012;42(1):44-47.

9. Wood A, Choromanski D, Orlewics M. Intubation of patients with angioedema: a retrospective study of different methods over three year period. *Int J Crit Illn Inj Sci.* 2013;3(2):108-112.

10. Sheikh A, Broek VT, Brown SGA, Simons FER. H_1-antihistamines for the treatment of anaphylaxis: cochrane systemic review. *Eur J Allergy Clin Immunol.* 2007;62(8):830-837.

11. Lin RY, Curry A, Pesola GR, et al. Improved outcomes in patients with acute allergic syndromes who are treated with combined H_1 and H_2 antagonists. *Ann Emerg Med.* 2000;36(5):462-468.

12. Kim TH, Yoon SH, Hong H, Kang H, Cho S, Lee S. Duration of observation for detecting biphasic reaction in anaphylaxis: a meta-analysis. *Int Arch Allergy Immunol.* 2019;179:31-36.

13. Pourmand A, Robinson C, Syed W, Mazer-Amirshahi M. Biphasic anaphylaxis: a review of the literature and implications for emergency management. *Am J Emerg Med.* 2018;36:1480-1485.

14. Saeb A, Hagglund KH, Cigolle CT. Using fresh frozen plasma for acute airway angioedema to prevent intubation in the emergency department: a retrospective cohort study. *Emerg Med Int.* 2016;2016:1-6.

15. Cicardi M, Banerji A, Bracho F, et al. Icatibant, a new bradykinin-receptor antagonist, in hereditary angioedema. *N Engl J Med.* 2010;363:532-541.

16. Bas M, Greve J, Stelter K, et al. A randomized trial of icatibant in ACE-inhibitor-induced angioedema. *N Engl J Med.* 2015; 372:418-425.

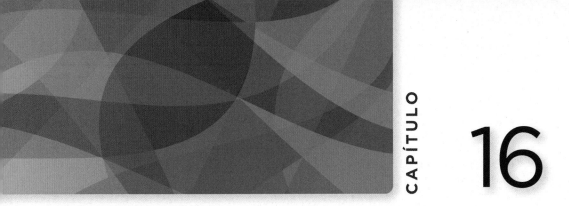

Epiglotitis

Mona Gangar
Emmagene Worley

DESAFÍO CLÍNICO

La *epiglotitis* es una enfermedad inflamatoria aguda de la epiglotis y de las estructuras supraglóticas que puede evolucionar rápidamente hacia una obstrucción potencialmente mortal de las vías respiratorias. Aunque inicialmente era un trastorno pediátrico, la llegada y el uso generalizado de la vacuna contra la bacteria *Haemophilus influenzae* de tipo B (Hib), en la década de 1990, generaron cambios demográficos. Para 1995, la frecuencia de la enfermedad por *Hib* había disminuido en más de un 95%.[1] Debido a que este descenso fue causado principalmente por un declive importante de la enfermedad pediátrica, los adultos tienen ahora la mayor incidencia y mortalidad. El análisis más reciente encontró una tasa de mortalidad de 0.006 por cada 100 000 en la población adulta y de 0.001 por cada 100 000 en los niños, la mayoría de 0 a 3 años. De las 1187 muertes por epiglotitis ocurridas en los Estados Unidos a lo largo de 39 años, los adultos representaron el 63.5% de los casos.[1] Los ingresos hospitalarios muestran un patrón similar, con una edad de ingreso media del paciente con epiglotitis de 45 años.[2]

Mientras que los niños suelen tener una presentación más abrupta, con dolor de garganta de inicio repentino, sialorrea, fiebre, disnea y posición de trípode, los adultos muestran un inicio ligeramente más insidioso y desarrollan los primeros síntomas durante las 24 h anteriores. Los síntomas de presentación más frecuentes son dolor de garganta, disfagia y odinofagia, acompañados de voz apagada, ronquera y sialorrea. Debido a que hay un gran traslape con las infecciones virales no obstructivas de las vías respiratorias superiores, el diagnóstico de la epiglotitis en los adultos sigue siendo un desafío. Además del diagnóstico oportuno, el manejo de la vía aérea sigue constituyendo un reto clínico de la mayor importancia. Debido al proceso infeccioso y al edema, la vía aérea se encuentra debilitada y muestra una anatomía distorsionada. Esto dificulta la intervención, e incluso los procedimientos menores pueden precipitar la descompensación de las vías respiratorias y el laringoespasmo.

FISIOPATOLOGÍA

La inflamación y la infección agudas de la epiglotis y de las estructuras supraglóticas dan lugar al cuadro clínico propio de la epiglotitis. La microbiología de los agentes causales ha cambiado desde la aparición de la vacuna contra el *Hib*, lo que ha dado lugar a perfiles más similares entre adultos y niños. *Streptococcus* fue el patógeno más frecuente en un metaanálisis reciente, al ser encontrado en el 22.1% de los cultivos de hisopados y en el 10.5% de los hemocultivos.[3] También se hallaron *Staphylococcus*, otras cepas de *Haemophilus* y *Neisseria*. En la mayoría de los hemocultivos no crece el microorganismo causante, y los cultivos superficiales tomados por endoscopia suelen ser negativos.

Cabe destacar que las lesiones cáusticas o térmicas de la epiglotis se presentan de forma idéntica a la epiglotitis infecciosa. Las lesiones térmicas pueden aparecer tras la ingesta de alimentos o bebidas calientes, y las lesiones traumáticas directas pueden producirse tras ingerir un cuerpo extraño o por la extracción manual a ciegas de ese elemento. Incluso se han descrito casos de epiglotitis debidos a la colocación traumática de una mascarilla laríngea.[4]

ABORDAJE DIAGNÓSTICO/EXPLORACIÓN DIRIGIDA

Cuando se sospecha una epiglotitis, se debe tener mucho cuidado con todas las maniobras de la exploración física, manteniendo un ambiente tranquilo. Dado que la vía aérea es precaria, los pacientes deben ser examinados en un área adecuada para el manejo de una vía aérea difícil, y se debe llamar inmediatamente a los especialistas de otorrinolaringología (ORL) y anestesiología para lograr un adecuado soporte respiratorio.

En los adultos, debe prestarse especial atención a las consultas por dolor de garganta desproporcionado con respecto a los hallazgos en la exploración física. El estridor, las alteraciones en la voz y la disnea a menudo son signos tardíos y hacen sospechar un compromiso inminente de las vías respiratorias. La taquicardia y la taquipnea deben tomarse seriamente como signos de dificultad respiratoria y sepsis. Las complicaciones de la epiglotitis incluyen la formación de abscesos, sepsis y exacerbaciones de otras enfermedades crónicas subyacentes, como el asma, la enfermedad pulmonar obstructiva crónica o la diabetes.

El diagnóstico de la epiglotitis es clínico y la inspección directa en la endoscopia es la prueba de referencia para el diagnóstico definitivo. El edema y el eritema de la epiglotis, los cartílagos aritenoides y el pliegue ariepiglótico son los hallazgos más frecuentes (**fig. 16-1**).

Si no se dispone de laringoscopia flexible, los estudios de imagen pueden ayudar a realizar el diagnóstico y a decidir si es necesario intervenir la vía aérea. Las placas laterales del cuello son de bajo costo y fáciles de obtener. Las características radiográficas que sugieren epiglotitis incluyen el signo del pulgar (**fig. 16-2**), el signo de la vallécula, el engrosamiento de los pliegues ariepiglóticos y la distensión hipofaríngea. De acuerdo con dos estudios, un ancho de la epiglotis superior a 5 mm, especialmente cuando se mide en la base de la epiglotis, es el parámetro objetivo más preciso.[5,6] Es importante recordar que las radiografías laterales del cuello dependen de la posición, y que el informe de los resultados es variable, lo que lleva a una tasa de falsos negativos de alrededor del 30%.[5] Se ha investigado la ecografía como posible modalidad diagnóstica de la epiglotitis. En las vistas transversales del cuello, se ha descrito un aumento de la amplitud anteroposterior de la epiglotis y la aparición del «signo de la P» en la vista longitudinal de la membrana tirohioidea.[7] La ecografía, sin embargo, depende del operador para la adquisición de las imágenes y la interpretación de los resultados es subjetiva. La tomografía computarizada (TC) y la resonancia magnética (RM) también se han empleado en este contexto y pueden ser útiles para identificar la afectación del espacio profundo del cuello o los abscesos asociados (**fig. 16-3**). No obstante, estos estudios deben solicitarse siempre con criterio: asegurar la vía aérea es de suma importancia y mantener al paciente recostado sobre una mesa de exploración puede precipitar una mayor obstrucción.

DIAGNÓSTICO DIFERENCIAL

El diagnóstico diferencial de la epiglotitis incluye otras enfermedades que afectan las estructuras de las vías respiratorias superiores. En los adultos, la mayoría de las veces se confunde con faringitis viral o estreptocócica. En comparación con estas, la epiglotitis es de aparición más repentina y el dolor de garganta más intenso. En los niños, el diferencial incluye la laringitis diftérica, la traqueítis bacteriana y la ingesta de cuerpos extraños (**tabla 16-1**).

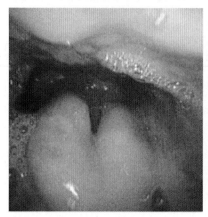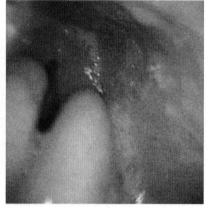

Figura 16-1. Epiglotitis en la laringoscopia.

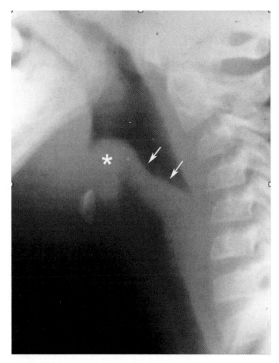

Figura 16-2. Signo del pulgar visto en la radiografía lateral del cuello. El *asterisco* señala el engrosamiento de la epiglotis o el signo del pulgar y las *flechas* indican un pliegue ariepiglótico de mayor espesor (cortesía de Stephen L. Done, MD, Seattle, Washington y de Iyer R. Upper airway obstruction. En: Iyer R, Chapman T, eds. *Pediatric Imaging: The Essentials*. 1st ed. Wolters Kluwer; 2016:1-8. Figura 1-5A).

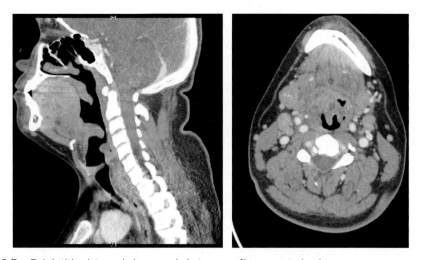

Figura 16-3. Epiglotitis vista en la imagen de la tomografía computarizada.

TABLA 16-1 Diagnóstico diferencial				
	Síndrome viral	Eritema amigdalino	Compromiso de las vías respiratorias	Característica distintiva
Faringitis viral	✔	✔	✘	Aspecto no tóxico
Faringitis estreptocócica	✘	✔	✘	Exudados amigdalinos
Laringitis diftérica	✔	✘	✘	Tos «perruna» Signo del campanario en la radiografía
Traqueítis bacteriana	✔	✘	✔	Dolor traqueal Márgenes traqueales irregulares en la radiografía
Absceso retrofaríngeo	✔	✔	✘	Abombamiento bucofaríngeo posterior Amplitud de movimiento del cuello limitada/posición inusual del cuello
Absceso periamigdalino	✘	✔	✘	Abombamiento amigdalino unilateral Desviación uvular Trismo
Aspiración de cuerpos extraños	✘	✘	+/−	Inicio agudo A menudo con antecedentes claros
Epiglotitis	✘	✘	✔	*Posición de trípode u olfateo Signo del pulgar en la radiografía*

Laringitis diftérica

Infección de las vías respiratorias superiores de origen generalmente viral. La clásica tos «perruna» de la laringitis diftérica no tiene ninguna relación con la epiglotitis. Esta laringitis suele tener un pródromo de 3 a 4 días de síntomas virales de las vías respiratorias superiores, como congestión nasal, tos y fiebre, antes de que los pacientes desarrollen estridor o dificultad para respirar. En las radiografías se puede observar el «signo del campanario», en lugar del «signo del pulgar», propio de la epiglotitis.

Traqueítis bacteriana

Complicación poco frecuente de una infección viral previa de las vías respiratorias superiores, en la que los pacientes muestran agravamiento de los síntomas con fiebre alta, tos y estridor. La obstrucción de las vías respiratorias es causada por una secreción mucopurulenta espesa; hay dolor a lo largo de la tráquea. Aunque la radiografía puede mostrar márgenes traqueales irregulares y estrechamiento subglótico, el diagnóstico se realiza con broncoscopia. La traqueítis bacteriana se trata de forma muy similar a la epiglotitis, y a menudo requiere intubación.

Ingesta de cuerpos extraños

Más frecuente en pediatría pero puede verse en todos los grupos etarios. La ingesta de cuerpos extraños se asocia a disnea y estridor, según el nivel de obstrucción y la forma o el material del cuerpo extraño. A menudo se encuentran antecedentes claros del incidente en la anamnesis.

Lesión térmica o química

Es menos frecuente que la epiglotitis infecciosa, pero se presenta de forma idéntica y se trata de manera similar.[4] Con el aumento del uso de los cigarrillos electrónicos en los adolescentes, en la literatura médica se han citado reportes de casos de *vaping* que producen edema supraglótico y que deben ser considerados.[8]

Absceso retrofaríngeo (ARF)

Tradicionalmente se encuentra en los niños menores de 4 años; el absceso retrofaríngeo (ARF) se desarrolla a lo largo de varios días como una infección del espacio potencial entre la pared faríngea posterior y la fascia prevertebral. Los síntomas incluyen dolor de cuello, fiebre, disfagia y, en los niños, pueden observarse posiciones inusuales del cuello. Las limitaciones en la amplitud de movimiento del cuello suelen estar asociadas a un ARF. A menudo, en la exploración, se encuentra abultamiento de la bucofaringe posterior.

Absceso periamigdalino (APA)

Se trata de una infección bucofaríngea profunda que se presenta con dolor de garganta, fiebre, trismo y alteraciones de la voz; en ocasiones puede incluir dolor de oído unilateral. La exploración muestra inflamación unilateral y desviación de la úvula hacia el lado afectado.

TRATAMIENTO

La consideración más inmediata para el tratamiento de los pacientes con epiglotitis es la evaluación de la vía aérea. Dado que el proceso patológico afecta las estructuras supraglóticas, puede producirse un rápido deterioro y colapso de las vías respiratorias si no se reconoce un caso grave a tiempo. El abordaje diagnóstico *no* debe preceder al manejo de la vía aérea en los pacientes con descompensación respiratoria inminente.

La visualización directa de la vía aérea es el estándar de oro para evaluar la afectación de las estructuras supraglóticas (*véase* **fig. 16-1** y **video 16-1**). Se debe solicitar consulta con ORL para realizar una laringoscopia flexible lo antes posible, especialmente en los casos que presenten estridor, sialorrea, cambios en la voz y aumento del esfuerzo respiratorio. Los equipos de anestesia y de cuidados intensivos también deben ser alertados. Si se intenta visualizar la supraglotis, se debe hacer en un lugar en el que la vía aérea pueda ser inmediatamente asegurada, en caso necesario. Se debe considerar cuidadosamente la laringoscopia a pie de cama en el caso de los pacientes pediátricos, ya que el riesgo de alterar al niño podría provocar un colapso respiratorio, lo que representaría un daño mayor al beneficio de la visualización de las vías respiratorias (*véase* la sección «Temas pediátricos»).

Aproximadamente el 10% de los pacientes con epiglotitis requieren que se asegure la vía aérea mediante intubación o traqueostomía. Las indicaciones para la intervención en las vías respiratorias incluyen disnea grave, edema supraglótico significativo (observado durante la exploración), incapacidad para mantener la saturación de oxígeno, así como aumento de la ansiedad, secreciones inmanejables, voz apagada, posición de trípode o estridor intenso. Un estudio descubrió que los antecedentes de diabetes, la presencia de abscesos y la bacteriemia se asociaban a una mayor probabilidad de intervención en las vías respiratorias.[2] Si el paciente está estable para el traslado, el quirófano es el lugar idóneo para la intervención de la vía aérea. El procedimiento puede llevarse a cabo mediante intubación nasotraqueal guiada por fibra óptica con el paciente despierto o por medio de laringoscopia directa. La videolaringoscopia puede ser valiosa durante la intubación. *No* deben utilizarse dispositivos supraglóticos, como la mascarilla laríngea, porque resultan ineficaces en caso de obstrucción de las vías respiratorias superiores y de distorsión anatómica. El equipo de traqueostomía y cricotirotomía debe estar disponible en el raro caso de que la intubación no tenga éxito (**fig. 16-4**). Lo ideal es que los pacientes sean trasladados de forma estable a la sala de operaciones, donde, tras el manejo de la vía aérea, se obtengan los cultivos epiglóticos.

Todos los pacientes con epiglotitis, independientemente del estado de las vías respiratorias, deben ser ingresados inicialmente en un departamento que cuente con monitorización estrecha. Debe haber disponible oxígeno suplementario humidificado para su uso. El heliox también puede ser útil en los pacientes no intubados porque disminuye el trabajo respiratorio al mejorar el flujo laminar.[10]

El tratamiento consiste en antibioticoterapia, generalmente con una cefalosporina de tercera generación y un fármaco específico contra *Staphylococcus aureus* resistente a meticilina. La selección puede adaptarse posteriormente en función de los resultados de los cultivos en sangre y epiglotis, aunque estos suelen ser negativos. Se puede considerar la transición a un régimen de antibióticos orales una vez que el edema haya mejorado lo suficiente; un esquema total de 7 a 10 días generalmente es aceptable. También se suelen administrar corticoides como complemento para acelerar la resolución del edema, aunque los datos sobre su eficacia son limitados. *Véase* el resumen en la **tabla 16-2**.

TEMAS DE PEDIATRÍA

En los tiempos previos a la inmunización, los niños de 2 a 6 años eran los más afectados, pero desde la introducción de la vacuna contra el *Hib*, los niños mayores y los adolescentes tienen más probabilidades de presentar la enfermedad. La reciente intensificación del movimiento antivacunas debe motivar a los médicos a revisar en la historia clínica del niño el estado que guarda su esquema de vacunación. Por otra parte, los niños inmunocomprometidos tienen un mayor riesgo de supraglotitis.

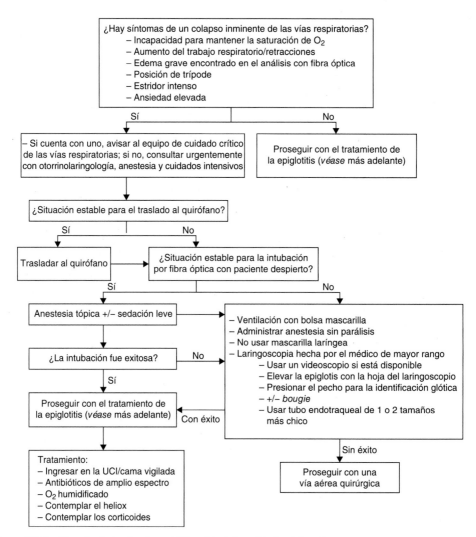

Figura 16-4. Manejo de la vía aérea. UCI: unidad de cuidados intensivos.

En comparación con los adultos, los niños suelen tener una progresión más rápida de la enfermedad, con un inicio de los síntomas en menos de 24 h, a menudo en las primeras 12 h. Los niños pequeños son más propensos a presentar los síntomas clásicos de sialorrea y posición de trípode, mientras que los adolescentes tienen síntomas similares a los de los adultos.

En los pacientes pediátricos, la exploración de la cavidad bucal con depresor lingual (abatelenguas), la colocación de vías intravenosas, la toma de muestras sanguíneas, la revisión de la laringe y las radiografías deben esperar hasta que la vía aérea se considere estable. El paciente debe permanecer con los padres o cuidadores, preferiblemente sentado en su regazo, para reducir la agitación y la ansiedad. Aunque se puede llevar a cabo la laringoscopia a pie de cama en los pacientes adolescentes y adultos estables, la exploración laríngea pediátrica en el servicio de urgencias debe ponderarse cuidadosamente en función de cada caso. El pequeño tamaño de la laringe en los pacientes jóvenes la hace propensa a una rápida descompensación. Los niños más pequeños y aquellos con signos de obstrucción inminente de las vías respiratorias, como estridor, posición en trípode y retracciones, deben ser evaluados inmediatamente por el área de anestesia, cuidados intensivos y ORL para determinar si está indicada la intubación o la traqueostomía.

TABLA 16-2 Resumen

Signos/ síntomas	Fisiopatología	DxD	Estudios diagnósticos	Tratamiento	Temas pediátricos
• Dolor de garganta desproporcionado con respecto a la exploración • Fiebre • Odinofagia • Sialorrea • Posición de trípode • Estridor • Voz apagada/ ronca • Taquicardia • Taquipnea	• *Streptococcus* • *Staphylococcus* • *Haemophilus influenzae* • *Neisseria* • Lesión cáustica • Lesión térmica • Lesión traumática	• Faringitis estreptocócica • Faringitis viral • Absceso periamigdalino • Absceso retrofaríngeo • Laringitis diftérica • Traqueítis bacteriana • Ingesta/ aspiración de cuerpos extraños	• Evaluación de la vía aérea (se prefiere la laringoscopia a los estudios de imagen) • Placa lateral del cuello • Ecografía • Tomografía computarizada • Resonancia magnética • Cultivos de sangre/epiglóticos • Química sanguínea	• Evaluar y controlar la vía aérea si es necesario • Ingreso en la unidad de cuidados intensivos • Antibióticos de amplio espectro (cefalosporina de tercera generación y fármaco antiestafilocócico) • O_2 humidificado • Considerar el heliox • Considerar los corticoides • Extubar cuando el edema se resuelve/ se presente fuga de aire	• Inicio de los síntomas generalmente < 24 h • Obtener antecedentes de vacunación • Proceder con precaución para cualquier evaluación de las vías respiratorias • Evitar maniobras agravantes (exploración bucal instrumentada, colocación de vías intravenosas, extracciones de sangre, etc.) • Mantener al niño con los padres

CONSEJOS Y ALERTAS

- Se debe buscar rápidamente la interconsulta del área de anestesia, cuidados críticos y ORL, incluso si la intervención en la vía aérea se considera finalmente innecesaria.
- Si se requiere asegurar la vía aérea, conviene trasladar al paciente a un área controlada, como el quirófano, siempre que sea posible.
- Inicialmente, se debe intentar la ventilación con bolsa mascarilla, en caso de descompensación.
- Si se requiere una vía aérea definitiva en el ámbito de urgencias, se deben considerar técnicas alternativas como la secuencia de intubación rápida, evitando el uso de fármacos inductores de parálisis y dejando a la mano lo necesario para una vía aérea quirúrgica.[9]
- Cuando se requiere intubación, debe realizarla el médico más experimentado. La videolaringoscopia puede ayudar mucho a la visualización. La hoja o pala del laringoscopio no debe colocarse en la vallécula para lograr la elevación indirecta de la epiglotis, sino que debe elevar directamente la epiglotis para exponer la glotis.
- No se deben utilizar mascarillas laríngeas.
- Si el edema supraglótico es grave y no se puede ver la glotis, se puede hacer presión sobre el pecho del paciente para producir burbujas de aire en la apertura glótica y ayudar así a su identificación.

- Se recomienda intentar la intubación usando un tubo de uno o dos tamaños más pequeños de lo previsto o colocar un *bougie* o estilete táctil para ayudar a pasar el tubo endotraqueal.
- La evaluación de la vía aérea pediátrica se debe abordar con precaución. No se debe alterar ni agitar al niño. Mantener al niño con sus padres y abstenerse de instrumentar la cavidad bucal o colocar vías intravenosas u obtener muestras de sangre puede ayudar a que el paciente conserve la calma.
- El estridor es una consecuencia del flujo turbulento en las vías respiratorias que aumenta el trabajo de la respiración. Se puede utilizar heliox como medida temporal porque produce un flujo más laminar, reduciendo así el trabajo respiratorio.[10]

INFORMACIÓN BASADA EN LA EVIDENCIA

¿Qué precisión tienen las radiografías laterales para diagnosticar la epiglotitis?

Las placas laterales de cuello son económicas, rápidas y fáciles de conseguir. Sin embargo, los criterios para diagnosticar la epiglotitis son subjetivos y, en los casos leves o tempranos, es posible no encontrar hallazgos radiográficos. Alrededor del 79% de los casos de epiglotitis se identifican positivamente en las placas simples utilizando criterios subjetivos.[6]

En un estudio reciente de casos y controles de Corea del Sur se intentó identificar la precisión de los criterios radiográficos objetivos y establecer valores para el diagnóstico de la epiglotitis.[6] Los autores refieren que la mayoría de los pacientes tenían hallazgos visibles en las radiografías. La medida más confiable en este estudio parece ser el ancho de la epiglotis en su base. Usando un valor de corte de 5.02 mm para el ancho de la base epiglótica, la epiglotitis pudo diagnosticarse con sensibilidad del 96.2% y especificidad del 98.2%.

¿Son útiles los corticoides para el tratamiento de la epiglotitis?

A menudo se utilizan corticoides para acelerar la resolución del edema. El uso de estos fármacos en la epiglotitis es controvertido porque, hasta la fecha, los estudios no han mostrado que reduzcan la duración de la estancia hospitalaria o de los tiempos de intubación.[6] Existen pocas desventajas para la administración de corticoides, y sus efectos secundarios son mínimos, por lo que pueden considerarse de forma individualizada. Si se utilizan, el tratamiento generalmente se inicia con dexametasona o metilprednisolona y la dosis se disminuye después de 2 a 3 días, cuando los síntomas se resuelven. Se necesitan más estudios para determinar la eficacia de los corticoides en este proceso patológico.

Video 16-1. Laringoscopio. Laringoscopia de un paciente con epiglotitis.

Referencias

1. Allen M, Meraj TS, Oska S, et al. Acute epiglottitis: analysis of U.S. mortality trends from 1979 to 2017. *Am J Otolaryngol*. 2021;42(2):102882.

2. Shah RK, Stocks C. Epiglottitis in the United States: national trends, variances, prognosis, and management. *Laryngoscope*. 2010;120(6):1256-1262.

3. Sideris A, Holmes TR, Cumming B, et al. A systematic review and meta-analysis of predictors of airway intervention in adult epiglottitis. *Laryngoscope*. 2020;130(2):465-473.

4. Dowdy RAE, Cornelius BW. Medical management of epiglottitis. *Anesth Prog*. 2020;67(2):90-97.

5. Lee SH, Yun SJ, Kim DH, et al. Do we need a change in ED diagnostic strategy for adult acute epiglottitis? *Am J Emerg Med*. 2017;35(10):1519-1524.

6. Kim KH, Kim YH, Lee JH, et al. Accuracy of objective parameters in acute epiglottitis diagnosis: a case-control study. *Medicine (Baltimore)*. 2018;97(37):e12256.

7. Jain K, Yadav M, Gupta N, et al. Ultrasonographic assessment of airway. *J Anaesthesiol Clin Pharmacol*. 2020;36(1):5-12.

8. Bozella M, Magyar M, DeBiasi R, et al. Epiglottitis associated with intermittent e-cigarette use: the vagaries of vaping toxicity. *Pediatrics*. 2020;145(3):e20192399.

9. Tintinalli JE, Stephan Stapczynski J, John Ma O, et al. *Tintinalli's Emergency Medicine: A Comprehensive Study Guide*. 8th ed. McGraw-Hill Education; 2016.

10. Charles R, Fadden M, Brook J. Acute epiglottitis. *BMJ*. 2013;347:f5235.

Urgencias por traqueostomía

Christina Chien

Anne Kane

INTRODUCCIÓN

Existen diversas circunstancias que motivan la realización de una traqueostomía, como la insuficiencia respiratoria prolongada, el tratamiento de una obstrucción de las vías respiratorias superiores y la protección de la vía aérea.[1] Las traqueostomías urgentes son procedimientos que salvan la vida de pacientes en los que no se pueden realizar con éxito intubaciones orales y nasales, como en el caso de la obstrucción de las vías respiratorias, las lesiones laríngeas penetrantes o las fracturas de Le Fort de tipo III con luxación craneofacial.[2] Las traqueostomías electivas que se llevan a cabo en pacientes intubados, ya sea por vía oral o nasal, pueden servir para facilitar el destete de la ventilación mecánica y proporcionar mejor acceso para el aseo pulmonar.[2] Las traqueostomías suelen ser más cómodas y tolerables para los pacientes que los tubos endotraqueales, lo que permite reducir los requerimientos de sedación y aumentar la movilidad del paciente.[2] El número de traqueostomías efectuadas en los Estados Unidos fue de más de 100 000 anuales en el 2014 y sigue aumentando.[3] Es de vital importancia que los médicos conozcan el manejo de las urgencias que se producen cuando se realiza una traqueostomía, desde la hemorragia hasta la obstrucción y la infección.

Las traqueostomías pueden llevarse a cabo mediante cirugía abierta o con una técnica de dilatación percutánea (TDP). Las traqueostomías quirúrgicas son la opción más segura para los pacientes con puntos de referencia anatómicos limitados y antecedentes de traqueostomía previa y coagulopatías.[4,6] La TDP consiste en una técnica de Seldinger modificada, por lo general bajo guía broncoscópica o ecográfica.[4,5] Se asocia a procedimientos más breves, menor número de hemorragias y una tendencia a tasas de infección más bajas.[4] Las complicaciones de la TDP incluyen laceración traqueal, lesión arterial y perforación esofágica. En numerosos metaanálisis se ha visto que la TDP puede realizarse a pie de cama, con la misma seguridad que la notificada para la cirugía abierta.[5,6]

Las complicaciones de la traqueostomía pueden surgir debido a la proximidad de la tráquea con las estructuras circundantes (**fig. 17-1**). La tráquea está compuesta por 18 a 22 anillos cartilaginosos que tienen forma de «C», anterolateralmente, y una porción membranosa, posteriormente.[3] El cartílago cricoides es la parte superior de la tráquea; es un anillo completo, mientras que el resto de las estructuras anulares no llegan a cerrarse. La glándula tiroides suele recubrir los anillos traqueales segundo a sexto. Los nervios laríngeos recurrentes son inmediatamente laterales a la tráquea cervical. Las venas yugulares anteriores discurren verticalmente, cerca de la línea media, mientras que las venas yugulares internas y las arterias carótidas son más laterales. La arteria innominada cruza la tráquea entre los anillos sexto y noveno. Las traqueostomías se colocan con mayor frecuencia entre el segundo y el tercer anillo traqueal.[3]

Para realizar estos procedimientos es importante estar familiarizado con el equipo de traqueostomía (**fig. 17-2**). La cánula exterior es el cuerpo principal del tubo traqueal; la cánula interior, cuando está presente, queda dentro del tubo y actúa como un revestimiento que puede retirarse y limpiarse. El obturador, que solo se utiliza cuando se coloca el tubo de traqueostomía, actúa como una guía; tiene una punta lisa, lo que evita que se dañen las vías respiratorias durante la inserción. Los tubos de traqueostomía pueden

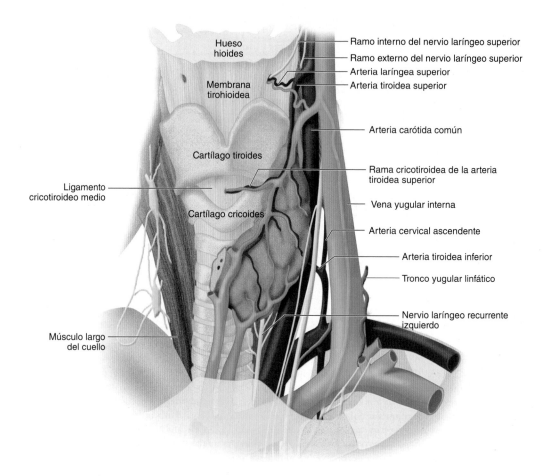

Figura 17-1. Anatomía de la tráquea. Diagrama anatómico que muestra la relación de la tráquea con la entrada torácica y las estructuras anatómicas circundantes. Obsérvese que la tráquea comienza por debajo del cartílago cricoides y que los intervalos membranosos entre los anillos traqueales pueden variar en tamaño, siendo mayores en la porción superior de la tráquea (tomada de Mancuso AA. Trachea: Introduction. En: Mancuso AA, ed. *Head and Neck Radiology*. 2nd ed. Wolters Kluwer; 2011:2058-2064. Figura 209-1a).

venir con o sin manguito. Los tubos con manguito permiten la ventilación con presión positiva cuando se inflan y protegen contra la broncoaspiración.[7] Cuando un paciente ya no necesita ventilación mecánica, se puede hacer el cambio por un tubo sin manguito. Los tubos sin manguito, que no se inflan, permiten a los pacientes comunicarse. Por su parte, los tubos con manguito pueden provocar necrosis y estenosis traqueal si el tubo está mal colocado o si se necesita un uso prolongado con alta presión del manguito para mantener un sello adecuado. Se pueden encontrar tubos con manguito de espuma para los pacientes que han desarrollado estenosis traqueal.[7]

Hay una gran variedad de tamaños y estilos de tubos de traqueostomía, pero los detalles relevantes se encuentran siempre en la brida del tubo. Las dimensiones de los tubos están dadas por el diámetro interno, el diámetro externo, la longitud y la curvatura.[7] El diámetro interno es el diámetro interior funcional, y el externo es el diámetro máximo de la cánula exterior. Los sistemas de dimensionamiento difieren entre los distintos modelos y fabricantes.

Si el tubo de traqueostomía es demasiado corto, es posible que el extremo distal del tubo no llegue a las vías respiratorias; se pueden utilizar tubos de mayor longitud para solucionar este problema.[7] La forma

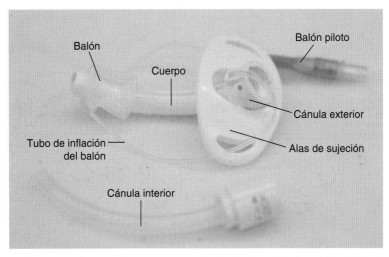

Figura 17-2. Equipo básico de traqueostomía (tomada de Rosdah CB, Kowalski MT. *Textbook of Basic Nursing*. 11th ed. Wolters Kluwer; 2017. Figura 87-5).

del tubo también debe seguir la anatomía de la vía aérea en la medida de lo posible.[7] En los pacientes con cuellos gruesos o con obesidad, pueden ser necesarios tubos con longitud proximal extendida, los cuales tienen una mayor longitud horizontal, mientras que en aquellos con tráqueas largas, obstrucción traqueal o traqueomalacia, pueden requerirse tubos con mayor longitud vertical.[3,7] Los tubos fenestrados tienen aberturas adicionales en la parte posterior del tubo, lo que permite el movimiento del aire y una mejor fonación; estos pueden utilizarse en la preparación para la descanulación.[7]

Una población especial a analizar es el paciente con laringectomía. La laringectomía total implica la extirpación de toda la laringe y la creación de un estoma traqueal permanente, que se sutura a la piel del cuello. Estos pacientes se consideran «respiradores de cuello», ya que no hay conexión entre la tráquea y las vías respiratorias superiores. A menudo, estos pacientes llevan brazaletes con la leyenda «respirador de cuello» para ayudar a identificarlos. Los tubos de laringectomía son más cortos y difieren en apariencia de los tubos de traqueostomía; cuando se retiran, se revela un estoma de laringectomía maduro.

Reconocer las diferencias entre los estomas de traqueostomía y de laringectomía es fundamental para el manejo de la vía aérea (**fig. 17-3**). Mientras que muchos pacientes con traqueostomía pueden ser intubados por vía oral o nasal, esto no es posible en aquellos que han sido sometidos a laringectomía. En los pacientes con laringectomía es fundamental la intubación a través del estoma y no intentar la intubación oral, que seguramente fracasará y podría conducir a resultados catastróficos.

VALORACIÓN RÁPIDA DEL PACIENTE CON TRAQUEOSTOMÍA EN COLAPSO

El American College of Chest Physicians recomienda que los pacientes con tubos de traqueostomía que se presenten en el servicio de urgencias deben ser tratados en un área de reanimación. A su llegada se debe obtener información clave:

1. ¿Cuál fue el motivo de la colocación de la traqueostomía?
2. ¿Cuándo se le colocó?
3. Identificar los detalles del tubo de traqueostomía, como el tamaño de las cánulas (diámetros interno y externo, longitud y curvatura) y si esta tiene o no manguito.
4. Determinar si el paciente puede ser intubado por vía oral.

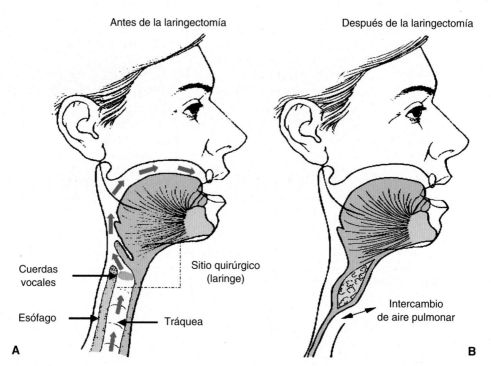

Antes de la laringectomía

Después de la laringectomía

Cuerdas vocales

Sitio quirúrgico (laringe)

Esófago

Tráquea

Intercambio de aire pulmonar

A

B

Figura 17-3. Laringectomía. **A.** Anatomía normal e intercambio de aire. **B.** Anatomía después de la laringectomía y los cambios en el intercambio de aire (tomada de Lewin JS, Hutcheson KA. Evaluation and rehabilitation of speech, voice, and swallowing functions after treatment of head and neck cancer. En: Harrison LB, Sessions RB, Kies MS, eds. *Head and Neck Cancer.* 4th ed. Wolters Kluwer; 2014:225-235. Figura 11-8).

COMPLICACIONES DE LA TRAQUEOSTOMÍA

Las complicaciones de la traqueostomía pueden clasificarse según tres escenarios temporales: inmediato, temprano y tardío (**tabla 17-1**).[3] Varias de estas presentaciones se analizan en detalle en la siguiente sección.

DESCANULACIÓN ACCIDENTAL

El desprendimiento del tubo es una complicación frecuente. Los factores que lo predisponen son las corbatas sueltas, la tos excesiva y la agitación.[8] Un estoma nuevo puede reducir su tamaño a la mitad en las 12 h siguientes al desprendimiento.[8] Por lo tanto, si se produce una descanulación accidental y el estoma se ha contraído, es necesario colocar una sonda temporal, como un *bougie* elástico o una sonda de goma para aspiración, para garantizar que la vía permanezca abierta.

El trayecto del estoma se considera maduro después de 7 días; cuando este es el caso, el médico de urgencias puede reemplazar el tubo de traqueostomía. Sin embargo, cuando el trayecto aún es inmaduro, el médico no puede sustituir a ciegas el tubo de traqueostomía porque esto puede crear un falso lumen.[8] En estas circunstancias, es preferible guiarse mediante fibra óptica, con la asistencia de un otorrinolaringólogo (ORL). Si es necesario volver a asegurar la vía aérea de forma inmediata, considere la intubación oral (si esto es posible) y cubra el estoma para evitar la salida de aire.

Al cambiar los tubos de traqueostomía, asegúrese siempre de tener dos tubos traqueales (uno del mismo tamaño al que el paciente tiene en ese momento y uno de un tamaño menor), así como un tubo endotraqueal con balón de 6.0.[8] En primer lugar, se debe colocar un *bougie* de goma elástica o un intercambiador de tubos y, posteriormente, la sonda de reemplazo se debe colocar sobre el *bougie* o el intercambiador, mediante la técnica de Seldinger. El tubo de reemplazo debe introducirse perpendicularmente al estoma y luego dirigirse suavemente hacia abajo, siguiendo la curvatura del cuello.[9] Si se utiliza un tubo endotraqueal para el reemplazo, avance el tubo solo unos centímetros más allá del balón para evitar la intubación bronquial del tronco principal.[8]

TABLA 17-1 Complicaciones inmediatas, tempranas y tardías de la traqueostomía		
Inmediatas (desde antes del procedimiento hasta 24 h después)	**Tempranas (menos de una semana después del procedimiento)**	**Tardías (más de una semana después del procedimiento)**
Hemorragia	Hemorragia	Estenosis traqueal
Lesiones en la tráquea y en las estructuras circundantes	Neumotórax, neumomediastino	Traqueomalacia
Hipoxemia, hipercapnia	Infección estomacal	Fístula traqueoinnominada
Embolia gaseosa	Ulceración estomacal	Fístula traqueoesofágica
Procedimiento fallido	Descanulación accidental/ creación de un trayecto falso	Descanulación accidental/creación de un trayecto falso

HEMORRAGIA EN LA TRAQUEOSTOMÍA

La causa más probable de la hemorragia en la traqueostomía difiere en función del tiempo que ha pasado desde su colocación. Es imprescindible obtener la anamnesis en relación con los episodios de hemorragia para ayudar a determinar la causa y los siguientes pasos necesarios para la evaluación. A continuación se enumeran aspectos importantes de la anamnesis:

1. ¿Cuándo comenzó la hemorragia? Cuantificar el volumen de sangrado.
2. ¿La sangre se encontraba en las secreciones o había una hemorragia saliendo por el tubo de la traqueostomía o alrededor de este?
3. ¿Ha ocurrido esto anteriormente?
4. ¿Está el paciente anticoagulado?
5. ¿El paciente utiliza la humidificación?

La cánula interior debe ser aspirada y se debe limpiar cualquier residuo de sangre seca para evitar la obstrucción. El sitio donde emerge el tubo de traqueostomía debe ser evaluado para detectar cualquier hemorragia aguda. A menudo también puede ser necesaria una traqueoscopia o broncoscopia flexible.

Diagnóstico diferencial

1. Hemorragia aguda relacionada con la cirugía
2. Falta de humedad/resequedad
3. Traumatismo por aspiración
4. Tejido de granulación
5. Fístula traqueoinnominada

Tratamiento

Hemorragia aguda relacionada con la cirugía

La hemorragia postoperatoria suele producirse en las primeras 24 a 48 h después de la traqueostomía, pero también puede aparecer después de (re)iniciar la anticoagulación. Para las cantidades pequeñas de «rezumado», se pueden colocar materiales hemostáticos absorbibles en la herida. En el caso de una hemorragia más importante, la visualización a pie de cama puede ser difícil, y el paciente podría requerir de una nueva visita al quirófano para la exploración de la herida y el control de la hemostasia. Cualquier coagulopatía debe ser identificada y corregida.[10]

Falta de humedad y resequedad

Este es un problema frecuente, sobre todo en los meses de invierno. Se debe realizar una traqueoscopia, que suele revelar una mucosa traqueal excoriada, sin un punto de sangrado activo específico. Deben utilizarse tratamientos de humidificación casera y nebulizadores de solución salina, y evitar la aspiración agresiva.

Tejido de granulación

La presencia prolongada de un tubo de traqueostomía puede provocar una respuesta inflamatoria que favorezca el crecimiento de tejido de granulación en la luz traqueal. Se trata típicamente de una complicación tardía, que ocurre con mayor frecuencia en los niños. Los tratamientos tópicos incluyen cremas con corticoides, pomadas con antibióticos y nitrato de plata. Ante una cantidad importante de tejido de granulación, resulta adecuada la escisión quirúrgica en el quirófano. Se ha constatado que el cambio regular del tubo reduce la incidencia de este problema.[9]

Fístula traqueoinnominada

La rotura de la arteria innominada suele producirse a las 3 semanas de la intervención, pero puede ocurrir en cualquier momento.[10] Esta complicación urgente puede estar relacionada con varios factores, como la colocación demasiado baja de una traqueostomía (por debajo del tercer anillo traqueal), una arteria innominada aberrante o inesperadamente alta, el uso de un tubo excesivamente largo, la presión prolongada sobre la pared traqueal por un manguito inflado o la infección traqueal.[9] La rotura de la arteria innominada suele anunciarse con una *hemorragia centinela*, un sangrado de gran volumen que se resuelve por sí solo y que suele venir seguido, horas o días después, de una hemorragia catastrófica. Cuando esto sucede, se puede ver cómo pulsa el tubo de traqueostomía con los latidos del corazón del paciente.[10] Si se sospecha de esta alteración, debe consultarse inmediatamente a ORL y, posiblemente, a cirugía torácica. Se pueden realizar estudios de imagen, incluyendo la angiografía tradicional o la angiografía por tomografía computa-rizada (TC), pero la sensibilidad es baja.[11] Tener una alta sospecha clínica es fundamental para cualquier paciente con una traqueostomía reciente que acuda con hemorragia de gran volumen. Si se produce una hemorragia catastrófica, debe sobreinflarse inmediatamente el manguito del tubo de traqueostomía y aplicar presión supraesternal. El tubo de traqueostomía puede cambiarse por un tubo endotraqueal si la presión es insuficiente para detener la hemorragia. Se debe verificar el tipo sanguíneo del paciente y realizar prue-bas cruzadas, para luego trasladarlo de inmediato al quirófano o a la sala de radiología intervencionista. Las opciones quirúrgicas suelen requerir una esternotomía con ligadura de la arteria innominada.[9,10]

OBSTRUCCIÓN DE LA TRAQUEOSTOMÍA

La obstrucción del tubo suele ser una complicación temprana, pero también puede ocurrir en cualquier momento. Puede ser causada por una secreción mucosa espesa y se puede prevenir en buena medida con cuidados atentos de enfermería, humidificación adecuada y aspiración frecuente. Además, el uso de una cánula interior permite la inspección, limpieza y aspiración periódicas.

Diagnóstico diferencial

1. Taponamiento mucoso
2. Obstrucción de la cánula interior
3. Trayecto falso
4. Fístula traqueoesofágica

Tratamiento

Se puede hacer uso de un catéter flexible de aspiración, tanto para el diagnóstico (identificar una vía de acceso a las vías respiratorias) como para el tratamiento (eliminar los tapones de moco). Las balas de solución salina pueden diluir el tapón y ayudar a eliminarlo. Si no se puede retirar un tapón que obstruya las vías, se debe retirar el tubo con todo y tapón y reemplazarlo.

La incapacidad para pasar el catéter de succión puede indicar que el tubo se encuentra en un trayecto falso. Los pacientes con obesidad son especialmente vulnerables a esto. Si se sospecha un trayecto falso, debe consultarse inmediatamente al ORL. Hay que retirar el tubo de traqueostomía y examinar el trayecto. Si es necesario para mantener permeable la vía aérea, el paciente debe ser intubado desde arriba. Es útil disponer de tubos de traqueostomía más pequeños o de tubos endotraqueales. Lo ideal es utilizar un laringoscopio flexible o un broncoscopio con una técnica de Seldinger para sustituir el tubo.

INFECCIÓN EN LA TRAQUEOSTOMÍA

La herida traqueal suele colonizarse entre 24 y 48 h después de la cirugía. El cuidado de la herida, incluyendo la limpieza, la aspiración y los cambios regulares del tubo, ayudan a disminuir la colonización bacteriana. La traqueobronquitis puede ser atribuible a una enfermedad subyacente, a la aspiración o a ambas. El tratamiento consiste en aspiración, ejercicios pulmonares y antibióticos. Es vital obtener cultivos, ya que la traqueobronquitis a menudo es originada por la colonización por múltiples microorganismos, con mayor frecuencia *Staphylococcus aureus*, *Pseudomonas* y *Streptococcus pneumoniae*.[12]

TRAQUEOMALACIA

La traqueomalacia es una complicación tardía que suele producirse en los pacientes con ventilación prolongada. Mantener las presiones del manguito por debajo de 25 mmHg puede ayudar a prevenir esta complicación. Los pacientes con traqueomalacia suelen presentar filtraciones de aire que reaparecen tras el reinflado del manguito, debido a una «megatráquea». Estos pacientes pueden ser difíciles de manejar y ventilar, y el tratamiento debe implicar la coordinación entre las especialidades de neumología y ORL.

CONSEJOS Y ALERTAS

- Para el tratamiento de las complicaciones de la traqueostomía, y siempre que el paciente no tenga contraindicaciones anatómicas, como la estenosis subglótica o una neoplasia obstructiva, hay que considerar una intubación desde arriba.
- Asegúrese siempre de que esté disponible del equipo adecuado para los casos de urgencia por traqueostomía, como tubos de traqueostomía más pequeños y tubos endotraqueales de 6.0 o menores.
- Se puede utilizar un laringoscopio flexible o un broncoscopio, con una técnica de Seldinger, para ayudar a reemplazar el tubo de traqueostomía.
- Los médicos deben tener una alta sospecha clínica de fístula traqueoinnominada en los pacientes con traqueostomía reciente y hemorragia de gran volumen. Se debe notificar a los especialistas correspondientes a la llegada del paciente.

Referencias

1. McGrath BA, Bates L, Atkinson D, Moore JA. Multidisciplinary guidelines for the management of tracheostomy and laryngectomy airway emergencies. *Anaesthesia*. 2012;67(9):1025-1041. PMID: 22731935.

2. Freeman BD. Tracheostomy update: when and how. *Crit Care Clin*. 2017;33(2):311-322. PMID: 28284297.

3. Cheung NH, Napolitano LM. Tracheostomy: epidemiology, indications, timing, technique, and outcomes. *Respir Care*. 2014;59(6):895-919. PMID: 24891198.

4. Mehta C, Mehta Y. Percutaneous tracheostomy. *Ann Card Anaesth*. 2017;20(Suppl 1):S19-S25. PMID: 28074819.

5. Engels PT, Bagshaw SM, Meier M, Brindley PG. Tracheostomy: from insertion to decannulation. *Can J Surg*. 2009;52(5):427-433. PMID: 19865580.

6. Ifikhar IH, Teng S, Schimmel M, et al. A network comparative meta-analysis of percutaneous dilatational tracheostomies using anatomic landmarks, bronchoscopic, and ultrasound guidance versus open surgical tracheostomy. *Lung*. 2019;197(3):267-275. PMID: 31020401.

7. Hess DR, Altobelli NP. Tracheostomy tubes. *Respir Care*. 2014;59(6):956-973. PMID: 24891201.

8. Long B, Koyfman A. Resuscitating the tracheostomy patient in the ED. *Am J Emerg Med*. 2016;34(6):1148-1155. PMDID: 27073134.

9. Johnson JT, Rosen CA. *Bailey's Head and Neck Surgery: Otolaryngology*. 5th ed. Lippincott Williams & Wilkins, 2013.

10. Ridley RW, Zwischenberger JB. Tracheoinnominate fistula: surgical management of an iatrogenic disaster. *J Laryngol Otol*. 2006;120(8):676-680. PMID: 16709270.

11. Ferber L, Ferber M, Soares RR, et al. Endovascular treatment of tracheoinnominate artery fistula. *J Vasc Surg*. 2018;68(5):E149-E150.

12. Blot M, Bobiaud-Blot P, Favrolt N, et al. Update on childhood and adult infectious tracheitis. *Med Mal Infect*. 2017;47(7):443-452. PMID: 28757125.

Hemorragia y dolor postamigdalectomía

Kei U. Wong

Benjamin Tweel

DESAFÍO CLÍNICO

Uno de los procedimientos quirúrgicos más realizados en los Estados Unidos es la amigdalectomía, con o sin adenoidectomía. Sus dos indicaciones más frecuentes son la amigdalitis recurrente y los trastornos respiratorios relacionados con el sueño (p. ej., apnea obstructiva del sueño).[1,2] Las complicaciones asociadas a la amigdalectomía incluyen hemorragia, dolor, infección, efectos adversos de la anestesia, deshidratación y complicaciones respiratorias postoperatorias (especialmente en los pacientes con apnea obstructiva del sueño).[2,3]

Algunos estudios recientes tomados de bases de datos muestran que aproximadamente entre el 6% y el 7% de los pacientes pediátricos regresan al servicio de urgencias (SU) o a centros de salud en consultas no programadas después de la amigdalectomía. De ellos, alrededor del 16% requieren un reingreso hospitalario.[1,4] Los motivos más frecuentes de las consultas fueron hemorragia (2%), dolor de garganta (1.2-1.4%), náuseas y vómitos (1%) y deshidratación (2.3-28.2%).[1,4] En un análisis retrospectivo de 36 210 pacientes adultos que se sometieron a amigdalectomía, el 1.5% fueron rehospitalizados en los 14 días posteriores a la cirugía y el 10% fueron evaluados en el SU; de estos, el 6% fueron tratados por hemorragia y el 11% por dolor.[3]

Hemorragia postamigdalectomía

La hemorragia postoperatoria es una complicación potencialmente mortal asociada a la amigdalectomía, con una incidencia de hasta el 6% de los casos.[3] Las tasas estimadas pueden variar en función de la definición aceptada de hemorragia, pero los criterios más inclusivos han calculado tasas de hasta el 21.8%.[5] En un estudio de cohortes prospectivo y multicéntrico con 9405 pacientes adultos y pediátricos, los participantes mayores de 15 años tenían más del doble de probabilidad de sufrir una hemorragia tras una amigdalectomía, en comparación con los menores de 6 años.[6] El desafío consiste en tratar simultáneamente dos procesos potencialmente mortales: la hemorragia y la posible inestabilidad hemodinámica subsecuente, así como el mantenimiento de una vía aérea permeable.

Dolor postamigdalectomía

Aunque el dolor de garganta postoperatorio es un resultado esperado más que una complicación, también es una causa importante de morbilidad tras la amigdalectomía. El dolor de garganta puede producir disfagia, reducción de la ingesta oral de líquidos, deshidratación, pérdida de peso y, potencialmente, ingreso hospitalario.[2] La otalgia referida, la inflamación de la garganta, el exceso de flema y la dificultad para deglutir son también motivos de consulta postoperatorios frecuentes, que pueden agravar los desafíos del tratamiento adecuado del dolor.[2]

FISIOPATOLOGÍA

Las amígdalas palatinas son estructuras muy vascularizadas que reciben sangre a través de los sistemas carotídeos interno (arteria oftálmica) y externo (arterias lingual, faríngea ascendente y facial). Un plexo venoso drena las amígdalas hacia la vena yugular interna, a través de las venas linguales y faríngeas.

La sensibilidad de las amígdalas es mediada por el nervio glosofaríngeo (NC IX) y por el nervio palatino menor, un ramo de la división maxilar del nervio trigémino (NC V_2). Dado que el nervio glosofaríngeo discurre justo en la profundidad de la fosa amigdalina, el dolor amigdalino suele extenderse con frecuencia al oído a través de la división timpánica del NC IX (nervio de Jacobson).

Después de la amigdalectomía, en el primer día se forma una escara fibrinosa que luego se desprende alrededor del día 5 a 7 postoperatorio. En ese momento, los pacientes suelen notar un aumento del dolor porque la pérdida de la escara protectora hace que el tejido subyacente vuelva a quedar expuesto. En especial el primer día y los días 5 a 7 son también los momentos más frecuentes de hemorragia postoperatoria.[7]

ABORDAJE DIAGNÓSTICO/EXPLORACIÓN DIRIGIDA

Hemorragia postamigdalectomía

La hemorragia postamigdalectomía es un motivo frecuente de consulta en el servicio de urgencias, pero no suele poner en riesgo la vida del paciente. Un análisis transversal de datos sobre amigdalectomías del 2010 encontró una tasa de mortalidad del 0.006% (dos muertes entre 36 221 amigdalectomías pediátricas).[1]

El tratamiento de la hemorragia postamigdalectomía significativa es un reto debido a que existen pocas guías prácticas basadas en la evidencia y, por el contrario, hay una amplia variedad de cursos de acción. Además, las estrategias terapéuticas en la población adulta no se han estudiado ampliamente.

Resulta crucial realizar una evaluación específica en el SU, a fin de identificar a los pacientes con mayor riesgo de hemorragia grave tras la amigdalectomía. En muchos SU comunitarios que carecen de otorrinolaringólogos (ORL) de guardia o de capacidad quirúrgica, estos casos suponen un desafío aún mayor. La valoración inicial en urgencias debe centrarse en el control activo de la hemorragia y la estabilidad hemodinámica. La presencia de una hemorragia activa, de exudado o de un coágulo de fibrina en la bucofaringe requiere de un tratamiento quirúrgico, por lo que el personal de urgencias deberá alertar a la brevedad a ORL y a anestesiología.[7,8]

Anamnesis

La revisión de antecedentes específicos de la cirugía previa deberá incluir fecha en que se realizó, duración, frecuencia, volumen de sangrado y hora de la última ingesta oral. También son útiles los antecedentes médicos del paciente, las dificultades en la cirugía y los antecedentes personales o familiares de hemorragia.[7]

Exploración física

La exploración inicial debe centrarse en la vía aérea y la estabilidad hemodinámica. En particular, la taquicardia suele ser el primer signo de inestabilidad hemodinámica.[7] La mayoría de los pacientes que se presentan en el SU estarán alertas, con los reflejos de las vías respiratorias intactos. La visualización completa de la fosa amigdalina puede ser complicada debido a la edad del paciente, la cooperación y el nivel de molestia. Está justificada una inspección cuidadosa con iluminación adecuada y la colocación del paciente en posición vertical para evitar la obstrucción de las vías respiratorias.[7] La lámpara frontal es una fuente de iluminación ideal, ya que permite que ambas manos del médico estén libres.

La aparición del coágulo de fibrina depende de la técnica quirúrgica y del tiempo que ha transcurrido desde la cirugía. Este comenzará a formarse desde el primer día, y para el día 5 se extenderá en una gruesa masa con un aspecto blancuzco-grisáceo característico (**fig. 18-1**).[8] La separación de la escara protectora del tejido de granulación subyacente coincide con el período de alto riesgo de hemorragia tardía.[7,8]

Dolor postamigdalectomía

La mayor fuente de morbilidad tras una amigdalectomía es el dolor bucofaríngeo, que puede causar disfagia, disminución de la ingesta de líquidos, deshidratación y pérdida de peso.[2,8] El personal de urgencias debe evaluar los signos clínicos de deshidratación (disminución de la diuresis, taquicardia, resequedad de las mucosas, menor turgencia de la piel) y facilitar el tratamiento indicado. El médico también debe preguntar sobre el régimen prescrito para el control del dolor en casa y, si es razonable, aumentarlo.[7]

Las náuseas y los vómitos postoperatorios son otra fuente importante de morbilidad y pueden aumentar la percepción general del dolor.[2] Se ha constatado que una dosis única de dexametasona intraoperatoria durante la amigdalectomía disminuye las náuseas y los vómitos y mejora el dolor

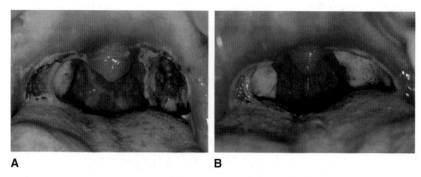

Figura 18-1. A. Etapas de cicatrización de la amigdalectomía: día 0 postoperatorio. **B.** Etapas de la cicatrización de la amigdalectomía: día 6 postoperatorio (cortesía de los doctores Kei U. Wong y Benjamin Tweel).

y la inflamación de garganta postoperatorios.[2,7] En el caso de los pacientes que no consiguen controlar el dolor con analgésicos orales o que no son capaces de mantener una hidratación oral adecuada, debe considerarse el ingreso hospitalario para recibir analgésicos parenterales y rehidratación con líquidos.

DIAGNÓSTICO DIFERENCIAL

Hemorragia postamigdalectomía

La hemorragia postamigdalectomía puede clasificarse como primaria (en las primeras 24 h) o secundaria (después del primer día postoperatorio).[7,8] La hemorragia primaria suele atribuirse al propio procedimiento quirúrgico, por ejemplo, por un manejo inadecuado de los vasos sangrantes durante el transcurso de la cirugía, mientras que la hemorragia secundaria es el resultado del desprendimiento de la escara de la fosa amigdalina, que expone los pequeños vasos superficiales a un traumatismo local, que puede ser precipitado por deshidratación, vómitos o, rara vez, infección.[7] Las tasas de hemorragia postamigdalectomía varían del 0.2% al 2.2% y del 0.1% al 3% para las hemorragias primarias y secundarias, respectivamente.[2] La hemorragia secundaria es más frecuente y representa a casi todos los casos que se observan en el SU. Aunque la incidencia máxima de la hemorragia postamigdalectomía se produce entre los días 5 y 7 posteriores a la cirugía, los pacientes pueden experimentar una hemorragia significativa en cualquier momento del período postoperatorio.

En los estudios publicados, la edad es el factor de riesgo más documentado para la hemorragia postamigdalectomía. Las tasas más altas se asocian a los pacientes mayores de 11 años.[4,7] Como se ha mencionado, Sarny y cols. informaron que los pacientes mayores de 15 años sometidos a amigdalectomía tenían más del doble de probabilidad de presentar hemorragias que los niños menores de 6 años.[6] Una posible explicación es que los padres pueden buscar un tratamiento quirúrgico en un niño pequeño a una edad temprana para prevenir las secuelas de la apnea obstructiva del sueño. Otro posible motivo es la edad en la que se produce la hipertrofia adenoamigdalina fisiológica (pico de presentación entre los 6 y 10 años). Los niños con coagulopatías, tanto tratadas como no diagnosticadas (p. ej., enfermedad de von Willebrand), también tienen un mayor riesgo de padecer complicaciones hemorrágicas, incluida la hemorragia tardía (> 24 h después de la operación).[7,8] Por último, se ha constatado que los pacientes que se someten a una intervención quirúrgica por amigdalitis crónica presentan hemorragias con mayor frecuencia que los que se someten a amigdalectomía por otras indicaciones.[7,9] Esto probablemente se deba a la falta de un plano de disección amigdalino distintivo durante la extracción de los tejidos crónicamente cicatrizados.

Dolor postamigdalectomía

El dolor postoperatorio de la amigdalectomía puede localizarse previsiblemente en la fosa amigdalina; sin embargo, no deben pasarse por alto otras posibles causas de dolor posquirúrgico. La otalgia suele ser atribuible al dolor referido desde la faringe, pero pueden presentarse derrames del oído medio y otitis media de forma posterior a la cirugía, particularmente si se ha realizado una adenoidectomía, por lo que se requiere una exploración otoscópica.

La artralgia de la articulación temporomandibular es otra causa potencial de dolor y otalgia tras la amigdalectomía. Como se utilizan retractores durante el procedimiento para mantener la boca abierta durante un período prolongado, el paciente puede experimentar una tensión excesiva en la articulación, que se manifiesta como dolor de oído o plenitud ótica.

El dolor lingual, sobre todo si va acompañado de alteraciones del gusto o parestesias, puede sugerir una lesión del nervio glosofaríngeo. Este nervio discurre superficialmente por la fosa amigdalina, por lo que puede ser afectado con facilidad por el electrocauterio. Estas molestias suelen desaparecer en varias semanas.

El paciente con amigdalectomía también está sujeto a los riesgos y secuelas clásicos de la intubación endotraqueal, como la lesión de las cuerdas vocales, la formación de granulomas y el edema o lesión de la úvula. Estos padecimientos también son en gran medida autolimitados y solo requieren cuidados de apoyo.

TRATAMIENTO

Hemorragia postamigdalectomía

Sarny y cols. informaron que el 41% de los episodios de hemorragia grave fueron precedidos por un episodio de sangrado leve y que el 10.2% de todos los pacientes con hemorragia leve desarrollaron un sangrado grave.[6] Por lo tanto, existe un umbral bajo para la consulta inmediata con ORL, la observación en el SU o el ingreso hospitalario para observación de cualquier paciente con hemorragia amigdalina, exudado o formación de coágulos.

Las hemorragias menores suelen tratarse de forma conservadora, indicando al paciente hacer gárgaras con agua fría. Si se encuentra en el SU, la aplicación de presión en la fosa amigdalina o la cauterización a pie de cama con nitrato de plata pueden detener la hemorragia. Si las medidas conservadoras no logran controlarla, el paciente debe ser llevado al quirófano por el servicio de ORL.[7]

Consulta quirúrgica inmediata

Mientras esté en el SU, el paciente debe permanecer en ayunas. La hemorragia amigdalina activa debe considerarse como urgencia quirúrgica y requiere de una consulta inmediata por parte del cirujano. Es posible que los niños deban ser trasladados a un centro con capacidad quirúrgica que brinde servicios de ORL pediátrica. La decisión de sedar o intubar antes del traslado sigue siendo multifactorial. Los factores que influyen en esta decisión son el grado de conocimiento del personal médico, el estado del paciente, el acceso al equipo de rescate de la vía aérea, el respaldo anestésico y quirúrgico interno, la necesidad de transfusión, el tiempo de traslado y la capacidad del equipo responsable del trasporte.[7]

Evaluación de las vías respiratorias

La evaluación de la permeabilidad de la vía aérea y la consideración de la sedación o la intubación en los pacientes con hemorragia postamigdalectomía son complicadas por el riesgo de aspiración, hipoxia, hipovolemia y vía aérea difícil.[7] Para un paciente estable y despierto, la posición erguida e inclinada hacia delante reducirá la obstrucción de las vías respiratorias por la sangre en la bucofaringe. Las gárgaras de agua fría pueden ser útiles para eliminar los coágulos de sangre al provocar la vasoconstricción del vaso sangrante.

Si un paciente requiere intubación, deben tomarse precauciones específicas. Un médico de urgencias experimentado debe ejecutar un plan de acción claro para reducir al mínimo el riesgo de aspiración de sangre. Además, deben estar disponibles diversos aparatos de succión de gran calibre y pinzas para eliminar cualquier coágulo o hemorragia activa. Se debe tener todo preparado para que, en caso de que el coágulo desalojado o una hemorragia activa impidan la intubación tradicional, se proceda a la vía aérea quirúrgica.

Evaluación de la estabilidad hemodinámica

Dado que una hemorragia grave puede conducir rápidamente a hipovolemia y choque descompensado, el tratamiento inicial incluye un acceso intravenoso inmediato y la reposición de líquidos con solución salina isotónica. Las estudios diagnósticos incluyen hemograma completo, tiempos de coagulación y análisis de tipo sanguíneo. En los pacientes con hemorragias graves o potencialmente mortales podría estar justificada una transfusión sanguínea, especialmente en los niños pequeños con baja reserva.[7] En los casos de inestabilidad hemodinámica, el personal de urgencias debe considerar también la activación del protocolo de transfusión masiva de la institución, y cualquier coagulopatía conocida debe ser revertida.[7]

Aplicación de presión directa

Según el grado de hemorragia, la estabilidad del paciente y su cooperación, el control de la hemorragia puede realizarse a pie de cama o en el quirófano. La elección del manejo a pie de cama no debe tomarse a la ligera, porque la manipulación de un coágulo podría convertir una situación relativamente estable en una inestable. El paciente óptimo para tratar la hemorragia a pie de cama y sin anestesia sería aquel con hemorragia relativamente pequeña o coágulo menor, fosa amigdalina fácilmente visible, estabilidad hemodinámica y capacidad para cooperar con la instrumentación prolongada de la bucofaringe.

Se debe identificar el lado y el sitio específico de la hemorragia. En casos de hemorragia profusa, esto se dificulta debido a la acumulación de sangre y al reflejo nauseoso, por lo que la cooperación del paciente es primordial. Se pueden aplicar descongestivos tópicos, como la epinefrina, la oximetazolina o la fenilefrina, mediante una gasa empapada en el fármaco, para inducir la vasoconstricción. También pueden ser útiles los hemostáticos tópicos como el ácido tranexámico y la trombina. Debido al riesgo de aspiración de cuerpos extraños, cualquier gasa empapada debe sujetarse firmemente con una pinza cuando se aplique. En muchos casos, puede verse un coágulo que ocupa toda la fosa o buena parte de esta, y debe considerarse cuidadosamente si se desaloja para intentar localizar el vaso de origen o si se procede directamente al quirófano.

Dolor postamigdalectomía

Aunque los pacientes sometidos a una amigdalectomía suelen ser dados de alta con analgésicos orales opiáceos (p. ej., oxicodona o paracetamol-oxicodona) para el tratamiento del dolor, se ha informado que los analgésicos no opiáceos son eficaces para tratar el dolor postamigdalectomía en los niños.[2,7]

El tratamiento de primera línea recomendado para la analgesia postoperatoria sin opiáceos en los niños incluye el paracetamol o los antiinflamatorios no esteroideos (AINE), como el ibuprofeno. El uso postoperatorio del ibuprofeno en los pacientes pediátricos puede brindar una analgesia adecuada, y los datos actuales no sugieren un mayor riesgo de hemorragia.[2,7] Además, las náuseas con vómitos postoperatorios y el estreñimiento se tratan con ibuprofeno, lo que supone una ventaja sobre los opiáceos.[8] También se ha constatado que la lidocaína tópica mejora el dolor postoperatorio, aunque el efecto de la duración es limitado y, por lo tanto, requiere de dosis repetidas.[10]

Si el dolor postoperatorio no se trata adecuadamente con analgésicos orales en el SU, se debe considerar la colocación de un catéter intravenoso para la administración de líquidos, analgésicos parenterales o glicocorticoides.[7] Aunque el ketorolaco no se asocia a los efectos secundarios habituales de los opiáceos (es decir, depresión respiratoria, retención urinaria, sedación, náuseas y vómitos), su uso en los pacientes con amigdalectomía sigue siendo limitado y depende de la preferencia del médico, por la preocupación de un mayor riesgo de hemorragia.[2]

En el caso de los pacientes adultos con dolor intenso, los opiáceos pueden utilizarse con precaución. En las personas con apnea del sueño y en todos los pacientes pediátricos, los opiáceos deben reducirse al mínimo o evitarse por completo si es posible. Existe una fuerte recomendación contra el uso de codeína para el control del dolor después de la amigdalectomía en los pacientes pediátricos (< 12 años), dado su metabolismo y eficacia variables y al mayor riesgo de complicaciones.[2,7]

TEMAS DE PEDIATRÍA

La recuperación paciente pediátrico tras la amigdalectomía difiere significativamente de la del adulto. Como se mencionó previamente, los estudios han mostrado sistemáticamente que la tasa de hemorragia posterior a la amigdalectomía es mayor en los adultos y los adolescentes que en los niños pequeños.[6,11]

El tratamiento del dolor postoperatorio también difiere entre ambos grupos. En el caso de los niños, los AINE serán la base del tratamiento del dolor tras la amigdalectomía, sin que aumente el riesgo de hemorragia, mientras que la mayoría de los adultos deben evitar el uso de estos analgésicos. En cambio, los opiáceos pueden utilizarse con discreción en los adultos, evitando en lo general su uso en niños.

CONSEJOS Y ALERTAS

- Si se requiere de intubación para el control de una hemorragia postamigdalectomía, se debe realizar una intubación de secuencia rápida. Se debe contar con equipo de cricotiroidotomía o traqueostomía en caso de que no se pudiera asegurar la vía aérea.
- En los niños, el ibuprofeno es seguro después de la amigdalectomía y proporciona un alivio adecuado del dolor, con menos efectos secundarios que los opiáceos.
- La codeína ya no se recomienda para el control del dolor en los pacientes pediátricos debido a su metabolismo variable, que puede dar lugar a sobredosis mortales.

INFORMACIÓN BASADA EN LA EVIDENCIA

¿Están contraindicados los AINE en el período de recuperación tras la amigdalectomía?

En los niños, el ibuprofeno (por lo general junto con el paracetamol) forma parte del tratamiento habitual para el control del dolor postoperatorio.[2] Varios estudios han constatado que las tasas de hemorragia postoperatoria no aumentan en los niños que toman ibuprofeno tras una amigdalectomía; sin embargo, algunos estudios también han sugerido una tendencia al aumento de la hemorragia en esta población.[12] Teniendo en cuenta los beneficios sustanciales del ibuprofeno para el control del dolor pediátrico y considerando la tasa relativamente baja de hemorragia postoperatoria en ellos, las guías actuales recomiendan el ibuprofeno para los niños de hasta 18 años de edad.[2]

En cambio, en los adultos, los AINE se han asociado a hemorragias en el paciente postamigdalectomía.[5,9,13] En un estudio se demostró que las tasas de hemorragia eran cinco veces mayores en los adultos tratados con ketorolaco.[13] Sin embargo, esto sigue siendo un tema de debate activo, y algunos estudios han indicado que no existe aumento de las hemorragias postamigdalectomía entre los pacientes adultos que fueron tratados con AINE.[14]

¿Deben administrarse opiáceos como parte de un régimen terapéutico para el dolor tras una amigdalectomía?

Los opiáceos deben evitarse en los pacientes pediátricos tras la amigdalectomía, salvo en determinadas circunstancias. Se han documentado casos de insuficiencia respiratoria inducida por opiáceos y muerte en niños que recibieron codeína después de una amigdalectomía.[15] La apnea obstructiva del sueño es la principal indicación para la amigdalectomía en los niños pequeños, y dado que este trastorno es un factor de riesgo independiente para la insuficiencia respiratoria inducida por opiáceos, esto proporciona una justificación adicional para evitar esta clase de medicamentos en los pacientes pediátricos.[16]

En el caso de los adultos sometidos a amigdalectomía, los opiáceos pueden administrarse con precaución, como parte de un régimen multimodal de control del dolor. Sin embargo, es importante tener en cuenta las consecuencias negativas de la prescripción de opiáceos, incluido su papel en el desarrollo de adicciones y en el aumento del riesgo de complicaciones respiratorias postoperatorias, especialmente en los pacientes con apnea del sueño que se recuperan de una amigdalectomía.[17]

¿Existen métodos alternativos o no tradicionales para el control del dolor que sean eficaces en el marco de una amigdalectomía?

La acupuntura y la aromaterapia han mostrado resultados contradictorios en los ensayos clínicos y no se emplean de forma generalizada. Algunos estudios han mostrado sistemáticamente que la administración oral de miel tiene efectos limitados pero significativos en el control del dolor en los niños después de la amigdalectomía. Estos resultados fueron considerados por puntuaciones de la escala visual analógica del dolor y por la reducción en el uso de analgésicos.[18] Por último, existen indicios de que los agentes enfriadores, como el hielo o las paletas heladas, pueden provocar una reducción del dolor a corto plazo.[18] Las paletas tienen la ventaja añadida de brindar hidratación, cuyo mantenimiento puede ser un reto para muchos pacientes jóvenes.

Referencias

1. Shay S, Shapiro NL, Bhattacharyya N. Revisit rates and diagnoses following pediatric tonsillectomy in a large multistate population. *Laryngoscope*. 2015;125(2):457-461.

2. Mitchell RB, Archer SM, Ishman SL, et al. Clinical practice guideline: tonsillectomy in children (update). *Otolaryngol Head Neck Surg*. 2019;160(1_suppl):S1-S42.

3. Seshamani M, Vogtmann E, Gatwood J, et al. Prevalence of complications from adult tonsillectomy and impact on health care expenditures. *Otolaryngol Head Neck Surg*. 2014;150(4):574-581.

4. Duval M, Wilkes J, Korgenski K, et al. Causes, costs, and risk factors for unplanned return visits after adenotonsillectomy in children. *Int J Pediatr Otorhinolaryngol*. 2015;79(10):1640-1646.

5. Inuzuka Y, Mizutari K, Kamide D, et al. Risk factors of post-tonsillectomy hemorrhage in adults. *Laryngoscope Investig Otolaryngol*. 2020;5(6):1056-1062.

6. Sarny S, Ossimitz G, Habermann W, et al. Hemorrhage following tonsil surgery: a multicenter prospective study. *Laryngoscope*. 2011;121(12):2553-2560.

7. Wall JJ, Tay K-Y. Postoperative tonsillectomy hemorrhage. *Emerg Med Clin*. 2018;36(2):415-426.

8. Isaacson G. Tonsillectomy care for the pediatrician. *Pediatrics*. 2012;130(2):324-334.

9. Mudd PA, Thottathil P, Giordano T, et al. Association between ibuprofen use and severity of surgically managed posttonsillectomy hemorrhage. *JAMA Otolaryngol Head Neck Surg*. 2017;143(7):712-717.

10. Kaygusuz I, Susaman N. The effects of dexamethasone, bupivacaine and topical lidocaine spray on pain after tonsillectomy. *Int J Pediatr Otorhinolaryngol*. 2003;67(7):737-742.

11. Pfaff JA, Hsu K, Chennupati SK. The use of ibuprofen in posttonsillectomy analgesia and its effect on posttonsillectomy hemorrhage rate. *Otolaryngol Head Neck Surg*. 2016;155(3):508-513.

12. Lewis SR, Nicholson A, Cardwell ME, et al. Nonsteroidal anti-inflammatory drugs and perioperative bleeding in paediatric tonsillectomy. *Cochrane Database Syst Rev*. 2013(7):CD003591.

13. Chan DK, Parikh SR. Perioperative ketorolac increases post-tonsillectomy hemorrhage in adults but not children. *Laryngoscope*. 2014;124(8):1789-1793.

14. McClain K, Williams AM, Yaremchuk K. Ketorolac usage in tonsillectomy and uvulopalatopharyngo-plasty patients. *Laryngoscope*. 2020;130(4):876-879.

15. Chidambaran V, Senthilkumar Sadhasivam MM. Codeine and opioid metabolism–implications and alternatives for pediatric pain management. *Curr Opin Anaesthesiol*. 2017;30(3):349.

16. Kelly LE, Sommer DD, Ramakrishna J, et al. Morphine or ibuprofen for post-tonsillectomy analgesia: a randomized trial. *Pediatrics*. 2015;135(2):307-313.

17. Kharasch ED, Brunt LM. Perioperative opioids and public health. *Anesthesiology*. 2016;124(4):960-965.

18. Keefe KR, Byrne KJ, Levi JR. Treating pediatric post-tonsillectomy pain and nausea with complementary and alternative medicine. *Laryngoscope*. 2018;128(11):2625-2634.

CAPÍTULO

19

Traumatismo nasal: fracturas, hematoma del tabique

Chen He
Shirley Hu

INTRODUCCIÓN

Independientemente del deterioro funcional, las lesiones faciales conllevan importantes consecuencias psicológicas y sociales, ya que la cara es una estructura vital para la apariencia, la emoción y la identidad humanas. Por lo tanto, aunque el tratamiento de las lesiones faciales en el servicio de urgencias (SU) y las unidades de atención inmediata debe centrarse, en primer lugar, en las alteraciones potencialmente mortales, la preservación de la función y la estética a largo plazo son consideraciones secundarias importantes. La nariz es un rasgo facial definitorio que también cuenta con una importante función fisiológica. Las fracturas nasales son las fracturas faciales aisladas más frecuentes, probablemente por la prominencia física de la nariz.

FISIOPATOLOGÍA/EPIDEMIOLOGÍA

Fracturas nasales

La nariz está compuesta por huesos muy delgados que se fracturan ante una fuerza mínima. La estructura ósea de la nariz está formada por el maxilar, el hueso frontal y una serie de huesos más pequeños. La prominencia ósea, situada entre las cejas, se origina en la parte nasal del hueso frontal y termina en una muesca nasal dentada. De aquí emanan los huesos nasales izquierdo y derecho, que unen el hueso frontal con la apófisis frontal del maxilar. Internamente, el techo de la cavidad nasal es la lámina cribosa del hueso etmoides, a través de la cual pasan las fibras sensitivas del nervio olfatorio. Por ello, el daño en esta región puede causar anosmia. El tabique nasal separa las dos narinas y está conformado por hueso en la parte proximal y por cartílago hacia la punta. Por último, el piso de la nariz está formado por el hueso incisivo y las láminas horizontales de los huesos palatinos, que se unen en la línea media para formar la espina nasal posterior.

Las fracturas del hueso nasal suelen ocurrir por traumatismo contuso.[1] En los adultos, las causas más frecuentes son las peleas y los accidentes de tránsito. Los hombres jóvenes son los más propensos a sufrir lesiones nasales (incidencia máxima entre los 20 y 30 años). En los niños, la causa más frecuente es el deporte.

Los pacientes presentan inflamación, dolor, equimosis o hemorragia; los síntomas dependen del tiempo transcurrido desde la lesión. No hay un sistema de clasificación específico para las fracturas del hueso nasal, pero la gravedad de la lesión se define por el número y la complejidad de las fracturas, el grado de desplazamiento y la presencia de lesiones abiertas o cerradas. Las lesiones que se producen a baja velocidad (p. ej., caída desde una posición de pie o choque contra una pared) suelen provocar fracturas simples, mientras que las lesiones a alta velocidad (p. ej., accidentes de tránsito) tienden a asociarse a fracturas múltiples o complejas. Comprender el mecanismo de la lesión no solo ayuda a predecir la gravedad de la fractura facial, sino también permite evaluar el riesgo de lesiones cerebrales o cervicales asociadas.

Hematoma del tabique

El tabique separa las narinas izquierda y derecha de la cavidad nasal; contiene hueso y cartílago y suele tener unos 2 mm de espesor. Proximalmente, la lámina perpendicular del etmoides y el vómer se combinan para formar la estructura ósea del tabique. Distalmente, esta estructura está compuesta por cartílago y termina en un extremo carnoso exterior conocido como *columela*. En la base, una estrecha franja de hueso, llamada *cresta maxilar*, recorre la longitud del tabique.

Puede producirse un hematoma del tabique nasal cuando la sangre se acumula en el espacio entre el cartílago del tabique y el pericondrio que lo recubre (**fig. 19-1**). Esta alteración requiere diagnóstico urgente porque el cartílago no tiene suministro sanguíneo propio, por lo que la presión del hematoma puede causar isquemia y la destrucción del tabique. Esta afección es más frecuente en los niños (**fig. 19-2**).

ABORDAJE DIAGNÓSTICO/EXPLORACIÓN DIRIGIDA

La evaluación inicial del traumatismo nasal debe centrarse en aquello que amenaza la vía aérea y en detener la hemorragia activa. En las primeras horas, todavía es posible la evaluación completa de la anatomía nasal. Sin embargo, para el momento de presentación en el SU o un centro de atención inmediata, por lo general hay edema importante que distorsiona la forma de la nariz y limita la exploración detallada. Los pacientes suelen tener algún grado de obstrucción de las vías respiratorias nasales, lo que no es preocupante a menos que exista un compromiso concomitante de las vías respiratorias orales. Otros síntomas de presentación frecuentes incluyen dolor y sensibilidad al tacto, deformación visible y epistaxis.

Externamente, la nariz debe ser inspeccionada visualmente en busca de inflamación, deformidad o hemorragia. Debe palparse en busca de dolor, crepitación y movimientos anómalos. De forma alternada, se debe mantener cerrada cada una de los fosas nasales para asegurarse de que la otra se encuentra permeable para la respiración. También se debe pedir al paciente que identifique si hay alguna alteración en su sentido del olfato. Una voz apagada o hiponasal puede sugerir oclusión de la nariz o de nasofaringe. Se debe evaluar de forma urgente la presencia de un hematoma del tabique nasal, para permitir su drenaje oportuno.

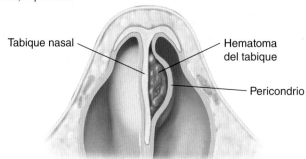

Figura 19-1. El hematoma del tabique se forma cuando la sangre se acumula en el espacio potencial entre el pericondrio y el tabique nasal (tomada de Chung KC, Gosain A. *Operative Techniques in Pediatric Plastic and Reconstructive Surgery*. 1st ed. Wolters Kluwer; 2020. Figura 45-2).

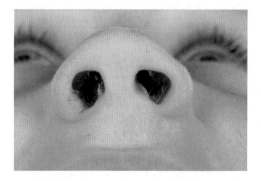

Figura 19-2. Hematoma del tabique nasal visible a la exploración, una semana después del traumatismo (tomada de Larrabee WF, Ridgway J, Patel S. *Master Techniques in Otolaryngology - Head and Neck Surgery: Facial Plastic Surgery*. 1st ed. Wolters Kluwer; 2018. Figura 22-1).

Hematoma del tabique

La exploración interna de la nariz, con un espéculo nasal o un otoscopio con iluminación, se facilita con el uso de un vasoconstrictor inhalado como la oximetazolina. El hematoma del tabique se observa como una masa púrpura que se extiende desde el tabique y, a la palpación, se siente como una masa blanda y fluctuante. La persistencia de un líquido claro procedente de la nariz, con el antecedente de un traumatismo, debe hacer pensar en una filtración de líquido cefalorraquídeo (LCR). Una prueba rápida hecha con un filtro a pie de cama (una gota del LCR en el papel filtro dará lugar a un halo de líquido claro que avanza rápidamente alrededor de la sangre roja) tiene una sensibilidad superior al 86%, pero la concentración de transferrina β en el líquido es más objetiva.

DIAGNÓSTICO

Las fracturas del hueso nasal y los hematomas del tabique se diagnostican principalmente mediante una exploración física detallada. La sospecha de fractura del hueso nasal surge cuando el paciente presenta inflamación, hematomas, epistaxis, equimosis infraorbitaria o dolor. Los estudios de imagen típicos para las fracturas faciales son las radiografías simples y la tomografía computarizada (TC). La resonancia magnética (RM) no es una opción óptima, ya que las fracturas se visualizan mejor en la TC que en la RM. Los pacientes con dolor e inflamación localizada en el puente nasal, sin hematoma del tabique, que pueden respirar por cada uno de los orificios nasales y carecen de una deformidad significativa, no requieren una radiografía en urgencias, porque los resultados no alterarían el tratamiento. Sin embargo, la sospecha de otras lesiones faciales debe motivar la realización de una TC.

TRATAMIENTO

Fracturas del hueso nasal

El tratamiento agudo de las fracturas del hueso nasal suele incluir el control de la epistaxis. El tratamiento integral de la epistaxis se trata en el capítulo 10, pero, en general, el paciente debe aplicarse hielo en la nariz y elevar la cabeza para reducir el edema. Los descongestivos nasales reducen la inflamación y la congestión de la mucosa en el período agudo. No todas las fracturas del hueso nasal requieren tratamiento; si los huesos fracturados permanecen simétricos y la vía respiratoria nasal no está significativamente obstruida, la observación expectante es adecuada. Si el edema es importante al momento en que se hace la evaluación, debe explicarse al paciente que cualquier deformidad externa podrá manifestarse solo una vez que remita el edema. En el caso de una deformidad nasal evidente, está justificada la consulta con un otorrinolaringólogo (ORL), un cirujano maxilofacial o un cirujano plástico.

Las fracturas nasales desplazadas pueden tratarse con reducción cerrada o abierta. El momento de la reparación es variable y depende de la gravedad de la lesión y del edema de los tejidos blandos. Si los pacientes se presentan a las pocas horas de la lesión y aún no hay edema significativo, la reducción cerrada puede realizarse inmediatamente. Sin embargo, es más frecuente que los pacientes se presenten una vez que ha aparecido el edema y, para entonces, la reducción que se intenta en medio de una inflamación considerable puede ser imprecisa porque los contornos óseos y la posición quedan ocultos. Por lo tanto, debe realizarse la reevaluación tan pronto como la inflamación haya mejorado y antes de que las fracturas se consoliden, en un plazo de 1 a 2 semanas. Este período permite una reducción cerrada exitosa, cuando está indicada. En caso de conminución grave de los huesos nasales, la reducción cerrada puede seguir siendo eficaz hasta 3 semanas después del traumatismo inicial, ya que los múltiples fragmentos óseos suelen tardar más en estabilizarse. Sin embargo, después de 2 semanas, el médico y el paciente deben estar preparados para una técnica abierta como la septorrinoplastia formal. En algunos casos, la reducción cerrada puede ser inadecuada, y si la obstrucción nasal persiste después de la cicatrización, está indicada la reducción abierta.

La reducción cerrada simple puede hacerse a pie de cama en un cuadro agudo, bajo anestesia local y tópica, por lo general por un ORL. El bloqueo del nervio infraorbitario y unos algodones empapados en oximetazolina suelen ofrecer la anestesia adecuada para el procedimiento. Durante la reducción cerrada de las fracturas del hueso nasal, se pueden usar diversos instrumentos. Por lo general, el equipo básico incluye un espéculo nasal, pinzas de bayoneta, puntas de succión y un elevador (p. ej., Goldman). Primero se eleva el hueso del lado deprimido con el elevador de Goldman. A continuación, se ejerce presión externa sobre el lado saliente o convexo. Durante esta maniobra, resulta primordial la técnica bimanual, para obtener una retroalimentación táctil y hacer una reducción precisa. Al finalizar la reducción, debe aplicarse una férula externa de tiras adhesivas y material rígido como el yeso. Se debe aconsejar al paciente que evite nuevos traumatismos durante al menos 1 mes después de la reducción. Cuando se necesiten procedimientos más complicados, se requerirá anestesia general y deberán ser realizados por un servicio quirúrgico.

Las complicaciones relacionadas con las fracturas del hueso nasal incluyen la lesión del complejo nasolagrimal o la fractura de la lámina cribosa. La consulta con un oftalmólogo es necesaria para la primera, mientras que la segunda puede predisponer a la filtración de LCR, con el riesgo de complicaciones raras pero extremadamente graves, como meningitis, encefalitis o absceso cerebral. El drenaje de una rinorrea clara inmediatamente después de un traumatismo en la parte media de la cara, y hasta varios días después, debe plantear la posibilidad de una fuga de LCR. Estos pacientes deben recibir consulta urgente de un ORL o neurocirujano, y se debe obtener una TC con cortes finos de la cara para evaluar la base del cráneo. También deben tomarse precauciones estrictas para reducir al mínimo la presión intracraneal (reposo en cama, ablandadores de heces, elevación de la cabeza, etc.).

Hematoma del tabique

Los hematomas septales deben tratarse inmediatamente, por lo general con anestesia local y tópica, aunque los pacientes jóvenes o poco cooperativos pueden requerir sedantes como el midazolam intranasal o la ketamina. Se colocan torundas de algodón empapadas en oximetazolina y lidocaína tópica en las fosas nasales para lograr la anestesia y descongestión tópicas. A continuación, se realiza una incisión con bisturí a través de la zona donde se observa fluctuación de la mucosa septal, para permitir el drenaje. En caso de hematoma bilateral, las incisiones se llevan a cabo de forma desplazada en cada lado para disminuir el riesgo de perforación del tabique. El coágulo se succiona y el espacio se irriga copiosamente con solución salina estéril. Se utilizan pinzas hemostáticas para abrir cualquier loculación o absceso que se haya formado. Para evitar la reacumulación, se puede colocar un pequeño drenaje de tipo Penrose que se sutura a la mucosa, y se coloca un tapón compresivo en ambas narinas. Como alternativa, se pueden colocar suturas transeptales reabsorbibles en punto de colchonero, en cuyo caso no es necesario el taponamiento intranasal. El paciente debe comenzar a recibir antibióticos orales con cobertura antiestafilocócica y tener una consulta de seguimiento en 2 o 3 días. El drenaje y el tapón se retiran una vez que el drenaje ha cesado por lo menos durante 24 h.

TEMAS DE PEDIATRÍA

La nariz de los niños está relativamente protegida de las fracturas porque el dorso está menos proyectado y el esqueleto es más cartilaginoso y menos propenso a la conminución. Sin embargo, el tabique nasal pediátrico es vulnerable a la luxación y los hematomas del tabique son más frecuentes en los niños que en los adultos.[2] Por lo tanto, el tabique debe evaluarse con especial cuidado en los traumatismos nasales pediátricos. Antes de la adolescencia, el tabique nasal actúa como centro de crecimiento tanto de la nariz como del tercio medio de la cara. Por lo tanto, para limitar los efectos en el desarrollo facial, las fracturas nasales en la población pediátrica por lo general se tratan de forma conservadora con reducción cerrada. La reducción abierta de las lesiones óseas con osteotomías o la reconstrucción del tabique rara vez están indicadas, excepto en los casos de traumatismo grave que suele afectar la órbita y el tercio medio facial simultáneamente. Las fracturas nasales pediátricas deben abordarse con mayor prontitud, en un plazo de 7 a 10 días, dada su tendencia a sanar más rápidamente. Es importante advertir a los padres que el traumatismo nasal puede provocar obstrucción funcional o problemas estéticos más adelante.

CONSEJOS Y ALERTAS

- Las fracturas óseas nasales aisladas no suelen justificar una intervención inmediata, más allá del control de la epistaxis y el drenaje de cualquier hematoma del tabique nasal. Para optimizar el éxito, es primordial esperar de 1 a 2 semanas a que el edema inicial disminuya, antes de intentar la reducción cerrada. Sin embargo, el margen de tiempo en el que los huesos todavía son lo suficientemente móviles para la reducción cerrada es estrecho, por lo que es importante remitir a un cirujano adecuado de forma expedita.
- Los hematomas del tabique nasal deben incidirse y drenarse urgentemente para evitar la destrucción del tabique, la perforación y el posible colapso dorsal. Estas lesiones son más frecuentes en los pacientes pediátricos, que también son más propensos a presentar alteraciones en el desarrollo nasal y del tercio medio facial como consecuencia de las fracturas del hueso nasal.
- Las fracturas del hueso nasal pueden ir acompañadas de lesiones más graves, como fracturas de la lámina cribosa, del complejo nasoetmoidal y orbitarias. Si es necesario, deben solicitarse consultas con ORL, cirugía plástica, cirugía maxilofacial, neurocirugía y oftalmología.

INFORMACIÓN BASADA EN LA EVIDENCIA

La mayoría de los estudios sobre el tratamiento de las fracturas de los huesos nasales son retrospectivos y de baja calidad; faltan ensayos controlados aleatorizados. No existe un consenso claro sobre el mejor algoritmo de tratamiento en un contexto de traumatismo agudo, a pesar de los diversos intentos por racionalizar la estrategia terapéutica.[3]

¿Son necesarios los estudios de imagen para el diagnóstico de posibles fracturas aisladas del hueso nasal?

Mientras que las imágenes radiográficas se recomiendan cuando se producen traumatismos faciales de alta energía, ante la sospecha de lesiones múltiples, las radiografías simples para el diagnóstico de los traumatismos nasales aislados han mostrado repetidamente su escasa utilidad. La TC proporciona imágenes de alta resolución de las fracturas nasales aisladas, pero tampoco mejora el tratamiento del paciente.[4]

¿Cuál es el mejor algoritmo para el tratamiento de las fracturas del hueso nasal en urgencias?

En el SU, las opciones para el tratamiento de las fracturas agudas del hueso nasal incluyen principalmente: *1*) observación y *2*) reducción nasal cerrada. Si los huesos fracturados permanecen bien alineados y la vía respiratoria nasal es permeable, la observación expectante es adecuada. Si el paciente es visto a las pocas horas de la lesión y el edema es leve, se puede realizar con seguridad la reducción cerrada de las fracturas unilaterales o bilaterales desplazadas, con una leve desviación septal en la exploración. Cuando las fracturas son conminutas o la desviación del tabique es grave, los intentos de reducción cerrada deben retrasarse y el paciente debe ser derivado a un especialista. Si ya se ha producido edema importante que impide la exploración y el diagnóstico precisos de la fractura del hueso nasal, se debe retrasar la intervención y volver a evaluar al paciente de forma ambulatoria una vez que la inflamación haya remitido.[3]

Referencias

1. Hwang K, Ki SJ, Ko SH. Etiology of nasal bone fractures. *J Craniofac Surg*. 2017;28(3):785-788.

2. Alcaraz N, Lawson W. Trauma of the nose and nasoethmoid complex in children and adolescents. *Facial Plast Surg Clin North Am*. 1999;7:175-183.

3. Hoffmann JF. An algorithm for the initial management of nasal trauma. *Facial Plast Surg*. 2015;31(3):183-193.

4. Westfall E, Nelson B, Vernon D, Saltagi M, et al. Nasal bone fractures and the use of radiographic imaging: an otolaryngologist perspective. *Am J Otolaryngol*. 2019;40(6):102295.

CAPÍTULO 20

Traumatismos faciales: seno frontal, fracturas maxilares y mandibulares, lesiones dentales

Benjamin Wyler
Benjamin D. Malkin

DESAFÍO CLÍNICO

Las lesiones maxilofaciales pueden ser contusas o penetrantes y pueden afectar tejidos blandos, hueso y estructuras neurovasculares. El conocimiento de la anatomía subyacente es clave para identificar qué estructuras se han visto afectadas. Una exploración física cuidadosa, junto con el uso apropiado de los estudios de imagen, puede proporcionar detalles de la naturaleza y el alcance de la lesión y guiar el tratamiento.

FISIOPATOLOGÍA

El esqueleto de la cara consta de 14 huesos; seis de ellos en pares y dos impares (**fig. 20-1A**). Forman un sistema de contrafuertes que proporciona soporte y estructura a la cara y permiten la dispersión de las fuerzas lejos del cráneo. Los contrafuertes verticales consisten en los pares de contrafuertes nasomaxilares, cigomaxilares y pterigomaxilares, así como la rama ascendente de la mandíbula. Los cuatro contrafuertes horizontales son la barra frontal, el borde orbitario del cigomático inferior, el paladar duro y la mandíbula.

Los 20 dientes primarios están conformados por dos tipos de incisivos (cuatro centrales y cuatro laterales), cuatro caninos y dos tipos de molares (los cuatro primeros y los cuatro segundos). Los 32 dientes permanentes, que comienzan a erupcionar entre los 6 y los 7 años, cuentan con ocho premolares y cuatro terceros molares adicionales (*véase* el cap. 2 para conocer el Sistema de Numeración Universal). Cada diente se asienta en una cavidad de hueso alveolar y recibe la entrada del haz neurovascular a través de la raíz.

En una revisión de 407 167 consultas al servicio de urgencias por fracturas faciales del 2007 se encontró que los sitios de fractura más frecuentes eran los huesos nasales (58.6%), la mandíbula (16.2%) y el complejo cigomaticomaxilar (13.9%). El 21% de las consultas terminaron en un ingreso hospitalario. Los hombres representaron el 68% de los casos y los mecanismos de lesión más frecuentes fueron las agresiones (37%), las caídas (24.6%) y los accidentes de tránsito (12.1%).[1]

ABORDAJE DIAGNÓSTICO/EXPLORACIÓN DIRIGIDA

El abordaje del paciente con traumatismo facial comienza con la evaluación de cualquier lesión potencialmente mortal. Por otra parte, y debido a las tasas relativamente altas de lesiones concurrentes en la columna cervical, todos los pacientes deben tener el cuello inmovilizado hasta que se pueda descartar una lesión.

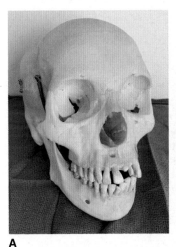
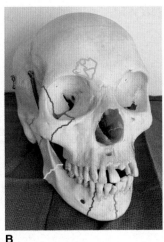
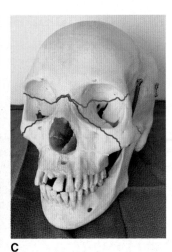

A   **B**   **C**

Figura 20-1. A. Cráneo en el que se han coloreado los huesos faciales. En pares: cornete inferior (no se aprecia), lagrimal (*amarillo claro*), maxilar (*turquesa*), nasal (*violeta*), palatino (*aqua*), cigomático (*lima*). Huesos impares: mandíbula (*verde*) y vómer (*púrpura*). También se observan los huesos frontal (*naranja*), esfenoides (*rosa*) y etmoides (*rojo*). **B.** Cráneos con patrones de fractura frecuentes: seno frontal (*verde*), complejo cigomaticomaxilar (*azul*), sínfisis mandibular (*naranja*), parasínfisis (*rojo*), ángulo (*amarillo*) y subcondíleo (*púrpura*). **C.** Le Fort I (*amarillo*), II (*rojo*) y III (*azul*).

La exploración maxilofacial debe comenzar con una inspección visual inicial que permita identificar cualquier lesión evidente de los tejidos blandos, deformidades óseas o déficits funcionales, como la debilidad de los nervios craneales. A continuación, se deben palpar la cabeza y el cuello para evaluar bordes y discontinuidades, movilidad ósea, crepitación y dolor. Debe realizarse una exploración ocular completa (*véanse* caps. 25 y 28). La rinoscopia anterior puede servir para identificar fuentes de epistaxis y fracturas del tabique o hematomas; una rinorrea hialina significativa puede ser indicio de fuga de líquido cefalorraquídeo (LCR). Las fracturas del tercio medio de la cara pueden evaluarse manipulando la cresta alveolar central del maxilar mientras se mantiene la otra mano en el puente nasal o la frente del paciente. La extensión de un segmento óseo móvil puede sugerir uno de los tres patrones de fractura de Le Fort. El aplanamiento malar por una fractura cigomática puede evaluarse mirando desde la parte superior de la cabeza del paciente, aunque a veces queda oculto por el edema. En presencia de inflamación de los tejidos blandos precigomáticos, se puede palpar el arco cigomático en busca de dolor a través del vestíbulo bucal.

La exploración intrabucal cuidadosa es esencial. Por su parte, la valoración dental consiste en examinar la ausencia de piezas dentales y las alteraciones oclusales, y evaluar cada diente en busca de lesiones, movilidad, dolor a la percusión y pérdida de sensibilidad. Si un diente se avulsiona y no se puede encontrar la pieza, hay que considerar la posibilidad de aspiración. Los dientes múltiples que se mueven juntos, pero separados de los dientes adyacentes, sugieren fractura alveolar. Las laceraciones gingivales, la equimosis del piso (suelo) de la boca y el desplazamiento de un segmento completo sugieren fractura mandibular. Es importante observar las áreas con maloclusión, trismo y deformidades en la mordida; los pacientes a menudo pueden describir si su mordida se siente diferente de lo habitual y de qué manera. La prueba del depresor lingual (abatelenguas) es útil para detectar fracturas mandibulares. Mientras el paciente muerde un depresor colocado entre los molares, este se retuerce a lo largo de su eje longitudinal. La incapacidad para romper el depresor tiene una sensibilidad del 95% para la fractura mandibular.[2]

Aunque las radiografías convencionales pueden identificar muchas fracturas, la tomografía computarizada (TC) es la piedra angular de la evaluación de las fracturas faciales y se emplea como estudio de imagen de elección. Deben revisarse los cortes axiales, coronales y sagitales para identificar el o los patrones de fractura. En las fracturas complicadas, la reconstrucción tridimensional (3D) puede ser útil para visualizar los planos de la fractura y para la planificación quirúrgica. La TC de haz cónico es una alternativa que puede proporcionar imágenes óseas adecuadas; el detalle de los tejidos blandos se sacrifica a cambio de una menor dosis de radiación. Las fracturas de la mandíbula y las lesiones dentales también pueden visualizarse con radiografías panorámicas.

DIAGNÓSTICO DIFERENCIAL

El diagnóstico diferencial de las fracturas maxilofaciales y de las lesiones dentales suele reducirse en función de los hallazgos de la exploración física y la confirmación por imagen mediante TC. Hay que tener en cuenta si la lesión se limita a los tejidos blandos o afecta al hueso subyacente, si la fractura es simple o conminuta, desplazada o no desplazada, abierta o cerrada, y si hay lesiones nerviosas u oculares asociadas. Las fracturas suelen caracterizarse según su localización y patrón (*véase* **fig. 20-1B y C**). Un esquema frecuentemente utilizado incluye lo siguiente:

- Base del cráneo/bóveda craneal: seno frontal, base del cráneo y cráneo.
- Tercio medio facial: Le Fort, cigomático (complejo cigomaticomaxilar o arco aislado), órbita, nariz, naso-orbitaria-etmoidal.
- Mandíbula: sínfisis/parasínfisis, cuerpo, ángulo/rama, condilar/subcondilar.
- Dentoalveolar: lesiones del esmalte, fractura (corona, corona-raíz, raíz, alvéolo), contusión, subluxación, luxación (extrusiva, lateral, intrusiva), avulsión.

TRATAMIENTO

El tratamiento de las fracturas faciales debe abordarse mediante un protocolo para el manejo de traumatismos estructurado en pasos, ya que muchas son el resultado de mecanismos de alta energía que pueden causar lesiones intracraneales, de la columna cervical o multisistémicas asociadas. Los pacientes también pueden presentar hemorragia extensa o compromiso de las vías respiratorias. Una vez que se han descartado o estabilizado las lesiones potencialmente mortales o discapacitantes, el tratamiento definitivo de las fracturas suele ser electivo. La consulta temprana con un especialista en traumatismos faciales (otorrinolaringólogo [ORL], cirujano plástico o cirujano maxilofacial) está justificada cuando haya fracturas complejas, inestables o abiertas, trismo significativo, dificultad para deglutir o dolor de difícil control. El objetivo del tratamiento definitivo es restaurar la forma, la función y la estabilidad. Muchas fracturas no desplazadas o mínimamente desplazadas no requieren tratamiento quirúrgico. Los antibióticos y la vacuna antitetánica deben considerarse siempre que se produzcan fracturas abiertas o fracturas dentales.

Fracturas del seno frontal y maxilar

Las fracturas del seno frontal pueden caracterizarse por la afectación de las paredes anterior, posterior o del conducto de salida nasofrontal, así como por el grado de desplazamiento. Las fracturas aisladas del seno frontal anterior pueden ser derivadas para tratamiento ambulatorio y su manejo ha pasado en gran medida de una intervención abierta a un abordaje mínimamente invasivo o la simple observación, y cada vez son más comunes las técnicas endoscópicas (endonasal y transcutánea).[3] Las fracturas del seno frontal posterior corren el riesgo de romper la integridad craneal y deben motivar la consulta con neurocirugía y ORL. Las fracturas del seno maxilar pueden afectar cualquier pared del seno y a menudo se producen en el contexto de numerosas fracturas óseas faciales. La mayoría de las fracturas aisladas de la pared anterior se tratan de forma conservadora. Las fracturas aisladas de la pared posterior son inusuales y suelen producirse en asociación con una fractura mandibular.[4] Las fracturas del piso del seno maxilar a menudo afectan la dentición y pueden provocar una fístula bucoantral. Requieren reparación cuando haya comunicación con la cavidad bucal. Las fracturas del techo del seno maxilar (piso de la órbita) se abordan en un capítulo aparte (*véase* cap. 28).

Fracturas de Le Fort

Las fracturas de Le Fort comprenden tres patrones generales de fracturas complejas del tercio medial de la cara, por lo general producto de un traumatismo de alta energía. Los patrones de lesión dependen en gran medida del vector de fuerza aplicado a la cara. No siempre hay simetría bilateral de los planos de fractura, por lo que pueden observarse patrones unilaterales o combinados. Todas las fracturas de Le Fort implican la fractura de las láminas pterigoideas del hueso esfenoides.

Las fracturas de Le Fort I son el resultado de un impacto en los dientes superiores o en el maxilar anterior con una fuerza que se dirige hacia abajo (**fig. 20-2**). Esta fuerza provoca una fractura transversal a lo largo del maxilar por encima del nivel de las raíces dentales, separando el piso de la cavidad nasal y el seno maxilar del resto de la parte media de la cara y dando lugar a un «paladar flotante». Las fracturas de Le Fort II, las más frecuentes, son el resultado de una fuerza traumática dirigida a los huesos nasales. Son fracturas piramidales que separan todo el maxilar y los huesos nasales de los huesos cigomáticos y craneales. Las fracturas de Le Fort III son el resultado de una fuerza de alta energía

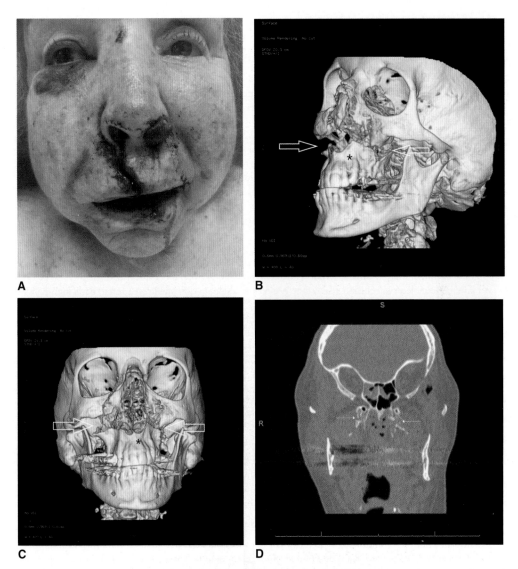

Figura 20-2. Una mujer de 79 años se cayó y se golpeó la parte central de la cara con una jardinera de concreto. **A.** Fotografía clínica al momento de la presentación en el servicio de urgencias. **B y C.** Reconstrucciones tridimensionales de tomografía computarizada (TC) en las que se observa una fractura de Le Fort I (*flechas blancas*). Nótese la separación del maxilar inferior (*) del resto del esqueleto facial. **D.** TC, corte coronal, donde se aprecia la línea de fractura que se extiende posteriormente a través de las apófisis pterigoideas (*flechas blancas*).

dirigida ligeramente hacia abajo, a nivel de las órbitas, lo que produce una disyunción craneofacial y separa completamente los huesos faciales de la base del cráneo. Las lesiones craneales asociadas pueden provocar la fuga de LCR y puede haber hemorragia bucofaríngea o nasal. Las fracturas de Le Fort III conllevan un alto riesgo de lesión del globo ocular y de los nervios craneales (óptico, oculomotor, *abducens*, troclear) y a menudo se asocian a fracturas de la base del cráneo, lesiones cerebrales y choque.

Las fracturas de Le Fort pueden causar compromiso de las vías respiratorias o hemorragias potencialmente mortales y se asocian a lesiones intracraneales o de la columna cervical en un 15% o más de los casos.[5,6] Es importante adoptar un abordaje paso a paso para su tratamiento, empezando por asegurar la vía aérea, brindar apoyo respiratorio, controlar la hemorragia, dar reanimación (si el paciente se encuentra en estado de choque) y evaluar y proteger contra las lesiones neurológicas. En una revisión retrospectiva de 64 pacientes con fractura de Le Fort, se identificó la necesidad de una vía aérea avanzada de urgencia en el 34% de los casos, de los cuales el 72% fueron intubados por vía orotraqueal, mientras que el 19% requirieron una vía aérea quirúrgica.[7] El tratamiento de las propias fracturas suele ser electivo y requiere de la reducción de los segmentos desplazados, seguida de la estabilización con placas y, a menudo, la fijación maxilomandibular.

Fracturas cigomaticomaxilares

La reparación de las fracturas del complejo cigomaticomaxilar (CCM) suele realizarse con fines estéticos, aunque a veces los déficits funcionales hacen necesaria la intervención. Las indicaciones para la reparación incluyen las fracturas orbitarias concomitantes, los arcos cigomáticos gravemente desplazados hacia el interior que dan lugar a un pinzamiento de la apófisis coronoides y al trismo, y el pinzamiento del nervio infraorbitario con dolor o hipoestesia persistente. La fractura desplazada aislada del arco cigomático suele reducirse mediante técnica abierta o cerrada, pero no requiere fijación. Las fracturas desplazadas del CCM, a veces denominadas *fracturas en trípode o tetrápode*, suelen comprometer la integridad de la órbita, pueden causar el pinzamiento del músculo temporal o del nervio infraorbitario y se tratan quirúrgicamente. A menudo, la cirugía se retrasa 1 semana después de la lesión para permitir la resolución del edema de los tejidos blandos y facilitar la evaluación visual de la reducción de la fractura.

Fracturas de mandíbula

Las fracturas de mandíbula se identifican en función de su ubicación, del efecto que tienen sobre la oclusión y de si los músculos que ahí se insertan reducen favorablemente o, por el contrario, distienden la fractura. Hay que restablecer la oclusión a su estado previo a la lesión, lo que puede ser un reto dada la movilidad de la mandíbula con respecto al tercio medio facial. Algunas fracturas no desplazadas, sin alteraciones en la oclusión, pueden tratarse de forma conservadora con una dieta blanda, pero la mayoría necesitarán reparación quirúrgica. Las decisiones terapéuticas se guían por la edad del paciente, la ubicación de la fractura, el grado de desplazamiento, el estado dental y el efecto en la oclusión. Las fracturas parasinfisarias bilaterales de la mandíbula, aunque raras, pueden comprometer las vías respiratorias por el desplazamiento posterior del fragmento de la fractura y de la lengua. Esto se puede controlar temporalmente colocando al paciente en posición vertical o mediante la tracción anterior del fragmento de la fractura. Si se requiere intubación, la de tipo orotraqueal suele verse facilitada por la movilidad de la mandíbula anterior fracturada.

Lesión dental traumática

La avulsión dental representa entre el 0.5% y el 3.0% de los traumatismos dentoalveolares; de estos dientes que se desprenden, hasta el 79% son incisivos centrales maxilares. El diente también puede estar desplazado lateralmente (luxación lateral), dentro o fuera del hueso alveolar (extrusión o intrusión), o puede estar suelto en el alvéolo sin desplazamiento (subluxación). Todos los casos implican la lesión del ligamento periodontal y la posible interrupción del suministro vascular al tejido pulpar. La avulsión completa de un diente de su alvéolo conlleva un alto riesgo de pérdida si no se reimplanta a tiempo, ya que entre el 73% y el 96% de los dientes reimplantados acaban perdiéndose.[8] El almacenamiento tras la lesión, la reimplantación y el entablillado determinan la supervivencia del diente. El almacenamiento en leche, suero fisiológico, solución de Hank, saliva o en la mejilla de un paciente despierto y cooperativo evita la desecación del ligamento periodontal y su muerte.

El reposicionamiento y el entablillado pueden mejorar la supervivencia del diente. Este proceso puede intentarse en urgencias o de forma inmediata en un consultorio dental. La reimplantación debe realizarse lo antes posible, idealmente en los 90 min posteriores a la lesión. El diente debe ser sujetado por la corona y enjuagado suavemente en solución salina, antes de ser colocado en el alvéolo para ser entablillado. La ferulización de dientes avulsionados, luxados o fracturados puede realizarse con diversos materiales. Las opciones incluyen utilizar el propio protector bucal del paciente o un retenedor de ortodoncia transparente y formar un molde alrededor de la arcada dental con Blu-Tack® o una doble capa de papel de aluminio cubierta con acrílico termoplástico.[9] Otra opción es adherir un material que funcione como puente semirrígido (alambre de 0.4 mm, cinta adhesiva reforzada o la tira metálica que se encuentra en el puente nasal de una mascarilla respiratoria de Hudson) al diente afectado y a los dientes estables adyacentes, utilizando resina compuesta o adhesivo tisular.

Las fracturas dentales se clasifican en función de si afectan la corona, la raíz o el resto de los tejidos dentales. La dentina expuesta se ve de color amarillo, mientras que la pulpa se ve de color rosa o con sangre. Ambas deben ser suavemente irrigadas con solución salina y cubiertas con pasta de hidróxido de calcio. Se recomienda la antibioticoterapia. Las fracturas que afectan la raíz pueden ser difíciles de identificar clínicamente, pero podrían beneficiarse del entablillado durante la alineación anatómica. Las fracturas del proceso alveolar son raras: se estima que representan menos del 3% de las lesiones dentales traumáticas. Cuando se producen, el 74% ocurre en el maxilar; los incisivos y caninos son los dientes más afectados.[10] Los hallazgos en la exploración pueden incluir movilidad local o segmentaria, anestesia de los dientes asociados y alteraciones oclusales. Cuando se sospeche de una fractura ósea alveolar, se deben obtener radiografías o TC, y se aconseja consultar con un cirujano oral maxilofacial. El tratamiento consiste en la reducción y entablillado del fragmento afectado y la sutura de las laceraciones gingivales.

TEMAS DE PEDIATRÍA

Las fracturas faciales en los niños son mucho menos frecuentes y se distinguen de las de los adultos debido a las diferencias anatómicas y a la exposición a actividades propias de la edad (aprender a caminar, actividades deportivas, etc.). Los lugares de fractura más frecuentes son la mandíbula (32.7%) y los huesos nasal (30.2%), maxilar y cigomático (28.6%).[11] El tratamiento se debe enfocar en reducir al mínimo la interrupción del potencial de crecimiento, apegándose al criterio de «menos es más».[12] Los dientes primarios avulsionados no se reimplantan, para evitar daños en los brotes dentales permanentes subyacentes. Las lesiones en la dentición permanente se tratan de la misma forma que en los adultos. El traumatismo no accidental es una consideración de la mayor importancia, especialmente cuando hay fracturas metacrónicas, lesiones dentoalveolares o una presentación tardía.

CONSEJOS Y ALERTAS

- No permita que los hallazgos dramáticos de las lesiones faciales le distraigan de hacer la evaluación sistemática del traumatismo, centrada en las lesiones potencialmente mortales y discapacitantes.
- Realice una exploración física completa que incluya la valoración de los ojos, de cualquier lesión nerviosa asociada y de las estructuras intrabucales, a fin de identificar posibles complicaciones de la fractura facial.
- Si los hallazgos de la exploración física o el mecanismo de la lesión sugieren una posible fractura maxilofacial, obtenga una TC de los huesos faciales.
- La mayoría de las fracturas no necesitan reparación quirúrgica, y las que sí la requieren por lo general pueden repararse de forma electiva. Sin embargo, se recomienda una consulta temprana en el caso de fracturas complejas o inestables, fracturas abiertas y fracturas asociadas a lesiones nerviosas, hemorragias descontroladas, alteraciones visuales o trismo significativo.

INFORMACIÓN BASADA EN LA EVIDENCIA

¿Está indicada la profilaxis antibiótica en las lesiones faciales traumáticas?

La profilaxis antibiótica para las fracturas faciales y lesiones dentales es controvertida. A pesar de las recomendaciones tradicionales a favor de los antibióticos, hay pocos datos disponibles que sugieran algún beneficio. Según el consenso mayoritario de los expertos, las fracturas de mandíbula con laceraciones gingivales deben tratarse con antibióticos.[13,14] Los fármacos preferidos son las penicilinas, la doxiciclina en los niños mayores de 12 años y la clindamicina.

¿Cuándo debe realizarse la reparación de una fractura facial?

El momento ideal para tratar las fracturas faciales no ha sido bien establecido. Una revisión sistemática sobre los efectos del retraso del tratamiento en los resultados de las fracturas faciales incluyó 30 estudios, pero casi todos eran series de casos retrospectivas. Los autores argumentaron que no podían sacarse conclusiones definitivas de la literatura médica actual.[15] En la práctica, la reparación definitiva de las fracturas del tercio medio facial suele retrasarse hasta 1 semana, para permitir la resolución del edema asociado. Si se retrasa más, se corre el riesgo de dificultar la reducción debido al inicio de la cicatrización fibrosa del hueso fracturado.

Referencias

1. Allareddy V, Allareddy V, Nalliah RP. Epidemiology of facial fracture injuries. *J Oral Maxillofac Surg*. 2011;69(10):2613-2618.

2. Caputo ND, Raja A, Shields C, Menke N. Re-evaluating the diagnostic accuracy of the tongue blade test: still useful as a screening tool for mandibular fractures? *J Emerg Med*. 2013;45:8-12.

3. Banks C, Grayson J, Cho DY, Woodworth BA. Frontal sinus fractures and cerebrospinal fluid leaks: a change in surgical paradigm. *Curr Opin Otolaryngol Head Neck Surg*. 2020;28:52-60.

4. Simmonds JS, Whitlow CT, Chen MYM, Williams DW. Isolated fractures of the posterior maxillary sinus: CT appearance and proposed mechanism. *Am J Neuroradiol*. 2011;32:468-470.

5. Farkkila EM, Peacock ZS, Tannyhill RJ, et al. Frequency of cervical spine injuries in patients with midface fractures. *Int J Oral Maxillofac Surg*. 2020;49:75-81.

6. Bellamy JL, Mundinger GS, Reddy SK, et al. Le Fort II fractures are associated with death: A comparison of simple and complex midface fractures. *J Oral Maxillofac Surg*. 2013;71:1556-1562.

7. Ng M, Saadat D, Sinha UK. Managing the emergency airway in Le Fort fractures. *J Craniomaxillofacial Trauma*. 1998;4(4):38-43.

8. Day PF, Duggal M, Nazzal H. Interventions for treating traumatized permanent front teeth: avulsed (knocked out) and replanted (Review). *Cochrane Database Syst Rev*. 2019;2:1-55.

9. DeAngelis AF, Barrowman RA, Harrod R, Nastri AL. Maxillofacial emergencies: maxillofacial trauma. *Emerg Med Australas*. 2014;26:530-537.

10. Andreasen JO, Lauridsen E. Alveolar process fractures in the permanent dentition. Part 1. Etiology and clinical characteristics. A retrospective analysis of 299 cases involving 815 teeth. *Dent Traumatol*. 2015;31:442-447.

11. Imahara SD, Hopper RA, Wang J, Rivara FP, Klein MB. Patterns and outcomes of pediatric facial fractures in the United States: a survey of the National Trauma Data Bank. *J Am Coll Surg*. 2008;207:710-716.

12. Chandra SR, Zemplenyi KS. Issues in pediatric craniofacial trauma. *Facial Plast Surg Clin N Am*. 2017;25:581-591.

13. Malekpour M, Bridgham K, Wild J, et al. Utility of prophylactic antibiotics in non-operative facial fractures. *J Craniofacial Surg*. 2016;27:1677-1680.

14. Morris LM, Kellman RM. Are prophylactic antibiotics useful in the management of facial fractures? *Laryngoscope*. 2014;124:1282-1284.

15. Hurrell MJL, Batstone MD. The effect of treatment timing on the management of facial fractures: a systematic review. *Int J Oral Maxillofac Surg*. 2014;43:944-950.

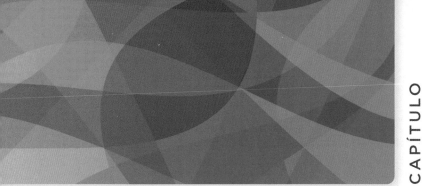

Otorrea y rinorrea de líquido cefalorraquídeo y fracturas del hueso temporal

Todd Spock
Christopher P. Hogrefe

DESAFÍO CLÍNICO

La identificación de una fuga de líquido cefalorraquídeo (LCR) proveniente de la base del cráneo anterior o lateral requiere un alto nivel de sospecha y una exploración exhaustiva para prevenir secuelas potencialmente mortales. Los traumatismos craneoencefálicos que alteran la integridad dural y permiten la fistulización de LCR son responsables del 80% al 90% de las fugas de este fluido. Los pacientes con filtraciones persistentes de LCR tienen entre un 10% y un 37% de riesgo de presentar meningitis, lo que conlleva una tasa de mortalidad de casi el 10%.[1] En los casos de fractura de la base del cráneo, la epistaxis o el hemotímpano pueden ocultar la presencia de una secreción hialina proveniente de la nariz o el oído, lo que dificulta el diagnóstico. El hueso temporal está implicado en el 18% al 40% de todas las fracturas de cráneo y también puede contribuir a una pérdida de LCR.[2,3] A pesar de esta notable incidencia, las lesiones concomitantes que suelen asociarse a este diagnóstico pueden distraer la atención de los médicos. Es fundamental una exploración minuciosa a fin de identificar las lesiones de las estructuras neurovasculares cercanas (p. ej., nervio facial, arteria carótida interna, vena yugular interna) y la posible salida de LCR. Además de los traumatismos, las fugas de LCR pueden producirse de forma iatrógena por cirugías de los senos paranasales, la base del cráneo o el oído. Por último, y aunque es menos frecuente en los servicios de urgencias, aproximadamente el 10% de los pacientes presentan filtraciones de LCR por causas atraumáticas, como las derivadas de un aumento de la hipertensión intracraneal o por neoplasias sinonasales.

FISIOPATOLOGÍA

Líquido cefalorraquídeo

Se forman de 400 a 600 mL de LCR al día, lo que permite su renovación completa de tres a cinco veces al día. El LCR está confinado en el espacio subaracnoideo por la duramadre. En la interfase con la cavidad nasal, la duramadre está unida además por el hueso del techo etmoidal y la mucosa del seno paranasal.

La disrupción de las barreras que separan el espacio subaracnoideo de la cavidad nasal o el espacio del oído medio permite la transmisión bidireccional de LCR, aire (neumocefalia) y microorganismos (meningitis). La magnitud o flujo del LCR depende de la ubicación y el tamaño de la disrupción dural, así como del diferencial de presión entre los espacios subaracnoideo y extracraneal. Cuando el flujo de salida del LCR supera la tasa de producción, puede presentarse hipotensión intracraneal que provoca cefalea, náuseas y vómitos.

En los raros casos de disrupción dural junto con fuga de LCR, puede producirse un neumoencéfalo a tensión. En este escenario, el aire se acumula dentro del espacio subdural, lo que provoca el desplazamiento del parénquima cerebral por el efecto de masa. La obstrucción del espacio subdural por un mecanismo de válvula de balón o la aplicación de ventilación con presión positiva suele exacerbar el desarrollo del neumoencéfalo a tensión. Esto puede causar alteración del estado mental, déficits neurológicos focales e incluso un paro cardíaco, si no se trata de forma urgente.

Presión intracraneal elevada y fugas espontáneas de líquido cefalorraquídeo

La hipertensión intracraneal idiopática (HICI), también conocida como *seudotumor cerebral*, es un síndrome caracterizado por presión intracraneal (PIC) elevada sin causa específica identificable, como podría ser hidrocefalia, trombosis del seno venoso cerebral o tumores intracraneales.[4] Las manifestaciones clínicas de la HICI incluyen cefaleas, trastornos visuales (p. ej., edema de papila, parálisis del VI nervio craneal) y acúfenos pulsátiles. La PIC elevada y las constantes pulsaciones de la duramadre pueden causar un adelgazamiento de la base del cráneo y una eventual dehiscencia ósea, lo que permite la formación de encefaloceles y fístulas de LCR. Los lugares de la base del cráneo que son naturalmente delgados, como la cara lateral de la lámina cribosa, son particularmente vulnerables. La filtración de LCR resultante suele producir una desviación significativa de la PIC, lo cual oculta los principales síntomas de la HICI e inhibe el desarrollo del edema de papila.[5] Por lo tanto, la rinorrea unilateral y transparente podría ser el único síntoma de presentación de los pacientes con HICI, síntoma que a menudo se confunde con rinitis alérgica.

Las características demográficas de los pacientes con HICI y fugas espontáneas de LCR son las de una mujer con sobrepeso y en edad fértil. La creciente epidemia de obesidad en la cultura occidental se ha reflejado en un aumento de la incidencia de la HICI. Se cree que la obesidad aumenta la presión intraabdominal e intrapleural, lo que conduce a una disminución del llenado cardíaco. Como resultado, el menor retorno venoso del cerebro lleva a una elevación sostenida de la PIC, y a la HICI subsecuente. Además de la obesidad, los pacientes con apnea obstructiva del sueño (AOS) tienen una probabilidad 4.7 veces mayor de desarrollar una fístula espontánea de LCR, porque la hipoxia y la hipercapnia precipitan el aumento del flujo sanguíneo cerebral y la PIC elevada.[6]

Fugas traumáticas de líquido cefalorraquídeo y fracturas de la base anterior del cráneo y del hueso temporal

La base anterior del cráneo y el hueso temporal son lugares muy susceptibles de sufrir filtraciones de LCR en caso de traumatismo contuso. El cráneo anterior cuenta con un hueso delgado en el techo del etmoides y una fuerte adherencia de la duramadre en esta región; los defectos en esta zona causan rinorrea de LCR. También existe un hueso de poco espesor en el techo de la fosa craneal media, formado por el hueso temporal y el ala mayor del esfenoides. Las fracturas a lo largo del techo del hueso temporal, con fuga de LCR, permiten que el líquido se acumule dentro de las celdillas aéreas de los huesos mastoides y petroso o en el espacio del oído medio. El líquido puede traspasar una membrana timpánica rota para producir otorrea o viajar a través de la trompa faringotimpánica y causar rinorrea o goteo posnasal transparentes.

Los huesos temporales se articulan con los huesos esfenoides en la parte anterior, con los huesos occipitales en la parte posterior y con los huesos parietales en la parte superior. El hueso temporal es una estructura compleja que alberga numerosas estructuras, como la arteria carótida interna, la arteria meníngea posterior, la vena yugular interna, el nervio petroso mayor y porciones de los nervios craneales VII a XI, así como los componentes del oído medio e interno. En consecuencia, la lesión del hueso temporal puede provocar una gran cantidad de alteraciones. Al ser el hueso más grueso del cuerpo, se necesitan hasta 850 kg (1875 libras) de fuerza para fracturarlo. Estas fracturas suelen ser el resultado de una fuerza lateral de alta energía, como los accidentes de tránsito, las caídas y las agresiones. Alrededor del 90% de las fracturas del hueso temporal se acompañan de lesiones intracraneales concomitantes, mientras que el 9% de las veces también se presenta una lesión de la columna cervical.[7]

Aunque existen varios sistemas de clasificación para describir estas fracturas, el más utilizado tradicionalmente las caracteriza como longitudinales, transversales o mixtas, tomando como referencia el eje largo de la cresta petrosa del hueso temporal (**fig. 21-1**). Las fracturas longitudinales (paralelas al eje largo de la porción petrosa del hueso temporal) constituyen aproximadamente el 80% de todas las fracturas del hueso temporal y tienen más probabilidades de causar otorrea de LCR, perforación de la membrana timpánica e hipoacusia conductiva. Por el contrario, las fracturas transversales del hueso temporal son menos frecuentes, pero es más probable que atraviesen la cápsula ótica o provoquen lesiones del nervio facial.[3,8] La clasificación moderna describe la afectación o rotura de la cápsula ótica, que es el denso laberinto óseo que contiene los componentes del oído interno (cóclea, conductos semicirculares y vestíbulo). Las fracturas que atraviesan la cápsula ótica tienen mayor probabilidad de producir hipoacusia (tanto neurosensorial como conductiva), debilidad del nervio facial y pérdida de LCR.[9] En general, la mayoría de las fracturas del hueso temporal son unilaterales, y solo entre el 8% y el 29% son bilaterales.

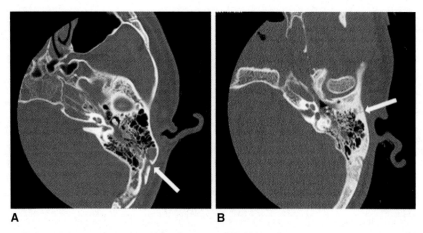

Figura 21-1. TC axial de fracturas temporales izquierdas. **A.** Fractura longitudinal (*flecha blanca*) que respeta la cápsula ótica. **B.** Fractura transversal (*flecha blanca*) sin afectación de la cápsula ótica.

ABORDAJE DIAGNÓSTICO/EXPLORACIÓN DIRIGIDA

Una anamnesis meticulosa suele ser la clave para dilucidar el diagnóstico y la causa de la fuga de LCR. Por lo general, el paciente con fuga de LCR refiere rinorrea unilateral y transparente, que se agrava al inclinarse hacia adelante o al hacer un esfuerzo. Este líquido suele describirse como acuoso, en lugar de tener una consistencia mucosa. Una secreción nasofaríngea de sabor salado o metálico suele acompañar a estos síntomas y persistir a pesar del tratamiento con corticoides, lo que permite diferenciar la fuga de LCR de la rinitis crónica o la enfermedad sinusal. Las fugas iatrógenas de LCR son una complicación rara pero bien documentada de la cirugía endoscópica de los senos paranasales, causada por lesiones ocultas en la base del cráneo. Estas filtraciones pueden presentarse de forma tardía, por lo que cualquier antecedente de cirugía de los senos paranasales, de la base del cráneo o septoplastia debe considerarse como factor de riesgo. La epistaxis recurrente, la obstrucción nasal o el síndrome constitucional (p. ej., fiebre, sudores nocturnos, pérdida de peso) pueden sugerir una neoplasia que afecta la base del cráneo. La HICI puede sospecharse en pacientes con factores de riesgo conocidos (p. ej., mujeres con sobrepeso en edad fértil), y para detectarla es preciso preguntar por cefaleas o alteraciones en la visión antes de la aparición de la rinorrea.

Es imperativo considerar la fractura del hueso temporal ante cualquier traumatismo de la cabeza, en particular los que tienen una fuerza considerable, como los golpes directos a la cabeza por accidentes de tránsito, caídas y agresiones. Los estudios sugieren una mayor proporción de fracturas del hueso temporal causadas por agresiones frente a los accidentes de tránsito.[3,7] La fuerza de la lesión puede ser temporal o parietal (que causa fracturas longitudinales) o frontal u occipital (que produce fracturas transversales). La hipoacusia (pérdida total o significativa de la audición), los acúfenos, los problemas de equilibrio y el vértigo son alteraciones descritas con frecuencia.[10] En caso de traumatismo craneoencefálico, los pacientes conmocionados pueden no ser capaces de describir los síntomas, lo que puede retrasar la identificación de la fuga de LCR. Además, la epistaxis o el hemotímpano de las fracturas de la base del cráneo pueden ocultar una rinorrea u otorrea incolora (**tabla 21-1**). En estos casos, será necesario un alto índice de sospecha y la obtención de imágenes radiográficas para desenmascarar la fístula de LCR.

Exploración otológica y del hueso temporal

En los pacientes con traumatismo craneoencefálico y sospecha de fractura del hueso temporal, es importante examinar el pabellón auricular, el conducto auditivo externo y la membrana timpánica. Puede ser necesario el desbridamiento de un tapón cerumen o de sangre coagulada para hacer una exploración detallada de la membrana timpánica. La otorrea con sangre o el hemotímpano son altamente sugerentes de una fractura del hueso temporal. Otros hallazgos de la exploración física que sugieren fractura del hueso temporal son el nistagmo y la lesión del nervio facial (presente inmediatamente en el 50% de las fracturas transversales y en el 20% de las longitudinales, aunque en ocasiones se puede retrasar). Un derrame seroso del oído medio después de que se ha producido un traumatismo puede indicar una fístula de LCR. El LCR atrapado en el espacio del oído medio puede viajar a través de la trompa faringotimpánica hasta la nasofaringe, lo que provoca una secreción posnasal de sabor salado o metálico.

TABLA 21-1 Signos y síntomas asociados a las fracturas del hueso temporal	
Hipoacusia	Vértigo
Acúfenos	Problemas de equilibrio
Epistaxis	Hemotímpano
Nistagmo	Parálisis facial

Exploración rinológica

La rinoscopia anterior se realiza a pie de cama con un espéculo nasal u otoscopio, a fin de evaluar el vestíbulo nasal y la cavidad nasal anterior. En el paciente con sospecha de fractura de la base del cráneo o de fuga de LCR, una evaluación endoscópica más detallada proporcionará información diagnóstica importante, incluida la presencia de inflamación crónica, meningocele, encefalocele, tumores sinonasales o una corriente de rinorrea transparente que sugiera la filtración de LCR.

Tradicionalmente, se ha utilizado el «signo del halo» para detectar LCR mezclado con rinorrea sanguinolenta en los pacientes con traumatismo craneoencefálico (**fig. 21-2**). Este signo se basa en los principios de la cromatografía, que señalan que el LCR (u otros componentes líquidos) se separan de los componentes de mayor densidad de la sangre cuando se les coloca sobre un filtro de papel. La rinorrea sanguinolenta que contiene una concentración de LCR de al menos un 30% forma un doble anillo o «halo» característico sobre la toalla de papel o sobre cualquier otro medio de filtración. Sin embargo, esta prueba inespecífica podría confundirse con la presencia de rinorrea inflamatoria, lágrimas o solución salina, que también pueden producir un doble anillo. Por lo tanto, si se puede obtener drenaje nasal u otológico, las pruebas de laboratorio serán más confiables para confirmar la presencia de LCR.

Marcadores bioquímicos

Aunque los marcadores bioquímicos no pueden localizar el origen de la fuga de LCR, pueden confirmar de forma fiable su presencia. El patrón de referencia actual de las pruebas de laboratorio para identificar el LCR en una muestra de líquido es la β-2 transferrina, que se encuentra exclusivamente en el LCR, la perilinfa y el humor vítreo. Esta prueba tiene una sensibilidad del 100% y una especificidad del 71% para detectar LCR.[11] La utilidad clínica de la β-2 transferrina se ve limitada por la dificultad para recoger un volumen suficiente de líquido, particularmente en caso de flujo bajo, secreción intermitente, individuos inmóviles o en pacientes poco cooperativos. Algunos autores sugieren que la dilución de hasta ocho veces de la muestra para obtener un volumen suficiente puede seguir produciendo datos altamente sensibles, aunque esto es específico de cada laboratorio. Además, las pruebas suelen procesarse fuera de los centros hospitalarios, lo que provoca retrasos en los resultados. La β-2 transferrina solo es estable a temperatura ambiente durante 4 h y no puede congelarse, por lo que debe ser refrigerada para su transporte, exponiéndose a la degradación.

Antes de la identificación de la β-2 transferrina, se solía considerar la presencia de glucosa como el marcador más confiable de LCR mezclado con secreciones nasales o con sangre, lo que se confirmaba aplicando una muestra del líquido a una tira reactiva de glucosa-oxidasa. Este método es rápido

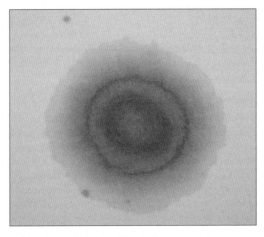

Figura 21-2. El «signo del halo» indica una pérdida de líquido cefalorraquídeo.

y fácil de realizar pero, por desgracia, muy poco fiable, con altas tasas de falsos positivos causados por la capacidad que tienen las secreciones nasales y las lágrimas para reducir glucosa. Por el contrario, los pacientes con meningitis bacteriana activa tienen concentraciones reducidas de glucosa en el LCR, y esto puede llevar a resultados falsamente negativos. Debido a estos factores y a la mayor disponibilidad de la prueba de β-2 transferrina, ya no se recomienda la prueba de glucosa.

Estudios de imagen

En los pacientes en los que se sospecha o se confirma bioquímicamente la rinorrea u otorrea de LCR, está indicada una tomografía computarizada de alta resolución (TCAR) con cortes de 1 mm para la evaluación anatómica detallada de la base del cráneo. La TCAR localiza las fracturas óseas o las dehiscencias de la base del cráneo, pero no puede distinguir adecuadamente entre una fuga de LCR y un meningocele, un meningoencefalocele o una neoplasia. En los pacientes con otorrea de LCR, la evaluación del techo del tímpano de la fosa media se realiza con TCAR coronal. En casos raros, los defectos de la fosa posterior pueden manifestarse como fugas laterales de LCR en la base del cráneo; estos pueden descubrirse mediante la TCAR axial.

La resonancia magnética (RM) complementa a la TCAR para evaluar el daño asociado de los tejidos blandos. En los pacientes con HICI, se podría encontrar una silla turca vacía al realizar la RM; en estos casos, el LCR desplaza a la hipófisis de su ubicación anatómica. Estos pacientes pueden tener múltiples sitios de adelgazamiento de la base del cráneo o dehiscencias, debido a la naturaleza difusa de la PIC elevada.

Estudios de imagen para las fracturas del hueso temporal

La TCAR es el estudio de imagen de elección para identificar las fracturas del hueso temporal, así como sus posibles secuelas (fuga de LCR, parálisis facial o lesiones vasculares). Aunque a menudo se solicita la TCAR con cortes finos del hueso temporal para la evaluación sistemática de los traumatismos, se ha visto que la TCAR estándar tiene una sensibilidad del 99% para las fracturas del hueso temporal.[12] Por ello, ahora algunos autores sostienen que puede no ser necesaria la TCAR específica del hueso temporal como estudio independiente.[13] Incluso si no se aprecia directamente una fractura del hueso temporal, los hallazgos secundarios pueden sugerir una fractura oculta, como el aire alrededor del hueso temporal o la opacidad de las celdas aéreas mastoideas o de la cavidad del oído medio.[14] La angiografía por TC será necesaria cuando se sospeche una lesión vascular asociada. Cabe destacar que la RM tiene una sensibilidad y especificidad deficientes para identificar las fracturas del hueso temporal y debe reservarse para evaluar el contenido intracraneal, para una parálisis del nervio craneal sin causa clara en la TCAR y para la planificación quirúrgica.

DIAGNÓSTICO DIFERENCIAL

La otorrea de LCR representa a una minoría de los pacientes con secreción del oído. Los procesos inflamatorios o infecciosos, como la otitis externa o la otitis media serosa con perforación de la membrana timpánica, son mucho más prevalentes. Del mismo modo, los pacientes con rinosinusitis crónica o rinitis vasomotora presentan con mucha más frecuencia rinorrea acuosa que los pacientes con fístula de LCR. Las causas traumáticas de la fuga de LCR de la base del cráneo, incluidas las lesiones accidentales y iatrógenas, representan el 90% de los casos.[15] Las causas no traumáticas se dividen en pacientes con aumento de la PIC (p. ej., fugas de LCR asociadas a HICI o «espontáneas») y aquellos con PIC normal (p. ej., relacionadas con tumores o congénitas). Al evaluar las fracturas del hueso temporal, deben explorarse otras lesiones concomitantes (hematomas epidurales) que suelen estar asociadas a los mecanismos de lesión de alta energía.

TRATAMIENTO

Rinorrea de líquido cefalorraquídeo

La mayoría de las pérdidas de LCR por traumatismo contuso se resuelven espontáneamente y pueden tratarse de forma conservadora a fin de reducir la PIC y permitir la curación natural de la duramadre. El tratamiento conservador suele consistir en un período de 7 a 14 días de estricto reposo en cama, con elevación de la cabeza, ablandadores de heces, precauciones nasales (p. ej., no sonarse la nariz ni aplicar ventilación nasal con presión positiva) y vacunación contra *Streptococcus pneumoniae, Haemophilus influenzae* y meningococos. El uso de antibióticos profilácticos y de drenajes lumbares (DL) es controvertido (*véase* la sección «Información basada en la evidencia»). Para las fugas de LCR de bajo flujo o intermitentes, también puede emplearse un tratamiento conservador, pero las lesiones penetrantes, las fugas de alto flujo o iatrógenas y las fugas espontáneas rara vez se curan por sí solas y a menudo requieren de intervención quirúrgica. Los defectos anteriores de la base del cráneo pueden repararse con diversas técnicas endoscópicas.

Otorrea de líquido cefalorraquídeo

Los paradigmas terapéuticos de los pacientes con defectos laterales de la base del cráneo guardan muchas coincidencias con los de los defectos anteriores de la base del cráneo, aunque con algunas diferencias notables. El abordaje quirúrgico de estos defectos suele ser con cirugía abierta a través de una craneotomía de la fosa media, transmastoidea o combinada de la fosa media y transmastoidea.

Fracturas del hueso temporal

Salvo las fracturas abiertas del hueso temporal, que justifican considerar el uso de antibióticos intravenosos o el desbridamiento quirúrgico, el tratamiento debe ser determinado por las secuelas de estas fracturas. La parálisis inmediata o la degeneración significativa del nervio facial es una indicación para la exploración quirúrgica o la descompresión. Las parálisis agudas del nervio facial rara vez responden al tratamiento con glucocorticoides y conllevan un mal pronóstico de recuperación. Si se retrasa la aparición de la parálisis, es probable que haya un hematoma o edema neural. En estos casos, los glucocorticoides durante 1 a 3 semanas pueden considerarse como un componente clave del tratamiento. Otras lesiones asociadas, como la hipoacusia y el vértigo, suelen evaluarse en mayor profundidad y tratarse de forma ambulatoria.

CONSEJOS Y ALERTAS

- La confirmación del LCR en los pacientes con hallazgos poco concluyentes en la exploración, o con líquido mezclado con moco o sangre, se ve favorecida por la presencia de β-2 transferrina. La TCAR, por su parte, ayuda a localizar el origen de la fuga.
- Puede considerarse el tratamiento conservador como primera línea en las fugas de LCR en los pacientes con identificación temprana (< 7 días) tras un traumatismo contuso (sin lesión intracraneal importante), o con reconocimiento tardío tras una lesión iatrógena.
- Las fracturas del hueso temporal a menudo son resultado de mecanismos de lesión de alta energía, por lo que el abordaje inicial incluye la evaluación de daño intracraneal o de la columna cervical.
- Cuando se evalúa una fractura del hueso temporal, no suele requerirse una TCAR específica de los huesos temporales. Puede bastar con evaluar si hay signos que sugieran la lesión, como aire alrededor del hueso temporal u opacidad en una celda aérea mastoidea o en la cavidad del oído medio.

INFORMACIÓN BASADA EN LA EVIDENCIA

¿Está indicada la quimioprofilaxis contra la meningitis en los pacientes que presentan fracturas de la base del cráneo?

Debido a la creación de una comunicación directa entre el sistema nervioso central y la cavidad nasal o el oído medio, el riesgo de desarrollar meningitis con fuga persistente (> 7 días) de LCR sin intervención quirúrgica oscila entre el 10% y el 37%.[16] Por lo tanto, históricamente se ha defendido la administración empírica de antibióticos contra los patógenos más frecuentes (*Streptococcus pneumoniae* y *Haemophilus influenzae*) para reducir el riesgo de esta complicación potencialmente mortal. Estos antibióticos suelen incluir ceftriaxona o ampicilina-sulbactam intravenosas (i.v.). Sin embargo, se ha constatado que la quimioprofilaxis aumenta la aparición de microorganismos resistentes en la nasofaringe,[1] con el riesgo de provocar reacciones alérgicas; incluso se ha informado en algunos estudios que, contrario a lo esperado, aumenta el riesgo de meningitis.[17] Una revisión sistemática Cochrane de cinco ensayos clínicos aleatorizados, que incluían un total de 208 participantes, concluyó que, en los pacientes con fracturas de la base del cráneo, el riesgo de meningitis no era significativamente diferente en los aquellos que recibían antibióticos i.v. en comparación con el placebo.[17] Por lo tanto, a menos que haya una contaminación grave de la herida, la evidencia no respalda la profilaxis antibiótica.

¿El uso de la derivación del LCR mediante un DL mejora los resultados en las fugas de LCR traumáticas, espontáneas o idiopáticas?

A menudo se recurre a la derivación de LCR mediante DL como complemento del tratamiento conservador y, de forma postoperatoria, para reducir la PIC y facilitar el cierre dural. Sin embargo, la colocación de un DL requiere una estrecha vigilancia para evitar las disminuciones peligrosas de la PIC. En ciertos casos, puede causar neumocefalia (por aspiración de aire a través de un defecto permeable de la base del cráneo), meningitis, fuga persistente de LCR lumbar e incluso la muerte. Varios estudios, incluido un metaanálisis de 289 pacientes sometidos a intervención quirúrgica, hallaron una alta tasa de reparación exitosa, independientemente del uso del DL.[18] En las filtraciones traumáticas de LCR tratadas de forma conservadora, la escasa evidencia sugiere una resolución más rápida de la fuga de LCR con el DL (4.83 +/– 1.88 días, frente a 7.03 +/– 2.02 días), pero sin diferencias en las tasas globales de resolución.[19]

En los pacientes con HICI, la reparación quirúrgica de las fugas espontáneas de LCR puede conducir a una nueva elevación de la PIC, que antes estaba disminuida por la salida constante del LCR. Esta nueva elevación de la presión hace que el paciente corra un mayor riesgo de fracaso del tratamiento, por lo que la derivación mediante DL suele usarse solo de forma complementaria. A corto plazo, el DL se utiliza para medir la presión de apertura y disminuir la PIC durante el postoperatorio inmediato. La detección de presiones de apertura elevadas también pueden servir para estratificar el riesgo de los pacientes que pueden necesitar acetazolamida o una derivación ventriculoperitoneal a largo plazo.

Referencias

1. Choi D, Spann R. Traumatic cerebrospinal fluid leakage: risk factors and the use of prophylactic antibiotics. *Br J Neurosurg*. 1996;10(6):571-575.

2. Brodie HA, Thompson TC. Management of complications from 820 temporal bone fractures. *Am J Otol*. 1997;18(2):188-197.

3. Johnson F, Semaan MT, Megerian CA. Temporal bone fracture: evaluation and management in the modern era. *Otolaryngol Clin North Am*. 2008;41(3):597-618

4. Kutz JW, Jr., Tolisano AM. Diagnosis and management of spontaneous cerebrospinal fluid fistula and encephaloceles. *Curr Opin Otolaryngol Head Neck Surg*. 2019;27(5):369-375.

5. Aaron G, Doyle J, Vaphiades MS, Riley KO, Woodworth BA. Increased intracranial pressure in spontaneous CSF leak patients is not associated with papilledema. *Otolaryngol Head Neck Surg*. 2014;151(6):1061-1066.

6. Bakhsheshian J, Hwang MS, Friedman M. Association between obstructive sleep apnea and spontaneous cerebrospinal fluid leaks: a systematic review and meta-analysis. *JAMA Otolaryngol Head Neck Surg*. 2015;141(8):733-738.

7. Sun GH, Shoman NM, Samy RN, Cornelius RS, Koch BL, Pensak ML. Do contemporary temporal bone fracture classification systems reflect concurrent intracranial and cervical spine injuries? *Laryngoscope*. 2011;121(5):929-932.

8. Alvi A, Bereliani A. Acute intracranial complications of temporal bone trauma. *Otolaryngol Head Neck Surg*. 1998;119(6):609-613.

9. Little SC, Kesser BW. Radiographic classification of temporal bone fractures: clinical predictability using a new system. *Arch Otolaryngol Head Neck Surg*. 2006;132(12):1300-1304.

10. Montava M, Mancini J, Masson C, Collin M, Chaumoitre K, Lavieille JP. Temporal bone fractures: sequelae and their impact on quality of life. *Am J Otolaryngol*. 2015;36(3):364-370.

11. McCudden CR, Senior BA, Hainsworth S, et al. Evaluation of high resolution gel beta(2)-transferrin for detection of cerebrospinal fluid leak. *Clin Chem Lab Med*. 2013;51(2):311-315.

12. Schubl SD, Klein TR, Robitsek RJ, et al. Temporal bone fracture: evaluation in the era of modern computed tomography. *Injury*. 2016;47(9):1893-1897.

13. Szczupak M, Kravietz A, Patel J, Grobman A, Sidani C, Hoffer ME. Utilization of computed tomography in temporal bone fractures at a large level I trauma center. *Laryngoscope*. 2021;131(1):E278-E282.

14. Ulano AC, Vedantham S, Takhtani D. Revisiting the indirect signs of a temporal bone fracture: air, air, everywhere. *Emerg Radiol*. 2017;24(5):497-503.

15. Citardi M, Fakhri S. Cerebrospinal fluid rhinorrhea. In: Flint P, ed. *Cummings Otolaryngology: Head and Neck Surgery*. 7th ed. Elsevier; 2020:745-758.

16. Oakley GM, Orlandi RR, Woodworth BA, Batra PS, Alt JA. Management of cerebrospinal fluid rhinorrhea: an evidence-based review with recommendations. *Int Forum Allergy Rhinol*. 2016;6(1):17-24.

17. Ratilal BO, Costa J, Pappamikail L, Sampaio C. Antibiotic prophylaxis for preventing meningitis in patients with basilar skull fractures. *Cochrane Database Syst Rev*. 2015;(4):CD004884.

18. Hegazy HM, Carrau RL, Snyderman CH, Kassam A, Zweig J. Transnasal endoscopic repair of cerebrospinal fluid rhinorrhea: a meta-analysis. *Laryngoscope*. 2000;110(7):1166-1172.

19. Albu S, Florian IS, Bolboaca SD. The benefit of early lumbar drain insertion in reducing the length of CSF leak in traumatic rhinorrhea. *Clin Neurol Neurosurg*. 2016;142:43-47.

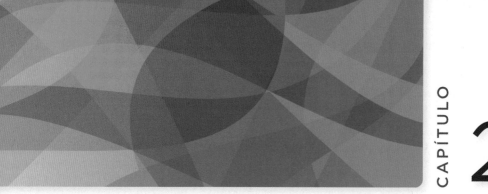

CAPÍTULO 22

Lesiones penetrantes de cuello

Erica Mayland
Joshua Gauger

DESAFÍO CLÍNICO

El cuello humano es una región anatómica muy compleja que contiene estructuras vasculares, neurológicas y aerodigestivas vitales, en un espacio relativamente pequeño. Estas estructuras se encuentran parcialmente desprotegidas y, por lo tanto, son susceptibles de sufrir lesiones traumáticas. En consecuencia, la evaluación y el tratamiento de los traumatismos en esta región constituyen todo un desafío.

Los traumatismos penetrantes en el cuello son episodios relativamente raros, especialmente si se considera que las lesiones de cuello representan solo entre el 5% y el 10% del total de traumatismos y el 1% de todos los ingresos hospitalarios por este concepto en los Estados Unidos.[1] Aunque el traumatismo penetrante de cuello tiene una incidencia baja, la tasa de mortalidad puede llegar al 10%.[2] Un conocimiento exhaustivo de la anatomía del cuello, los patrones de lesión y las recomendaciones terapéuticas actuales es fundamental para que los médicos puedan tratar adecuadamente a estos pacientes.

Anatomía

Por definición, un *traumatismo penetrante de cuello* es cualquier lesión que va más allá del plano muscular delimitado por el músculo platisma,[2] el cual es una capa muscular delgada y ancha que cubre la mayor parte del cuello anterior y lateral y que se extiende desde abajo de la clavícula hasta arriba del ángulo de la mandíbula. Determinar la profundidad de la herida en el cuello es una parte importante de la evaluación inicial. Las heridas superficiales al músculo platisma no justifican una exploración adicional, pero las heridas que penetran el músculo tienen un alto riesgo de dañar estructuras vitales más profundas (**fig. 22-1**).

Las porciones anterior y posterior del cuello están divididas por el músculo esternocleidomastoideo, que se origina en la clavícula y el manubrio del esternón y se inserta en la punta del hueso mastoides. El triángulo anterior al músculo esternocleidomastoideo contiene estructuras anatómicamente críticas, como laringe, faringe, tráquea, esófago, arterias carótidas y venas yugulares. El triángulo posterior al músculo esternocleidomastoideo contiene el nervio espinal accesorio y la columna vertebral.

El cuello se ha dividido clásicamente en tres zonas para facilitar la evaluación y el tratamiento de las lesiones traumáticas (**fig. 22-2**).[3,4] La zona I abarca el área entre la clavícula y el esternón, en su parte inferior, y el cricoides, en su parte superior. La zona II atraviesa el espacio desde el cartílago cricoides hasta el ángulo de la mandíbula. La zona III es el área del cuello que va desde el ángulo de la mandíbula, extendiéndose superiormente hasta la base del cráneo. La clasificación en zonas puede ser útil para determinar qué estructuras corren riesgo de sufrir lesiones (**tabla 22-1** y **fig. 22-3**), pero hay que tener cuidado al basarse únicamente en estas, porque las lesiones penetrantes pueden atravesar varias zonas.[5,6]

ABORDAJE DIAGNÓSTICO/EXPLORACIÓN DIRIGIDA

Los pacientes con lesiones penetrantes en el cuello pueden descompensarse rápidamente. Por lo tanto, la exploración debe ser rápida y seguir un abordaje sistemático para cubrir todos los aspectos críticos de la atención, evaluando inmediatamente las vías respiratorias, la respiración y la circulación.

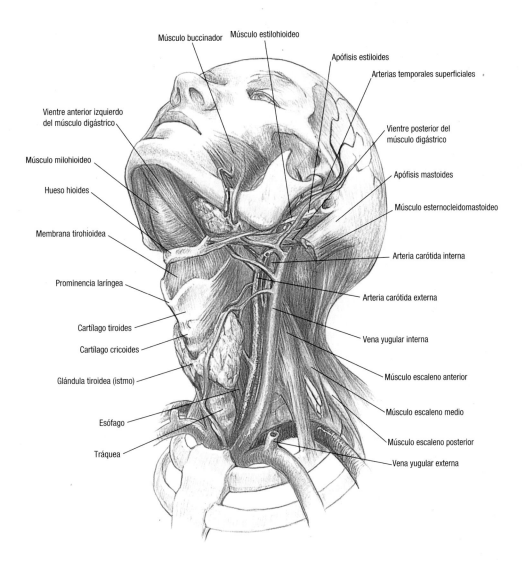

Músculo buccinador
Músculo estilohioideo
Apófisis estiloides
Arterias temporales superficiales
Vientre anterior izquierdo del músculo digástrico
Vientre posterior del músculo digástrico
Músculo milohioideo
Apófisis mastoides
Hueso hioides
Músculo esternocleidomastoideo
Membrana tirohioidea
Arteria carótida interna
Prominencia laríngea
Arteria carótida externa
Cartílago tiroides
Vena yugular interna
Cartílago cricoides
Glándula tiroidea (istmo)
Músculo escaleno anterior
Esófago
Músculo escaleno medio
Tráquea
Músculo escaleno posterior
Vena yugular externa

Figura 22-1. Estructuras profundas del cuello (tomada de Anatomical Chart Company. *ACC Atlas of Human Anatomy.* Wolters Kluwer; 2002).

Independientemente de la zona de lesión, los pacientes inestables que presentan «signos duros» tienen la necesidad urgente de un tratamiento quirúrgico. Estos signos incluyen compromiso de las vías respiratorias, hematoma en expansión o pulsátil, hemorragia profusa activa, choque hemorrágico, hematemesis, signos de accidente cerebrovascular o isquemia cerebral, enfisema subcutáneo masivo, déficit de pulso unilateral y burbujas de aire a través de la herida.[7] La presencia de al menos un signo duro se asocia a una tasa de lesiones importantes del 90%.[1] Sin embargo, la ausencia de signos duros no descarta la existencia de lesiones en las estructuras subyacentes del cuello, por lo que, en estos casos, los hallazgos en la exploración clínica deben guiar la decisión de realizar o no más pruebas.

Vías respiratorias

En las heridas penetrantes del cuello, la evaluación y el manejo de la vía aérea son particularmente críticos. El médico debe evaluar primero si la vía aérea es permeable o si el paciente requiere de una intervención inmediata. La evaluación cuidadosa de las estructuras bucales, faríngeas, laríngeas y traqueales suele revelar si es necesario intervenir en las vías respiratorias. Algunos signos clínicos que

Orientación

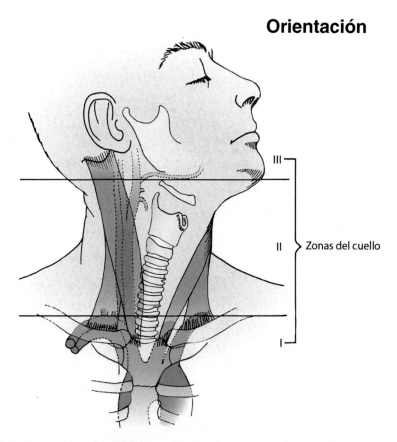

III

II } Zonas del cuello

I

Figura 22-2. Zonas del cuello definidas en función de sus traumatismos más frecuentes (tomada de Helling KD, Pelaez CA. Neck Exploration for Trauma. En: Scott-Conner CE, ed. *Scott-Conner & Dawson: Essential Operative Techniques and Anatomy*. 4th ed. Wolters Kluwer; 2014:98-104. Figura 13-1).

TABLA 22-1 Estructuras críticas por zonas			
	Zona I	Zona II	Zona III
Puntos de referencia anatómicos	Clavícula/esternón al cartílago cricoides	Cartílago cricoides al ángulo de la mandíbula	Ángulo de la mandíbula a la base del cráneo
Estructuras anatómicas críticas	Arterias carótidas Arterias subclavias Arterias vertebrales Vértices pulmonares Tráquea Esófago Conducto torácico Médula espinal	Arterias carótidas Arterias vertebrales Venas yugulares Faringe Tráquea Esófago Laringe Nervio vago Médula espinal	Arterias carótidas Arterias vertebrales Venas yugulares Nervios craneales Médula espinal

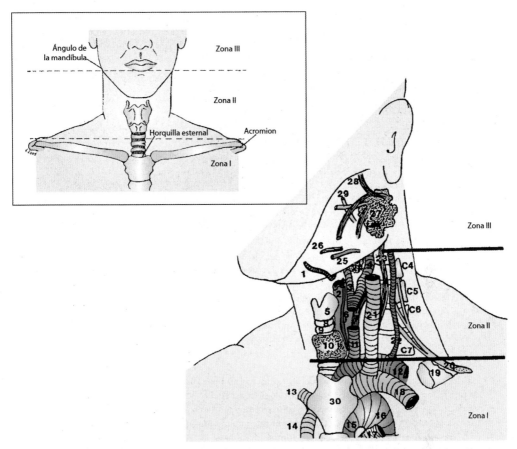

Figura 22-3. Estructuras cervicales contenidas en las zonas I, II y III: *1*) arteria facial; *2*) esófago; *3*) arteria carótida interna; *4*) arteria carótida externa; *5*) cartílago tiroides; *6*) tronco simpático; *7*) nervio vago; *8*) membrana cricotiroidea; *9*) cartílago cricoides; *10*) cartílago tiroides; *11*) arteria carótida común; *12*) arteria subclavia; *13*) vena innominada derecha; *14*) vena cava superior; *15*) aorta ascendente; *16*) aorta descendente; *17*) arteria pulmonar; *18*) vena subclavia; *19*) clavícula; *20*) plexo braquial; *21*) vena yugular interna; *22*) arteria vertebral; *23*) nervio frénico; *24*) glándula submandibular; *25*) arteria lingual; *26*) nervio hipogloso; *27*) glándula y conducto parotídeos; *28*) nervio facial y sus ramos; *29*) arteria maxilar; *30*) manubrio del esternón. El conducto torácico no se muestra en esta figura (adaptada de Ordog GJ, Albin D, Wasserberger J, et al. 110 bullet wounds to the neck. *J Trauma* 1985; 25:238-46; recuadro reproducido con autorización de Baker RJ, Fischer JE. *Mastery of Surgery.* 4th ed. Lippincott Williams & Wilkins; 2001).

sugieren una lesión de las vías respiratorias son ronquera vocal, estridor, disfonía, enfisema subcutáneo, burbujeo de la herida y hematemesis de gran volumen.[6]

Si está indicado, el método seleccionado para la intervención en la vía aérea dependerá del cuadro clínico, la disponibilidad de recursos y la habilidad y experiencia del médico. Se prefieren los métodos que permiten la visualización directa de la vía aérea, ya que las técnicas a ciegas pueden agravar las lesiones. El equipo debe prepararse con múltiples opciones de respaldo, dispositivos de doble succión y suministros para una posible vía aérea quirúrgica. La ventilación con bolsa mascarilla debe realizarse con precaución debido al riesgo de disección dentro de los planos tisulares lesionados.

En los pacientes con anatomía intacta, la secuencia rápida de intubación ha constatado ser segura y eficaz como método para manejar la vía aérea. Si hay una gran cantidad de sangre en la cavidad bucal, la laringoscopia directa puede ofrecer más ventajas que la videolaringoscopia. Si se sospecha de dificultades anatómicas, la laringoscopia e intubación guiada por fibra óptica «en paciente despierto» (mientras mantiene la respiración espontánea) puede ser el método preferido. La intubación por fibra óptica y la videoasistida tienen la ventaja añadida de permitir al equipo asistencial examinar las estructuras faríngeas y laríngeas internas en busca de lesiones. Por último, debe recurrirse al manejo quirúrgico de la vía aérea cuando la intubación orotraqueal no ha tenido éxito o está contraindicada. Las indicaciones para realizar el manejo quirúrgico inmediato de la vía aérea incluyen la distorsión anatómica masiva de las vías respiratorias superiores o la incapacidad para visualizar la glotis, secundaria a una lesión anatómica o a una hemorragia profusa. La cricotirotomía o la traqueostomía de urgencia son opciones que se eligen en función de la experiencia del equipo médico.

Sistema vascular

Las lesiones penetrantes del cuello, en cualquiera de las tres zonas anatómicas, tienen el potencial de causar lesiones graves debido a la alta densidad de estructuras vasculares críticas. Las lesiones de las arterias carótidas, subclavias o vertebrales o de las venas subclavias o yugulares pueden provocar la exanguinación del paciente. Además, un traumatismo en las arterias del cuello también puede desencadenar isquemia cerebral.

La exanguinación es la principal causa de mortalidad de los traumatismos penetrantes del cuello, por lo que las técnicas para el control inmediato de la hemorragia pueden salvar la vida. Existen varios fármacos hemostáticos, pero la presión directa suele ser suficiente para estabilizar una lesión, hasta que se evalúe si es necesaria la reparación quirúrgica. Si una lesión no puede controlarse con presión externa, el taponamiento con sonda de Foley con balón es una técnica bien conocida que puede contener temporalmente la hemorragia (**fig. 22-4**). Esta técnica consiste en introducir una sonda de Foley a lo largo del trayecto de la herida, para posteriormente inflar el balón con 10 a 15 mL de solución salina o agua, hasta encontrar resistencia. En ese punto, se pinza la sonda de Foley para evitar el reflujo a través de ella y se utilizan suturas para cerrar la herida alrededor de la sonda. Lograr el control de la hemorragia facilita la estabilización hemodinámica e incluso puede permitir la obtención de estudios de imagen, como la tomografía computarizada (TC) helicoidal o la angiografía, que ayudan a determinar los siguientes pasos.

Sistema nervioso

Las lesiones neurológicas derivadas de un traumatismo penetrante del cuello pueden ser consecuencia de una lesión directa en las estructuras neurológicas del cuello o de una isquemia causada por una lesión vascular. Los pacientes deben someterse a una valoración neurológica completa, que incluya el estado mental, la función de los nervios craneales y el funcionamiento motor y sensitivo global.

En general, no se recomienda la inmovilización de la columna cervical en los traumatismos penetrantes del cuello, porque la incidencia de fractura de la columna es muy baja y los collarines cervicales

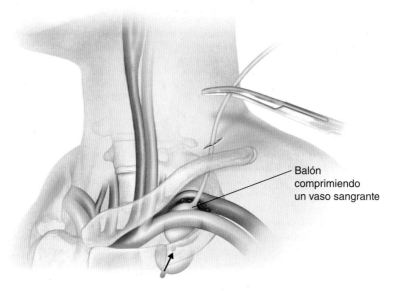

Figura 22-4. Taponamiento con balón para el control de la hemorragia de los vasos subclavios. También se puede utilizar para controlar las hemorragias de otras zonas del cuello (tomada de Corcos A, Peitzman AB. Penetrating neck injuries. En: Fischer JE, ed. *Fischer's Mastery of Surgery*. 7th ed. Wolters Kluwer; 2019:462-474. Figura 35-7).

pueden obstruir la evaluación clínica y dificultar el manejo de la vía aérea. Sin embargo, los collarines cervicales deben usarse en casos de déficit neurológico focal con alta sospecha clínica de lesión medular, en el paciente con alteración significativa de la consciencia.

DIAGNÓSTICO DIFERENCIAL DE LAS LESIONES POR ZONAS

Zona I

Las lesiones de la zona I pueden afectar los grandes vasos del cuello y del mediastino, así como la tráquea cervical y torácica y el esófago. Estas estructuras siempre deben ser evaluadas, independientemente de los síntomas, porque una lesión no detectada en esta zona podría ser mortal.

El diagnóstico de la lesión esofágica es crucial, ya que una filtración esofágica no tratada hacia el tórax podría provocar mediastinitis y sepsis. La evaluación suele comenzar con un esofagograma, utilizando uno de dos medios de contraste: el bario o el diatrizoato de meglumina/diatrizoato de sodio. El bario, un medio de contraste más espeso, permite una mayor sensibilidad a la hora de detectar fugas esofágicas, pero si hay una fuga, existe un mayor riesgo de infección e inflamación causada por el propio bario. Por el contrario, el diatrizoato de meglumina/diatrizoato sódico es hidrosoluble y menos tóxico para el tórax en caso de fuga. A menudo, se utiliza de inicio un estudio de diatrizoato de meglumina/diatrizoato sódico, pero si continúa la sospecha clínica de una fuga a pesar de la prueba negativa, los médicos pueden solicitar un estudio de bario diluido.[8] Cabe mencionar que el diatrizoato de meglumina/diatrizoato sódico provoca neumonitis grave y debe evitarse si se sospecha una lesión traqueal concomitante.[9] La esofagoscopia flexible o rígida son alternativas a la radiografía gastrointestinal superior. La esofagoscopia es la prueba diagnóstica más sensible, pero es más invasiva y requiere anestesia general.[10] Una TC del cuello y el tórax también puede ser útil para determinar la trayectoria de la lesión y confirmar o descartar la sospecha clínica de lesión esofágica.

Las lesiones vasculares pueden evaluarse mediante múltiples modalidades, como la angiografía por TC (ATC), la angiografía por RM, la ecografía Doppler a color y el angiograma. Muchos médicos utilizan la ATC como estudio de primera línea para evaluar las lesiones vasculares, con una sensibilidad del 90% al 100% y una especificidad del 94% al 100% para detectar incluso las lesiones más pequeñas a la íntima.[11] La angiografía por catéter permite la realización simultánea de diagnóstico e intervención, pero como estudio diagnóstico inicial es más invasivo. Cuando existe alta sospecha de lesión vascular, considere la posibilidad de pasar directamente al angiograma formal para intervenir sin demora al momento del estudio (**tabla 22-2**).

TABLA 22-2 Hallazgos en la exploración física y pruebas diagnósticas en un traumatismo		
Exploración de las lesiones penetrantes del cuello		
Lesión	**Exploración física**	**Pruebas diagnósticas**
Esofágica	Crepitación Hematemesis Disfagia Odinofagia	Esofagograma (con bario o diatrizoato de meglumina/diatrizoato sódico) Esofagoscopia (flexible o rígida)
Laríngea	Crepitación Disnea Estridor Hemoptisis Ronquera Neumomediastino Herida de cuello burbujeante	Laringoscopia flexible a pie de cama Tomografía computarizada Laringoscopia directa en quirófano
Vascular	Inestabilidad hemodinámica Hematoma en el cuello Hemorragia activa Alteraciones neurológicas Parálisis	Angiograma por tomografía computarizada Angiografía formal

Zona II

La zona II es la más grande y la que más se lesiona. Los pacientes con lesiones de la zona II que presenten síntomas como hematoma, crepitación, hemorragia activa o compromiso de las vías respiratorias deben ser sometidos a una exploración quirúrgica inmediata del cuello. En las personas sin signos duros, la laringoscopia flexible en paciente despierto, realizada por el servicio de otorrinolaringología, puede evaluar la presencia de abrasiones, laceraciones o hematomas laríngeos o faríngeos y permite visualizar la vía aérea glótica y subglótica. Si se sospecha un traumatismo laríngeo, la laringoscopia directa en el quirófano puede proporcionar una evaluación más completa de esta estructura. La tomografía computarizada, preferiblemente con cortes finos de 1 mm, evalúa si hay fracturas de los cartílagos cricoides y tiroides, lo que ayuda a los cirujanos a determinar la necesidad de reparación. Adicionalmente, el esófago y la vasculatura del cuello deben evaluarse de forma similar a como se hace en la zona I.

Zona III

Las lesiones penetrantes en la zona III pueden dañar los principales vasos sanguíneos y nervios craneales en una zona de difícil acceso, cerca de la base del cráneo. La mejor manera de tratar estas lesiones es mediante radiología intervencionista, debido a la dificultad del abordaje quirúrgico en esta zona. En cualquier caso, debe realizarse una valoración vascular mediante angiografía convencional o por TC.

Cara y región parotídea

En el caso de las lesiones penetrantes en la cara y la región parotídea, debe realizarse una exploración exhaustiva del nervio facial. Los pacientes estables con lesiones penetrantes y parálisis facial inmediata deben someterse a una exploración quirúrgica, para efectuar la reparación o injerto del nervio. En las lesiones mediales al canto lateral del ojo, la exploración quirúrgica no es necesaria, ya que la regeneración espontánea del nervio suele ser adecuada. En las heridas por debajo del arco cigomático, que afectan el ramo bucal del nervio facial, debe considerarse una posible lesión del conducto parotídeo. En estos casos, puede verse saliva clara en la herida, y debe hacerse exploración quirúrgica para colocar endoprótesis o ligadura (**fig. 22-5**).

TRATAMIENTO

Lesión esofágica

Los signos clínicos de lesión faríngea y esofágica incluyen crepitación, hemorragia faríngea, hemoptisis y hematemesis. Los antecedentes de traumatismo penetrante del cuello seguido de fiebre, taquicardia y dolor torácico pueden ser indicativos de una perforación pasada por alto, que daría lugar a la mediastinitis, una complicación devastadora. Una vez identificado, el paciente con lesión esofágica debe mantenerse en ayunas y ser llevado al quirófano para una reparación quirúrgica que corrija la peligrosa fuga de saliva hacia el cuello o el tórax.

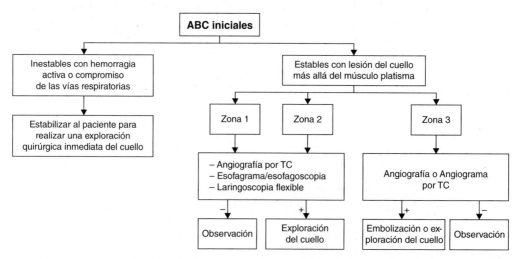

Figura 22-5. Evaluación inicial de las lesiones penetrantes del cuello. TC: tomografía computarizada.

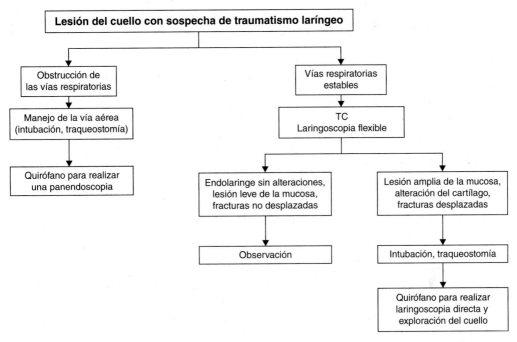

Figura 22-6. Evaluación de la lesión laringotraqueal en el traumatismo penetrante del cuello. TC: tomografía computarizada.

Lesión laríngea

Las lesiones traqueobronquiales se producen hasta en un 20% de las lesiones penetrantes del cuello.[12] Las lesiones laríngeas menores que causan edema, pequeños hematomas, laceraciones sin exposición de cartílago o fracturas tiroideas no desplazadas pueden tratarse de manera conservadora. Los pacientes con traumatismos laríngeos suelen ser hospitalizados y mantenidos en observación para garantizar la permeabilidad de la vía aérea. La cabecera de la cama debe mantenerse elevada y el aire fresco humidificado evitará la formación de costras. Se pueden utilizar corticoides sistémicos para reducir el edema tras un traumatismo laríngeo. Suelen usarse inhibidores de la bomba de protones para evitar el reflujo gástrico sobre la laringe dañada. En los casos con alteración mucosa, también se pueden iniciar antibióticos. Los pacientes con grandes defectos de la mucosa, cartílago expuesto, parálisis de las cuerdas vocales, fracturas tiroideas o cricoideas desplazadas o cartílago aritenoides avulsionado suelen requerir de una intervención quirúrgica (**fig. 22-6**).

CONSEJOS Y ALERTAS

- El manejo de la vía aérea en los casos de traumatismo penetrante del cuello puede ser una tarea complicada y desalentadora. Si se tiene que asegurar una vía aérea, se debe contar con todo el material necesario, incluyendo una gama de tubos endotraqueales de diferentes tamaños, varias herramientas de laringoscopia directa (palas de Macintosh/Miller, videolaringoscopio), broncoscopio flexible para intubación y equipo de traqueostomía.
- Al evaluar las lesiones esofágicas, nunca debe colocarse una sonda nasogástrica sin conocer primero la posible presencia de una perforación. La colocación a ciegas de una sonda nasogástrica a través de una perforación esofágica puede hacer que termine inadvertidamente en el mediastino.
- Las sondas nasogástricas no deben colocarse en pacientes con lesiones de la zona III y una posible fractura de la base del cráneo, ya que una colocación intracraneal inadvertida puede tener complicaciones letales. Si se identifica una perforación esofágica o una fractura de la base del cráneo después de un traumatismo, se deben colocar sondas nasogástricas bajo visualización directa.

TABLA 22-3 Signos duros y sutiles de la lesión penetrante del cuello	
Signos duros y sutiles	
Signos duros	**Signos sutiles**
Inestabilidad hemodinámica	Hemorragia/exudación venosa
Choque	Crepitación
Hemorragia activa	Disfagia
Hematoma expansivo de cuello	Disfonía
Herida burbujeante	Parestesias
Inestabilidad de las vías respiratorias	Hematoma no expansivo
Alteraciones neurológicas	

INFORMACIÓN BASADA EN LA EVIDENCIA

¿Se puede utilizar un abordaje «no basado en zonas» para predecir con exactitud las lesiones vasculares?

Varios autores han observado que el lugar de entrada del traumatismo no siempre se correlaciona con la lesión interna,[5,6] lo que ha llevado a desarrollar un abordaje «no basado en zonas», que centra su atención en la evaluación clínica. Este sistema clasifica la evaluación clínica de acuerdo con los «signos duros y sutiles» (**tabla 22-3**). Los pacientes con signos duros requieren una exploración quirúrgica inmediata del cuello, mientras que los pacientes asintomáticos o con signos sutiles pueden ser sometidos a observación en lo que se realizan las pruebas diagnósticas.

En una revisión retrospectiva de 8 años, Ibraheem y cols. investigaron a 337 pacientes con lesiones penetrantes del cuello, dividiéndolos en aquellos con signos duros, signos sutiles y asintomáticos.[13] De los 99 pacientes asintomáticos, no se pasó por alto ninguna lesión vascular con el uso de la ATC. Los pacientes con signos duros fueron trasladados a quirófano para una exploración inmediata del cuello, y en el 76% de estos casos se terminaron realizando exploraciones terapéuticas. El estudio también descubrió que los pacientes con signos duros y sutiles tenían tasas similares de exploración terapéutica del cuello, independientemente de la zona de lesión. El grupo planteó que el abordaje «no basado en zonas» puede reducir las exploraciones quirúrgicas negativas innecesarias, pero habría que realizar más estudios prospectivos para llegar a esta conclusión.

¿El enfisema subcutáneo es un buen factor predictivo de lesiones aerodigestivas?

Tras un traumatismo penetrante del cuello, es frecuente encontrar enfisema subcutáneo a la exploración o en las imágenes, lo que plantea la cuestión de una posible lesión aerodigestiva subyacente. Al evaluar de forma retrospectiva a más de 300 pacientes en un centro de traumatología de nivel 1 de Arizona, se observó que 80 pacientes presentaban enfisema subcutáneo sin «signos duros» aerodigestivos.[14] El 62% de estos pacientes fueron tratados de forma no quirúrgica, y no hubo lesiones ni complicaciones que se pasaran por alto. Aunque se necesitarían más estudios prospectivos para llegar a una conclusión definitiva, este estudio puede incentivar a los médicos a vigilar a los pacientes que presentan enfisema subcutáneo y carecen de «signos duros» de lesión aerodigestiva.

Referencias

1. Evans C, Chaplin T, Zelt D. Management of major vascular injuries: neck, extremities, and other things that bleed. *Emerg Med Clin North Am.* 2018;36(1):181-202.

2. Borsetto D, Fussey J, Mavuti J, Colley S, Pracy P. Penetrating neck trauma: radiological predictors of vascular injury. *Eur Arch Otorhinolaryngol.* 2019;276(9):2541-2547.

3. Roon AJ, Christensen N. Evaluation and treatment of penetrating cervical injuries. *J Trauma.* 1979;19(6):391-397.

4. Monson DO, Saletta JD, Freeark RJ. Carotid vertebral trauma. *J Trauma.* 1969;9(12):987-999.

5. Prichayudh S, Choadrachata-anun J, Sriussadaporn S, et al. Selective management of penetrating neck injuries using "no zone" approach. *Injury.* 2015;46(9):1720-1725.

6. Chandrananth ML, Zhang A, Voutier CR, et al. "No zone" approach to the management of stable penetrating neck injuries: a systematic review. *ANZ J Surg.* 2021;91(6):1083-1090.

7. Sperry JL, Moore EE, Coimbra R, et al. Western Trauma Association critical decisions in trauma: penetrating neck trauma. *J Trauma Acute Care Surg.* 2013;75(6):936-940.

8. Tanomkiat W, Galassi W. Barium sulfate as contrast medium for evaluation of postoperative anastomotic leaks. *Acta Radiol.* 2000;41(5):482-485.

9. Trulzsch DV, Penmetsa A, Karim A, Evans DA. Gastrografin-induced aspiration pneumonia: a lethal complication of computed tomography. *South Med J.* 1992;85(12):1255-1256.

10. Schaefer SD. Management of acute blunt and penetrating external laryngeal trauma. *Laryngoscope.* 2014;124(1):233-244.

11. Schroeder JW, Baskaran V, Aygun N. Imaging of traumatic arterial injuries in the neck with an emphasis on CTA. *Emerg Radiol.* 2010;17(2):109-122.

12. Nowicki JL, Stew B, Ooi E. Penetrating neck injuries: a guide to evaluation and management. *Ann R Coll Surg Engl.* 2018;100(1):6-11.

13. Ibraheem K, Khan M, Rhee P, et al. "No zone" approach in penetrating neck trauma reduces unnecessary computed tomography angiography and negative explorations. *J Surg Res.* 2018;221:113-120.

14. Jehan F, Ahmed F, Joseph B, et al. Subcutaneous emphysema in penetrating neck trauma is not significant. *J Surg.* 2017;225:4

Cuerpos extraños en oídos, nariz y garganta

Alyssa Hackett
Tabitha Ford

DESAFÍO CLÍNICO

Los cuerpos extraños en los oídos, la nariz y la garganta son eventos muy frecuentes. Su incidencia, el potencial de morbimortalidad y los algoritmos terapéuticos varían enormemente en función de la edad del paciente, así como de la ubicación y las propiedades físicas del objeto extraño.

CUERPOS EXTRAÑOS EN EL OÍDO

Aproximadamente 44 000 consultas que llegan a los servicios de urgencias de los Estados Unidos se deben a cuerpos extraños en el oído en la población pediátrica, la mayoría en niños de 3 a 12 años.[1] El conducto auditivo es el lugar más frecuentemente afectado, seguido del lóbulo de la oreja, cuando una rosca (parte posterior del arete) se incrusta bajo la piel.

Abordaje y tratamiento

Con el equipo adecuado (**fig. 23-1**) y una correcta visualización, la extracción de un objeto del conducto auditivo externo suele ser sencilla en un adulto que coopera, incluso en caso de edema o infección concomitantes. La visualización puede hacerse de forma adecuada con un otoscopio convencional pero, cuando esté disponible, será preferible la visualización binocular microscópica.

Cuerpos extraños pequeños

Algunos objetos, como la punta de un lápiz o la arena, pueden eliminarse simplemente enjuagando el conducto con agua. Sin embargo, debe evitarse la irrigación en los siguientes casos: *1*) cuando se sospeche de rotura de la membrana timpánica o haya tubos de timpanostomía colocados; *2*) cuando se alojen cuerpos extraños de tipo orgánico, como partículas de alimentos, ya que el líquido puede provocar la hinchazón del cuerpo extraño; y *3*) cuando se va a extraer una batería de botón.

Cuerpos extraños más grandes que se pueden sujetar

En los adultos, los hisopos de algodón son el cuerpo extraño observado más frecuentemente. Por su parte, en los niños es habitual encontrar también trozos de papel. Suelen retirarse fácilmente con pinzas de cocodrilo o de Tobey. Hay que tener cuidado para evitar sujetar con demasiada fuerza un objeto frágil que se pudiera quebrar. Los objetos orgánicos que se rompen con facilidad pueden extraerse maniobrando suavemente con un lazo de cera o con una cureta colocada detrás del cuerpo extraño.

Cuerpos extraños que no se pueden sujetar

Los objetos con superficies lisas pueden requerir una serie de instrumentos. Se puede utilizar un lazo o una cureta para extraer el objeto desde la parte posterior. Una punta curva de Rosen afilada también puede ofrecer ventajas al insertarse lateralmente en un objeto semifirme para su extracción (p. ej., un borrador);

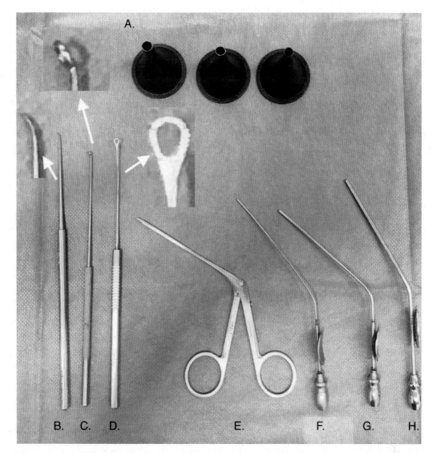

Figura 23-1. Instrumentación ideal para la extracción de cuerpos extraños. **A.** Espéculos auriculares de diferentes tamaños. Los que aparecen en la imagen están diseñados para ser utilizados con el microscopio. Los espéculos para el otoscopio manual están disponibles en tamaños de 3, 4 y 5 mm. **B.** Punta curva de Rosen. **C.** Cureta pequeña redondeada de Buck. Existen diferentes diámetros, pero la de 3 mm o menos ofrece ventajas para la extracción de cuerpos extraños. **D.** Cureta de Weber-Loch. Las *flechas* señalan una versión ampliada de cada uno de los instrumentos etiquetados anteriormente (B, C y D). Al igual que la cureta de Buck, está disponible en varios tamaños, pero se prefiere la de 3 mm a la de diámetro más grande. Suelen ser más finas y ligeramente más flexibles que las curetas de Buck, con surcos laterales para ayudar a sujetar la cerilla o los objetos extraños. **E.** Pinzas de cocodrilo. **F.** Sonda de aspiración de 3 Fr. **G.** Sonda de aspiración de 5 Fr. **H.** Sonda de aspiración de 7 Fr.

se debe evitar insertarla en el centro del objeto, pues ello lo empujaría más profundamente en el conducto. La aspiración también puede funcionar si el objeto no está fuertemente incrustado en el conducto.

Cuerpos extraños vivos

El paciente que refiere sensación de movimiento o un ruido extraño puede sugerir la presencia de un insecto. Se puede intentar una técnica de extracción no invasiva apagando las luces de la habitación e introduciendo una fuente de luz adyacente al oído externo para motivar al insecto a salir del conducto.[2] Si esto falla, se debe aplicar primero aceite mineral o una solución de lidocaína para dar eutanasia al insecto, seguido de la extracción, por lo general con pinzas de cocodrilo o con aspiración.

Resumen

Después de extraer un objeto del oído, se debe inspeccionar el conducto auditivo externo y el tímpano para detectar un posible traumatismo o la presencia de otros cuerpos extraños adicionales. En caso de traumatismo o edema importante, están indicadas las gotas ototópicas con antibiótico o una combinación de antibiótico y corticoides. Si se sospecha de perforación de la membrana timpánica, deben evitarse las gotas de neomicina o gentamicina debido a sus posibles efectos ototóxicos en el oído interno, por su absorción a través de la membrana de la ventana redonda.

Aunque la mayoría de los cuerpos extraños en el oído presentan un bajo potencial de infección o daño si la extracción se llega a retrasar algunos días o semanas, algunas circunstancias especiales justifican la consulta urgente de otorrinolaringología (ORL). Aunque las baterías de botón en el oído no causan el mismo daño tisular que en la nariz o el esófago, deben extraerse rápidamente y debe consultarse a ORL si los intentos por parte del servicio de urgencias (SU) son infructuosos. Por su parte, los cuerpos extraños afilados o los que se sospecha que han penetrado en la membrana timpánica deben ser extraídos de forma semiurgente por ORL, sin que lo intente un médico del SU. La mayoría de las pequeñas perforaciones cicatrizan posteriormente, sin necesidad de intervención quirúrgica. Por último, el seguimiento semiurgente por parte de ORL está indicado en circunstancias en las que los intentos de extracción por parte del médico de urgencias no tienen éxito o se prevé que resulten complicados.

Temas de pediatría

Mientras que la extracción de cuerpos extraños en el oído de un adulto suele ser sencilla, el mismo procedimiento en un niño suele ser una prueba de paciencia y habilidad. La derivación al consultorio de un ORL puede ser el mejor abordaje para muchos niños pequeños, porque ahí se cuenta con herramientas especializadas para aumentar las posibilidades de éxito en el primer intento de extracción, minimizando así el trauma emocional para el paciente. El edema, el traumatismo o los signos de infección pueden tratarse con gotas ototópicas, mientras se espera la evaluación ambulatoria.

CUERPOS EXTRAÑOS EN LOS LÓBULOS DE LAS OREJAS

Los cuerpos extraños incrustados en un lóbulo se extraen fácilmente con anestesia local. El cuerpo extraño puede extraerse por un punto débil de la piel, dando un masaje, o puede requerir una pequeña incisión para facilitar su extracción. Los antibióticos orales están indicados si hay purulencia en el lecho de la herida.

CUERPOS EXTRAÑOS EN LA NARIZ

Los cuerpos extraños nasales suelen encontrarse en los niños, con la clásica presentación de rinorrea unilateral, a menudo con mal olor o purulencia. Los cornetes inferiores y medios suele mantener el objeto firmemente encajado en la cavidad nasal, limitando la migración a partes más vulnerables de las vías respiratorias.

Abordaje y tratamiento

Dado que los cuerpos extraños de la nariz son casos casi exclusivamente pediátricos, la participación de un ORL suele ofrecer ventajas. La descongestión (oximetazolina o fenilefrina tópicas) y la anestesia (aerosol tópico de lidocaína al 4%) facilitan el acceso nasal, y la utilización de un portabebés que sujete al menor o la ayuda activa de los padres o de un segundo asistente se vuelve completamente necesaria. Se prefiere la visualización con un endoscopio nasal rígido, pero un otoscopio manual puede ser adecuado. Para la extracción de cuerpos extraños nasales se utiliza un instrumental similar al que se emplea en el oído (*véase* **fig. 23-1**).

Cuerpos extraños blandos
Las esponjas y los tejidos suelen retirarse mejor con pinzas de cocodrilo.

Cuerpos extraños duros
Las cuentas y otros objetos lisos pueden extraerse pasando una pequeña cureta de anillo por detrás del objeto y moviéndola hacia delante. Como alternativa, los dispositivos que cuentan con balón, como el extractor de Katz (**fig. 23-2**) o la sonda de Foley pediátrica, pueden introducirse más allá del cuerpo extraño para ser extraído una vez que se ha inflado el balón.

Puede ser pertinente derivar a los niños pequeños a consulta externa de ORL para la extracción de los cuerpos extraños nasales. Debido al riesgo potencial de síndrome de choque tóxico, debe prescribirse profilaxis antibiótica oral contra *Streptococcus pyogenes* y *Staphylococcus aureus* si el objeto es desconocido o se trata de una sustancia porosa (p. ej., tejido o esponja). Las cuentas y las piedras tienen menos potencial de colonización y no requieren profilaxis antibiótica.

Aunque la mayoría de los cuerpos extraños nasales no representan un peligro inminente, las baterías de botón deben extraerse lo antes posible para evitar quemaduras en la mucosa y perforación del tabique. Una pequeña varilla magnética resistente o una cureta de anillo delgada pueden extraer

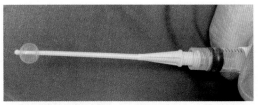

Figura 23-2. Extractor de Katz con balón inflado.

rápidamente una batería de botón. Si no se puede realizar la extracción inmediata en el SU, la aplicación local de miel, sucralfato o jugo (zumo) de naranja o manzana puede ayudar a ralentizar la tasa de lesiones mientras se espera a que el ORL extraiga la batería.[3] La irrigación con ácido acético (al 0.25% o 3%) después de la extracción limita el daño tisular en evolución.[4]

CUERPOS EXTRAÑOS EN LA FARINGE

En ocasiones, los cuerpos extraños pueden alojarse en los tejidos blandos de la faringe, incluidas las amígdalas, la base de la lengua, la vallécula o la bucofaringe posterior. Los objetos más frecuentemente identificados en la bucofaringe posterior incluyen huesos de pescado o de otros animales.

Abordaje y tratamiento

Observe al paciente en busca de estridor, disnea o cianosis. La anamnesis debe incluir la composición del cuerpo extraño, el tiempo de aparición y la presencia y evolución de los síntomas.

Si el cuerpo extraño no puede identificarse a la exploración directa con depresor lingual, la nasofaringoscopia flexible en manos de un médico capacitado puede revelar su ubicación. Si no se logra encontrar el cuerpo extraño y el paciente dejó de ser sintomático, es posible que el objeto se haya desprendido espontáneamente. En estos casos, los pacientes pueden ser dados de alta sin necesidad de realizar estudios de imagen, con precauciones estrictas de seguimiento. No obstante, si no se puede identificar el objeto y el paciente aún tiene síntomas localizados, se debe realizar un estudio de imagen. Las espinas de pescado se identifican mejor en la TC de tórax y cuello sin contraste. Otros huesos y objetos metálicos son más radiopacos que las espinas de pescado y pueden identificarse únicamente en las placas simples.

Si el cuerpo extraño puede visualizarse adecuadamente en la bucofaringe durante la exploración a pie de cama, puede intentarse su extracción con pinzas. La tasa de complicaciones (absceso o hematoma retrofaríngeo, mediastinitis o migración del cuerpo extraño hacia los tejidos blandos) aumenta cuando se retiene el cuerpo extraño durante más de 24 h.[5,6] Además, hay que considerar la proximidad de la arteria carótida interna a la bucofaringe posterior en los casos de penetración con cuerpos extraños de mayor tamaño. Estos pacientes deben tratarse de forma similar a quienes tienen herida por arma blanca en el cuello, requiriendo de estudios de imagen vasculares.

CUERPOS EXTRAÑOS EN LAS VÍAS RESPIRATORIAS

Los eventos de cuerpos extraños en las vías respiratorias pueden producirse a cualquier edad, pero son más frecuentes en los niños pequeños y en los pacientes con disfunción subyacente de la deglución bucofaríngea. El niño suele presentar un episodio de tos y ahogo intenso, que posiblemente lo lleve a cambiar de color, y que puede prolongarse durante 1 min o más antes de que el episodio se calme. Aunque el niño pueda parecer estable en la valoración, estas situaciones de alto riesgo requieren una evaluación completa de las vías respiratorias para comprobar la presencia del cuerpo extraño. Si se ha presenciado el acontecimiento y el cuerpo extraño es un alimento susceptible de disolverse en un entorno húmedo, la observación expectante puede ser pertinente en el individuo estable o asintomático.

En los pacientes con compromiso significativo de las vías respiratorias, se requiere estabilizar urgentemente la vía aérea. En los pacientes conscientes debe intentarse la maniobra de Heimlich. En aquellos que no responden, la laringoscopia puede mostrar un cuerpo extraño en la vía aérea proximal que puede extraerse con pinzas de Magill, pero en los pacientes pediátricos son más frecuentes los cuerpos extraños en la vía aérea distal.[7] Si se sospecha que hay un cuerpo extraño que obstruye la vía aérea, pero no se visualiza, y si el paciente no puede ser ventilado con éxito tras la colocación confirmada de un tubo endotraqueal (TET), el médico debe intentar avanzar el TET o un *bougie* para forzar el objeto hacia el bronquio principal derecho, y luego tirar del TET hasta una profundidad adecuada e intentar ventilar el pulmón izquierdo.

Cuando sea posible, se deben obtener los antecedentes para determinar si el evento fue presenciado, su gravedad, el tipo de cuerpo extraño bajo sospecha, la fecha del episodio y el estado actual de la boca. Las radiografías anteroposteriores (AP) y laterales (**fig. 23-3**) pueden ser útiles, aunque se debe considerar que muchos cuerpos extraños no son radiopacos y pueden causar un atrapamiento

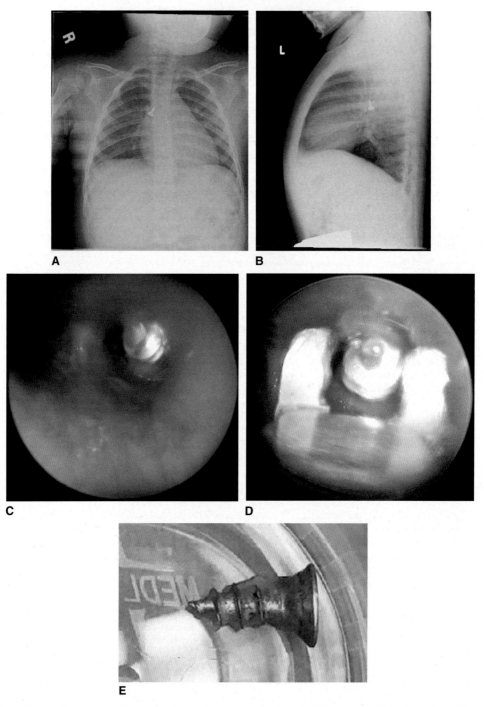

Figura 23-3. Cuerpo extraño en la vía respiratoria de un niño de 2.5 años. **A.** Vista AP del tornillo en el bronquio principal derecho. **B.** Vista lateral del tornillo. **C.** Vista con el broncoscopio rígido. **D.** Pinzas ópticas a punto de sujetar el tornillo. **E.** Tornillo fuera del cuerpo.

aéreo que no resulta evidente radiográficamente. La obtención de resultados normales en las imágenes no debe impedir que el médico mantenga un alto índice de sospecha y que involucre al ORL de forma temprana para una evaluación formal de las vías respiratorias.

Aunque se puede realizar una laringoscopia flexible, no suele ser útil para los cuerpos extraños laringotraqueales y bronquiales, ya que las cuerdas vocales constituyen el límite para la evaluación a pie de cama (**fig. 23-4**). El tratamiento de referencia es la laringoscopia rígida y la broncoscopia en quirófano.

Las consideraciones a la hora de planificar el mejor momento para el traslado al quirófano pueden ser complejas. En un paciente que no está en ayunas, existe el riesgo de aspiración del contenido estomacal con la inducción de la anestesia, pero, por otro lado, los cuerpos extraños orgánicos pueden hincharse en el entorno húmedo de las vías respiratorias, dificultando su extracción con el paso del tiempo. Los equipos de ORL y anestesiología sopesan los riesgos en función del cuadro clínico del paciente para determinar el curso de acción más seguro con respecto al momento de la broncoscopia.

CUERPOS EXTRAÑOS EN EL ESÓFAGO

Los niños son más propensos que los adultos a presentar un cuerpo extraño esofágico, aunque hay algunas alteraciones médicas en los adultos que pueden predisponer a la obstrucción con alimentos (p. ej., esofagitis eosinofílica y acalasia).[8] El esfínter esofágico superior se encuentra en el músculo cricofaríngeo y es el primer punto donde se puede producir asfixia por objetos ingeridos. Una vez que el objeto queda atrapado en este músculo o por debajo de él, es poco probable que la regurgitación resuelva la oclusión.

En las situaciones relativas a un cuerpo extraño radiopaco o a una posible perforación, la evaluación adecuada consiste en una anamnesis cuidadosa, exploración y una radiografía de tórax (AP y lateral). A estos pacientes también se les debe poner en ayuno e iniciar la hidratación intravenosa hasta que se extraiga o se descarte el cuerpo extraño. Una radiografía de tórax normal no puede descartar la presencia de un cuerpo extraño, porque ni los alimentos ni los objetos de plástico son radiopacos. En los adultos con una radiografía de tórax normal, la tomografía computarizada (TC) puede ser un complemento útil para confirmar y localizar la presencia del cuerpo extraño no alimentario, antes de recurrir al área de ORL o a la de gastroenterología para su extracción.

El momento de la endoscopia depende de varios factores, pero la mayoría de los objetos no requieren extracción urgente. La excepción importante son las baterías, en cuyo caso la extracción inmediata es vital, ya que el daño tisular puede comenzar tan pronto como 15 min después de la ingesta, con un potencial de lesión importante en un plazo de 2 h.[4] Si el paciente tiene más de 12 meses de edad y el episodio se produjo antes de 12 h, la ingesta de miel o sucralfato puede mitigar la lesión tisular mientras se espera el tratamiento definitivo.[3] Otras indicaciones para la endoscopia urgente son la obstrucción completa,

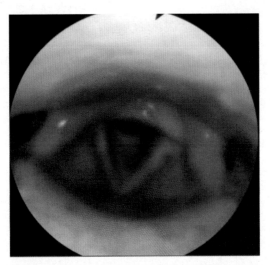

Figura 23-4. Vista de las cuerdas vocales a través de una laringoscopia flexible con fibra óptica, realizada a pie de cama. Hay que tener en cuenta la limitada resolución del endoscopio flexible y recordar que las cuerdas vocales representan el límite físico de esta evaluación, con una visibilidad muy reducida (si es que la hay) de la subglotis y de las vías respiratorias más distales.

los signos de perforación o el riesgo significativo de aspiración. En caso de bolo alimenticio, hay evidencia que sugiere la eficacia de la ingesta de líquidos efervescentes (p. ej., bebida gasificada) y datos mínimos que respaldan la seguridad y el uso de otros medicamentos, incluido el glucagón.

Temas de pediatría

Mientras que los adultos y los niños mayores suelen proporcionar antecedentes claros del alimento o artículo que se sospecha que está causando la obstrucción, los niños más pequeños pueden presentarse de forma tardía con poca información. Los niños pequeños suelen presentar disfagia o sialorrea, rechazo a deglutir o arcadas al momento de tragar, todos de nueva aparición. Cuando los antecedentes sugieren un posible cuerpo extraño esofágico en un niño, debe considerarse la posibilidad de realizar una esofagoscopia, incluso sin la obtención de imágenes de localización, dados los riesgos de la radiación y la posible necesidad de sedación cuando se llevan a cabo en niños pequeños.

CONSEJOS Y ALERTAS

- Es común que los niños se hayan introducido más de un cuerpo extraño en su nariz. Por ello, después de extraer el objeto, se debe visualizar la nasofaringe para asegurarse de que no se ha dejado algún remanente en el interior.
- En los adultos mayores de 40 años, es más probable que las espinas de pescado se hayan alojado en el esófago que en la bucofaringe.[9]
- Una batería alojada en el cuerpo es una verdadera urgencia. La aplicación local de miel o sucralfato puede reducir la lesión del tejido mientras se prepara la extracción.
- Las placas simples no son estudios suficientes para descartar la presencia de un cuerpo extraño.

INFORMACIÓN BASADA EN LA EVIDENCIA

¿Son necesarios los antibióticos tras la extracción con éxito de una espina de pescado?

La evidencia sobre este tema es bastante limitada, pero existen reportes de casos de abscesos retrofaríngeos y otras complicaciones infecciosas originados por la presencia de espinas de pescado.[5,6] Además, la incrustación de cuerpos extraños (predominantemente, espina de pescado) fue catalogada como la causa más frecuente de absceso retrofaríngeo en un gran análisis retrospectivo realizado en España.[10] Aunque se trata de una evidencia de calidad baja, es razonable prescribir un ciclo corto de antibióticos profilácticos que cubran la flora bucofaríngea tras la extracción de un cuerpo extraño faríngeo.

¿Son realmente tan peligrosas las baterías de botón?

A pesar de la mayor consciencia sobre los peligros de las baterías de botón, estas lesiones siguen siendo frecuentes, y la incidencia de lesiones graves o muerte aumenta en lugar de disminuir. Parte de la razón de este aumento es la popularidad de las baterías de botón de litio de 20 mm de 3 V, que son más grandes y resistentes que las de generaciones anteriores. En contra de la creencia generalizada, la necrosis por presión y la fuga del contenido de la pila no son causas importantes de lesiones. Más bien, se trata de la generación de una corriente eléctrica cuando la pila está en contacto con los tejidos húmedos, lo cual provoca necrosis licuefactiva. Los tejidos en contacto con el polo negativo corren mayor riesgo de sufrir daños graves.[11]

A lo largo de la última década, múltiples estudios han buscado las mejores prácticas para limitar los daños derivados de la ingesta de las baterías de botón. Un artículo centinela que evaluó la miel y el sucralfato, así como el jugo de manzana, naranja y otros, descubrió que el sucralfato y la miel tenían una eficacia superior para limitar el daño tisular por la batería de botón.[3] Sin embargo, la miel está contraindicada en los niños menores de 12 meses por el riesgo de botulismo. En un segundo estudio se comprobó que una irrigación única con ácido acético estéril en la mucosa afectada, tras retirar la batería, ayudaba a reducir la escara visible resultante.

Referencias

1. Xiao CC, Kshirsagar RS, Rivero A. Pediatric foreign bodies of the ear: a 10-year national analysis. *Int J Pediatr Otorhinolaryngol.* 2020;138:110354.

2. Alfaifi AJ, Khan LA, Mokarbesh HM. Light-assisted removal of ear canal live insect—a noninvasive approach for first level responders. *J Family Med Prim Care.* 2019;8(9):3042-3044.

3. Anfang RR, Jatana KR, Linn RL, Rhoades K, Fry J, Jacobs IN. pH-neutralizing esophageal irrigations as a novel mitigation strategy for button battery injury. *Laryngoscope*. 2019;129(1):49-57.

4. Jatana KR, Rhoades K, Milkovich S, Jacobs IN. Basic mechanism of button battery ingestion injuries and novel mitigation strategies after diagnosis and removal. *Laryngoscope*. 2017;127(6):1276-1282.

5. Kim HU. Oroesophageal fish bone foreign body. *Clin Endosc*. 2016;49(4):318-326.

6. Singh B, Kantu M, Har-El G, Lucente FE. Complications associated with 327 foreign bodies of the pharynx, larynx, and esophagus. *Ann Otol Rhinol Laryngol*. 1997;106(4):301-304.

7. Oyama LC. Foreign bodies of the ear, nose and throat. *Emerg Med Clin North Am*. 2019;37(1):121-130.

8. Long B, Koyfman A, Gottlieb M. Esophageal foreign bodies and obstruction in the emergency department setting: an evidence-based review. *J Emerg Med*. 2019;56(5):499-511.

9. Klein A, Ovnat-Tamir S, Marom T, Gluck O, Rabinovics N, Shemesh S. Fish bone foreign body: the role of imaging. *Int Arch Otorhinolaryngol*. 2019;23(1):110-115.

10. Sanz Sanchez CI, Morales Angulo C. Retropharyngeal abscess. Clinical review of twenty-five years. *Acta Otorrinolaringol Esp (Engl Ed)*. 2021;72(2):71-79.

11. Ing RJ, Hoagland M, Mayes L, Twite M. The anesthetic management of button battery ingestion in children. *Can J Anaesth*. 2018;65(3):309-318.

CAPÍTULO

24

Anatomía del ojo

Daniel S. Casper

ANATOMÍA DE LA ÓRBITA Y EL OJO

Osteología

Los ojos o globos oculares están situados en cavidades orbitarias bilaterales, en la parte anterior y superior del cráneo. Estas cavidades con forma de pera cuentan con grandes aberturas anteriores para permitir la visión y pequeñas aberturas posteriores para la comunicación con la fosa craneal media. Las dos órbitas óseas comparten tres huesos por igual: el frontal, el esfenoides y el etmoides; otros cuatro huesos (maxilar, cigomático, lagrimal y palatinos) se presentan por duplicado y se ubican individualmente de cada lado de la cara (**fig. 24-1**).

El etmoides, de forma cuadrada, se sitúa detrás de la raíz de la nariz, separando las órbitas. Sus paredes laterales, delgadas y frágiles, constituyen la mayor parte de las paredes orbitarias mediales. El hueso esfenoides, situado en el centro, atraviesa el cráneo y puede verse externamente en cada fosa infratemporal. Contiene la silla turca, que alberga a la glándula hipófisis. Las alas del esfenoides forman gran parte de las paredes orbitarias laterales, que son la interfaz entre la órbita y la fosa craneal media.

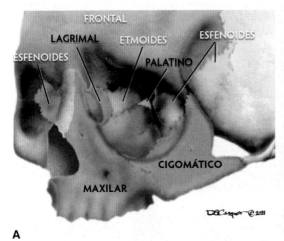

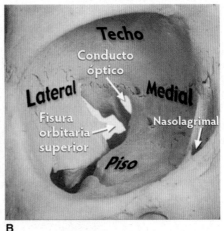

A

B

Figura 24-1. **A.** Cada órbita está formada por siete huesos, tres de los cuales son huesos únicos que atraviesan la línea media, y los cuatro restantes contribuyen por separado a dar forma a las órbitas (ilustración modificada de Casper DS, Cioffi GA, eds. *The Columbia Guide to Basic Elements of Eye Care: A Manual for Healthcare Professionals*. Springer; 2019. Reproducida con autorización de Springer International Publishing). **B.** La órbita se describe con cuatro paredes: las superiores y laterales son las más gruesas, y las mediales e inferiores son más delgadas y delicadas. El conducto óptico medial y la fisura orbitaria superior, más lateral, conectan la órbita con la fosa craneal media.

Las órbitas se dividen arbitrariamente en cuatro paredes que no tienen límites definidos. El techo está formado en su mayor parte por el hueso frontal; las paredes mediales por la porción lateral del etmoides; el piso (suelo) es en gran parte hueso maxilar y recubre el seno maxilar, y la pared lateral está constituida principalmente por el seno esfenoidal. El piso y las paredes mediales son las más delgadas y se fracturan frecuentemente debido a traumatismos. La pared lateral, que presenta un receso aproximadamente a 1 cm de la abertura orbitaria, permite una mejor visión periférica, pero también hace que la región lateral del globo ocular lateral sea más susceptible a traumatismos debido a su mayor exposición.

El vértice, situado en la parte posterior, alberga los dos principales accesos orbitarios hacia y desde la fosa medial. El conducto óptico transporta el nervio óptico, la mayor parte de la irrigación arterial orbitaria a través de la arteria oftálmica y las fibras nerviosas autónomas simpáticas. Temporalmente al conducto óptico, se encuentra la fisura orbitaria superior, que contiene a todas las demás estructuras neurovasculares de importancia, incluidos los nervios craneales III (oculomotor), IV (troclear), V (la primera división del trigémino, oftálmica) y VI (*abducens*), así como a la vena oftálmica superior y las fibras parasimpáticas.

Los senos periorbitarios rodean las órbitas oculares. El seno etmoidal está situado entre las órbitas; el esfenoidal, posterior a estas; y los senos maxilares se encuentran por debajo de los pisos orbitarios. Los senos frontales están ubicados por encima de las cejas, en sentido medial, dentro del hueso frontal (**fig. 24-2**).

Las órbitas son espacios completamente cerrados, con pequeñas estructuras posteriores de transporte apicales que van hacia y desde la fosa craneal media, y aberturas anteriores (las fisuras palpebrales), de las que sobresale ligeramente la parte anterior del globo ocular. Las lesiones con efecto de masa, como abscesos, hemorragias o tumores situados dentro de la órbita, desplazarán las estructuras orbitarias, y la única salida para acomodar ese aumento de volumen será la apertura anterior. A medida que se desplazan los tejidos orbitarios, el ojo es forzado hacia delante, lo que da lugar a un aspecto abultado conocido como *proptosis* o *exoftalmos* (**fig. 24-3**).

Músculos extraoculares

Seis músculos extraoculares controlan el movimiento y la posición de cada ojo (**fig. 24-4**). Los rectos lateral y medial permiten los movimientos horizontales; los rectos superior e inferior controlan principalmente la actividad en sentido vertical; mientras que los músculos oblicuos superior e inferior realizan movimientos oblicuos (es decir, no verticales u horizontales).

Los músculos horizontales mueven el ojo directamente a lo largo del plano horizontal, a la izquierda o a la derecha. Sin embargo, los rectos verticales no se insertan al globo ocular en el plano visual anatómico, porque las órbitas se desvían ligeramente hacia fuera del vértice situado en la parte medial. Debido a esta alineación fuera del eje, la contracción muscular no se limita a subir o bajar el ojo en el eje vertical, sino que existe un componente lateral adicional. Los músculos oblicuos se insertan de forma similar a los globos oculares del eje primario. Así, los rectos verticales y los oblicuos deben trabajar en conjunto para mover directamente el ojo hacia arriba o hacia abajo.

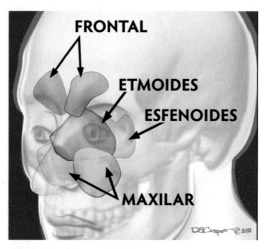

Figura 24-2. Los senos paranasales rodean casi por completo las órbitas, el frontal por la parte de arriba, el maxilar por debajo, el etmoidal en medio y el esfenoidal por detrás e inferiormente (ilustración modificada de Casper DS, Cioffi GA, eds. *The Columbia Guide to Basic Elements of Eye Care: A Manual for Healthcare Professionals*. Springer; 2019. Reproducida con autorización de Springer International Publishing).

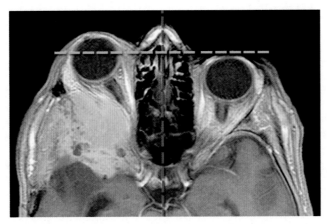

Figura 24-3. Dado que las órbitas se encuentran básicamente cerradas en su parte posterior, las lesiones con efecto de masa suelen forzar el ojo hacia fuera, lo que se denomina *proptosis* o *exoftalmos*, como se observa en este caso de un meningioma del ala del esfenoides (el tumor se ha resaltado en *color*). Una *línea* trazada perpendicularmente al eje anatómico a través de la córnea, en el lado sin afectación, muestra el grado de desplazamiento ocular (cortesía de Michael Kazim, MD).

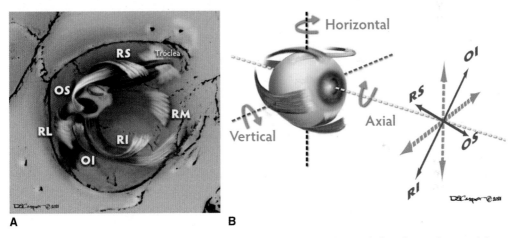

A   **B**

Figura 24-4. **A.** Seis músculos extraoculares controlan los movimientos de los ojos; todos se originan en el anillo de Zinn en el vértice, excepto el oblicuo inferior, que nace anteriormente en el piso orbitario. **B.** Como los músculos rectos superior e inferior no están alineados con el plano anteroposterior, no rotan el ojo perfectamente hacia arriba o hacia abajo. Para elevar o deprimir el ojo en el plano vertical, se requiere una acción combinada con los músculos oblicuos. OI: oblicuo inferior; OS: oblicuo superior; RI: recto inferior; RL: recto lateral; RM: recto medial; RS: recto superior. (B) modificada de Casper DS, Cioffi GA, eds. *The Columbia Guide to Basic Elements of Eye Care: A Manual for Healthcare Professionals.* Springer; 2019. Reproducido con autorización de Springer International Publishing).

El oblicuo superior, a diferencia de los demás músculos extraoculares, no se inserta directamente al globo ocular, sino que se desplaza a través de una polea fibrosa, la tróclea, en la órbita medial superior; la porción tendinosa terminal invierte su dirección para insertarse al globo ocular posterior y superior. El oblicuo inferior, que se origina en el piso orbitario, sigue el mismo curso que el tendón oblicuo superior y se inserta al globo ocular de forma posteroinferior. La acción del músculo oblicuo es contraintuitiva: el superior desvía el ojo *hacia abajo* y medialmente, y el inferior lo mueve *hacia arriba* y medialmente. La consecuencia de esta configuración anatómica es que el movimiento vertical del ojo hacia arriba (90°) requiere la acción combinada del recto superior y el oblicuo inferior; por el contrario, el recto inferior y el oblicuo superior mueven el ojo en dirección recta hacia abajo.

Inervación

Los datos visuales sensoriales procesados por la retina se transmiten al cerebro a través del nervio craneal II, el nervio óptico. Este nervio se puede visualizar con oftalmoscopia en su origen, como el disco óptico, en el polo posterior del ojo. Tras salir del ojo, sigue un curso sinuoso (que permite el libre movimiento del ojo dentro de la órbita) hacia el vértice de la órbita, donde entra en el conducto óptico situado en la parte medial y es conducido a la fosa craneal media, anterior a la glándula hipófisis. Los nervios ópticos derecho e izquierdo se unen para formar el quiasma óptico. Los tractos ópticos posquiasmáticos, compuestos por fibras combinadas de ambos ojos, llevan la información derivada de los hemisferios visuales contralaterales a los núcleos geniculados laterales del tálamo. Desde allí, las radiaciones ópticas se dirigen posteriormente a los lóbulos occipitales, donde se produce la percepción visual (**fig. 24-5**).

El resto de la inervación sensitiva es suministrada por el nervio craneal V, el nervio trigémino. La primera división del trigémino (V_1), el nervio oftálmico, contiene fibras sensitivas de la frente, la nariz, el párpado superior, la glándula lagrimal y el globo ocular. La segunda división del nervio (V_2) brinda sensibilidad principalmente al párpado inferior y a la mejilla. Debido a que este nervio (el nervio maxilar) viaja dentro del delgado piso orbitario, está sujeto al atrapamiento o a lesiones directas por fracturas de esta estructura.

La inervación motora la proporcionan los nervios craneales III, IV, VI y VII. El nervio craneal III, el nervio oculomotor, inerva todos los músculos extraoculares, excepto el oblicuo superior y el recto lateral, que están inervados por los nervios craneales IV (troclear) y VI (*abducens*), respectivamente. Todos estos nervios pasan a través de la fisura orbitaria superior para entrar posteriormente en la órbita (**fig. 24-6**). El nervio craneal VII, el nervio facial, inerva los músculos de los párpados y de la parte superior de la cara a través de sus ramos temporal y cigomático.

Las fibras nerviosas autonómicas orbitarias controlan la acción muscular de la pupila, inervan las fibras simpáticas situadas en los párpados y participan en la regulación de las glándulas lagrimales.

Sistema vascular

Las arterias carótidas comunes se dividen en el cuello en carótidas externas e internas, y ambas contribuyen al suministro sanguíneo del globo ocular y de sus estructuras circundantes. La externa se mantiene superficial, continuando hacia arriba anterior al oído, dando lugar a la arteria facial, que se anastomosa con las arterias orbitarias. La arteria maxilar atraviesa la mejilla para salir por la fisura orbitaria inferior. La carótida externa termina en la arteria temporal superficial, que es una fuente frecuente para biopsias

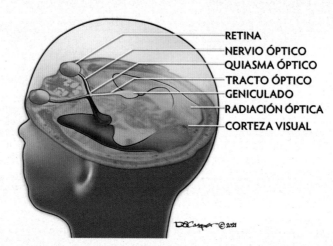

RETINA
NERVIO ÓPTICO
QUIASMA ÓPTICO
TRACTO ÓPTICO
GENICULADO
RADIACIÓN ÓPTICA
CORTEZA VISUAL

Figura 24-5. Vista esquemática de la vía visual, desde el objeto a la corteza visual. Las proyecciones de imágenes se separan a lo largo de la media vertical de la retina y viajan juntas. Las fibras nerviosas nasales y temporales combinadas entran en la fosa craneal media como nervio óptico, pero se distribuyen en fibras retinales temporales y nasales en el quiasma óptico. La información distribuida a la derecha y a la izquierda continúa en los tractos ópticos, se procesa en los núcleos geniculados laterales y llega a la corteza visual posterior a través de las radiaciones ópticas (ilustración modificada de Casper DS, Cioffi GA, eds. *The Columbia Guide to Basic Elements of Eye Care: A Manual for Healthcare Professionals.* Springer; 2019. Reproducida con autorización de Springer International Publishing).

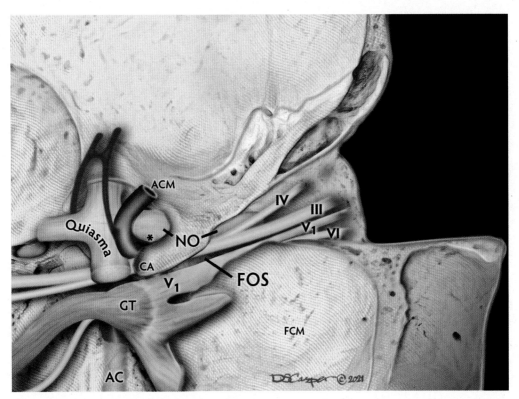

Figura 24-6. Nervios craneales. En esta imagen, el cráneo se observa desde la derecha, en sentido posterior; se ha eliminado la parte superior de la estructura ósea y el cuadrante temporal superior de la órbita derecha y el globo ocular. El nervio craneal II pasa a través del conducto óptico, y los nervios III, IV, V₁ y VI lo hacen por la fisura orbitaria superior para entrar en la órbita (no se muestran los detalles anatómicos de órbita). AC: arteria carótida; ACM: arteria cerebral media; CA: clinoides anterior; FCM: fosa craneal media; FOS: fisura orbitaria superior; GT: ganglio del trigémino; NO: nervio óptico; V₁: nervio oftálmico. * Indica la arteria oftálmica que entra en el conducto óptico por debajo del nervio óptico (ilustración modificada de Casper DS, Cioffi GA, eds. *The Columbia Guide to Basic Elements of Eye Care: A Manual for Healthcare Professionals*. Springer; 2019. Reproducida con autorización de Springer International Publishing).

a fin de diagnosticar la arteritis de células gigantes (arteritis temporal), una enfermedad que puede producir ceguera.

La carótida interna entra en el cráneo y se divide en ramas terminales en la fosa craneal media, adyacente a la silla turca. La arteria oftálmica, la principal fuente de sangre arterial para la órbita y el ojo, es una rama carotídea relativamente pequeña que entra en el conducto óptico posterior por debajo del nervio óptico. Se desprenden numerosas ramas intraorbitarias, entre ellas la arteria central de la retina, que entra en el nervio óptico y puede verse mediante oftalmoscopia en el disco óptico. Las ramas más pequeñas se extienden a los músculos extraoculares, la glándula lagrimal, los párpados y, como ramas ciliares, al globo ocular. Las ramas terminales entran en la pared medial e irrigan los tejidos superficiales de la mejilla y la frente como vasos supraorbitarios, supratrocleares e infraorbitarios y se anastomosan con las ramas carotídeas externas (**fig. 24-7**).

Vértice y seno cavernoso

El vértice orbitario sirve como conducto para las principales estructuras neurovasculares que conectan la órbita y la fosa craneal media. Posteriores al vértice, situados en la fosa craneal media, se encuentran los senos cavernosos bilaterales, formados por una hendidura en la duramadre, ubicados a ambos lados del cuerpo del hueso esfenoides. La mayoría de las estructuras neurovasculares orbitarias, excepto los nervios ópticos, pasan por estos senos venosos, que también contienen las arterias carótidas.

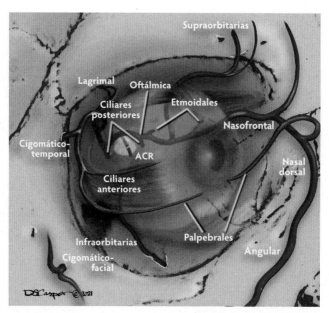

Figura 24-7. Irrigación de la arterial orbitaria. La arteria oftálmica es el principal proveedor de sangre arterial al ojo y a la órbita; las conexiones anastomóticas con los conductos vasculares extraorbitarios también complementan la circulación orbitaria. Aquí se muestran esquemáticamente algunas de las principales ramas orbitarias. ACR: arteria central de la retina.

Párpados

Los párpados móviles regulan el tamaño de la fisura palpebral y protegen el ojo subyacente. Se unen nasalmente en el canto medial y temporalmente en el canto lateral. En el adulto, el tamaño normal de la fisura suele ser de unos 30 mm de ancho por 10 mm de alto.

En la profundidad de la capa cutánea se encuentra el músculo orbicular, que permite el cierre del párpado. Debajo del orbicular hay una lámina fibrosa, el tabique orbitario, que se origina en el periostio del cráneo en el borde orbitario y actúa como capa diafragmática que divide la órbita en compartimentos pre- y postseptales. Las enfermedades preseptales suelen ser más fáciles de tratar y menos amenazantes para la visión que las enfermedades postseptales más profundas (**fig. 24-8**).

Las placas o láminas tarsales son los «esqueletos» cartilaginosos de los párpados y contienen glándulas de Meibomio dispuestas verticalmente, que se abren a lo largo de los márgenes del párpado y producen el componente lipídico de la película lagrimal. De forma anterior a los tarsos, también a lo largo del margen, están las pestañas, que filtran los desechos. Además de ser más móvil que el párpado inferior, el párpado superior es aproximadamente tres veces más alto en su punto medio. La superficie interna de los párpados está revestida de conjuntiva (la porción palpebral), una membrana transparente que se extiende (la porción bulbar) hasta los fórnices superior e inferior, para fundirse con el globo ocular en el borde esclerocorneal conocido como *limbo*.

Los músculos retractores, antagonistas del orbicular, abren los párpados. La musculatura retractora del párpado superior es anatómicamente más compleja que la del párpado inferior. El músculo elevador eleva el párpado superior aproximadamente 15 mm; para lograr una apertura adicional (o si el sistema retractor normal está deteriorado), la musculatura de la ceja (el músculo frontal) puede elevar el párpado otros 2 mm. En los párpados también se encuentran las fibras inervadas simpáticamente, que desempeñan un papel en las anomalías de la posición palpebral en afecciones como el síndrome de Horner y la enfermedad de Graves.

Los párpados, anclados en el canto, están construidos como una hamaca y mantienen una posición vertical debido al equilibrio de fuerzas normales externas e internas. El equilibrio de las fuerzas de la piel, el músculo, el tabique y la conjuntiva mantiene los párpados en una posición adecuada en relación con el globo ocular; si se produce una alteración de este equilibrio, se produce un giro del párpado hacia dentro (entropión) o hacia fuera (ectropión).

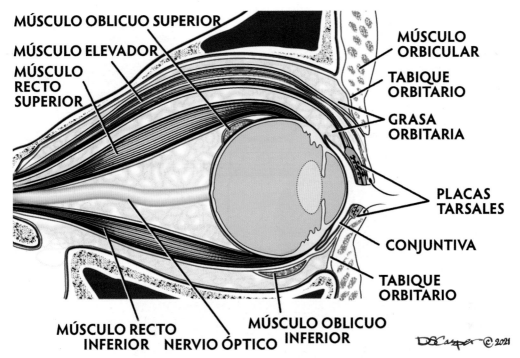

MÚSCULO OBLICUO SUPERIOR

MÚSCULO ELEVADOR

MÚSCULO RECTO SUPERIOR

MÚSCULO ORBICULAR

TABIQUE ORBITARIO

GRASA ORBITARIA

PLACAS TARSALES

CONJUNTIVA

TABIQUE ORBITARIO

MÚSCULO RECTO INFERIOR   NERVIO ÓPTICO   MÚSCULO OBLICUO INFERIOR

Figura 24-8.   Corte sagital a través de la órbita media que muestra los párpados y las estructuras periorbitarias. El tabique orbitario, similar a un diafragma, define los compartimentos pre- y postseptales. Se muestran las placas tarsales y los músculos protractores (orbicular) y retractores (principalmente el elevador) (ilustración modificada de Casper DS, Cioffi GA, eds. *The Columbia Guide to Basic Elements of Eye Care: A Manual for Healthcare Professionals.* Springer; 2019. Reproducida con autorización de Springer International Publishing).

Aparato lagrimal

El aparato lagrimal proporciona lubricación constante a la córnea y la conjuntiva. Se compone de dos brazos separados que proveen de una «película lagrimal» al ojo. El componente basal es producido por las glándulas de la conjuntiva, los párpados y la glándula lagrimal bilobulada, situada en sentido subconjuntival en la órbita superolateral. Este líquido trilaminar está formado por capas lipídicas, acuosas y de mucina, complementadas con electrólitos, enzimas, anticuerpos e inmunoglobulinas. Un sistema independiente produce las lágrimas reflejas, que, como su nombre lo indica, son resultado de una agresión (ojo seco, cuerpo extraño, viento, calor, etc.) o de episodios emocionales (con llanto asociado) y se componen de un líquido acuoso elaborado por la glándula lagrimal.

El aparato lagrimal también tiene un sistema de drenaje. Las lágrimas entran en los puntos lagrimales, aberturas situadas en la parte medial de los párpados superiores e inferiores, que desembocan en los canalículos y son llevadas al saco nasolagrimal, para bajar posteriormente por el conducto nasolagrimal. Finalmente, el exceso de lágrimas entra en la cavidad nasal por debajo del cornete inferior y drena por la faringe.

Globo ocular

La pared del ojo puede ser descrita como una estructura trilaminar. La capa más externa es la esclerótica opaca, que es contigua a la córnea clara en sentido anterior. Esta túnica está formada principalmente por fibras de colágeno, y es su disposición arquitectónica la que determina su transparencia. La túnica esclerocorneal actúa como el esqueleto del ojo, proporcionando soporte estructural a la forma esferoidea del globo ocular. La córnea tiene un radio menor que el globo ocular, por lo que su curvatura más pequeña sobresale ligeramente en la parte delantera del ojo (**fig. 24-9**).

La capa más interna del globo ocular es la retina, la cual es una superficie fotosensible que recibe la información lumínica que se concentra en el polo posterior del ojo. La retina, con sus numerosas capas, procesa y refina las señales de la imagen antes de que salgan por el nervio óptico.

Entre las capas externa e interna se encuentra la úvea, la túnica vascular del ojo. La úvea tiene tres componentes contiguos: el iris, situado en la parte anterior y visible a través de la córnea; el cuerpo ciliar;

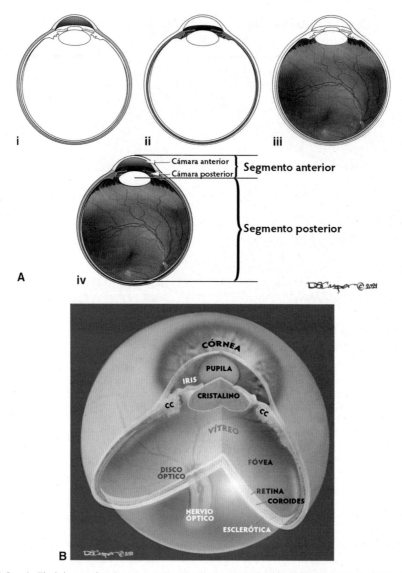

Figura 24-9. **A.** El globo ocular tiene tres capas o túnicas principales: *i*) la túnica esclerocorneal externa; *ii*) la úvea media, que es la túnica vascular; *iii*) y la retina, la capa interna fotosensible del ojo. En la imagen también se distinguen: *iv*) el segmento anterior (que contiene las cámaras anterior y posterior) y el segmento posterior del globo ocular. **B.** Representación de las principales estructuras del globo ocular. CC: cuerpo ciliar (ilustración modificada de Casper DS, Cioffi GA, eds. *The Columbia Guide to Basic Elements of Eye Care: A Manual for Healthcare Professionals.* Springer; 2019. Reproducida con autorización de Springer International Publishing).

y detrás de este, por debajo de la retina, está la coroides. La función principal de la úvea es la nutrición del ojo, aunque estas estructuras también tienen funciones secundarias (la abertura central del iris es la abertura móvil de la pupila; el cuerpo ciliar produce líquido acuoso y contiene músculos que controlan la forma del cristalino; la coroides regula la temperatura y puede participar en el enfoque de la imagen).

La parte frontal del ojo es el segmento anterior (**fig. 24-10**; *véase* **fig. 24-9**). Está formado por la córnea transparente, el principal elemento para el enfoque del ojo, que se fusiona con la esclerótica y la conjuntiva suprayacente en el limbo. Debajo de la córnea se encuentra la cámara anterior, que está limitada anteriormente por la superficie interna (endotelial) de la córnea y, posteriormente, por la superficie anterior del iris. La cámara anterior está llena de líquido acuoso producido por el cuerpo ciliar, situado posterior a la raíz del iris. Detrás del iris se encuentra el cristalino, que se une al cuerpo ciliar por medio de delgadas

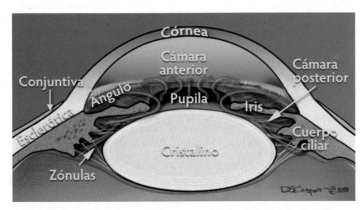

Figura 24-10. El segmento anterior está formado por la córnea, la cámara anterior, el iris, la cámara posterior y el cristalino. La esclerótica opaca, que confluye con la córnea clara en la zona del limbo, recubre el cuerpo ciliar, y controla la forma del cristalino a través de las fibras zonulares. El líquido acuoso (*flechas azul oscuro*), también producido por el cuerpo ciliar, drena a través del ángulo (ilustración modificada de Casper DS, Cioffi GA, eds. *The Columbia Guide to Basic Elements of Eye Care: A Manual for Healthcare Professionals.* Springer; 2019. Reproducido con autorización de Springer International Publishing).

fibras zonulares; los cambios en la tensión de las fibras del músculo ciliar modifican la forma del cristalino, lo que permite enfocar los objetos cercanos (parte del proceso conocido como *acomodación*).

El líquido acuoso, producido continuamente por el cuerpo ciliar, fluye hacia delante sobre la parte anterior del cristalino, a través de la pupila y hacia la cámara anterior. Antes de entrar en la cámara anterior, el humor pasa a través de un pequeño receso detrás del iris, anterior a las fibras zonulares y los procesos ciliares, que se conoce como cámara posterior. Después de atravesar la pupila, el humor acuoso fluye periféricamente hacia la unión iris-esclerótica, conocida como ángulo iridocorneal; esta zona alberga la malla trabecular, que funciona como un tamiz a través del cual el humor acuoso sale del globo ocular antes de entrar en el sistema venoso.

Las cámaras anterior y posterior forman conjuntamente el segmento anterior. La parte restante del ojo se conoce como *segmento posterior*, y está compuesto por la esclerótica, la coroides y la retina subyacentes, así como por el nervio óptico (**fig. 24-11**). Dentro del segmento posterior, el globo ocular contiene el humor vítreo, una sustancia transparente y gelatinosa que se encuentra dentro de una membrana clara.

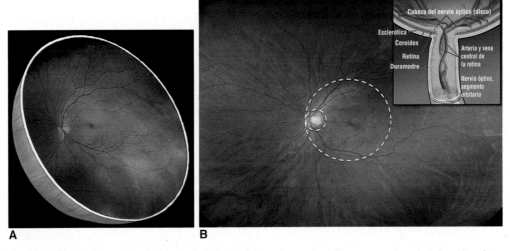

A   B

Figura 24-11. **A.** Ilustración de la mitad posterior de un ojo seccionado que muestra cómo la retina sigue la curvatura del globo ocular. **B.** Imagen de fondo de ojo de campo amplio en la que se ve cómo la retina aparece «aplanada» en una imagen bidimensional. El *círculo grande de líneas discontinuas* delimita el polo posterior, incluyendo el disco óptico (*círculo más pequeño*) y la mácula. La fóvea se encuentra en la mácula central. *Recuadro:* ilustración que muestra la estructura del nervio óptico en un corte transversal.

La arteria central de la retina, la primera rama de la arteria oftálmica, entra en el globo ocular viajando dentro del nervio óptico; ya en el disco, se divide en cuatro ramas principales: dos grandes arcadas temporales y dos arcadas nasales más pequeñas. Las arcadas temporales rodean y definen la parte central de la retina, conocida como *mácula*, donde, debido a la alta densidad de células fotorreceptoras de tipo cono, el ojo tiene una visión más aguda y mejor percepción del color. La retina periférica a la región macular tiene predominantemente células fotorreceptoras de tipo bastón, que tienen una agudeza menos definida, y en las que predomina la visión monocromática.

La cabeza del nervio óptico, o disco, se puede encontrar en el polo posterior. El nervio tiene forma circular u ovalada y una depresión central conocida como *copa óptica*, a través de la cual los vasos centrales de la retina entran y salen del globo ocular. Una circulación secundaria abastece a los fotorreceptores a través de la coroides, formada por las arterias ciliares anterior y posterior (también ramas de la arteria oftálmica).

Lecturas recomendadas

Casper D, Chi L, Trokel S. *Orbital Disease: Imaging and Analysis*. Thieme; 1993.

Casper DS and Cioffi GA, eds. *The Columbia Guide to Basic Elements of Eye Care: A Manual for Healthcare Professionals*. Springer; 2019.

Dutton JJ. *Atlas of Clinical and Surgical Orbital Anatomy*. Saunders; 1994.

Doxanas M, Anderson R. *Clinical Orbital Anatomy*. Williams & Wilkins; 1984.

Oyster C. *The Human Eye: Structure and Function*. Sinauer Associates; 1999.

Warwick R. *Wolff's Anatomy of the Eye and Orbit*. Saunders; 1976.

Evaluación de las urgencias oculares

David J. Harris, III
Bradley D. Gordon

DESAFÍO CLÍNICO

Un porcentaje importante de los pacientes que acuden a los servicios de urgencias o a los centros de atención médica inmediata buscan atención por alguna molestia ocular.[1,2] Aunque la evaluación completa del ojo puede requerir un conocimiento profundo de la enfermedad oftálmica por parte de un oftalmólogo y familiaridad con el equipo oftalmológico especializado, no siempre se dispone de una consulta oftalmológica en el lugar. El conocimiento de la exploración oftalmológica y los componentes clave de la anamnesis permiten al personal de urgencias diagnosticar y tratar algunas alteraciones y determinar si los pacientes requieren una consulta oftalmológica inmediata o no urgente. En este capítulo se revisarán los pasos y las habilidades necesarias para evaluar a un paciente que presenta síntomas oculares.

Antecedentes del paciente

Como en toda evaluación médica de cualquier paciente, la obtención de la anamnesis es un paso importante para la valoración del ojo. Las preguntas deben dirigirse de forma muy parecida a la evaluación de las molestias no relacionadas con la vista, aunque centrándose en el motivo principal de consulta y en su relación con la capacidad visual.

Motivo principal de consulta

Las molestias oculares generalmente se dividen en tres grupos: trastornos visuales, dolor ocular y alteraciones en el aspecto del ojo. Los trastornos visuales consisten en la dificultad para ver (visión borrosa, visión nublada, visión disminuida, visión ondulada, puntos ciegos, visión doble o pérdida total de la visión) o en ver cosas que no existen (luces parpadeantes o brillantes, partículas flotantes, escotomas centelleantes o alucinaciones formadas).

El dolor ocular puede caracterizarse como sensación de cuerpo extraño, ardor, dolor, fotofobia o dolor periorbitario. Las alteraciones en el aspecto del ojo referidas por el paciente pueden incluir enrojecimiento del ojo o de las estructuras perioculares, secreción ocular, manchas blancas en el ojo, pupilas desiguales, abultamiento del ojo, párpados caídos o retraídos, e inflamación o cambios de coloración de los tejidos que rodean el ojo.

Antecedentes de la enfermedad actual

Después de establecer el motivo principal de consulta, deben obtenerse más detalles sobre los síntomas que se presentan. El factor causante de una molestia ocular puede ser evidente, como en el caso de una lesión mecánica o química reciente. Cuando se refiera una lesión ocular, pregunte cuándo se produjo la lesión y mediante qué mecanismo. Averigüe si el paciente usaba lentes de seguridad. El médico también debe estar al tanto de las actividades del paciente, como pulir o martillar objetos metálicos, cortar el césped o utilizar una desbrozadora, que pueden producir pequeños proyectiles de alta velocidad. Estos objetos pueden provocar una lesión ocular penetrante que se pasa por alto fácilmente en la exploración. Si no se trata, el cuerpo extraño intraocular retenido aumenta considerablemente el riesgo de endoftalmitis y pérdida grave de la visión.

En cuanto al dolor, se debe registrar tipo, duración, intensidad, ubicación, síntomas asociados y cualquier factor de alivio o exacerbación. Pregunte al paciente si se ha sometido recientemente a una cirugía ocular o si ha experimentado síntomas similares en el pasado. En ocasiones, el paciente puede dar información engañosa sobre la causa del incidente, lo que refuerza la importancia de una anamnesis cuidadosa y ordenada. Algunos ejemplos son el usuario de lentes de contacto que dice haberse rascado el ojo porque tiene sensación de cuerpo extraño, cuando en realidad el problema es una úlcera bacteriana, o el paciente postoperado de cataratas que dice tener dolor y pérdida de visión tras golpearse el ojo, cuando la causa real es una endoftalmitis postoperatoria.

Medicamentos y alergias

Pregunte al paciente sobre todos los medicamentos que utiliza y si presenta alguna alergia medicamentosa. Esto incluye gotas oftálmicas y medicamentos homeopáticos. Es importante tener en cuenta si se ha empezado a tomar algún medicamento recientemente. Muchos medicamentos sistémicos, como antihistamínicos, anticolinérgicos, adrenérgicos, antiepilépticos, glucocorticoides, antibióticos y antirreumáticos, pueden provocar efectos secundarios de tipo ocular agudos o crónicos.

Antecedentes oculares

Pregunte al paciente si se atiende regularmente con un oftalmólogo u optometrista. Verifique el uso de gafas o lentes de contacto, si le han diagnosticado alguna enfermedad ocular, si se ha sometido a una operación o si tiene antecedentes de lesiones oculares importantes.

Antecedentes no oculares

Revise los antecedentes médicos del paciente y de cirugías previas. Es frecuente que las alteraciones médicas sistémicas tengan hallazgos oculares secundarios. Algunos ejemplos son diabetes (retinopatía diabética), hipertensión (retinopatía hipertensiva), artritis reumatoide (ojo seco, queratitis ulcerosa periférica), cáncer (metástasis coroideas), hipertensión intracraneal idiopática (papiledema) y enfermedades autoinmunitarias (uveítis).

Obtenga los antecedentes familiares generales del paciente, pero también pregunte específicamente si hay alguna enfermedad ocular en su familia. El glaucoma, las cataratas congénitas, el desprendimiento de retina y numerosas distrofias propias de la retina y la córnea pueden ser hereditarios.

Los antecedentes sociales y laborales pueden revelar información importante sobre el riesgo de lesiones oculares y la exposición a compuestos cáusticos. También debe documentarse el consumo de tabaco, alcohol y drogas ilegales. El consumo de drogas intravenosas puede producir endocarditis, con endoftalmitis secundaria a émbolos sépticos como manifestación clínica inicial. El consumo de crack puede provocar una perforación de la córnea por denervación crónica. Se sabe que los opiáceos, prescritos o ilegales, causan anomalías pupilares.

Siempre se debe realizar una revisión focalizada por aparatos y sistemas, porque puede encontrarse información importante que puede llevar al médico al diagnóstico correcto. Por ejemplo, muchos pacientes con glaucoma de ángulo cerrado agudo se quejan de dolor de cabeza, náuseas y vómitos, además de sus molestias primarias de dolor ocular unilateral y disminución de la visión.

EXPLORACIÓN OCULAR

Agudeza visual

La agudeza visual que presenta un paciente es la parte más importante de la exploración ocular desde el punto de vista diagnóstico, pronóstico y médico. La agudeza visual debe evaluarse en cada ojo individualmente, haciendo que el paciente o un asistente cubra el ojo que no se está examinando. La mejor manera de evaluar la visión es utilizando una cartilla de Snellen o una tarjeta de agudeza visual cercana. Es preferible que el paciente lleve sus propios gafas, lentes de contacto o gafas de lectura para la evaluación de la agudeza visual. Tanto el examinador como el paciente pueden sostener la tarjeta de agudeza visual cercana. Si no se dispone de una cartilla de Snellen o de una tarjeta de agudeza visual cercana, el médico puede evaluar la visión del paciente pidiéndole que lea la letra impresa en una revista, en un libro o en una aplicación de teléfono inteligente. Es importante documentar cómo se ha medido la agudeza visual y respetar la calibración de distancia para la cartilla o tarjeta ocular utilizada.

Si el paciente no es capaz de leer ninguna letra, el examinador debe verificar si la persona puede contar los dedos y registrar a qué distancia es capaz de hacerlo. Por ejemplo, el paciente puede contar los dedos que se sostienen a 60 cm de su cara, en cuyo caso la agudeza visual debe registrarse como «cuenta dedos (CD) a 60 cm». Si el paciente es incapaz de contar los dedos, el médico debe anotar si puede ver los movimientos de la mano y, si es así, la agudeza visual debe registrarse como «movimientos de la mano (MM)». Si el paciente no puede percibir los movimientos de la mano con un ojo determinado, debe comprobarse la capacidad del ojo para percibir la luz; si puede, la agudeza visual se registra como «percepción de la luz (PL)». Si el ojo no puede ver la luz, se registra «no percepción de luz (NPL)». El ojo contralateral debe estar cubierto para asegurarse de que no esté viendo la imagen de prueba.

Se debe tener en cuenta que la percepción de la luz a veces puede determinarse con una luz brillante, incluso si el paciente no puede o no quiere abrir el ojo. Una maniobra aversiva por parte de un paciente no cooperativo o no comunicativo para evitar que una luz brillante le ilumine el ojo puede ser una buena prueba de percepción de la luz. La reacción pupilar por sí sola no es una prueba adecuada de percepción de la luz.

Exploración ocular externa

La exploración externa se refiere a la parte del examen ocular que un médico puede realizar a la luz de la habitación o con una linterna. En primer lugar, el examinador debe evaluar el rostro del paciente prestando atención a las zonas perioculares. En la evaluación general se debe documentar si hay parálisis facial, lesión en la cabeza o alguna otra anomalía. La piel que rodea ojos y párpados debe revisarse en busca de lesiones, erupciones, laceraciones, edema, eritema y malformaciones óseas. Cuando el paciente refiere sensación de cuerpo extraño, los párpados superior e inferior deben ser evertidos e inspeccionados en busca de objetos extraños. Debe prestarse especial atención a las laceraciones cercanas al canto medial, ya que hay una mayor probabilidad de que se produzcan laceraciones canaliculares. En presencia de infecciones, se deben observar posibles adenopatías preauriculares o cervicales. Algunos signos oculares, como enrojecimiento de la conjuntiva, opacidad corneal y acumulación de sangre (hipema) o pus (hipopión) en la cámara anterior, pueden ser detectados en la exploración externa y deben registrarse. Estos hallazgos deben investigarse más a fondo con una lámpara de hendidura (microscopio con luz de alta intensidad).

Motilidad ocular

La mejor manera de evaluar el movimiento ocular es mantener inmóvil la cabeza del paciente con una mano y pedirle que siga una luz u otro objeto mientras este se mueve por las posiciones cardinales de la mirada. Debe anotarse cualquier limitación o restricción de los movimientos oculares.

Si la diplopía es uno de los motivos de consulta del paciente, una tarea fundamental del examinador será determinar si esta es de tipo monocular o binocular. En concreto, si la diplopía desaparece cuando se ocluye cualquiera de los dos ojos, la diplopía es binocular, y el diagnóstico diferencial incluye los trastornos del movimiento ocular. Si la diplopía persiste tras la oclusión de un ojo, entonces es monocular, y las posibilidades de diagnóstico cambian a las anomalías refractivas, de la córnea y del cristalino, la mayoría de las cuales no son urgencias oculares.

Campos visuales

Se debe realizar una exploración de los campos visuales por confrontación para cada ojo, a fin de evaluar la visión periférica del paciente. El examinador comprueba el campo visual derecho del paciente colocándose frente él a una distancia de 50 cm. El examinador cierra su ojo derecho y cubre el ojo izquierdo del paciente de manera que el ojo derecho del paciente mire al ojo izquierdo del examinador. A continuación, el examinador levanta un número determinado de dedos en los cuadrantes superior derecho, inferior derecho, superior izquierdo e inferior izquierdo, procurando que la mano esté equidistante del ojo izquierdo del examinador y del ojo derecho del paciente. Se pregunta a la persona cuántos dedos ve en cada punto, mientras el examinador se asegura de que esté mirando al frente. Si el médico puede distinguir los dedos en cualquier punto del campo visual, el paciente también debería poder hacerlo; la incapacidad para visualizarlos puede sugerir un escotoma. A continuación, se evalúa el campo visual del ojo izquierdo del paciente de forma análoga.

Pupila

La evaluación de las pupilas puede realizarse con cualquier fuente de luz manual en una sala poco iluminada. Las pupilas derecha e izquierda deben valorarse en cuanto a su tamaño en milímetros, su forma (redonda o irregular) y su reactividad a la luz (enérgica, lenta, no reactiva). Cuando se ha notificado una lesión ocular, el hallazgo de una pupila de forma irregular o puntiaguda debe hacer sospechar una lesión penetrante del globo ocular. La anisocoria se evalúa midiendo cualquier diferencia en el tamaño de las pupilas a la luz de la habitación y de nuevo a la luz tenue. Se puede realizar la prueba de la linterna oscilante para determinar si existe un defecto pupilar aferente relativo (DPAR), también conocido como *pupila de Marcus-Gunn*. Los detalles de esta prueba se encuentran en el capítulo 48.

A la luz de la habitación, las pupilas por lo general son de color negro. Si aparecen de color blanco (leucocoria), la causa más frecuente será una catarata madura en fase terminal, pero existen también otras causas. Si se examinan las pupilas mirando a través de un oftalmoscopio directo, se suele observar un color naranja que se refleja de la coroides y la retina. Si hay obstrucciones oscuras a este «reflejo rojo», las posibles causas son las opacidades en la parte media del ojo, como las cicatrices corneales, las cataratas o la hemorragia vítrea. Si el reflejo es blanco, puede haber cicatrices en la retina o un tumor intraocular como el retinoblastoma.

Presión intraocular

La presión intraocular (PIO) en un ojo normal se encuentra entre 10 y 21 mmHg. En el servicio de urgencias o en el área médica de atención inmediata, esta se suele medir con un tonómetro Tono-Pen® o iCare®. El uso de estos dispositivos es relativamente sencillo, pero requieren de una operación adecuada, que se detalla en sus respectivos manuales de uso. Es importante tener en cuenta que el uso del Tono-Pen® requiere la aplicación previa de una gota de anestesia tópica, como la tetracaína o la proparacaína. Si no se dispone de un equipo de medición de la PIO, el médico puede palpar suavemente sobre el párpado superior cerrado de cada ojo, para evaluar cualquier diferencia significativa de firmeza entre los ojos. Si existe alguna posibilidad de rotura del globo ocular, no intente palpar el ojo.

Biomicroscopia con lámpara de hendidura

La exploración de la conjuntiva, la córnea, la cámara anterior, el iris y el cristalino se realiza mejor con un microscopio de lámpara de hendidura (**fig. 25-1**).

La córnea es transparente, muy inervada y está cubierta por un fino epitelio. La tinción de la córnea con fluoresceína pone de manifiesto cualquier defecto del epitelio corneal, incluidos los causados por abrasiones, úlceras bacterianas y queratitis por herpes simple. Esta tinción puede realizarse humedeciendo una tira impregnada de fluoresceína con agua, solución salina normal o anestesia tópica y, después, golpeándola suavemente en la cara interna del párpado inferior evertido. A continuación, se observa la córnea con una fuente de luz azul. Si hay un defecto epitelial, la zona afectada aparecerá de color amarillo fluorescente. Esta prueba no requiere de lámpara de hendidura siempre que haya una fuente de luz azul, como una lámpara de Wood o un filtro de luz azul en un oftalmoscopio.

Si se observa una imagen deficiente del iris y la pupila a través del microscopio de lámpara de hendidura, esto sería indicativo de una córnea o cámara anterior turbias. Hay varias razones por las que la córnea puede no ser transparente, como edema, cicatrices, vascularización, cuerpos extraños, infiltrados leucocitarios en respuesta a una infección y distrofias y degeneraciones heredadas. La cámara anterior,

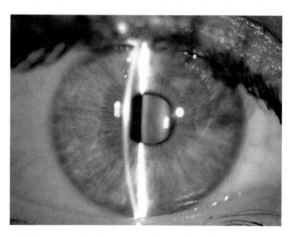

Figura 25-1. Vista ampliada de un ojo normal mediante un microscopio de lámpara de hendidura. Las estructuras externas del ojo son claramente visibles para su exploración.

por lo general llena de humor acuoso transparente, puede estar turbia debido a la presencia de eritrocitos o leucocitos que no se han extendido aún en un hipema o hipopión, respectivamente.

La cámara anterior debe tener unos milímetros de profundidad. Su profundidad se visualiza mejor con el microscopio de lámpara de hendidura, pero también puede evaluarse observando el ojo lateralmente, mientras se proyecta una luz oblicua sobre él. Hay varias razones por las que la cámara anterior puede tener poca profundidad, como un traumatismo penetrante o el glaucoma agudo de ángulo cerrado. En las laceraciones corneales de espesor total, el iris puede ser arrastrado hacia la parte anterior del defecto, lo que hace que la cámara anterior se vuelva más estrecha.

El iris se examina fácilmente con el microscopio de lámpara de hendidura. Se debe observar si hay neovascularización (rubeosis) o defectos del iris y si hay membranas pupilares. Parte del iris puede sobresalir anteriormente a través de una laceración corneal, lo que confirma una lesión penetrante en el ojo.

Posterior al iris se encuentra el cristalino. Esta estructura es transparente al nacer y se va haciendo menos clara a lo largo de la vida, hasta que se convierte en una catarata. Es difícil evaluar completamente el cristalino sin una dilatación farmacológica de la pupila. La exploración del cristalino con lámpara de hendidura puede mostrar opacidades por cataratas que varían de color blanco a rojo, marrón y negro. Si el cristalino ha sido traumatizado, puede mostrar una luxación grave o la rotura de su cápsula con la extrusión de la corteza blanca que llena la cámara anterior.

CONSEJOS Y ALERTAS

Microscopio de lámpara de hendidura

Hay muchos diseños de microscopios de lámpara de hendidura, pero la mayoría funcionan de manera similar. Si está disponible, el examinador puede recurrir a estos consejos para un funcionamiento correcto.

- Colocar al paciente con la barbilla sobre la mentonera y la frente tocando la banda frontal. El nivel de los ojos debe ajustarse subiendo o bajando la mentonera para que logren estar alineados con la marca negra de los dos postes de apoyo. Una silla de altura regulable puede ser útil a la hora de posicionar al paciente. La **figura 25-2** muestra a una paciente correctamente colocada en el microscopio de lámpara de hendidura.
- Procurar la máxima percepción de la profundidad para el examinador moviendo los oculares derecho e izquierdo, juntos o por separado, confirmando que cada ojo tiene una vista independiente del ojo del paciente.
- El examinador debe encender la fuente de luz. El brillo, la anchura y la altura del haz de luz pueden ajustarse mediante controles situados en el microscopio o en la mesa o base. El ángulo del haz de luz (directo, oblicuo, etc.) que se proyecta sobre el ojo puede modificarse para destacar diversas estructuras oculares. En general, la luminosidad de la luz debe mantenerse en un nivel bajo para reducir al mínimo las molestias del paciente.
- Cada uno de los ojos del paciente puede ser visualizado moviendo el microscopio y colocándolo frente al ojo de interés. Esto se consigue moviendo la palanca de mando lateralmente hacia el ojo izquierdo o derecho del paciente. La palanca de mando también se puede girar en el sentido de las manecillas del reloj o en sentido contrario para subir o bajar el haz de luz, respectivamente.
- El microscopio de lámpara de hendidura puede servir para ver las estructuras de la parte anterior del ojo. Para ello, se puede guiar el microscopio hacia adelante o hacia atrás, utilizando la palanca de mando para ajustar el plano de enfoque. La lámpara de hendidura solo puede enfocar hasta el vítreo anterior.

Oftalmoscopia

En presencia de medios oculares claros, la dilatación y la oftalmoscopia directa por parte de un médico experimentado permiten obtener una vista adecuada del segmento ocular posterior, para diagnosticar trastorno del nervio óptico o de la retina. Algunos médicos pueden tener acceso a un oftalmoscopio PanOptic®, que proporciona un área de visualización mayor que un oftalmoscopio directo. El nervio óptico debe ser examinado en busca de edema, hemorragias y palidez. En la retina se deben buscar hemorragias, exudados, edemas, anomalías de los vasos y desgarros o desprendimientos.

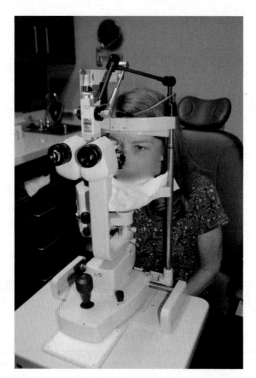

Figura 25-2. Paciente con la posición correcta en el microscopio de lámpara de hendidura.

Otros métodos para evaluar el segmento posterior son la ecografía, las imágenes radiológicas y la fotografía del fondo de ojo, que serán tratados en el siguiente capítulo.

Temas de pediatría

Los pacientes pediátricos pueden presentar desafíos adicionales para el médico que intenta realizar una exploración ocular. Los niños pueden mostrarse reacios a una exploración cuando tienen miedo o están enfermos o lesionados. No obstante, la exploración física es fundamental porque a menudo sus anamnesis son poco fiables.

Es posible que el examinador no pueda realizar una medición formal de la agudeza visual, pero debería, como mínimo, evaluar si el niño puede seguir un objeto (p. ej., su dedo o un juguete interesante). Si el niño puede fijar y seguir el objeto cuando se mueve, la visión puede documentarse como «fija y sigue». Esto se completa de forma óptima con cada ojo de forma independiente, pero sigue teniendo valor si se realiza de forma binocular. Si el niño puede cooperar más, pero no sabe leer, el examinador puede preguntarle si puede ver imágenes u objetos específicos a distintas distancias (esta técnica también puede servir con los adultos analfabetas).

Dependiendo de la edad y el tamaño del niño, se pueden completar partes de la exploración ocular con la ayuda de los padres u otro miembro del personal médico que sujete al niño. Sin embargo, el examinador debe tener cuidado para evitar las lesiones involuntarias en el ojo o la cara del niño si este se muestra combativo o poco cooperativo. Cuando se considera que no es seguro continuar con la exploración ocular, puede ser necesario que el niño sea sedado para permitir una revisión completa de los ojos y las estructuras circundantes. Si este es el caso, puede ser necesario trasladar al paciente a un centro en el que se pueda realizar la sedación y se disponga de consulta oftalmológica.

CONSEJOS Y ALERTAS

- Si un paciente se queja de un fuerte dolor ocular agudo y este se resuelve tras la aplicación de un anestésico tópico, esto habla de una alteración corneal, por ejemplo, abrasión, úlcera, erosión o laceración.

- Si el paciente lleva lentes de contacto, cualquier queja de dolor, enrojecimiento o disminución de la visión debe asumirse como resultado de una úlcera corneal bacteriana, hasta que un oftalmólogo diagnostique lo contrario.
- Si el paciente refiere una lesión química, especialmente alcalina, irrigue copiosamente los ojos antes de comenzar su exploración ocular.
- Si se sospecha de una lesión abierta del globo ocular, no aplique ninguna presión sobre este, ya que podría expulsar el contenido intraocular. En ese caso, se debe aplicar un protector rígido sin parche a la espera de una evaluación por parte del oftalmólogo.
- Si el paciente tiene dolor ocular en los primeros días después de una cirugía de los ojos, tiene un alto riesgo de endoftalmitis aguda y debe consultar a un oftalmólogo.
- Los lactantes que son evaluados por un traumatismo no accidental o por síndrome del bebé sacudido deben someterse a un examen ocular con dilatación por parte de un oftalmólogo.

INFORMACIÓN BASADA EN LA EVIDENCIA

¿Son seguras las gotas oftálmicas de dilatación?

La dilatación pupilar se realiza de forma sistemática en las consultas de oftalmología, pero rara vez la llevan a cabo otros profesionales médicos debido a la preocupación por inducir un glaucoma de ángulo cerrado. De hecho, esta complicación es extremadamente rara. En un gran programa donde se seleccionaron pacientes diabéticos, y en el que se efectuaron más de 95 000 dilataciones, solo se produjeron tres casos de glaucoma de ángulo cerrado, lo que equivale a una tasa de 1 en 31 755.[3] Al considerar la dilatación, puede ser útil determinar si el paciente es hipermétrope observando si sus gafas para ver de lejos parecen ampliar las imágenes. Si lo hacen, la dilatación debe aplazarse porque estos pacientes tienen un mayor riesgo de padecer glaucoma de ángulo cerrado.[4] Los médicos de urgencias rara vez se sienten obligados a dilatar los ojos de un paciente; nosotros recomendamos no practicar la exploración sistemática con dilatación en el servicio de urgencias.

Referencias

1. Channa R, Zafar SN, Canner JK, et al. Epidemiology of eye-related emergency department visits. *JAMA Ophthalmol*. 2016;134(3):312-319. doi:10.1001/jamaophthalmol.2015.5778. PMID: 26821577.

2. Stagg BC, Shah MM, Talwar N, et al. Factors affecting visits to the emergency department for urgent and nonurgent ocular conditions. *Ophthalmology*. 2017;124(5):720-729. doi:10.1016/j.ophtha.2016.12.039. Epub 2017 Jan 31. PMID: 28159379; PMCID: PMC5668138.

3. Lagan MA, O'Gallagher MK, Johnston SE, et al. Angle closure glaucoma in the Northern Ireland Diabetic Retinopathy Screening Programme. *Eye (Lond)*. 2016;30(8):1091-1093. doi:10.1038/eye.2016.98. Epub 2016 May 27. PMID: 27229706; PMCID: PMC4985689.

4. Shen L, Melles RB, Metlapally R, et al. The association of refractive error with glaucoma in a multiethnic population. *Ophthalmology*. 2016;123(1):92-101. doi:10.1016/j.ophtha.2015.07.002. Epub 2015 Aug 8. PMID: 26260281; PMCID: PMC4695304.

CAPÍTULO 26

Imagenología ocular

Gareth M. C. Lema

Penelope C. Lema

DESAFÍO CLÍNICO

Uno de los principales retos para el profesional de urgencias es la elección del estudio de imagen más adecuado para la evaluación diagnóstica del ojo. Algunos estudios radiológicos pueden exponer innecesariamente a los pacientes a radiaciones ionizantes o pueden ser largos y costosos. Por otra parte, no siempre existe acceso al estudio de elección y esto podría ser otra limitación. La tomografía computarizada (TC) y la resonancia magnética (RM) no siempre están disponibles, y la espera para la realización de estos estudios podría causar retrasos en el diagnóstico o en la atención del paciente. La ecografía realizada en el punto de atención es accesible para la mayoría de los servicios de urgencias (SU), pero su realización e interpretación requiere de una formación especializada. Las imágenes oculares, como la fotografía del fondo de ojo, requieren la participación de un fotógrafo capacitado.

De ahí que la elaboración de un diagnóstico diferencial a partir de una anamnesis cuidadosa y una exploración física específica resulte fundamental para elegir el mejor estudio. También la familiaridad que se tenga con las modalidades de imagen disponibles en la institución contribuirá a tomar la mejor decisión. En este capítulo se describirán los estudios que se pueden necesitar para diagnosticar alteraciones oculares y se explicarán sus limitaciones y contraindicaciones, a fin de elegir la modalidad óptima. Nuestra revisión se limitará a profundizar en las aplicaciones oftalmológicas de los estudios de imagen disponibles en el SU o en el centro de atención médica inmediata.

RADIOGRAFÍA (RAYOS X)

La placa simple tiene un uso limitado para los trastornos oculares. Su principal función es detectar cuerpos extraños radiopacos dentro del globo ocular o la órbita. En la mayoría de los casos, es preferible una TC debido a la mayor sensibilidad y mejor caracterización de la alteración orbitaria, incluidas las fracturas. La radiografía puede servir también para descartar un cuerpo extraño metálico antes de solicitar una RM.

ECOGRAFÍA (B-SCAN)

La ecografía ocular es una modalidad de imagen portátil, fácilmente disponible, que se realiza junto a la cama del paciente y sin radiación ionizante. Los oftalmólogos suelen llamarlo «B-scan» porque utilizan tanto el modo A como el modo B en la práctica clínica. En situaciones de urgencia, solo se usa la ecografía en modo B (**fig. 26-1**).

Cuando se trata de trastornos agudos, se emplea un transductor lineal de alta resolución para obtener imágenes oculares en dos planos. Se puede utilizar un transductor intracavitario para evaluar específicamente el diámetro de la vaina del nervio óptico desde el canto lateral en el plano coronal.[1] La ecografía ocular debe adherirse al principio de ALARA (*As Low As Reasonably Achievable*), es decir, «tan bajo como sea razonablemente posible», porque el ojo es particularmente sensible a los efectos mecánicos y térmicos del ultrasonido. Deben usarse las preconfiguraciones oculares, o pueden ajustarse manualmente los parámetros con el índice mecánico (IM) $\leq$ 0.23 y el índice térmico limitado a $\leq$ 1.[2] La exploración debe realizarse sobre el párpado cerrado. Se recomienda

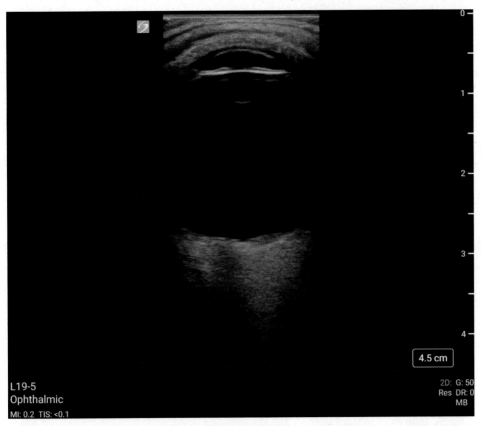

Figura 26-1. Ecografía ocular. Ecografía ocular transorbitaria obtenida con un transductor lineal de alta frecuencia.

el uso de un lubricante de un solo uso envasado individualmente como medio acústico, con el fin de disminuir el riesgo de infección por gel contaminado.

Uno de los principales usos que tiene la ecografía es distinguir entre un desprendimiento de retina, un desprendimiento de vítreo posterior y una hemorragia vítrea, ya que los tres pueden presentarse con fotopsias, miodesopsias y pérdida visual de distintos grados.[3] Sin embargo, también se pueden identificar otros tipos de alteraciones que pueden conducir a un diagnóstico, entre ellos, tumores intraoculares, endoftalmitis, luxación del cristalino, cataratas maduras, desprendimiento coroideo y escleritis posterior.

En algunos casos, también pueden observarse trastornos del nervio óptico, como un acopamiento considerable, en el caso del glaucoma, o la inflamación del disco en la neuritis óptica. Identificar el engrosamiento en el diámetro de la vaina del nervio óptico (DVNO) puede ayudar a diagnosticar una presión intracraneal elevada o una alteración específica, como la hipertensión intracraneal idiopática. Por último, se pueden identificar los cuerpos extraños intraoculares; en ocasiones, la ecografía es más precisa para determinar si un cuerpo extraño ha perforado la esclerótica posterior y ha entrado en la órbita.

La ecografía debe evitarse o utilizarse con extrema precaución en casos de sospecha o certeza de rotura del globo ocular. Esto es especialmente importante cuando se trata de traumatismos contusos o grandes lesiones lacerantes. La presión del transductor puede expulsar el contenido ocular, además de que el gel puede entrar en el ojo y aumentar el riesgo de infección. Si se utiliza la ecografía en un traumatismo cuando se desconoce la posibilidad de un globo ocular abierto, la sonda debe mantenerse sobre el párpado y acoplarse con una abundante cantidad de gel, para que no llegue a tocar la superficie palpebral.

En los ojos sometidos recientemente a cirugía de desprendimiento de retina, el gas o el aceite de silicona utilizados como taponamiento dispersan las ondas de ultrasonido y distorsionan la imagen. Un cerclaje escleral puede alterar la curvatura natural del globo y crear una sombra en la ecografía. Del mismo modo, en los ojos que han sido operados por glaucoma, pueden observarse implantes extraoculares.

TOMOGRAFÍA COMPUTARIZADA (TC)

La TC se utiliza ampliamente como estudio de imagen inicial debido a su eficacia, disponibilidad y variedad de aplicaciones (**fig. 26-2**). Sus principales ventajas son la posibilidad de realizar el estudio e interpretarlo con relativa rapidez y su disponibilidad casi universal. El mayor inconveniente es la exposición a la radiación, especialmente en la población pediátrica. Por lo tanto, su uso debe limitarse a los casos en los que contribuya al diagnóstico o afecte al plan terapéutico del paciente.

La TC craneal típica no es adecuada para evaluar el globo ocular o los huesos faciales debido a su resolución insuficiente. Siempre que se utilice la TC para evaluar el globo ocular, debe pedirse el protocolo para huesos orbitarios o faciales. Esto producirá cortes de 1 a 3 mm e incluirá vistas axiales y coronales directas. Si se sospecha de un cuerpo extraño o se está evaluando el nervio óptico, se requieren cortes de 1 mm.

Los traumatismos craneales o faciales son una de las indicaciones más frecuentes de la TC. Los huesos orbitarios, los senos paranasales, el globo ocular, el cráneo y el cerebro pueden ser valorados en un estudio único. La TC sin contraste intravenoso es el estudio de imagen de elección para las fracturas.

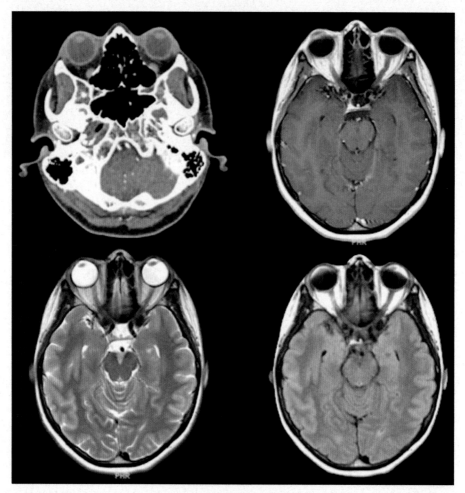

Figura 26-2.   Imágenes de tomografía computarizada (TC) y de resonancia magnética (RM) de los globos oculares y las órbitas. Todas las imágenes se obtuvieron del mismo paciente. Arriba a la izquierda, TC normal de ambos globos oculares. El contorno de los globos es normal y el cristalino se puede apreciar en la parte anterior. Arriba a la derecha, RM ponderada en T1 con contraste. Abajo a la izquierda, RM ponderada en T2. Abajo a la derecha, imágenes ponderadas en T2/FLAIR.

De igual forma, puede utilizarse para identificar cuerpos extraños intraoculares u orbitarios. La integridad del globo ocular también puede evaluarse comparando ambos ojos. Las deformidades en la pared del ojo pueden indicar la presencia de un globo ocular abierto, pero la TC no es un sustituto adecuado de una exploración ocular completa o de la exploración quirúrgica.

La proptosis es otra indicación importante para una TC. La tomografía puede ser fundamental para el diagnóstico y la evaluación del síndrome compartimental orbitario, ya que muestra el estiramiento del nervio óptico y la compresión del hemisferio posterior del globo ocular. También es útil para identificar masas o hemorragias retrobulbares.

La TC con contraste yodado es útil para diferenciar la celulitis preseptal de la orbitaria. Puede emplearse para identificar inflamación, abscesos y tumores orbitarios. En los casos de sospecha de inflamación o infección orbitaria, el contraste permitirá diferenciar mejor los tejidos blandos, como sucede en los abscesos orbitarios. En la mayoría de los casos, la RM caracterizará mejor las anomalías de los tejidos blandos, incluso si son identificables mediante TC.

RESONANCIA MAGNÉTICA (RM)

La RM tiene indicaciones específicas en comparación con la TC. Sus principales ventajas como modalidad de imagen son un mejor contraste en los tejidos blandos y las múltiples secuencias que permiten una mejor caracterización de las lesiones orbitarias e intracraneales (*véase* **fig. 26-2**). Además, no requiere el uso de radiación ni de un medio de contraste yodado.

La RM no es fácil de obtener y toma más tiempo que la TC, por lo que depender de este estudio puede retrasar un diagnóstico ocular crítico. También es un estudio muy costoso. Existen varias contraindicaciones, ya que la presencia de cualquier cuerpo extraño ferromagnético impide su uso. Específicamente en oftalmología, la RM nunca debe utilizarse si existe la posibilidad de un cuerpo extraño intraocular o intraorbitario metálico.

Dependiendo de la agudeza y la gravedad de los síntomas del paciente, la RM puede estar justificada en casos de proptosis inexplicable, edema de papila o trastornos inflamatorios como la neuritis óptica. Al igual que en la TC, la resolución depende del espacio entre los cortes. Posiblemente se tenga que prestar especial atención a la región anatómica a la que se va a dirigir, para elegir el estudio de RM concreto. Si le preocupa el nervio óptico, obtenga una exploración orbitaria con cortes de 1 mm. Si la presencia del edema de papila hace pensar en trombosis del seno cavernoso, se debe añadir la venografía por resonancia magnética (VRM).

En las secuencias ponderadas en T1, el vítreo se ve oscuro y la grasa orbitaria brillante. Las estructuras orbitarias pueden distinguirse porque se observan relativamente oscuras. Si se utiliza gadolinio, debe pedirse también la supresión grasa, pues de lo contrario el reforzamiento puede perderse en la señal brillante del tejido adiposo.

En las secuencias ponderadas en T2, el vítreo, la grasa orbitaria y el líquido cefalorraquídeo (LCR) son brillantes, por lo que resulta difícil distinguir las estructuras orbitarias y las lesiones intraoculares. Sin embargo, la secuencia de recuperación de inversión atenuada de fluido (FLAIR, *fluid attenuated inversion recover*) ponderada en T2 suprime el LCR, lo que la convierte en la mejor opción para evaluar a los pacientes con neuritis óptica.

También cabe destacar que algunos implantes oftálmicos pueden ser visibles radiográficamente, mas no constituyen una contraindicación para la RM. Por ejemplo, los cerclajes esclerales pueden ser radiopacos, pero no contienen componentes metálicos. Algunos cerclajes más antiguos se fijaban con clips de tántalo, pero estos tampoco son magnéticos.[4] Las lentes intraoculares no contienen componentes metálicos. Casi todos los implantes oculares modernos no son metálicos o están hechos de metales no magnéticos, como el titanio. Solo en muy pocas ocasiones, la presencia de un metal ferromagnético debe ser motivo de alerta. Una buena revisión de los antecedentes médicos y quirúrgicos debe identificar el riesgo del paciente. En caso de duda, la TC o la radiografía ayudan a determinar si algún componente podría ser metálico. De este modo, se puede obtener más información antes de llevar a cabo el estudio de resonancia.

ANGIOGRAFÍA

La angiografía desempeña un papel importante en la identificación de anomalías vasculares, como la fístula carótido-cavernosa, las malformaciones arteriovenosas, la disección carotídea y, sobre todo, los aneurismas intracraneales. Existen tres formas de angiografía: la angiografía por sustracción digital (ASD), la angiografía por tomografía computarizada (ATC) y la angiografía por resonancia magnética (ARM). Todas ellas pueden utilizarse para identificar anomalías vasculares, pero cada una tiene diferentes ventajas.

La ASD sigue siendo la prueba de referencia para identificar lesiones intracraneales y aneurismas. Una de sus virtudes es que puede realizar tanto el diagnóstico como el tratamiento en función de la alteración identificada. Sin embargo, es invasiva y precisa exposición a la radiación. La ATC es una modalidad rápida y de alta resolución que se ha convertido en el estudio de elección en muchos casos. Requiere cantidades de radiación mucho más altas que una TC tradicional y debe evitarse en los niños a menos que sea imprescindible. La ARM es más lenta que la ATC. Tiene claras ventajas, ya que carece de radiación y no se utiliza tintura de yodo. En los casos de intolerancia al gadolinio, se puede realizar una exploración de menor resolución sin colorante.

La propia institución puede tener un protocolo o una modalidad preferida para realizar la angiografía. La ATC se está convirtiendo en un estudio inicial de elección debido a su eficacia y sensibilidad diagnóstica. En algunas situaciones, como cuando se piensa en la posibilidad de un aneurisma, la sospecha clínica puede guiar la decisión de solicitar la ASD en lugar de una modalidad de imagen pura, a pesar de tener una ATC o ARM inicial negativa.

FOTOGRAFÍA DEL FONDO DE OJO

La fotografía del fondo de ojo utiliza una cámara no midriática de enfoque automático para capturar una imagen a color del polo posterior (el nervio óptico y la retina central). Dado que estas cámaras no requieren dilatación, pueden servir en las consultas de teleoftalmología como sustituto rápido de la exploración de fondo de ojo con dilatación. Esto puede ofrecer una clara ventaja en los hospitales que no cuentan con cobertura oftalmológica. Las imágenes pueden interpretarse a distancia para elaborar un plan terapéutico en el punto de atención o para su derivación a un centro terciario cuando sea necesario.[5]

La mayoría de las cámaras toman fotografías de 30 a 50°, que incluyen el nervio óptico y la mácula (**fig. 26-3**). Esto es ideal para documentar numerosas enfermedades que amenazan la visión, como edema de papila, retinopatía diabética, oclusión de las arterias de la retina, glaucoma y degeneración macular, por nombrar algunas. Indirectamente, se pueden identificar opacidades en la zona media. Las cataratas pueden causar una imagen borrosa y amarillenta. La hemorragia vítrea o la vitritis pueden oscurecer la visión o impedir por completo la captura de la imagen.

Las fotografías del fondo de ojo no pueden sustituir una exploración completa con dilatación. Por ejemplo, cualquier lesión que se encuentre en la retina periférica quedará fuera de la vista de la cámara. No todas las causas de pérdida de visión pueden diagnosticarse exclusivamente con fotografías. Por último, se requiere un operador capacitado para utilizar la cámara, por lo que la disponibilidad puede ser una limitación. No obstante, las imágenes del fondo de ojo en los SU tienen el potencial de mejorar sustancialmente el acceso a la atención oftalmológica.

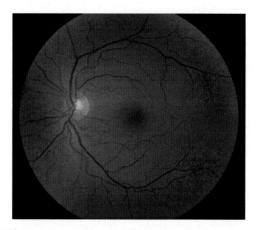

Figura 26-3. Fotografía del fondo de ojo. Imagen del fondo de ojo normal a 50° del ojo izquierdo.

CONSEJOS Y ALERTAS

- Antes de realizar la RM, se debe obtener una TC o una radiografía de la órbita si hay alguna sospecha de retención de cuerpo extraño metálico.
- Evitar la presión sobre el párpado cuando se sospeche de globo ocular abierto.
- Se recomienda el uso de gel envasado individualmente para la ecografía ocular, a fin de disminuir el riesgo de infección por la contaminación del gel para ecografía. Si se cuenta con lubricante quirúrgico, puede utilizarse en lugar del gel. Este lubricante también es menos irritante si llega a entrar en el ojo.
- Para evaluar la órbita mediante TC y RM, pueden solicitarse intervalos entre cortes pequeños. Un estudio de imagen orbitario debe tener intervalos de corte de 1 a 3 mm. Para obtener imágenes de un cuerpo extraño o de neuritis óptica, es mejor solicitar intervalos con cortes de 1 mm.

RESUMEN

Los estudios de imagen para el ojo tienen un valor incalculable para diagnosticar los trastornos oftálmicos y definir el alcance de las lesiones traumáticas. Una buena anamnesis y exploración física, aunados a un juicio clínico razonable y al conocimiento de las capacidades y limitaciones de la institución, ayudarán a elegir los estudios óptimos que se deben solicitar. En algunos casos, la consulta con el radiólogo o el oftalmólogo puede ayudar a decidir cuál es el estudio óptimo para el paciente.

INFORMACIÓN BASADA EN LA EVIDENCIA

¿Cuál es la mejor modalidad de imagen para los cuerpos extraños intraoculares o intraorbitarios no metálicos?

Aunque la RM es mejor para identificar todo tipo de cuerpos extraños no metálicos, la TC sin contraste es el estudio inicial más práctico y eficaz. En la RM, los cuerpos extraños no metálicos aparecerán siempre con una intensidad muy baja (un espacio negro) con un anillo de hiperintensidad variable en el borde.[6,7] La TC es un estudio rápido que identifica muy bien la mayoría de los cuerpos extraños no metálicos. La atenuación del cuerpo extraño depende del material, por lo que algunos son más fáciles de identificar que otros.[8] Los plásticos y la materia orgánica, como la madera, pueden ser de baja intensidad o indetectables en la TC, pero pueden reconocerse mediante ecografía. El vidrio, la piedra y los metales generalmente son de intensidad moderada o alta. De tal forma, cuando la TC identifica un cuerpo extraño, también puede ayudar a indicar el tipo de material del que está hecho.

Antes de solicitar una RM, es fundamental determinar si este material es potencialmente magnético.[9] Si los antecedentes del traumatismo afirman con certeza que el posible cuerpo extraño no es magnético, entonces la RM puede realizarse como estudio primario. Por lo general, la RM se realizará de forma secundaria si el cuerpo extraño no se identifica con la TC o necesita definirse mejor. Es importante solicitar cortes de 1 mm y recordar que podrían pasarse por alto los cuerpos extraños muy pequeños.

La ecografía puede ser útil para diagnosticar cuerpos extraños intraoculares pequeños. Sin embargo, los estudios de imagen que no precisan contacto son más seguros en los pacientes con globo ocular abierto. La TC y la RM también pueden localizar mejor el cuerpo extraño e identificar cuerpos extraños orbitarios. Ninguna modalidad de imagen es perfecta, y los pacientes con riesgo de tener un cuerpo extraño intraocular deben ser valorados por oftalmología en el servicio de urgencias o derivados para una exploración de fondo de ojo con dilatación en las siguientes 24 h.

¿Puede la medición ecográfica del diámetro de la vaina del nervio óptico servir como hallazgo indirecto de presión intracraneal elevada?

Se ha constatado que la medición ecográfica transorbitaria del DVNO con un transductor lineal se correlaciona con la presión intracraneal (PIC).[10] En general, un DVNO de más de 5 mm de diámetro, medido 3 mm después de su unión al globo ocular, sugiere PIC elevada. Sin embargo, las limitaciones de esta medición incluyen la variabilidad entre observadores, así como el desacuerdo que existe respecto al transductor y la técnica óptimos para obtener una medición precisa.

Tradicionalmente, se utiliza el transductor lineal para obtener la medida transorbitaria axial del DVNO. Las vistas del eje coronal desde el canto lateral con un transductor intracavitario se han considerado una técnica alternativa y pueden ser una medida más precisa en comparación con la RM.[11]

Se ha observado que las mediciones del eje visual transorbitario son artificialmente mayores, debido a los artefactos ópticos producidos por la córnea y el cristalino. La medición transorbitaria del DVNO también puede verse afectada por el ensombrecimiento del disco óptico u otras estructuras.[1,11] Aunque potencialmente esta técnica tiene un gran valor para el diagnóstico de urgencias, se necesitan más estudios para estandarizar la medición e interpretación de estos datos.

Referencias

1. Shah S, Kimberly H, Marill K, et al. Ultrasound techniques to measure the optic nerve sheath: is a specialized probe necessary? *Med Sci Monit*. 2009;15(5):MT63-MT68.

2. American Institute of Ultrasound in Medicine Official Statements. Safety in diagnostic ultrasound educational activities using nonpregnant participants. https://www.aium.org/officialStatements/76. Aprobado el 19 de mayo de 2020. Último acceso 24 de mayo de 2021.

3. Baker N, Amini R, Situ-LaCasse EH, et al. Can emergency physicians accurately distinguish retinal detachment from posterior vitreous detachment with point-of-care ocular ultrasound? *Am J Emerg Med*. 2018;36(5):774-776.

4. Lane JI, Watson RE Jr, Witte RJ, et al. Retinal detachment: imaging of surgical treatments and complications. *Radiographics*. 2003;23(4):983-994.

5. Vasseneix C, Bruce BB, Bidot S, et al. Nonmydriatic fundus photography in patients with acute vision loss. *Telemed J E Health*. 2019;25(10):911-916.

6. Modjtahedi BS, Rong A, Bobinski M, et al. Imaging characteristics of intraocular foreign bodies: a comparative study of plain film X-ray, computed tomography, ultrasound, and magnetic resonance imaging. *Retina*. 2015;35:95-104.

7. Moisseiev E, Last, D, Goez D, et al. Magnetic resonance imaging and computed tomography for the detection and characterization of nonmetallic intraocular foreign bodies. *Retina*. 2015;35:82-94.

8. Rong AJ, Fan KC, Golshani B, et al. Multimodal imaging features of intraocular foreign bodies. *Semin Ophthalmol*. 2019;34(7-8):518-532.

9. Moisseiev E, Barequet D, Zunz E, et al. Validation of an algorithm for nonmetallic intraocular foreign bodies' composition identification based on computed tomography and magnetic resonance imaging. *Retina*. 2015;35:1898-1904.

10. Kimberly HH, Shah S, Marill K, et al. Correlation of optic nerve sheath diameter with direct measurement of intracranial pressure. *Acad Emerg Med*. 2008;15(2):201-204.

11. Blehar DJ, Gaspari RJ, Montoya A, et al. Correlation of visual axis and coronal axis measurements of the optic nerve sheath diameter. *J Ultrasound Med*. 2008;27(3):407-411.

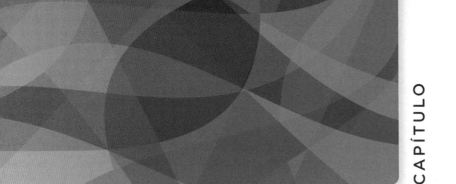

Comunicación con especialistas en oftalmología y telemedicina

Sophia Mirza Saleem

Los médicos de urgencias solicitan consultas especializadas para buscar opiniones y conocimientos que les permitan ofrecer una atención de alta calidad a los pacientes. Esta solicitud se hace con la expectativa de un retraso mínimo o nulo en la atención, pero cada vez más, esta búsqueda de especialistas aumenta la estancia hospitalaria y exacerba los problemas derivados del volumen de pacientes.

Al igual que la mayoría de los médicos de urgencias, los especialistas que cubren los turnos también se enfrentan a un mayor número de pacientes y a varios factores globales y específicos de la especialidad que los desincentiva a cubrir la guardia. Las pautas de la Ley de Tratamiento Médico de Emergencia y Trabajo Activo (EMTALA, *Emergency Medical Treatment and Active Labor Act*), establecidas para proteger a los pacientes sin seguro que necesitan atención por padecimientos agudos, también han incrementado el número de servicios no reembolsables y no urgentes que se prestan en los servicios de urgencias (SU). En los Estados Unidos, el aumento de los costos de los seguros por mala praxis médica y la escasa o inexistente compensación por atender las llamadas desalienta aún más a los especialistas a participar en las consultas.[1] Esto crea una carga aún mayor para los cirujanos, que necesitan realizar procedimientos de urgencia que no son reembolsados.[2] Por tales motivos, el número de especialistas quirúrgicos ha mostrado un descenso bien documentado en todo el país.[2] La falta de especialistas disponibles en los SU puede dar lugar a resultados negativos para los pacientes debido a los retrasos en la atención definitiva o al aumento en el número de traslados a centros de atención terciaria.[3]

La escasa bibliografía existente sugiere que persisten graves carencias en la cobertura oftalmológica de los SU.[4] Un análisis realizado en Florida indica que los oftalmólogos atienden menos llamadas que otros subespecialistas quirúrgicos.[5] La American Academy of Ophthalmology publicó también una editorial en la que describe las razones por las que hay una brecha en la cobertura oftalmológica y la causa por la cual esta seguirá ampliándose. El artículo sugiere la extensión de los centros de cirugía ambulatoria, que reducen la dependencia de los cirujanos de práctica privada hacia los hospitales, el equipamiento anticuado de los SU y el crecimiento de la especialización, que reduce el número de oftalmólogos que se sienten clínicamente cómodos atendiendo las llamadas.[6] Esta misma actualización indicaba que los especialistas rara vez necesitan acudir físicamente, ya que la mayoría de las llamadas son para asesoramiento o seguimiento.

Muchos oftalmólogos que atienden las llamadas suelen discutir el caso del paciente de forma remota para hacer una recomendación. Esta conversación entre dos médicos sobre un paciente sin exploración de por medio, sin revisión de antecedentes o documentación por parte del especialista sobre sus hallazgos y recomendaciones, podría definirse como una *consulta de pasillo*. Hacer estas consultas de pasillo entraña varios peligros. En primer lugar, dar una opinión sobre un paciente sin conocer los detalles particulares del caso puede llevar a decisiones poco certeras por parte del equipo asistencial y puede provocar un retraso en la atención adecuada o daño al paciente. Esto también puede hacer que se desperdicien recursos, al tener que corregir el plan terapéutico o abordar las complicaciones. También existe la responsabilidad en la que incurre el especialista durante la consulta de pasillo. A menudo, el médico solicitante documentará el nombre del médico consultor y especificará si se realizó una comunicación personal o una consulta formal.

Esto hace que el especialista se arriesgue a hacer recomendaciones que podría no haber hecho tras examinar al paciente o revisar los estudios diagnósticos. Además, sin una solicitud documentada y una recomendación por escrito, la consulta generalmente no se factura ni se reembolsa, lo que reduce los ingresos del hospital que potencialmente está pagando a los médicos que atienden la llamada. Aunque los oftalmólogos están acostumbrados a dar opiniones vía telefónica en lugar de acudir al servicio de urgencias, esta forma de practicar la medicina puede ser poco segura y conducir a una atención de mala calidad y más costosa.

Cuando no haya una buena cobertura de especialidad, sobre todo cuando no haya un médico que atienda las llamadas, se vuelve particularmente problemático, lo que provoca retrasos, posibles errores y traslados excesivos y costosos. La escasa disponibilidad tiene un importante efecto clínico, financiero y operativo para los pacientes, los médicos y los sistemas de salud.

Panorama general de la teleoftalmología

En fechas recientes, se han diseñado varias estrategias para ayudar a aumentar los incentivos y que los especialistas acepten las llamadas. Anteriormente se les exigía atenderlas y no se les compensaba cuando formaban parte de la plantilla del hospital. En las dos últimas décadas, los médicos esperan que se les remunere por las llamadas, tanto si están contratados por el hospital como si no. El consentimiento de los hospitales para reembolsar a los médicos por las llamadas ha dado lugar a muchos modelos de compensación, que a menudo dependen de la especialidad, la disponibilidad regional de esa especialidad, los esquemas de pago y los tipos de instalaciones, así como del uso de la telemedicina, con un pago algo reducido a los médicos que cubren las llamadas.

Se ha constatado que varias metodologías de reducción de costos reducen la brecha;[7] sin embargo, ha sido difícil mostrar cómo estos cambios facilitan inmediatamente a los especialistas la prestación rápida del servicio y el manejo del volumen de forma más eficiente. Los responsables de las políticas de salud creen que la saturación de los servicios de urgencias es un problema que viene de tiempo atrás y buscan soluciones innovadoras, como la telemedicina, para agilizar la atención.[8]

La pandemia de COVID-19 exacerbó las deficiencias en la cobertura de las especialidades de urgencias ya existentes, y al mismo tiempo creó otras nuevas relacionadas con el distanciamiento social y la escasez inicial de equipos de protección personal. Rápidamente se necesitaron soluciones para seguir prestando atención básica y especializada a los pacientes en todos los ámbitos asistenciales, en especial en los SU. La telemedicina, en todas sus formas, se implantó con rapidez para llenar estos vacíos. Tras la aparición del SARS-CoV-2, la flexibilización de la normativa sobre telemedicina, la mejoría de los reembolsos y la necesidad de reducir la exposición de los profesionales de la salud impulsaron un mayor uso de la telemedicina en todos los ámbitos asistenciales.[9] Lo que podría haber llevado de 5 a 10 años en la telemedicina, se implementó en apenas 9 a 12 meses. Al integrar la telemedicina a los flujos de trabajo de los SU, los hospitales están preparados para mejorar el acceso a los especialistas, aumentar el rendimiento, reducir los tiempos de espera y los traslados, estandarizar el acceso y la calidad de la atención y prepararse ante futuras pandemias. La definición final de la normativa actual y las estructuras de reembolso determinarán hasta qué punto la telemedicina puede llegar a tener una mayor presencia.

El uso de la telemedicina en el SU no es un concepto nuevo. Se ha utilizado para agilizar el acceso a la atención especializada, incluidas las decisiones de traslado por quemaduras y traumatismos, el abordaje de accidentes cerebrovasculares agudos, la evaluación psiquiátrica e, incluso, como apoyo a la teleecografía. Un metaanálisis sobre el uso de la telemedicina en los SU informó resultados positivos en áreas como la priorización (triaje), el tratamiento de lesiones o enfermedades menores y la relación de los médicos con los especialistas. La telemedicina también añadió valor en términos de productividad para los SU.[10] Estos estudios se publicaron antes de la pandemia de COVID-19 y, desde el 2020, la telemedicina se ha expandido y ha crecido exponencialmente, con miles de artículos que describen el valor añadido de esta variante de prestación de servicios para apoyar las operaciones clínicas de los SU.

La telemedicina en oftalmología ha evolucionado a lo largo de varias décadas, pero su uso en el SU ha sido básico y poco estructurado. Antes de la pandemia de COVID-19, la telemedicina en oftalmología se describía sobre todo en el contexto de la medicina ambulatoria. Las encuestas de opinión sobre telemedicina antes del 2020 indican que la mayoría de los oftalmólogos ya practicaban una telemedicina de «almacenar y responder», lo que significa que recibían fotos de los pacientes y emitían una opinión clínica al respecto. Además, la encuesta indica que la mayoría estaban dispuestos a usar la telemedicina para sus consultas.[11]

Las formas rudimentarias de telemedicina para los cuidados agudos que emplean actualmente los oftalmólogos y los médicos de urgencias ayudan a cerrar la brecha que existe en los SU. Aunque muchos oftalmólogos no se consideran proveedores de telemedicina, aquellos que atienden urgencias en las últimas décadas suelen practicar la telemedicina telefónica (la consulta de pasillo). El uso de la consulta de pasillo en oftalmología señala que la priorización (triaje) puede realizarse a distancia. De hecho,

TABLA 27-1 Diagnósticos oculares más frecuentes en el SU	
Diagnósticos oculares	**Frecuencia de presentación en el SU**
Conjuntivitis	33.8%
Lesión corneal sin cuerpo extraño	13.1%
Cuerpo extraño en la córnea	7.8%
Dolor ocular	4.2%
Orzuelo	4%

SU: servicio de urgencias.

Adaptada de Vaziri K, Schwartz SG, Flynn HW, Kishor KS, Moshfeghi AA. Eye-related emergency department visits in the United States, 2010. *Ophthalmology.* 2016;123(4);917-919. doi:10.1016/j.ophtha.2015.10.032

la mayoría de las consultas oculares en el SU no son agudas y no están relacionadas con un traumatismo.[12] De los pacientes que acuden a urgencias por problemas oftalmológicos, el 97% son tratados y dados de alta. La **tabla 27-1** recoge los motivos más frecuentes de las consultas por problemas oculares en el SU.

Muchas de estas alteraciones pueden ser valoradas, diagnosticadas y tratadas con éxito a través de una exploración mediante telemedicina, lo que permite al oftalmólogo iniciar el tratamiento del paciente a distancia. Los hallazgos clínicamente visibles de ciertas urgencias pueden ser derivados para la realización de estudios adicionales, el inicio de la medicación, la organización del seguimiento para el día siguiente y la aceleración de la atención. Ciertamente, el empleo de la teleoftalmología para la priorización requiere la exploración completa del paciente, la observación de su comportamiento, sus antecedentes, sus síntomas, la revisión de estudios, los antecedentes oculares si están disponibles, y los datos cuantitativos recogidos por el médico de urgencias.

La teleoftalmología se presta ostensiblemente a subespecialidades concretas, como la cirugía oculoplástica y la neurooftalmología, ambas probadas con éxito y publicadas durante el año 2020.[13,14] Muchas de las 10 principales enfermedades oculares agudas pueden ser objeto de priorización mediante las mismas técnicas utilizadas por la telemedicina para cirugía oculoplástica y neurooftalmología, ya que existe un importante traslape entre ellas.

Comunicación con el oftalmólogo en la plataforma de telemedicina

La realización de una consulta de teleoftalmología siempre debe comenzar con una solicitud o un pedido de consulta. Esto no solo sirve para documentar la consulta a efectos de cumplimiento y facturación, sino que también puede funcionar como el elemento que dé inicio al proceso. La solicitud electrónica puede llegar al personal de apoyo que sigue la evolución de la consulta, así como al oftalmólogo consultado. La orden puede contener instrucciones o preguntas específicas para el médico a cargo, incluido un recordatorio para obtener el consentimiento para el uso de telemedicina, información para el especialista sobre la forma de conectarse con el SU (por llamada telefónica o videollamada) y preguntas clínicas.

Comunicar al especialista los elementos clínicos esenciales obtenidos de la anamnesis y la exploración física inicial en el SU proporciona un contexto excelente. Las preguntas orientativas para el área de oftalmología son las siguientes:

> *¿Qué ojo está afectado?*
> *¿El paciente tiene visión borrosa? En caso afirmativo, ¿es binocular o monocular?*
> *¿El paciente tiene dolor en el ojo?*
> *¿El paciente tiene sensibilidad a la luz?*
> *¿El paciente refiere luces intermitentes o miodesopsias de nueva aparición?*
> *¿Cuál es la agudeza visual medida en el ojo derecho y el izquierdo? ¿El paciente utiliza lentes correctivos?*
> *¿Los usa de manera sistemática?*
> *¿Qué aspecto tiene el ojo? Descripción del aspecto macroscópico de los párpados superiores e inferiores, la conjuntiva, el iris y la reacción pupilar.*
> *¿El paciente tiene alguna limitación en los movimientos extraoculares?*
> *¿Existe una foto del ojo afectado para el expediente clínico electrónico vía mensaje de texto seguro?*
> *Si la información está disponible, ¿cuál es la presión intraocular medida del ojo afectado y del no afectado?*
> *¿Hay captación de fluoresceína?*

La agudeza visual es el signo inicial más importante de la salud ocular y es necesaria para el éxito de la priorización. Una vez que el oftalmólogo es contactado y se le proporciona la información básica de la exploración, debe decidir si requiere datos adicionales.

El oftalmólogo puede pedir información de otras imágenes diagnósticas, como tomografía computarizada (TC) o ecografía, o de una simple fotografía enfocada del ojo afectado. A menudo, estos datos adicionales son fundamentales para la priorización o el diagnóstico del paciente. El oftalmólogo también puede pedir a un miembro del equipo de urgencias que le facilite la exploración ocular videograbada.

La exploración del segmento anterior puede documentarse mediante fotografía o video, aunque para ello se requiere contar con equipos adecuados en el SU, tener capacidad para almacenar imágenes en el expediente clínico y la posibilidad de transmitir a través de una plataforma segura. La fotografía puede ser obtenida con una lámpara de hendidura o con otra lente de gran aumento y debe guardarse como parte del expediente; una imagen fija puede ser suficiente para establecer el diagnóstico y debe ser documentada. En lo que concierne a la oftalmología, una videograbación sencilla, sin amplificación, es útil para documentar la exploración dinámica. También hay tecnología disponible que tiene capacidad de video de alta resolución e incluye control remoto de movimiento horizontal, vertical y *zoom*. Si se estabiliza la cabeza del paciente, por ejemplo, mientras está sentado en una silla, con la parte posterior de la cabeza apoyada en la pared, es posible obtener un gran aumento sin degradación de la imagen. De esta forma, el oftalmólogo podría identificar fácilmente problemas agudos frecuentes como hipema, hemorragia subconjuntival, enfermedad o laceración palpebral y enfermedad de la córnea, usando una tinción corneal apropiada.[15] Contar con la iluminación adecuada es clave para mantener una buena calidad de imagen, y se recomienda mantener la fuente lumínica cerca del paciente, en especial cuando se usa un *zoom* de mayor aumento. Por lo demás, algunas exploraciones exigen que la luz esté apagada para utilizar la luz azul cobalto. Es importante disponer de una fuente de luz potente para realizar exploraciones de tinción corneal con luz azul cobalto.

La exploración del segmento posterior es más difícil de realizar a través de la telemedicina. La ecografía en el punto de atención puede descartar varias alteraciones oculares, como desprendimientos de retina, hemorragias vítreas y heridas transmurales del globo ocular. Las cámaras no midriáticas para el fondo de ojo también están disponibles en presentaciones pequeñas de mano, o más grandes, para mesa. En general, las cámaras más pequeñas suelen requerir mayor destreza y habilidad para capturar una imagen o un video que estén bien enfocados y que resulten clínicamente útiles para ser transmitidos a un oftalmólogo a distancia. De hecho, el mejor de los casos para el uso de una cámara de retina portátil es cuando la emplean los aprendices de oftalmología que practican exploraciones vitreorretinales a diario o por los médicos de urgencias bien entrenados que requieren de sesiones de entrenamiento regulares.

Las cámaras de mesa son mucho más fáciles de usar por los equipos clínicos no oftalmológicos. Estas máquinas pueden obtener fotografías del segmento posterior con mayor fidelidad, pero solo pueden utilizarse si el paciente puede sentarse ante la máquina y abrir los ojos, y si cuenta con pupilas de 2.5 a 3 mm o mayores. Se usan principalmente para descartar la oclusión del vaso central de la retina o para evaluar la enfermedad de la cabeza del nervio óptico. El empleo de esta cámara puede no ser rentable en un SU pequeño, dados los limitados escenarios clínicos observados en la fotografía del fondo de ojo. Existen cámaras que también pueden obtener tomografías de coherencia óptica (OCT, *optical coherence tomography*) sin midriasis, que ofrecen imágenes rápidas de las capas de la retina y las fibras nerviosas. Aunque la OCT generalmente sirve para diagnosticar enfermedades crónicas, los nuevos dispositivos no midriáticos permiten su uso en áreas clínicas no oftálmicas, como los SU, principalmente para diagnosticar alteraciones agudas como oclusiones de la arteria central de la retina o edema de la cabeza del nervio óptico. En la **tabla 27-2** se presenta una lista de las alteraciones oculares urgentes frecuentemente evaluadas y los estudios de imagen que pueden hacerse en el SU, para luego ser comunicados vía telemedicina.

Una vez que el oftalmólogo obtenga los resultados de la exploración lo más completa posible, podrá hacer sugerencias en cuanto a abordajes, estudios adicionales, consultas posteriores, la necesidad de traslado o el seguimiento ambulatorio inmediato. En ocasiones, la exploración basada en telemedicina no resulta satisfactoria para que el oftalmólogo haga una adecuada evaluación y será necesario hacer la exploración en persona. Se puede proponer una derivación para hacer una exploración más exhaustiva o, si es necesaria, una intervención inmediata, como la cirugía. Sin embargo, la recomendación más habitual es la de realizar un seguimiento ambulatorio en el consultorio al día siguiente para confirmar la evaluación realizada por telemedicina, empleando un equipo de exploración adecuado y pruebas diagnósticas pertinentes. Por este motivo, se recomienda que cualquier programa de teleoftalmología en urgencias establezca un horario permanente de citas de consulta externa por la mañana, para los seguimientos de urgencias.

Aunque la telemedicina nunca puede sustituir a una exploración oftalmológica completa en persona, sí puede aumentar la capacidad de un especialista para atender las llamadas y priorizar a los pacientes para estabilizar el tratamiento, iniciar la medicación o hacer la derivación necesaria para una nueva valoración o intervención. El uso de la telemedicina suscita algunas preocupaciones obvias. La primera es la seguridad y las expectativas de los pacientes. Reconocer que la telemedicina se utiliza en este caso como alternativa a

TABLA 27-2 Alteraciones oculares urgentes y cómo priorizar con telemedicina	
Alteraciones oculares urgentes	**Métodos de priorización a través de la telemedicina**
Endoftalmitis	AER, video, fotografías
Fístula carotídea-cavernosa	AER, video, fotografía fija, TC con contraste
Desprendimiento de retina	AER, ecografía realizada por el equipo de urgencias en el lugar; se podría utilizar el video para ayudar a dirigir a los miembros del equipo a pie de cama
Queratitis bacteriana	AER, video, fotografías
Globo ocular abierto	AER, fotografía fija, TC
Glaucoma de ángulo cerrado	AER, el equipo de urgencias comprueba la PIO, video con exploración de la cámara anterior usando lámpara de pupila
Hemorragia retrobulbar	AER, imágenes de TC y ecografía
Uveítis	AER, videollamada
Parálisis del tercer nervio	AER, videollamada, ATC/ARM
Neuropatía óptica isquémica	AER, ecografía realizada por el equipo de urgencias *in situ*, fotografía del fondo de ojo (si está disponible), VES/PCR
Oclusión de vaso central	AER, ecografía realizada por el equipo de urgencias en el sitio, fotografía del fondo de ojo/OCT (si está disponible), VES/PCR

AER: antecedentes de la enfermedad reciente; ARM: angiografía por resonancia magnética; ATC: angiografía por tomografía computarizada; OCT: tomografía de coherencia óptica; PCR: proteína C reactiva; PIO: presión intraocular; TC: tomografía computarizada; VES: velocidad de eritrosedimentación.

la falta de atención oftalmológica especializada aumenta inmediatamente su valor. Sin embargo, el paciente debe ser consciente de que la telemedicina suministrada no sustituye a la exploración ocular completa por parte de un oftalmólogo. Por este motivo, cada paciente debe recibir una cita de seguimiento con un oftalmólogo poco después del alta, en caso de no ser derivado o ingresado en el SU.

Otra preocupación evidente es la responsabilidad médica en la que puede incurrir un oftalmólogo al practicar la telemedicina, en comparación con realizar una exploración presencial. En última instancia, el paciente está al cuidado del médico de urgencias, quien deberá solicitar la consulta oftalmológica si hay alguna alteración que pueda justificar una evaluación presencial más inmediata. Si el oftalmólogo sospecha que se pudo pasar algo por alto, debe haber un umbral más bajo de lo habitual para la derivación del paciente. Muchos oftalmólogos practican actualmente por vía telefónica, y añadir la posibilidad de realizar una exploración a través de la telemedicina mejora la atención al paciente.

Es importante recordar que la propuesta de valor es proporcionar priorización y estabilización a los pacientes que buscan atención por afecciones oftálmicas agudas, y la telemedicina puede servir para brindar un acceso rentable a un oftalmólogo, cuando este no esté disponible en el corto plazo. La combinación del valor añadido y los modelos exitosos previos de priorización a distancia para la atención oftalmológica urgente indica que la telemedicina en urgencias es factible y tiene un gran potencial.[16] Comprender su lugar en la medicina permitirá a los sistemas de salud y a los médicos mejorar la calidad y rentabilidad de la atención, en lugar de utilizarla como un complemento a los modelos de atención tradicionales.

CONSEJOS Y ALERTAS

- Las consultas de pasillo suelen dar lugar a una atención de menor calidad, retrasos en la atención y un aumento de los costos asistenciales.
- Los hallazgos encontrados en la anamnesis y la exploración (incluyendo la agudeza visual, la presión intraocular y la revisión pupilar) son datos esenciales. Disponer de información precisa mejora la eficacia de la consulta.
- Las exploraciones a distancia requieren del apoyo de personal calificado que pueda manejar el equipo de grabación y pueda obtener datos adicionales de la exploración, lo que requiere un acuerdo de colaboración entre el SU y oftalmología.
- Establecer un seguimiento es esencial. Las citas concertadas en una clínica oftalmológica afiliada o local pueden ayudar a evitar lagunas en la atención.

Referencias

1. Krueger KJ, Halperin EC. Perspective: paying physicians to be on call: a challenge for academic medicine. *Acad Med*. 2010;85(12):1840-1844.

2. Rao MB, Lerro C, Gross CP. The shortage of on-call surgical specialist coverage: a national survey of emergency department directors. *Acad Emerg Med*. 2010;17(12):1374-1382.

3. Menchine MD, Baraff LJ. On-call specialists and higher level of care transfers in California emergency departments. *Acad Emerg Med*. 2008;15(4):329-336.

4. Wedekind L, Sainani K, Pershing S. Supply and perceived demand for teleophthalmology in triage and consultations in California emergency departments. *JAMA Ophthalmol*. 2016;134(5):537-543.

5. Witmer MT, Margo CE. Analysis of ophthalmology workforce and delivery of emergency department eye care in Florida. *Arch Ophthalmol*. 2009;127(11):1522-1527.

6. Mott M. Who's on call? Emergency care crisis looms. 2019. Consultado el 2 de junio de 2021. https://www.aao.org/eyenet/article/whos-on-call-emergency-care-crisis-looms

7. Simonet D. Cost reduction strategies for emergency services: insurance role, practice changes and patients accountability. *Health Care Anal*. 2009;17(1):1-19.

8. Dress J. Viewpoint: how telemedicine may reshape emergency medicine. 2020. Consultado el 2 de junio de 2021. https://www.beckershospitalreview.com/telehealth/viewpoint-how-telemedicine-may-reshape-emergency-medicine.html

9. Centers for Medicare and Medicaid Services. COVID-19 emergency declaration blanket waivers for health care providers. 2020. Último acceso: 25 de mayo de 2021. https://www.cms.gov/files/document/summary-covid-19-emergency-declaration-waivers.pdf

10. Ward MM, Jaana M, Natafgi N. Systematic review of telemedicine applications in emergency rooms. *Int J Med Inform*. 2015;84(9):601-616.

11. Woodward MA Ple-Plakon P, Blachey T, et al. Eye care providers' attitudes towards teleophthalmology. *Telemed J E Health*. 2015;21(4):271-273.

12. Vaziri K, Schwartz SG, Flynn HW, Kishor KS, Moshfegi AA. Eye-related Emergency Department Visits in the United States, 2010. *Ophthalmology*. 2016;123(4):917-919.

13. Kang S, Thomas BPM, Sim DA, Parker RT, Daniel C, Uddin JM. Oculoplastic video-based telemedicine consultations: Covid-19 and beyond. *Eye (Lond)*. 2020;34(7):1193-1195.

14. Ko MW, Busis NA. Tele-neuro-ophthalmology: vision for 20/20 and beyond. *J Neuroophthalmol*. 2020;40(3):378-384.

15. Woodward MA, Musch DC, Hood CT, et al. Teleophthalmic approach for detection of corneal diseases: accuracy and reliability. *Cornea*. 2017;36(10):1159-1165.

16. Ribeiro AG, Rodrigues RA, Guerreiro AM, Regatieri CV. A teleophthalmology system for the diagnosis of ocular urgency in remote areas of Brazil. *Arq Bras Oftalmol*. 2014;**77**(4):214-218.

CAPÍTULO

28

Traumatismos orbitarios

Joshua Gentges
Douglas Marx

DESAFÍO CLÍNICO

La órbita está delimitada por los huesos que dan forma al piso y las paredes orbitarias. Contiene y protege a muchas estructuras importantes de tejidos blandos (ojos, músculos extraoculares, vasos sanguíneos, fascias, ligamentos y nervios craneales), que se dirigen a las estructuras orbitarias y la cara.[1] También contiene a los párpados y las glándulas lagrimales (**fig. 28-1**). Dada la compleja anatomía ósea y de los tejidos blandos, los traumatismos pueden causar afectación intra- y extraocular notable. Es importante prestar atención especial a la anamnesis y exploración física, ya que un traumatismo orbitario no detectado puede llevar a la pérdida de la visión, una infección intracraneal o la muerte, en el caso de las lesiones orbitarias penetrantes.[2]

El diagnóstico de las lesiones orbitarias no siempre es evidente porque los pacientes traumatizados pueden tener otras lesiones que parecen más urgentes, presentar confusión y desorientación o no poder participar en la exploración completa. Las lesiones en la órbita pueden causar fracturas orbitarias que den lugar a afecciones que pongan en peligro los órganos internos: síndrome compartimental orbitario (SCO), atrapamiento de los músculos extraoculares y otros tejidos intraorbitarios, rotura del globo ocular, lesiones vasculares, neuropatía óptica o avulsión nerviosa. La valoración para detectar un atrapamiento del contenido orbitario es especialmente difícil en los pacientes traumatizados. No en todos los casos se observan signos externos de lesión. El SCO es un desafío clínico porque se presenta con poca frecuencia (0.088% de las lesiones craneomaxilofaciales) y porque resulta devastador, ya que conduce a una pérdida de visión progresiva, a medida que aumenta el tiempo hasta que se realiza la intervención.[2-4]

FISIOPATOLOGÍA

La violencia física es la causa de la mayoría de las fracturas orbitarias (~40%), seguida de caídas (~25%), lesiones asociadas al ocio o deporte (~16%) y accidentes de tránsito (~13%).[2] El mecanismo de las fracturas orbitarias puede ser un traumatismo directo en el hueso o un aumento de la presión intraorbitaria, lo que provoca una fractura «por estallido».[5] Las fracturas orbitarias representan la mitad de todas las fracturas faciales, y casi la mitad de ellas (47.9%) afectan el piso orbitario, lo que puede causar atrapamiento de los tejidos intraoculares, de la musculatura extraocular o una infección orbitaria.[2] Las fracturas más extensas pueden llevar a perder el soporte del ojo, causando su desplazamiento hacia abajo (hipoftalmos) y diplopía.[6]

La pared orbitaria medial es la parte más delgada de la órbita, pero se fractura con menos frecuencia debido al refuerzo que brinda el etmoides. Las fracturas de la pared orbitaria medial pueden producir enfisema orbitario, obstrucción del flujo lacrimal, lesión de las arterias etmoidales y atrapamiento del recto medial.[6] Las fracturas de la pared lateral tampoco son muy frecuentes, debido al espesor relativo de la pared lateral y a su asociación con el hueso cigomático y el reborde orbitario. La fractura de la pared lateral suele ser causada por una fuerza directa sobre la mejilla y por fractura del arco cigomático. Las fracturas del techo orbitario se producen por lesiones de alto impacto en la cabeza y la cara. La fractura del techo de la órbita suele venir acompañada de otras fracturas faciales y de lesiones neurológicas.[2]

Las fracturas orbitarias pueden causar el atrapamiento de la grasa intraocular, de la musculatura extraocular o daño directo del globo ocular. La grasa intraocular puede herniarse a través de una fractura de la pared medial o inferior, causando dolor con el movimiento de los músculos extraoculares e

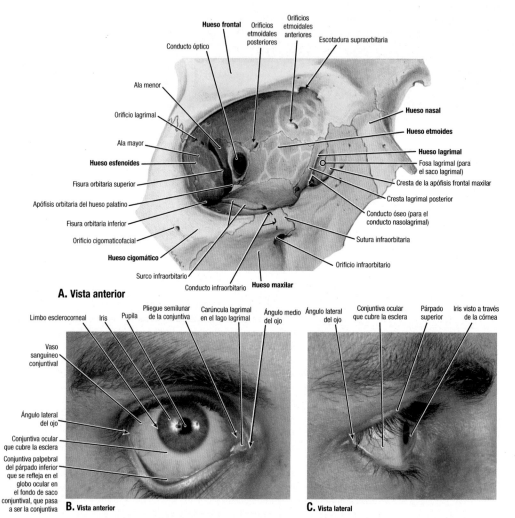

Figura 28-1. Anatomía de la cavidad orbitaria y de la superficie del ojo. **A.** Huesos y particularidades de la cavidad orbitaria. **B y C.** Anatomía superficial del ojo (tomada de Agur AMR, Dalley AF II. *Grant's Atlas of Anatomy*. 15th ed. Wolters Kluwer; 2021. Figura 7-36).

inflamación. Los músculos extraoculares también pueden herniarse a través de una fractura orbitaria. Si el hueso fracturado «rebota» más rápido que el músculo, este último quedará atrapado en la fractura, provocando una reducción de la motilidad ocular y diplopía. Esto es más frecuente en los niños y adultos jóvenes porque el hueso en estos grupos poblacionales es más elástico.[7] Los médicos deben estar al tanto de la posibilidad de un reflejo oculocardíaco y manifestado por bradicardia mediada vagalmente con náuseas, vómitos y vértigo, causada por el atrapamiento del músculo extraocular, más frecuentemente en el piso orbitario. Este tipo de hallazgo en un traumatismo facial aislado debe motivar la rápida valoración de la fractura orbitaria con atrapamiento y acelerar la reparación primaria de la fractura facial.[8,9]

Las fracturas orbitarias, o incluso una contusión orbitaria sin fractura, pueden dar lugar a un aumento de la presión intraorbitaria por enfisema orbitario, hemorragia, alteraciones inflamatorias o infección, cuando se retrasa la búsqueda de atención médica. El aumento de la presión puede provocar un SCO con múltiples efectos posteriores, como isquemia, daños en el nervio óptico y la retina y pérdida de visión rápida y progresiva.[3] A medida que aumenta la presión intraorbitaria, el contenido de la órbita se desplaza hacia la zona de menor resistencia, en la mayoría de los casos la parte anterior de la órbita, lo que provoca exoftalmos.

Los traumatismos directos en los componentes intraorbitarios pueden llevar a la penetración o rotura del globo ocular, lo cual es una urgencia oftalmológica. También pueden observarse transecciones o neuropatía del nervio óptico, hipemas, cuerpos extraños, catarata traumática o desprendimiento de retina. En general, estas lesiones requieren derivación e intervención oftalmológica urgente.[2]

Los traumatismos intraorbitarios a menudo se producen de forma concomitante con las fracturas orbitarias,[7] por lo que los médicos de urgencias deben mantener un alto nivel de sospecha de lesiones intraorbitarias al diagnosticar una fractura orbitaria.

ABORDAJE DIAGNÓSTICO/EXPLORACIÓN DIRIGIDA

Las lesiones orbitarias pueden presentarse de forma aislada, pero lo más habitual es que se produzcan junto con otras lesiones traumáticas, lo que obliga a realizar una evaluación traumatológica completa. Se debe completar una exploración focalizada en busca de laceraciones, inflamación o tensión de los párpados, exoftalmos, hemorragias activas, pérdida de la capacidad para producir lágrimas, lesiones penetrantes y movimientos extraoculares. Se deben palpar las regiones periorbitarias para detectar cualquier inestabilidad ósea y crepitación. Debe identificarse el aplanamiento malar o la mala oclusión dental.

En los pacientes conscientes se puede pedir que abran los ojos. Si el paciente no puede abrir los ojos con facilidad debido a la inflamación palpebral, es conveniente ayudarle a abrirlo suavemente. La resistencia a la apertura de los párpados o, por el contrario, la proptosis grave que mantiene los párpados abiertos con dificultad para cerrarlos, puede sugerir un aumento de la presión intraorbitaria.

Se debe evaluar la agudeza visual de un ojo a la vez, idealmente con el uso de los lentes correctivos habituales del paciente. Se realizan pruebas de campo visual por confrontación. Los médicos deben llevar a cabo una exploración con linterna de las pupilas y observar la capacidad del paciente para detectar la luz y el movimiento, la presencia de dolor o diplopía con el movimiento de los músculos extraoculares, una pupila en forma de «lágrima» que indique una lesión del músculo ciliar o la rotura del globo ocular, así como la reacción pupilar a la luz. Cuando se acerca la fuente de luz al ojo, se debe provocar la constricción consensuada de ambas pupilas, y cuando se retira, ambas pupilas deben agrandarse; este es el fundamento de la prueba de linterna oscilante negativa. La prueba positiva implica un defecto pupilar aferente relativo (DPAR)[10] e indica daño en el nervio o en el conducto óptico.

Entre los hallazgos podría encontrarse una hemorragia subconjuntival (**fig. 28-2**); cuando esta es grave, podría ser indicativa de rotura oculta o contusión importante del globo ocular. Cuando es posible, se debe teñir el ojo afectado con fluoresceína para buscar abrasiones, ulceraciones o laceraciones de la córnea, así como el signo de Seidel (una corriente de líquido que arrastra la fluoresceína, lo que indica rotura del globo ocular). La prueba de la presión intraocular puede ser un desafío en los casos de traumatismo, pero debe realizarse si la evaluación de la rotura del globo ocular es negativa.

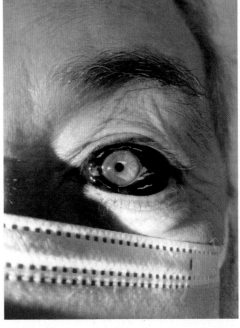

Figura 28-2. Quemosis ocular (cortesía de la Dra. Lori Whelan, vicepresidenta del Servicio de Urgencias de la Universidad de Oklahoma. Utilizada con autorización).

La exploración por tomografía computarizada (TC) de la órbita, que incluya cortes finos tomados a través de la pared orbitaria, tiene una alta sensibilidad y especificidad para la fractura, enfisema o hemorragia orbitarios. La ecografía de la órbita realizada a pie de cama puede detectar desprendimientos de retina, irregularidades en el globo ocular que sugieran ruptura, hemorragias intraoculares o luxación del cristalino. Para más detalles, *véase* el capítulo 26 sobre imagenología ocular.

Al tratarse de una urgencia oftalmológica, se debe considerar un posible SCO en todos los pacientes, aunque suela descartarse posteriormente. Los signos positivos que sugieren la presencia del SCO incluyen disminución de la visión, DPAR, resistencia a la retropulsión y un contorno posterior del globo ocular con aspecto de tienda de campaña en la ecografía o en la TC.

DIAGNÓSTICO DIFERENCIAL

La órbita es una estructura compleja y los traumatismos pueden afectar sus diversos sistemas. Las estructuras que podrían verse afectadas incluyen:

- Lesiones óseas: fracturas en las paredes y el piso de la órbita, el reborde orbitario y el hueso cigomático.
- Lesiones de los tejidos blandos: los daños directos en los tejidos blandos incluyen lesiones en los músculos extraoculares, la grasa intraorbitaria y el tejido conjuntivo, laceraciones en los párpados y lesiones en las glándulas y conductos lagrimales. Las lesiones indirectas resultantes de las lesiones óseas comprenden la herniación del contenido orbitario a través de la línea de fractura.
- Lesiones en el tejido nervioso, por ejemplo, en los nervios óptico, trigémino y facial.
- Lesiones vasculares: pueden incluir los daños en la vena y la arteria oftálmicas, en la arteria central de la retina o en las arteriolas y capilares que irrigan el contenido intraorbitario. Esto puede dar lugar a equimosis o quemosis conjuntival, hipema o SCO.
- Lesiones del globo ocular: incluyen rotura del globo, desprendimiento de retina, luxación o evisceración del cristalino, hemorragia vítrea proveniente de las cámaras anterior o posterior, iritis y laceraciones conjuntivales o corneales.

TRATAMIENTO

En la mayoría de las lesiones orbitarias traumáticas, el tratamiento y la derivación son urgentes, pero no deben retrasar la atención de otras lesiones igual de apremiantes. La clara excepción es el SCO, que requiere una intervención rápida para evitar la pérdida de visión permanente. En última instancia, los pacientes necesitarán una consulta oftalmológica para la descompresión y reparación quirúrgica definitiva. Sin embargo, muchos médicos de urgencias no tienen acceso inmediato al área de oftalmología o capacidad para derivar a sus pacientes sin causar retrasos inaceptables. El personal de urgencias debe estar familiarizado y dispuesto a realizar una cantotomía lateral urgente con cantólisis, que puede salvar la visión del paciente. Las personas tratadas en un plazo de 2 h tienen un 85% de probabilidad de alcanzar una agudeza visual final de Snellen de 6/12 o superior, mientras que aquellas tratadas después de 2 h solo tienen un 25% de probabilidad de alcanzar esta agudeza visual.[3]

En la **figura 28-3** se representa la anatomía implicada en la cantotomía lateral. El tendón cantal lateral se encuentra posterior al canto lateral. Se inserta al tubérculo orbitario lateral, que es una proyección de la porción cigomática lateral del reborde orbitario. El tendón tiene ramas superiores e inferiores y une las placas tarsales al reborde orbitario, con lo que proporciona soporte anterior al globo ocular. Al cortar el canto lateral y ligar el tendón cantal lateral se elimina este soporte, lo que permite que el globo se mueva hacia adelante con mayor libertad y se reduzca la presión sobre el nervio óptico. El procedimiento de la cantotomía lateral se detalla en la **tabla 28-1** y se representa gráficamente en la **figura 28-4**. Los médicos deben considerar que la anatomía puede estar distorsionada debido al edema u obstaculizada por una hemorragia y que el anestésico local podría ser relativamente menos eficaz en un tejido dañado y parcialmente anóxico.

La mayoría de las fracturas orbitarias no necesitan ser reparadas. Las fracturas orbitarias que tradicionalmente requieren reparación urgente o en el corto plazo son las que presentan un atrapamiento muscular. Este atrapamiento puede provocar isquemia importante del músculo y la consiguiente diplopía permanente. Las fracturas más grandes suelen repararse después de que la inflamación aguda de las regiones orbitaria y periorbitaria ha mejorado. Las fracturas candidatas a cirugía incluyen

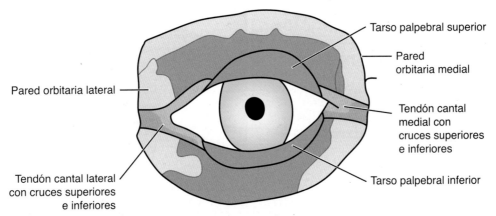

Tarso palpebral superior

Pared orbitaria medial

Pared orbitaria lateral

Tendón cantal medial con cruces superiores e inferiores

Tendón cantal lateral con cruces superiores e inferiores

Tarso palpebral inferior

Figura 28-3. Anatomía del canto (tomada de Amer E, El-Rahman Abbas A. Ocular compartment syndrome and lateral canthotomy procedure. *J Emerg Med*. 2019;56(3):294-297. Figura 1).

TABLA 28-1 Cantotomía lateral

Equipo
- Pinzas pequeñas (Paufique)
- Hemostáticos tópicos pequeños
- Tijera pequeña (Stevens)
- Anestesia local
- Gasa de 10 × 10 cm
- Cautín desechable de alta temperatura

Procedimiento
- Colocar al paciente en posición supina.
- Inyectar anestesia local en la región del canto lateral, con la aguja apuntando hacia fuera del globo ocular.
- Preparar la región del canto lateral con yodopovidona o clorhexidina.
- Con los agentes hemostáticos, presionar los tejidos del canto lateral, desde el margen lateral hasta el reborde orbitario lateral, durante 30 s a 1 min.
- Colocar la hoja posterior de las tijeras a lo largo del lado conjuntival del canto lateral.
- Cortar a través del espesor total del canto lateral.
- Sujetar con las pinzas el borde cortado del párpado inferior lateral y tirar del párpado superiormente y lejos del globo ocular.
- Introducir las tijeras en la herida con la punta dirigida hacia la región nasal.
- Hacer una incisión subcutánea a través del párpado justo por debajo de la placa tarsal (aproximadamente 5 mm inferior al margen del párpado).
- Continuar la incisión hasta que el párpado inferior tenga buena movilidad.
- Realizar la hemostasia aplicando presión o utilizando un cauterizador manual desechable de alta temperatura cuando sea necesario.

Hallazgos
- Dolor
- Reducción de los movimientos oculares
- Pérdida o reducción de la visión
- Tensión en los párpados

Precauciones
- El anestésico local debe inyectarse siempre con la aguja en dirección contraria al globo ocular.
- A pesar de la anestesia local, los pacientes suelen experimentar cierto grado de molestia durante el procedimiento y deben ser advertidos de antemano.

las del piso orbitario o de la pared medial que afectan a más del 50% de la pared, provocan más de 2 mm de enoftalmos o presentan diplopía que no se resuelve.[3,5] Las fracturas de la pared lateral, incluidas las del complejo cigomático-maxilar, suelen beneficiarse de la reparación si presentan mala oclusión o trismo,

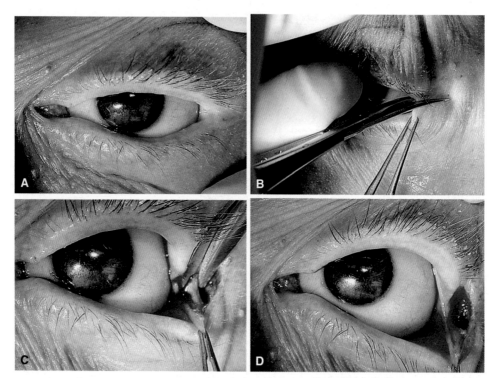

Figura 28-4. **A-D.** Procedimiento de cantotomía lateral (tomada de Amer E, El-Rahman Abbas A. Ocular compartment syndrome and lateral canthotomy procedure. *J Emerg Med*. 2019;56(3):294-297. Figura 2).

y en casos de aplanamiento malar. Las fracturas del techo de la órbita rara vez requieren reparación, incluso cuando son bastante grandes, a menos que haya compromiso del nervio óptico, que la agudeza visual se haya agravado o que se compruebe la presencia de proptosis pulsátil.

TEMAS DE PEDIATRÍA

La principal diferencia entre los pacientes pediátricos y los adultos en caso de traumatismo orbitario es la mayor incidencia de atrapamiento de los músculos extraoculares. Los huesos de la órbita son más elásticos y resistentes en los niños que en los adultos y, por lo tanto, cuando se produce una fractura, puede rebotar a una posición no desplazada, atrapando la musculatura extraocular en la línea de fractura. Esta lesión puede ser difícil de diagnosticar en los niños pequeños, que podrían no cumplir con los requisitos de la exploración. También es posible que una lesión de este tipo no provoque dolor o diplopía de forma inmediata, lo que llevaría a un retraso en el diagnóstico. Los médicos deben tener un alto índice de sospecha de atrapamiento de los músculos extraoculares en los niños, y un bajo umbral para solicitar imágenes de TC si se sospecha una fractura orbitaria.

CONSEJOS Y ALERTAS

- La cantotomía lateral con cantólisis inferior puede salvar la visión en casos de SCO y no debe retrasarse esperando la consulta de oftalmología, a menos que se tenga disponibilidad inmediata.
- El umbral para la obtención de estudios de imagen orbitarios debe ser bajo. La fractura orbitaria y otras lesiones son frecuentes en los traumatismos multisistémicos y pueden no ser evidentes en la primera exploración.
- Salvo en el caso del SCO, la mayoría de las lesiones orbitarias pueden repararse tras la estabilización inicial del paciente y la atención quirúrgica de otras lesiones traumáticas. El momento de la intervención quirúrgica es controvertido, pero en los estudios se calcula en días o semanas, no en horas. La consulta con oftalmología puede ayudar al médico de urgencias y al paciente a decidir el momento adecuado para recibir la atención definitiva.

INFORMACIÓN BASADA EN LA EVIDENCIA

¿Cuál es el umbral para obtener estudios de imagen de la órbita en pacientes que presentan traumatismo orbitario?

El 43% de los pacientes pediátricos y el 5% de los adultos con fracturas orbitarias no presentan signos externos visibles a la exploración.[2] Los médicos deben obtener estudios de imagen (con TC) de los pacientes pediátricos que muestren un mecanismo que sugiera traumatismo orbitario. En los adultos, hay que solicitar estudios en pacientes obnubilados y en aquellos con quemosis, signo de Seidel, exoftalmos, dolor óseo en el reborde orbitario o alteraciones en el campo o en la agudeza visual. No hay que descartar a quienes presentan dolor con el movimiento de los músculos extraoculares, diplopía o contusión orbitaria; todos ellos están estrechamente relacionados con la fractura orbitaria, incluso si no hay signos visibles que lo sugieran.

¿Con qué urgencia deben realizarse las cantotomías laterales?

Retrasar el procedimiento de la cantotomía lateral con cantólisis conlleva resultados adversos para el paciente. Esto podría traducirse en una disminución de la visión o ceguera. Cuanto antes se lleve a cabo, mejor, y es necesario realizarla en un plazo no mayor de 2 h desde el momento en que se produce el SCO para evitar la pérdida de la visión.[5] Aunque existe un aumento en la pérdida de visión asociada al retraso en el tratamiento, no parece haber un tiempo límite estricto después del cual la cantotomía lateral deje de ser útil, por lo que una presentación tardía del paciente no es una indicación para omitir este procedimiento.[11] No parece haber una asociación entre la especialidad del médico que realiza la intervención y los resultados sobre la vista tras la cantotomía lateral, por lo que los médicos de urgencias no deben retrasarla por temor a no tener la suficiente competencia o a las complicaciones iatrógenas.[11]

¿Qué plazo se recomienda para la evaluación oftalmológica de tejidos blandos atrapados en las fracturas orbitarias?

La mayoría de las fracturas orbitarias no parecen requerir una reparación inmediata, aunque la literatura médica es contradictoria en cuanto al momento adecuado de la cirugía. Un metaanálisis[12] de estudios que analizaron el momento adecuado para la reparación quirúrgica encontró más diplopía persistente en los pacientes que fueron reparados después de 14 días de la lesión. Pero esta revisión perdió fuerza por la inclusión de estudios con diversas definiciones de diplopía, por el hecho de basarse en estudios que llegaron a conclusiones heterogéneas sobre el momento ideal para la reparación quirúrgica. La consulta con un oftalmólogo puede ayudar al profesional de urgencias a determinar el período de seguimiento y de reparación adecuados. En general, si no hay evidencia de SCO, la derivación deberá producirse en el corto plazo, pero no de manera urgente.[2,5]

Referencias

1. Turvey TA, Golden BA. Orbital anatomy for the surgeon. *Oral Maxillofac Surg Clin North Am*. 2012;24(4)525-536.

2. Roth FS, Koshy JC, Goldberg JS, Soparkar CN. Pearls of orbital trauma management. *Semin Plast Surg*. 2010;24(4):398-410.

3. Voss JO, Hartwig S, Doll C, Hoffmeister B, Raguse JD, Adolphs N. The "tight orbit": incidence and management of the orbital compartment syndrome. *J Craniomaxillofac Surg*. 2016;44(8):1008-1014.

4. McCallum E, Keren S, Lapira M, Norris JH. Orbital compartment syndrome: an update with review of the literature. *Clin Ophthalmol*. 2019;13:2189-2194.

5. Yamanaka Y, Watanabe A, Sotozono C, Kinoshita S. Impact of surgical timing of postoperative ocular motility in orbital blowout fractures. *Br J Ophthalmol*. 2018;102(3):398-403.

6. Lozada KN, Cleveland PW, Smith JE. Orbital trauma. *Semin Plast Surg*. 2019;33(2):106-113.

7. Park J, Yang SC, Choi HY. Epidemiology and clinical patterns of ocular trauma at a level 1 trauma center in Korea. *J Korean Med Sci*. 2021;36(1):e5.

8. Kim BB, Qaqish C, Frangos J, Caccamese JF Jr. Oculocardiac reflex induced by an orbital floor fracture: report of a case and review of the literature. *J Oral Maxillofac Surg*. 2012;70(11):2614-2619.

9. Worthington JP. Isolated posterior orbital floor fractures, diplopia and oculocardiac reflexes: a 10-year review. *Br J Oral Maxillofac Surg*. 2010;48(2):127-130.

10. Broadway DC. How to test for a relative afferent pupillary defect (RAPD). *Community Eye Health*. 2016;29(96):68-69.

11. Dixon JL, Beams OK, Levine BJ, Papas MA, Passarello BA. Visual outcomes after traumatic retrobulbar hemorrhage are not related to time or intraocular pressure. *Am J Emerg Med*. 2020;38(11):2308-2312.

12. Damgaard OE, Larsen CG, Felding UA, Toft PB, von Buchwald C. Surgical timing of the orbital "blowout" fracture: a systematic review and meta-analysis. *Otolaryngol Head Neck Surg*. 2016; 155(3):387-390.

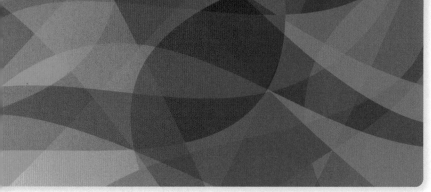

CAPÍTULO 29

Tumores orbitarios

Alison V. Crum
Samantha F. Bordonaro

DESAFÍO CLÍNICO

Hay muchos tipos de tumores o masas que pueden aparecer en la órbita o alrededor de esta. El diagnóstico y el tratamiento pueden variar significativamente en función de la causa. Debido a la lenta progresión de este tipo de enfermedad orbitaria, el diagnóstico puede ser difícil y los hallazgos en la exploración podrían ser extremadamente sutiles. La urgencia en términos de la identificación y el tratamiento de cada uno de estos tumores también puede variar, por lo que es importante que los médicos de cualquier especialidad tengan conocimientos básicos sobre los tumores orbitarios y su identificación y tratamiento temprano.

FISIOPATOLOGÍA

Para considerar la fisiopatología de los tumores orbitarios, hay que considerar que existen varias categorías principales. Los tumores orbitarios pueden dividirse en diferentes grupos: lesiones inflamatorias, lesiones quísticas, lesiones vasculares y hemorrágicas, tumores del nervio periférico orbitario y otros tumores neurales, tumores epiteliales primarios de las glándulas lagrimales, tumores y seudotumores histiocíticos orbitarios y tumores neoplásicos (**tabla 29-1, figs. 29-1 a 29-5**).[1-3] Estos últimos incluyen los tumores linfoides y la leucemia, que podrían ser primarios o secundarios, o bien, constituir metástasis.

ABORDAJE DIAGNÓSTICO/EXPLORACIÓN DIRIGIDA

Los hallazgos de la exploración relacionados con los tumores orbitarios suelen ser sutiles y pueden haberse desarrollado con el tiempo, lo que hace difícil que el paciente haya notado muchos de estos cambios. Durante la exploración, observar la posición de los globos oculares dentro de la cara y determinar si esta es completamente simétrica es un punto de partida importante (**fig. 29-6**).

En el servicio de urgencias (SU) o el centro de atención inmediata, quizá el médico solo cuente con una regla para hacer esta medición. Sin embargo, puede haber dispositivos más sofisticados para una evaluación más objetiva de la simetría, como la cuadrícula facial de McCoy o el exoftalmómetro de Hertel (**fig. 29-7**).

También puede servir evaluar al paciente con una perspectiva de «vista de gusano»: se pide al paciente que mire hacia el techo y se observa su cara desde la barbilla mientras él mira hacia arriba (**fig. 29-8**).

Cuando se realiza la exploración, se deben tener en cuenta las «4 P» de las lesiones orbitarias: **p**roptosis, dolor (*pain*), **p**rogresión y **p**ulsatilidad.[4]

Proptosis

La *proptosis* es un ojo que se encuentra más adelantado en la cuenca del ojo de lo normal. Se reconocen dos tipos de proptosis. La proptosis axial se produce por una orbitopatía tiroidea o por una oculopatía tiroidea. Se puede evaluar la firmeza de la proptosis probando la «resistencia a la retropulsión». Se pide al paciente que cierre los ojos y, con una presión equivalente de ambos pulgares, se presiona suavemente sobre el párpado superior. El globo ocular se desplazará posteriormente hacia la cuenca del ojo. Esto puede describirse como «suave» o «sin resistencia a la retropulsión», como presionar una uva o un tomate cherry. Los párpados superiores de los pacientes con masas orbitarias u orbitopatía tiroidea se

(Continúa en p. 221)

TABLA 29-1 Fisiopatología de los tumores orbitarios más frecuentes	
Tumor orbitario	**Fisiopatología**
Lesiones inflamatorias (61%)	• Las lesiones inflamatorias a menudo se enmascaran como por tumores orbitarios e incluyen diagnósticos como celulitis preseptal y orbitaria, conjuntivitis, uveítis y epiescleritis.
Lesiones quísticas orbitarias (10%)	• Los quistes dermoides orbitarios son los más frecuentes (37%). • Lesión congénita formada a partir de células epiteliales que quedan atrapadas durante la embriogénesis bajo el epitelio superficial, cerca de las suturas óseas. • Los mucoceles suelen surgir de los senos frontales o etmoidales debido a una inflamación crónica que invade la órbita. • Si se llenan de pus, se llaman *mucopioceles*. • En el caso de los niños, esta alteración puede ser generada por fibrosis quística.
Lesiones vasculares y hemorrágicas de la órbita (5%)	• Hemangioma cavernoso: • Es el tumor orbitario vascular benigno más frecuente en los adultos. Consiste en una anomalía congénita que da lugar a un crecimiento lento de vasos revestidos de células endoteliales, rodeados por una cápsula fibrosa. Suelen hacerse evidentes durante la mediana edad y pueden no mostrar inflamación o signos externos (*véase* **fig. 29-1**). • Fístulas arteriovenosas: • Producto de comunicaciones anómalas entre arterias y venas previamente normales. El 75% se presenta por un traumatismo, por lo general, en pacientes jóvenes. El 25% son espontáneas y son más probables en las personas mayores. • Tienen dos formas: • Las fístulas carótido-cavernosas se consideran de alto flujo (*véase* **fig. 29-2**). • Las fístulas durales-cavernosas se consideran de bajo flujo y suelen ser causadas por hipertensión sistémica y ateroesclerosis.
Tumores del nervio periférico orbitario/otros tumores neurales	• Neurofibroma orbitario (*véase* **fig. 29-3**): • Tumor benigno del nervio periférico. • A menudo se presenta con proptosis, desplazamiento del globo ocular y diplopía. • Puede ser localizado o plexiforme. El tipo plexiforme se asocia siempre a la neurofibromatosis tipo 1 (NF-1).
Tumores epiteliales primarios de las glándulas lagrimales	• Quiste epitelial ductal de la glándula lagrimal (dacriops): • El quiste de inclusión es consecuencia de la oclusión de uno o varios de los conductos que drenan la glándula lagrimal al fondo de saco conjuntival. • Suele surgir del lóbulo palpebral, puede ser unilateral o bilateral, a menudo es indoloro y no causa dolor a la palpación.
Tumores/ seudotumores histiocíticos orbitarios	• Histiocitosis de las células de Langerhans (granuloma eosinofílico, anteriormente conocido como *histiocitosis X*) (*véase* **fig. 29-4**): • Las células de Langerhans patológicas proliferan, a menudo con células inflamatorias (sobre todo eosinófilos), causando destrucción local, generalmente ósea. • Suelen aparecer en la primera década de la vida, se presentan como inflamación en la cara superotemporal de la órbita y se acompañan de dolor, enrojecimiento y dolor a la palpación. Ocasionalmente es bilateral.
Neoplasias	• Neoplasias orbitarias primarias: • El linfoma es el más frecuente en la órbita (*véase* **fig. 29-5**). • Proliferación maligna de células linfocíticas anómalas (a menudo originadas por linfocitos B) e incluyen lo siguiente: • Linfoma extranodal de células marginales, también conocido como *tejido linfoide asociado a mucosas* (MALT, *mucosa-associated lymphoid tissue*) • Linfoma folicular • Linfoma difuso de linfocitos B grandes • Linfoma de células del manto • Los síntomas de presentación más frecuentes incluyen inflamación (48%), masa (49%) y proptosis (37%). • Los linfomas primarios intraorbitarios suelen estar asociados a enfermedades autoinmunitarias. • Neoplasias metastásicas orbitarias: • Los cánceres metastásicos más frecuentes en los adultos son el de mama, pulmón, células renales, tiroides y próstata.

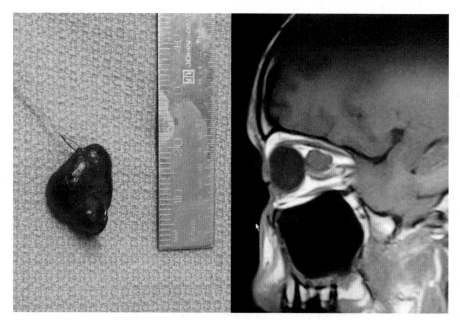

Figura 29-1. *Izquierda*: hemangioma cavernoso visto como una masa encapsulada con reforzamiento homogéneo. *Derecha*: hemangioma cavernoso visto en una resonancia magnética (cortesía de Alison V. Crum, MD, John A. Moran Eye Center, Universidad de Utah).

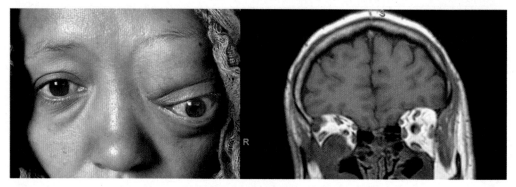

Figura 29-2. *Izquierda*: paciente con fístula carótido-cavernosa del ojo derecho. *Derecha*: vasos conjuntivales dilatados «en forma de sacacorchos» y congestión de los tejidos oculares de los párpados superiores e inferiores.

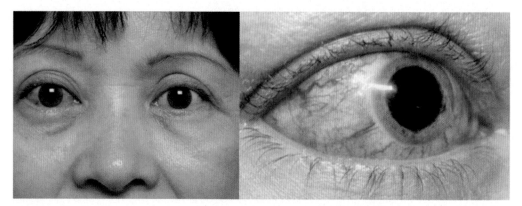

Figura 29-3. *Izquierda*: neurofibroma orbitario en paciente con neurofibromatosis de tipo 1 (NF1) de la órbita izquierda. *Derecha*: RM de otro paciente con NF1, que produce desplazamiento inferior del globo ocular (cortesía de Alison V. Crum, MD, John A. Moran Eye Center, Universidad de Utah).

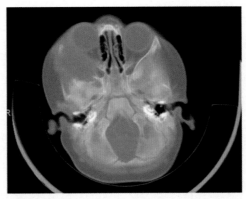

Figura 29-4. Histiocitosis de las células de Langerhans en una resonancia magnética que muestra la erosión del hueso esfenoides de la órbita lateral derecha (cortesía de Alison V. Crum, MD, John A. Moran Eye Center, Universidad de Utah).

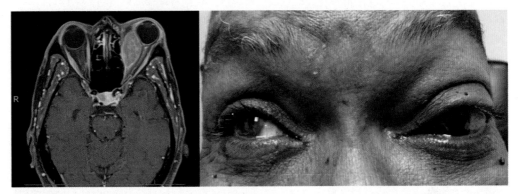

Figura 29-5. Linfoma de linfocitos B grandes. *Izquierda*: resonancia magnética que muestra un tumor en la órbita medial izquierda de la paciente. *Derecha*: la misma paciente con signos clínicos de proptosis del lado izquierdo y dificultad para aducir su ojo izquierdo (cortesía de Alison V. Crum, MD, John A. Moran Eye Center, Universidad de Utah).

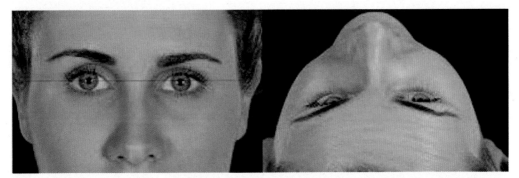

Figura 29-6. Síndrome del seno silencioso. Las imágenes muestran hipoglobo y enoftalmos del ojo izquierdo de la paciente en una proyección anterior (*imagen izquierda*) y superior (*imagen derecha*) (tomada de Ferro A, Basyuni S, Santhanam V. Not so silent sinus syndrome: a case report. *Int J Surg Case Rep.* 2016;23:1-3.)

resistirán a la presión de los pulgares y se sentirán más duros, como si se presionara sobre su barbilla o sobre un hueso. Esto puede describirse como «resistencia moderada a grave a la retropulsión».

La proptosis no axial se produce cuando los tumores se infiltran desde alrededor de la «caja ósea orbitaria», empujando el contenido orbitario hacia adelante (**fig. 29-9**). Medir la distancia interpupilar es una manera de evaluar la proptosis no axial. Los tumores orbitarios pueden surgir de la pared medial de

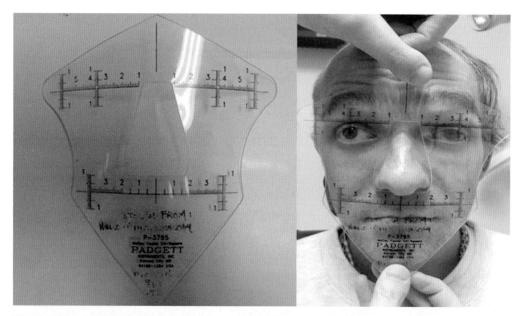

Figura 29-7. Cuadrícula facial de McCoy mostrada antes de ser aplicada y luego con la colocación correcta en la cara de un paciente para medir la asimetría (tomada de Goldberg RA, Shorr N. The McCoy Facial Trisquare: A useful instrument for measuring dystopia of the globe and canthi. *Ophthalmic Surg; Pitman.* 1993;24(5):355-356).

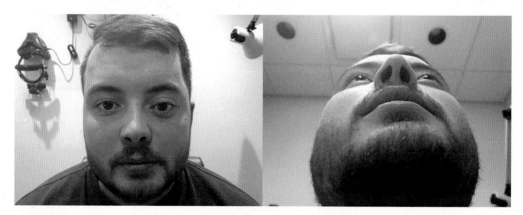

Figura 29-8. *Derecha*: paciente con desplazamiento inferior del globo ocular izquierdo (hipoglobo). *Izquierda*: el mismo paciente observado desde una «vista de gusano» que revela una proptosis leve (cortesía de Alison V. Crum, MD, John A. Moran Eye Center, Universidad de Utah).

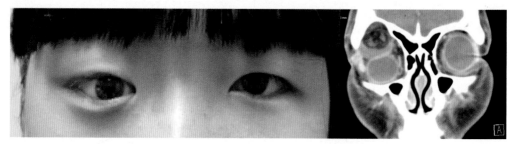

Figura 29-9. *Izquierda*: proptosis e hipoglobo del ojo derecho. *Derecha*: lesión dermoide intraorbitaria en el mismo paciente (cortesía de Alison V. Crum, MD, John A. Moran Eye Center, Universidad de Utah).

la órbita, por ejemplo, los tumores que nacen dentro de la cavidad nasal o los abscesos que se forman debido a una colección de abscesos subperiósticos por enfermedad sinusal. La *distancia interpupilar* se describe como la distancia entre los globos oculares. Una mayor distancia interpupilar suele deberse a una diferencia genética o de mecánica facial y no es causada por una alteración aguda, como una lesión o un traumatismo; sin embargo, en algunos casos raros, los abscesos subperiósticos o las acumulaciones de líquido pueden provocar el desplazamiento lateral del globo ocular.

Por *hipoglobo* se entiende que un ojo está más abajo que el otro. Esto puede atribuirse a la presión negativa en el seno maxilar, que tira del piso (suelo) orbitario hacia abajo, haciendo que este se arquee y el tejido orbitario se hunda hacia atrás y provoque un aspecto más pequeño del ojo (enoftalmos), como sucede en el síndrome del seno silencioso, por la sinusitis maxilar (*véase* **fig. 29-8**).

Dolor

Los tumores más invasivos y de rápida progresión habitualmente se asocian a dolor debido a la destrucción del hueso o a la compresión del tejido o de los vasos orbitarios, lo cual produce congestión. En la exploración, la congestión se vuelve evidente por el enrojecimiento de los vasos conjuntivales, que se vuelven tortuosos y pueden aparecer retorcidos (como si se tratara de sacacorchos) (*véase* **fig. 29-2**). Pueden verse en todo el globo ocular (frecuente cuando hay fístula carótido-cavernosa) o pueden ser segmentarias (solo medial y lateralmente), como en la oftalmopatía tiroidea. El edema de los párpados también sugiere una disminución del flujo venoso o una obstrucción.

Progresión

La progresión rápida indica probable malignidad. Al examinar al paciente, puede ser útil comparar su aspecto actual con el que aparece en su licencia de conducir para hacerse una idea de la magnitud del cambio.

Pulsatilidad

Esto ocurre con la erosión de las paredes óseas de la órbita y puede verse con la fístula carótido-cavernosa, la neurofibromatosis o el cefalocele orbitario.

DIAGNÓSTICO DIFERENCIAL

El diagnóstico diferencial de los tumores orbitarios es amplio y suele depender del lugar del tumor. Si se considera a la órbita como una caja con forma de copa para cóctel, con la parte superior abierta mirando hacia fuera, el desplazamiento del ojo puede ayudar a guiar el diagnóstico diferencial. Considerar qué estructuras anatómicas rodean la órbita puede ayudar a identificar lo que podría estar invadiéndola. Los posibles tumores orbitarios pueden empujar el globo desde el área frontal de la órbita, hacia arriba desde el seno/área maxilar, hacia adentro desde el etmoides o lateralmente desde el ala del esfenoides (**tabla 29-2**).

TABLA 29-2 Diagnóstico diferencial de los trastornos orbitarios frecuentes basado en el desplazamiento del globo ocular	
Desplazamiento del globo ocular	**Diagnóstico diferencial**
Desplazamiento superior	• Tumor del seno maxilar
Desplazamiento superonasal	• Mucocele • Mucopiocele • Encefalocele • Neurofibroma • Linfoma
Desplazamiento inferomedial	• Dermoide de la línea de sutura frontocigomática • Tumor de la glándula lagrimal • Linfoma
Desplazamiento inferior	• Tumor del seno frontal • Meningocele
Desplazamiento hacia el interior (enoftalmos)	• Tumores esclerosantes (es decir, tumor escirroso de mama)
Desplazamiento hacia el exterior (exoftalmos)	• Orbitopatía tiroidea (enfermedad de Graves)[a] • Linfoma • Inflamación orbitaria idiopática

[a]Suele ser bilateral.

TABLA 29-3 Diagnóstico diferencial de los tumores orbitarios según la edad

Tumores pediátricos más frecuentes/ enmascarados	Tumores en adultos más frecuentes/ enmascarados
• Celulitis orbitaria • Seudotumor • Quistes dermoides • Hemangioma capilar • Linfangioma • Rabdomiosarcoma • Glioma • Neurofibroma • Metástasis • Neuroblastoma • Leucemia	• Orbitopatía tiroidea (50%) • Lesiones inflamatorias (11%) • Lesiones quísticas (10%) • Neoplasias vasculares (4%) • Vascular, estructural (1%) • Lesiones linfoproliferativas (5%) • Lesiones de las glándulas lagrimales (2%) • Tumores secundarios (4%) • Lesiones mesenquimatosas (4%) • Lesiones metastásicas (2%) • Tumores del nervio óptico (3%)

El diagnóstico diferencial también puede abordarse en función de la edad del paciente. Los diferentes tumores orbitarios o las alteraciones que se hacen pasar por estos pueden variar dependiendo de la edad (**tabla 29-3**).[5]

TRATAMIENTO

El tratamiento variará según la causa, la localización y la extensión del tumor orbitario y puede ser muy variado (**tabla 29-4**).[6]

TABLA 29-4 Tratamiento de los tumores orbitarios más frecuentes

Tumores orbitarios	Tratamiento
Lesiones inflamatorias (61%)	• Se revisa en otra parte.
Lesiones quísticas orbitarias (10%)	• Podría indicarse observación, pero la mayoría se extrae con cuidado para evitar la rotura y prevenir la inflamación postoperatoria. • La rotura repentina provoca una reacción inflamatoria que puede parecerse a la celulitis o a la dacrioadenitis.
Lesiones vasculares y hemorrágicas de la órbita (5%)	• Hemangioma cavernoso: • Los pequeños hemangiomas asintomáticos se pueden tratar con observación expectante, pero requieren extirpación quirúrgica cuando se vuelven sintomáticos. Los que se producen en el vértice pueden requerir un abordaje transcraneal.

Tumores del nervio periférico orbitario/otros tumores neurales	• Neurofibroma orbitario:
	  • El tipo plexiforme difuso es irresecable y se trata de forma conservadora, con citorreducción si fuera necesario.
	  • El neurofibroma orbitario localizado se trata de forma similar a otros tumores, realizando resección cuando esté indicado.

Tumores epiteliales primarios de las glándulas lagrimales	• Quiste epitelial ductal de la glándula lagrimal (dacriops):
	  • Los dacriops asintomáticos solo requieren observación.
	  • Por otro lado, los quistes sintomáticos son resecados.

Tumores/seudotumores histiocíticos orbitarios	• Histiocitosis de las células de Langerhans (granuloma eosinofílico) (antes conocido como *histiocitosis X*).
	• Podría curarse espontáneamente sin tratamiento.
	  • Se puede realizar una biopsia abierta.
	  • Legrado quirúrgico e inyección de corticoides.

Neoplasias	• Linfoma:
	  • El tratamiento depende del estadio.
	  • El estadio inicial se trata con radioterapia de haz externo (RTHE).
	  • El estadio posterior se trata con quimioterapia, como el rituximab, en ocasiones combinado con RTHE.

CONSEJOS Y ALERTAS

- Al revisar la resistencia a la retropulsión, evalúe al paciente comparando el ojo sometido a prueba contra sus propios ojos o con el ojo no afectado del paciente.
- Al evaluar el enoftalmos, la posición del párpado del paciente puede ser engañosa. El ojo enoftálmico puede crear la apariencia de ptosis si el párpado cae contra el ojo en una posición inferior. Asimismo, la ptosis puede hacer que el ojo parezca pequeño en algunos casos.

INFORMACIÓN BASADA EN LA EVIDENCIA

¿Las imágenes radiográficas han logrado un grado de desarrollo tal que se podría establecer el diagnóstico de las lesiones orbitarias?

Según algunos autores, como Koukkoulli y cols., del Reino Unido, que evaluaron más de 100 lesiones orbitarias, el diagnóstico no puede realizarse solo con imágenes, se necesita la biopsia quirúrgica, la cual se considera el patrón de referencia.

De un total de 112 biopsias orbitarias que se realizaron durante un período de 12 años, los oftalmólogos y radiólogos solo llegaron al diagnóstico correcto en algo más del 50% de los casos que se les mostraron. Las lesiones orbitarias de causa vascular solían identificarse con precisión; sin embargo, las lesiones inflamatorias o hemáticas eran más difíciles de diferenciar radiológicamente sin una muestra patológica. La biopsia quirúrgica sigue siendo el patrón de referencia para el diagnóstico de las lesiones orbitarias.[7]

Referencias

1. Calandriello, L. Cavernous venous malformation (cavernous hemangioma) of the orbit: current concepts and a review of the literature. *Surv Ophthalmol*. 2017;62(4):393-403.

2. Gunduz, AK. Overview of benign and malignant lacrimal gland tumors. *Curr Opin Ophthalmol*. 2018;29(5):458-468.

3. Heegaard, S. Orbital lymphoma—an interventional multicenter retrospective study. *Am J Ophthalmol*. 2019;199:44-57.

4. Alkatan, HM. Demographics of pediatric orbital lesions: a tertiary eye center experience in Saudi Arabia. *J Epidemiol Glob Health*. 2019;9(1):3-10.

5. Patel, SR. Interventions for orbital lymphangioma. *Cochrane Database Syst Rev*. 2019;5:CD013000.

6. Parker, RT. Optic nerve sheath meningiomas: prevalence, impact, and management strategies. *Eye Brain*. 2018;10:85-99.

7. Koukkoulli, A. How accurate is the clinical and radiological evaluation of orbital lesions in comparison to surgical orbital biopsy? *Eye*. 2018;32:1329-1333.

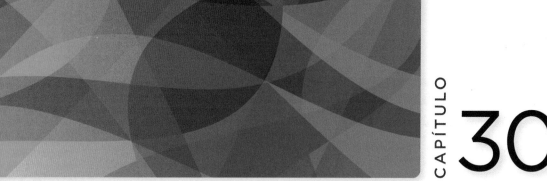

Celulitis preseptal y orbitaria

Jamie Lea Schaefer
Jimmy Truong

DESAFÍO CLÍNICO

Las infecciones periorbitarias son un motivo de consulta relativamente frecuente en los servicios de urgencias y de atención médica inmediata, especialmente en los niños.[1] La extensión de la infección es lo que distingue a la celulitis preseptal de la orbitaria, y la diferenciación entre ambas es importante porque la morbilidad y el tratamiento varían significativamente.[2] La celulitis preseptal es una infección que no se ha extendido hasta la parte posterior del tabique orbitario, y la visión y los movimientos oculares no se ven afectados. Por su parte, la celulitis orbitaria se extiende hasta los tejidos de la cavidad orbitaria y suele caracterizarse por alteraciones en la función ocular.[2,3] Otras causas no infecciosas o asociadas, como la inflamación orbitaria idiopática, complican el diagnóstico diferencial y deben tenerse en cuenta.

FISIOPATOLOGÍA

El tabique orbitario es una barrera de tejido conjuntivo fibroso que separa la piel del párpado preseptal y el músculo orbicular, de los tejidos orbitarios: el globo ocular, los músculos extraoculares, la grasa orbitaria y los tejidos neurovasculares.

Las vías de entrada más frecuentes a través de los cuales los patógenos se introducen en los tejidos perioculares incluyen las superficies mucosas del ojo, las vías respiratorias y digestivas, así como la piel.[3-5] El acceso desde la piel puede producirse por picaduras de insectos, traumatismos y otras alteraciones inflamatorias de las glándulas de Meibomio y los folículos pilosos a lo largo del margen palpebral. La sinusitis, los abscesos dentales, las infecciones del saco lagrimal (dacriocistitis) (**fig. 30-1**) y otras infecciones adyacentes pueden extenderse también a la región periorbitaria. Los senos etmoidales son con frecuencia el origen de la celulitis orbitaria: el delgado hueso de la lámina papirácea, que bordea la cara medial de la órbita, está perforado por numerosos vasos y nervios y puede permitir la extensión de la sinusitis.[2,6]

La mayoría de las infecciones periorbitarias son secundarias a especies de *Staphylococcus*, *Streptococcus* y *Haemophilus*.[2,5] Es importante destacar que ha habido un aumento en la aparición de infecciones estafilocócicas resistentes a la meticilina, mientras que la incidencia de infecciones pediátricas por *Haemophilus* ha disminuido significativamente con la llegada de la inmunización contra *H. influenzae* de tipo B. Esta reducción secundaria a la inmunización, sin embargo, no se ha observado con la vacuna PCV7 contra la neumonía por *Streptococcus*. *Moraxella catarrhalis*, junto con otros organismos anaerobios de las vías respiratorias superiores, también se ha implicado en las infecciones periorbitarias. *Peptococcus*, *Peptostreptococcus* y *Bacteroides* son microorganismos conocidos por causar celulitis después de mordeduras humanas o de animales. En las mujeres embarazadas o los pacientes inmunocomprometidos, deben considerarse infecciones micóticas, como mucormicosis y aspergilosis. Tras un traumatismo, *Staphylococcus aureus* y *Streptococcus pyogenes* son los microorganismos más frecuentes.

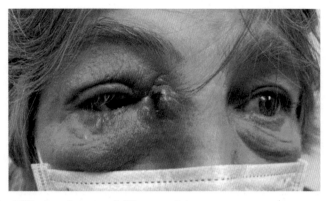

Figura 30-1. Dacriocistitis derecha con celulitis preseptal.

Celulitis preseptal

La celulitis preseptal se produce aproximadamente cuatro veces más que la celulitis orbitaria y es más frecuente en los niños, sobre todo en los menores de 5 años (**fig. 30-2**). Las características clínicas incluyen inflamación, eritema y dolor en el párpado, y la zona de inflamación máxima indica el probable origen de la infección. La inflamación puede inducir ptosis del párpado superior y también puede asociarse a lagrimeo, inyección conjuntival y, por lo tanto, visión borrosa consecuente. Esta enfermedad suele ser precedida por infecciones de las vías respiratorias superiores, sinusitis, enfermedad dental, picadura de insecto, traumatismos, intervenciones quirúrgicas u otras infecciones en la zona circundante. La conjuntivitis también puede convertirse en una celulitis preseptal. Esta última suele distinguirse clínicamente de las infecciones orbitarias más profundas, porque no se produce desplazamiento del globo ocular ni se observan restricciones en la motilidad ocular o aumento de la presión ocular u orbitaria. En los casos inciertos, se debe obtener una tomografía computarizada (TC) de órbita o de senos paranasales para descartar una celulitis orbitaria.

Celulitis orbitaria

La celulitis orbitaria (**fig. 30-3**) se extiende con mayor frecuencia a partir de infecciones del seno etmoidal, aunque también puede adquirirse de otras estructuras adyacentes.[5,7] Otras causas menos frecuentes incluyen endoftalmitis, implantes, cuerpos extraños retenidos o tumores orbitarios. La propagación hematógena es relativamente rara. Este tipo de celulitis se presenta en todas las edades, pero sobre todo en pacientes pediátricos de 7 a 12 años (edad más avanzada que con la celulitis preseptal), y tiene una

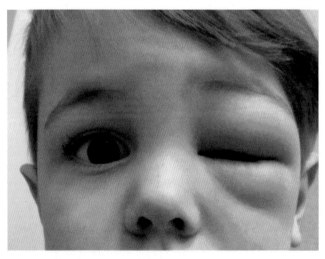

Figura 30-2. Celulitis preseptal izquierda.

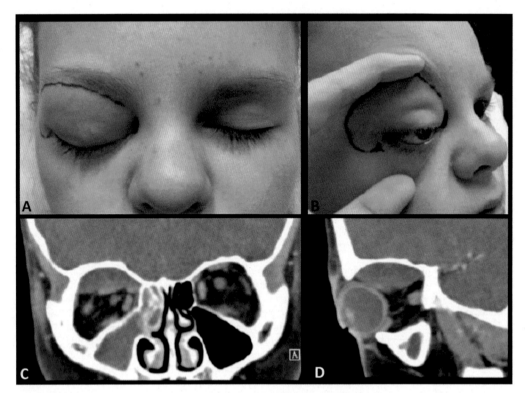

Figura 30-3. Fotografías externas (**A** y **B**) de un caso de celulitis orbitaria derecha con eritema e inflamación, confinada a los bordes orbitarios, asociada a proptosis y oftalmoplejía. Imágenes de tomografía computarizada en cortes coronal (**C**) y sagital (**D**) de un gran absceso subperióstico superior derecho y uno pequeño medial, con desplazamiento inferior del músculo recto y del globo ocular, secundarios a enfermedad sinusal multifocal.

prevalencia similar en hombres y mujeres, excepto la causada por traumatismo, donde hay un predominio masculino. Los menores de 10 años suelen ser infectados por un único patógeno aerobio, mientras que los niños mayores y los adultos tienen infecciones más complejas en las que intervienen microorganismos aerobios y anaerobios, y es más probable que sean polimicrobianas.

Las características clínicas incluyen dolor, inflamación y eritema de la conjuntiva y los párpados, generalmente confinados dentro de los bordes orbitarios. Entre las paredes óseas de la órbita y la periórbita, o periostio de la órbita, el espacio potencial subperióstico constituye un área para una posible acumulación, que podría conducir a un absceso subperióstico con efecto de masa similar a un tumor. Suele haber proptosis y el globo ocular podría estar desplazado con la presencia de un absceso. Los abscesos de más de 10 mm y los que están en localización no medial deben ser evaluados para ver si requieren drenaje quirúrgico. La inflamación orbitaria puede provocar aumentos de la presión intraocular y restricción de los movimientos oculares, con dolor y diplopía. La neuropatía óptica compresiva del síndrome compartimental orbitario puede causar una pérdida grave y permanente de la visión.

El drenaje venoso de la órbita a través del seno cavernoso conecta la órbita con el sistema nervioso central, por lo que una posible complicación son las infecciones intracraneales graves. Los nervios craneales III, IV, V_1 y VI atraviesan el seno cavernoso y pueden verse afectados con la diseminación de la celulitis orbitaria. Se debe sospechar extensión intracraneal con trombosis del seno cavernoso cuando el paciente presenta parálisis progresiva de los nervios craneales, fiebre, cefalea y alteración de la consciencia (**tabla 30-1**).

ABORDAJE DIAGNÓSTICO/EXPLORACIÓN DIRIGIDA

Los elementos importantes a revisar en la anamnesis incluyen edad, enfermedades previas (p. ej., sinusitis crónica, diabetes, virus de la inmunodeficiencia humana [VIH], leucemia y otros trastornos

TABLA 30-1 Características clínicas de la celulitis preseptal frente a la orbitaria

	Celulitis preseptal	Celulitis orbitaria
Eritema palpebral	Eritema palpebral o de la zona periorbitaria	Eritema palpebral, generalmente confinado a los bordes orbitarios
Inflamación palpebral	Inflamación que permite levantar lo suficiente el párpado para examinar el globo ocular	Si la inflamación no permite levantar el párpado para examinar el ojo, sospechar celulitis orbitaria
Visión	Normal	Alterada (p. ej., reducción de la agudeza visual, pérdida de la percepción del color rojo)
Pupilas	Normales (iguales, redondas, reactivas a la luz y al proceso de acomodación)	Normales o defecto pupilar aferente relativo (DPAR)
Conjuntiva/esclerótica	Blanca, pero puede tener inyección	Inyección o quemosis
Movimientos extraoculares	Normales e indoloros	Alterados o dolorosos
Posición del globo ocular	Normal	Posible desplazamiento del globo ocular (p. ej., proptosis)
General/sistémico	Buena apariencia	Aspecto tóxico

inmunosupresores), estado de vacunación y antecedentes oculares (p. ej., orzuelo o chalación, traumatismo, cirugía, dacriocistitis). Obtener los antecedentes de una enfermedad reciente, como infecciones de las vías respiratorias superiores, sinusitis o infecciones dentales, puede proporcionar un contexto del riesgo de adquirir estas infecciones. Es importante evaluar las molestias específicas del ojo, como el dolor con el movimiento extraocular o en reposo y las alteraciones en la agudeza visual. Los elementos específicos de la exploración ocular también incluyen aspecto general, agudeza visual (utilizar sus lentes de corrección), campos visuales por confrontación (levantar el párpado si hay ptosis), pupilas (incluida la presencia de un defecto pupilar aferente relativo), desplazamiento del globo ocular (p. ej., proptosis), movimientos oculares, inspección de los párpados en busca de edema, eritema y lesiones, inspección de la conjuntiva y esclerótica en busca de enrojecimiento o quemosis, fundoscopia en busca de inflamación o palidez del nervio óptico y tortuosidad venosa. Si hay alguna secreción, deben obtenerse cultivos.

DIAGNÓSTICO DIFERENCIAL

Para más detalles, *véase* la **tabla 30-2**.

TABLA 30-2 Diagnóstico diferencial de la inflamación palpebral

Enfermedad	Fisiopatología	Signos y síntomas
Celulitis preseptal	Infección superficial del párpado y de los tejidos blandos, anteriores al tabique orbitario	Inflamación, eritema y dolor del párpado; la visión y los movimientos oculares no suelen verse afectados
Celulitis orbitaria	Infección de los tejidos blandos de la órbita, posteriores al tabique orbitario	Párpado con eritema, edema y dolor; movimientos extraoculares limitados por el dolor o la afectación muscular; quemosis; alteraciones visuales
Inflamación orbitaria autoinmunitaria (p. ej., enfermedad ocular tiroidea)	Edema e inflamación no infecciosa de los músculos oculares y de los tejidos blandos orbitarios	Eritema e inflamación subaguda bilateral (puede ser asimétrica) con posible limitación de los movimientos extraoculares
Dermatitis atópica	Sensibilidad a un alérgeno con manifestación cutánea	Placas elevadas con resequedad
Carcinoma de células basales	Neoplasia	Lesión elevada, umbilicada, con telangiectasia y posible ulceración

(continúa)

TABLA 30-2 Diagnóstico diferencial de la inflamación palpebral (continuación)

Enfermedad	Fisiopatología	Signos y síntomas
Blefaritis	Inflamación del margen del párpado y de la base de las pestañas	Eritema del borde del párpado con irritación, escozor y escamas parecidas a la caspa
Hemangioma capilar	Proliferación hamartomatosa de células endoteliales vasculares	Lesión superficial y elevada de color rojo o lesión profunda de color azul oscuro; el tamaño aumenta con el llanto
Trombosis del seno cavernoso	Trombosis de la vena oftálmica superior y otras venas cerebrales	Oftalmoplejía, fiebre, cefalea y alteración de la consciencia
Chalación	Obstrucción (bloqueo o inflamación) de una glándula de Meibomio del párpado	Masa discreta e indolora dentro del párpado
Conjuntivitis (alérgica, bacteriana o viral)	Inflamación de la conjuntiva	Inyección o quemosis de la conjuntiva, asociada a lagrimeo y escozor
Dermatitis de contacto	Reacción a un alérgeno o irritante	Eritema y edema asociados a prurito
Dacrioadenitis	Inflamación de las glándulas lagrimales	Inflamación dolorosa de la órbita superolateral
Dacriocistitis	Inflamación del saco y del conducto lagrimal	Elevación eritematosa dolorosa de la cara medial del párpado inferior
Endoftalmitis	Inflamación intraocular, generalmente causada por una infección	Pérdida de visión dolorosa, con inyección conjuntival
Herpes zóster oftálmico	Reactivación de una infección por el virus de la varicela zóster que afecta la primera división del nervio trigémino (V_1)	Máculas, pápulas y vesículas eritematosas; distribución dermatómica en la frente y el párpado superior; respeta la línea media
Orzuelo	Orzuelo interno: infección de las glándulas de Meibomio (sebáceas) Orzuelo externo: infección de las glándulas sudoríparas (glándulas de Zeis) del párpado	Elevación eritematosa dolorosa en el margen del párpado
Impétigo y erisipela	Infección bacteriana	Impétigo: lesiones pustulosas y manchas rojas redondeadas con costras amarillas; pueden ser dolorosas o causar escozor Erisipela: lesión cutánea con relieve, de color rojo brillante, dolorosa y bien definida
Efectos de medicamentos (p. ej.,alopurinol, cefalosporinas, corticoides, ácido valproico)	Reacción farmacológica	Inflamación cutánea periorbitaria
Neoplasia orbitaria	Neoplasia intraorbitaria	Proptosis indolora, generalmente unilateral
Equimosis periorbitaria	Interrupción de los vasos sanguíneos, frecuente en los traumatismos	Coloración azul o púrpura de la piel
Carcinoma de células escamosas	Neoplasia	Parches escamosos o úlceras eritematosas

TRATAMIENTO

Celulitis preseptal

Una vez confirmada la celulitis preseptal, debe iniciarse el tratamiento con antibióticos dirigidos a *S. aureus* y especies de *Streptococcus* y, posiblemente, anaerobios. Si el paciente parece tener una enfermedad grave o tiene menos de 1 año de edad, debe considerarse la admisión hospitalaria. Debido al aumento de *Staphylococcus aureus* resistente a meticilina (SARM), se recomienda iniciar tratamiento con trimetoprima-sulfametoxazol o clindamicina más amoxicilina-ácido clavulánico o cefpodoxima o cefdinir durante un ciclo de 5 a 7 días.[8] Este régimen debe producir una respuesta rápida y completa; sin embargo, si el tratamiento ambulatorio falla después de 24 a 48 h, el siguiente paso es la hospitalización, con antibióticos de amplio espectro por vía intravenosa (i.v.). Se debe considerar la posibilidad de realizar un estudio adicional, como una TC, y una consulta al área quirúrgica.[8]

Celulitis orbitaria

Una vez confirmado el diagnóstico de celulitis orbitaria, es primordial el tratamiento antibiótico i.v. de amplio espectro, que incluya cobertura contra SARM. Si sospecha extensión intracraneal, se debe añadir cobertura anaeróbica con metronidazol. Con una función renal normal, la vancomicina i.v. con ceftriaxona, cefotaxima, ampicilina-sulbactam o piperacilina-tazobactam es una recomendación habitual.

Se espera una mejoría clínica después de 48 a 72 h de antibióticos i.v. En estos casos, la transición a los antibióticos orales y el tratamiento ambulatorio es factible con regímenes que incluyan clindamicina oral o trimetoprima-sulfametoxazol más amoxicilina, amoxicilina-ácido clavulánico, cefpodoxima o cefdinir durante un total de 14 días. En los casos complicados, el tratamiento debe extenderse a 21 días.

En los casos resistentes, sin mejoría clínica y con persistencia de fiebre, inflamación, proptosis, dolor o función visual alterada, después de 48 a 72 h de antibióticos i.v., los estudios adicionales deben enfocarse en la búsqueda de grandes abscesos subperiósticos u orbitarios y en la extensión intracraneal. Los abscesos de más de 10 mm y de localización no medial deben ser evaluados para posible drenaje quirúrgico.[9]

TEMAS DE PEDIATRÍA

La celulitis preseptal es una enfermedad frecuente en la infancia y puede progresar rápidamente a celulitis orbitaria y afectar estructuras intracraneales.[10] En un estudio pediátrico retrospectivo, los factores predisponentes más frecuentes para la celulitis preseptal fueron los traumatismos o los abscesos dentales.[10] Aunque el riesgo de propagación orbitaria no es alto, los médicos suelen tener un umbral más bajo para la hospitalización y los antibióticos i.v. en los pacientes pediátricos. La fiebre, la cefalea, las náuseas y los vómitos hacen sospechar que se trata de una celulitis orbitaria y justifican la realización de más estudios de imagen y la consulta oftalmológica.[11] El signo del «ojo de Graves», en particular la oftalmoplejía, la quemosis, la proptosis, el dolor al mover el ojo, la diplopía y la elevación de la proteína C reactiva, hacen pensar en celulitis orbitaria grave. La proptosis es un indicador específico para el tratamiento quirúrgico de la celulitis periorbitaria o preseptal.

La celulitis orbitaria se asocia con mayor frecuencia a infecciones sinusales. Dado que la celulitis orbitaria en los niños suele ser causada por un único organismo grampositivo, es menos probable que se necesite una cirugía en los menores de 9 años. El fracaso del tratamiento médico de la celulitis periorbitaria o preseptal lleva a considerar la realización de más pruebas, incluidos los estudios de imagen y la intervención quirúrgica, para prevenir las complicaciones potencialmente mortales de la celulitis orbitaria.[12]

CONSEJOS Y ALERTAS

- Si un paciente ambulatorio con celulitis preseptal no mejora con el antibiótico oral en un lapso de 24 a 48 h, debe comenzar el tratamiento con antibióticos i.v. durante 48 a 72 h. Todos los casos de celulitis orbitaria deben ser hospitalizados para recibir tratamiento antibiótico i.v.
- En caso de sinusitis concurrente, añadir oximetazolina en aerosol nasal durante 3 días e irrigación nasal con solución salina para drenar los senos.
- Entre las complicaciones graves de la celulitis orbitaria están las que se extienden al sistema nervioso central, como trombosis del seno cavernoso, meningitis y absceso intracraneal. La parálisis reciente del nervio craneal VI, en el contexto de una celulitis orbitaria aguda que no mejora, hace sospechar de trombosis del seno cavernoso, con el nervio VI discurriendo a lo largo de su pared.

INFORMACIÓN BASADA EN LA EVIDENCIA

¿Son útiles los corticoides para el tratamiento de la celulitis orbitaria?

Debido a las variaciones en la práctica clínica, no hay evidencia suficiente que apoye el uso de corticoides para el tratamiento de la celulitis orbitaria. Es necesario realizar más estudios controlados aleatorizados de alta calidad.[13]

¿Ayudan los hemocultivos a identificar el organismo causante de la celulitis orbitaria?

Cuando se realizan como parte de las pruebas diagnósticas para la celulitis orbitaria, los hemocultivos tienen un rendimiento bajo, inferior al 20%. La aspiración quirúrgica del absceso perióstico u orbitario es la prueba definitiva para encontrar la causa.[9]

Referencias

1. Stimes GT, Girotto JE. Applying pharmacodynamics and antimicrobial stewardship to pediatric preseptal and orbital cellulitis. *Paediatr Drugs*. 2019;21(6):427-438.

2. Carlisle RT, Digiovanni J. Differential diagnosis of the swollen red eyelid. *Am Fam Physician*. 2015;92(2):106-112.

3. Adamson J, Waterfield T. Fifteen-minute consultation: preseptal and orbital cellulitis. *Arch Dis Child Educ Pract Ed*. 2019;104(2):79-83. Erratum in: *Arch Dis Child Educ Pract Ed*. 2019;104(5):280.

4. Wong SJ, Levi J. Management of pediatric orbital cellulitis: a systematic review. *Int J Pediatr Otorhinolaryngol*. 2018;110:123-129.

5. Fay A, Dolman P. *Diseases and Disorders of the Orbit and Ocular Adnexa*. 1st ed. Elsevier; 2017.

6. Gordon AA, Phelps PO. Management of preseptal and orbital cellulitis for the primary care physician. *Dis Mon*. 2020;66:101044.

7. Santos JC, Pinto S, Ferreira S, et al. Pediatric preseptal and orbital cellulitis: a 10-year experience. *Int J Pediatr Otorhinolaryngol*. 2019;120:82-88.

8. Bae C, Bourget D. Periorbital cellulitis (November 19, 2020). In: *StatPearls* [Internet]. StatPearls Publishing; 2021.

9. Mejia E, Vohra V, Braiman M. Ocular cellulitis (Updated February 15, 2021). In: *StatPearls* [Internet]. StatPearls Publishing; 2021.

10. Cürebal B, Şahin A, Dalgıç N. Preseptal cellulitis in children: a single-center experience. *Sisli Etfal Hastan Tip Bul*. 2019;53(4):409-412.

11. Ibrahim LF, Babl FE, Hopper SM, Bryant PA. What is the risk of missing orbital cellulitis in children? *Arch Dis Child*. 2021;106(9):896-899.

12. Murphy DC, Meghji S, Alfiky M, Bath AP. Paediatric periorbital cellulitis: a 10-year retrospective case series review. *J Paediatr Child Health*. 2021;57(2):227-233.

13. Kornelsen E, Mahant S, Parkin P, et al. Corticosteroids for periorbital and orbital cellulitis. *Cochrane Database of Syst Rev*. 2021;4:CD013535.

CAPÍTULO

31

Laceraciones de los párpados

Kyle J. Godfrey

Sirivalli Chamarti

DESAFÍO CLÍNICO

El traumatismo de los párpados es una presentación frecuente en el servicio de urgencias. Estas laceraciones representan el 7.7% de todas las consultas por traumatismos oculares que se atienden en urgencias.[1,2] Los párpados tienen una anatomía complicada y delicada que se daña fácilmente en los traumatismos. Se debe prestar atención a que las estructuras anatómicas y sus relaciones funcionales se conserven y se reparen a tiempo. Los párpados deben mantener una posición adecuada en relación con la superficie ocular y el eje visual, tener un desplazamiento funcional adecuado para conservar el parpadeo dinámico y facilitar el drenaje de las lágrimas a través del sistema nasolagrimal. El sistema de flujo de salida lagrimal debe mantenerse permeable, y el punto lagrimal debe mantener una adecuada aposición respecto a la superficie ocular y al lago lagrimal. La reconstrucción inadecuada de los párpados puede colocarlos en una mala posición, lo que provoca ptosis, problemas secundarios de la superficie ocular y lagrimeo crónico (epífora).

FISIOPATOLOGÍA

Como parte de una revisión concisa de su anatomía, cabe mencionar que los párpados superior e inferior deben descansar en estrecha aposición al globo ocular y a la película lagrimal. Si se observa el borde del párpado, se puede considerar que contiene cuatro capas organizadas en dos láminas: la lámina anterior, compuesta por la piel del párpado y el músculo orbicular, y la lámina posterior, integrada por el tarso y la conjuntiva palpebral. En el párpado superior, el tarso tiene una altura de aproximadamente 10 mm y en el párpado inferior, de aproximadamente 4 mm.[3,4]

Más allá del tarso, la anatomía del párpado se vuelve algo más compleja. Tanto en el párpado superior como en el inferior, debajo de la piel se encuentra el músculo orbicular, un músculo protractor de forma circunferencial, inervado por los ramos temporal y cigomático del nervio facial, que permite el parpadeo voluntario e involuntario. De forma profunda con respecto al músculo orbicular se encuentra el tabique orbitario. El tabique orbitario define los límites anteriores de la órbita y se fusiona con el periostio de los huesos orbitarios a nivel del arco marginal, que rodea el margen anterior del reborde orbitario óseo.

Debajo del tabique orbitario está la grasa orbitaria, que generalmente es superficial a los retractores del párpado. Los retractores del párpado superior incluyen el elevador del párpado superior, más superficial, que se inserta en la cara anterior del tarso, y el músculo de Müller, más profundo y de inervación simpática, que se inserta en el borde superior del tarso. En los párpados inferiores, unos retractores rudimentarios del párpado inferior se insertan cerca del borde tarsal inferior.[5] de forma profunda respecto a los retractores se encuentra el epitelio conjuntival, que está en contacto con la película lagrimal y la superficie ocular.

La anatomía canalicular es muy relevante en los traumatismos del párpado. En los párpados superiores e inferiores, los puntos lagrimales se sitúan en dirección medial y lateral, respectivamente, al pliegue semilunar y tienen un diámetro de alrededor de 0.3 mm en la unión mucocutánea, dirigidos posteriormente hacia el lago lagrimal. Los puntos se abren hacia los canalículos, que se desplazan cerca de 2 mm en sentido vertical, giran medialmente en ángulos de 90° y recorren de 8 a 10 mm dentro del músculo orbicular del ojo antes de entrar en el saco lagrimal. En la mayoría de las personas, los canalículos superior e inferior convergen para formar un conducto común antes de entrar en el saco nasolagrimal posterolateral. Este saco se encuentra profundo y ligeramente superior a la cruz anterior del tendón cantal medial. Sin el apoyo del tarso, que termina cerca del punto lagrimal, el párpado medial solo tiene apoyo de tejido blando y es vulnerable a las lesiones.[6]

Debido a su relativa proximidad, es frecuente que se produzcan lesiones simultáneas en los canalículos y en el tendón cantal medial. Debe mantenerse un alto índice de sospecha de laceración canalicular o avulsión del tendón cantal medial en todos los casos de traumatismos del párpado, especialmente cuando hay evidencia de traumatismo medial, cercano al punto lagrimal. Las avulsiones cantales y las laceraciones canaliculares se producen con mayor frecuencia como consecuencia de un traumatismo contuso, mordeduras de animales, accidentes de tránsito, caídas y agresiones con tracción lateral del párpado. Estas últimas a menudo se asocian a la avulsión del tendón cantal medial. Las laceraciones del sistema inferior son más frecuentes que las del superior.[7]

ABORDAJE DIAGNÓSTICO/EXPLORACIÓN DIRIGIDA

Una vez que se han tratado las lesiones que ponen en peligro la vida y se ha estabilizado al paciente, la prioridad al evaluar cualquier lesión ocular anexial debe ser la revisión del globo ocular. Después de que se hayan evaluado las lesiones del globo ocular y se hayan tratado adecuadamente, debe realizarse una exploración cuidadosa de los párpados y del sistema lagrimal. Obtener los antecedentes relativos a las circunstancias de la lesión es fundamental para orientar la exploración. Al evaluar los párpados, es importante reconocer varias características clínicas, a saber: *1)* la extensión y profundidad de la laceración, *2)* el estado de los márgenes del párpado, *3)* la afectación de los tendones cantales y *4)* el daño al sistema canalicular. Además, en cualquier traumatismo ocular anexial, se debe tener mucho cuidado al evaluar si se presentó el síndrome compartimental orbitario, causado por una hemorragia retrobulbar. En presencia de una presión del compartimento orbitario significativamente elevada, pueden considerarse la cantotomía lateral y la cantólisis (para aliviar la tensión orbitaria) o retrasar la reparación de las laceraciones del párpado a fin de evitar la contención de una hemorragia en expansión.

En lo que se refiere a la profundidad, las abrasiones y las laceraciones superficiales afectarán solo a la piel y posiblemente a la capa muscular. Si se considera que la grasa orbitaria se encuentra en la profundidad del músculo orbicular y del tabique orbitario, la presencia de grasa en cualquier herida del párpado habla de la vulneración del tabique orbitario y hace sospechar una lesión más profunda del globo ocular, de las estructuras orbitarias o la posibilidad de un cuerpo extraño orbitario retenido (**fig. 31-1**). Dependiendo del mecanismo de la lesión, y cuando sea seguro hacerlo, debe realizarse un estudio de imagen de la órbita (por lo general, una tomografía computarizada).

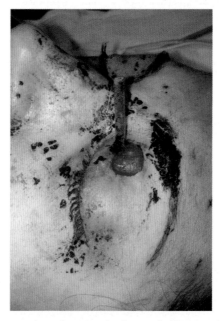

Figura 31-1. Grasa orbitaria que sobresale a través de una lesión penetrante del párpado superior izquierdo, lo que sugiere la vulneración del tabique orbitario y afectación orbitaria más profunda.

Tras descartar la extensión de la laceración hacia la órbita, es fundamental valorar el estado del margen palpebral. Cualquier laceración que afecte el borde del párpado requiere reparación especializada para evitar la formación de muescas, la mala posición del párpado y las lesiones de la superficie ocular.

A continuación, se debe evaluar el párpado para detectar cualquier posible lesión en los canalículos lagrimales. Debe sospecharse de lesión canalicular ante cualquier laceración medial a los puntos lagrimales, en el borde del párpado. En estos casos, debe hacerse una exploración de las vías lagrimales (**fig. 31-2**). En la mayoría de los casos, la exploración debe ser realizada por un oftalmólogo para reducir al mínimo el riesgo de lesiones iatrógenas en el delicado sistema canalicular.

Por último, debe evaluarse el párpado para detectar cualquier lesión en los complejos tendinosos medial o lateral. La avulsión cantal medial viene sugerida por la laxitud del complejo del canto medial, con un aumento de la relajación del párpado inferior en sentido anterolateral (**fig. 31-3**).

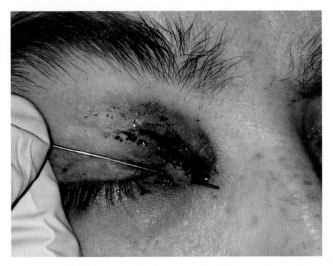

Figura 31-2. Se muestra la exploración canalicular en una lesión medial del párpado superior derecho. Después de pasar por el punto lagrimal dilatado, la sonda de Bowman es claramente visible en el exterior, confirmando la laceración canalicular del párpado superior, proximal al saco lagrimal.

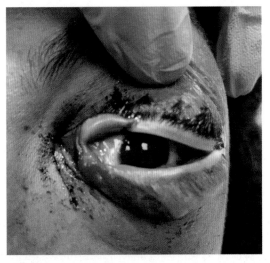

Figura 31-3. Avulsión del tendón cantal medial en un caso de laceración del párpado superior e inferior, demostrada por la lateralización del complejo del tendón cantal medial y la disminución significativa del tono observado en este tendón.

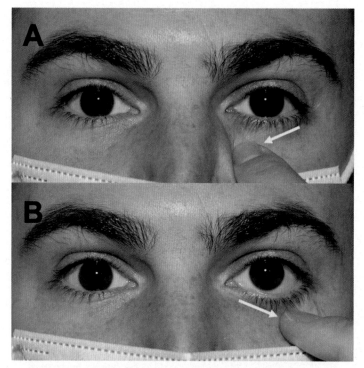

Figura 31-4.   Se muestra un tono normal del canto lateral y del canto medial. **A.** El tono del tendón cantal lateral se evalúa intentando desviar el párpado lateral medialmente con un solo dedo. **B.** El tono del tendón cantal medial se evalúa intentando desviar el párpado medial lateralmente con un solo dedo.

Del mismo modo, deberá sospecharse la presencia de una lesión del tendón cantal lateral cuando haya un aumento de la relajación del párpado inferior en sentido lateral y anterior. La comparación con el párpado contralateral no afectado puede ser útil para los profesionales que no estén familiarizados con el tono horizontal normal del párpado (**fig. 31-4**). Además, se puede realizar una prueba de elasticidad espontánea del párpado inferior (*snapback*), en la que se tracciona el párpado inferior hacia la mejilla con un solo dedo. Al soltarlo, el párpado normal «volverá» a su posición regular en contacto con el globo. Una prueba positiva se caracteriza por un retorno lento o incompleto del párpado inferior a su posición normal. Aunque la laxitud relacionada con la edad también puede producir una prueba de *snapback* positiva, cualquier retraso significativo en el retorno, especialmente en términos de asimetría con respecto al lado no afectado, debe hacer sospechar una lesión tendinosa.

DIAGNÓSTICO DIFERENCIAL

- Laceraciones simples y superficiales del párpado que afectan la *piel y el músculo orbicular del ojo*
- Laceraciones en las que se sospecha una lesión concomitante más profunda del globo ocular o la órbita
- Laceraciones que afectan el borde del párpado
- Laceraciones con lesiones tendinosas asociadas del párpado
- Laceraciones que afectan el sistema *canalicular*

TRATAMIENTO

Dada la delicada anatomía de los párpados y las relaciones críticas entre estructura y función, siempre que sea posible y los recursos lo permitan, debe consultarse al área de oftalmología para la reparación de las laceraciones de los párpados, especialmente en los casos de: *1*) laceración de espesor total,

2) afectación de los márgenes, 3) compromiso canalicular o 4) afectación del tendón cantal. Las laceraciones de los párpados deben repararse tan pronto como sea seguro hacerlo, considerando las demás lesiones e intervenciones urgentes que requiera el paciente. Lo ideal es que las laceraciones de los párpados se reparen en un plazo de 24 a 48 h.

Si las laceraciones asociadas y el traumatismo de los anexos son significativos, o en caso de contaminación de la herida, debe llevarse a cabo limpieza e irrigación copiosa con solución salina balanceada (si está disponible), y debe considerarse la posibilidad de administrar antibióticos por vía oral o intravenosa. Además, debe confirmarse si el paciente cuenta con inmunización contra el tétanos y, si es necesario, vacunarlo.

En los casos en los que no hay afectación del borde palpebral, del sistema canalicular o de los tendones, se puede considerar la reparación a pie de cama por parte del área de oftalmología o del servicio de urgencias. En el caso de las laceraciones complejas, el quirófano puede ofrecer una mayor comodidad para el paciente y proporcionar un ambiente más controlado.

La preparación y la colocación de campos quirúrgicos debe realizarse con yodopovidona, de la forma en que se hace habitualmente para la cirugía plástica oftálmica. Se puede inyectar anestesia local, como lidocaína al 2% con epinefrina 1:100 000, antes de la exploración y la reparación. Si es posible, se puede utilizar yodopovidona al 5% en los ojos y sus alrededores (o diluido a esta concentración, con solución salina balanceada). La irrigación abundante, la exploración y el desbridamiento suave de la laceración con aplicadores con punta de algodón humedecidos son esenciales antes de la reparación. El tejido no debe ser extirpado a menos que se encuentre francamente necrótico. Si no hay lesión ocular concomitante, se pueden colocar lentes de contacto protectores rígidos (o lentes estilo Morgan), con pomada oftálmica, a fin de proteger la superficie ocular durante la reparación.

Como se ha comentado anteriormente, los elementos estructurales críticos del párpado son los vectores de equilibrio entre la lámina anterior y posterior, los tendones cantales medial y lateral y la integridad estructural del tarso.[8] Al reparar cualquier laceración palpebral, se debe tener cuidado de recrear estos vectores de soporte que existen de forma natural.

Dadas las consecuencias que tiene el inducir incluso pequeños vectores de tensión, debe hacerse un esfuerzo por preservar e incorporar todo el tejido nativo. La laceración debe ser irrigada y explorada a fondo para descartar lesiones ocultas más profundas, como podría ser la del tarso, el tabique o los retractores del párpado. Por lo general, el tejido del párpado debe repararse empezando por la zona más cercana al borde y trabajando en sentido contrario, ya que la tensión y la alineación adyacentes al margen son lo más importante para la posición y la función. Al reparar las laceraciones, se debe procurar colocar los puntos de sutura cerca del borde de la herida y lograr una eversión suave. Lo mejor son las suturas simples con puntos separados, pero se pueden colocar suturas continuas simples, según convenga, para las laceraciones largas y rectas. El cierre en capas de los párpados finos no siempre es necesario, aunque en los casos en los que la laceración sea perpendicular a las fibras del músculo orbicular, se puede considerar el cierre del músculo con una sutura con puntos separados absorbible de pequeño calibre (p. ej., poliglactina 7-0 u 8-0). Nunca debe realizarse el cierre de las capas más profundas, incluidos el tabique orbitario, la grasa o los contenidos orbitarios situados a mayor profundidad, porque puede provocar una retracción del párpado o un lagoftalmos.[9]

En cuanto a la selección de la sutura, generalmente se debe utilizar la de 6-0 o 7-0 en los párpados. Las laceraciones de la ceja o de la piel más gruesa adyacente al canto lateral pueden requerir sutura 5-0. Amplificar la imagen, ya sea mediante lupas quirúrgicas o con un microscopio, permite tener una mayor precisión en la reparación de los delicados tejidos del párpado cuando se usan suturas de pequeño calibre. Si hubiera alguna preocupación respecto al seguimiento, deben usarse suturas absorbibles.[10] Las opciones incluyen el *catgut* convencional o el de absorción rápida. Se puede considerar el uso de *catgut* crómico, pero suele durar más de lo necesario e induce cicatrices indeseables o necesita ser retirado manualmente. Las opciones de sutura no absorbible incluyen polipropileno, nailon y seda. La seda, utilizada por algunos por la ventaja teórica de las colas blandas en caso de producirse algún contacto con la superficie ocular, debe retirarse lo antes posible debido a su capacidad para inducir inflamación. Las grapas no deben usarse en el párpado. Por lo general, deben evitarse los adhesivos tisulares alrededor de estas estructuras, ya que se ha descrito en múltiples ocasiones su cierre iatrógeno con pegamentos de cianoacrilato.[11] Tras la reparación de una laceración, sobre todo si se emplean suturas absorbibles, debe aplicarse abundante pomada antibiótica oftálmica y prescribirse su uso al alta. También se pueden considerar los antibióticos orales.[12,13] Para cualquier laceración que afecte los canalículos, se acostumbra prescribir gotas tópicas de corticoides-antibióticos.

TEMAS DE PEDIATRÍA

Las laceraciones de párpados y cejas son frecuentes en la población pediátrica. Las causas más frecuentes de estas lesiones son las mordeduras de perro, las lesiones con algún tipo de manubrio y las colisiones traumáticas. En el contexto adecuado, siempre debe realizarse la profilaxis antirrábica. En caso de lesiones aisladas, incluso en la atención pediátrica, se puede considerar el retraso del cierre hasta 24 h después de la lesión, porque habrá menos inflamación.[14] Si la reparación de la laceración se hace con un paciente pediátrico despierto, con o sin sedación, y existe preocupación por la posible punción iatrógena del globo ocular, puede emplearse alguna medida de seguridad adicional como la aplicación de tetracaína, el uso de lentes de Morgan o un protector de córnea durante el procedimiento. Deben usarse preferentemente suturas absorbibles.[15]

CONSEJOS Y ALERTAS

- Selección de la sutura: utilizar el menor calibre posible, pero el mayor necesario.
  - De 6-0 o 7-0 para el cierre de la piel del párpado.
  - De 5-0 o 6-0 para las cejas y el área cantal lateral.
- Las grapas no deben usarse en el párpado. Deben evitarse los pegamentos tisulares en los párpados.
- La reparación de la laceración se inicia en el borde más cercano al margen del párpado y se trabaja alejándose del este.
- En caso de duda, suele ser mejor retrasar la reparación que proceder a una reparación inadecuada. Si es necesaria una reparación tardía, el ojo debe mantenerse bien lubricado con una pomada oftálmica antibiótica y resguardado con un protector ocular.[16]
- Debe sospecharse la laceración canalicular y la avulsión del tendón cantal medial ante cualquier laceración medial a los puntos lagrimales del párpado superior o inferior, y son frecuentes en las lesiones en las que los párpados son traccionados lateralmente.
- El refuerzo contra el tétanos debe aplicarse en todos aquellos pacientes cuya última aplicación de la vacuna fue hace más de 5 años.

INFORMACIÓN BASADA EN LA EVIDENCIA

¿Cuál es el plazo óptimo para la reparación de una laceración palpebral?

En lo que respecta al momento del cierre, en un estudio retrospectivo se constató que no había diferencia estadística significativa que indicara malos resultados tras la reparación de una laceración palpebral pasadas las 24 h.[17] Una teoría propuesta es que el amplio suministro vascular de los párpados contribuye a un entorno de cicatrización más favorable, con una mayor perfusión de oxígeno y un menor riesgo de infección, incluso tras el retraso del cierre. En sus series, la reparación en quirófano estaba indicada para las laceraciones en pacientes pediátricos, las que lesionaron el sistema canalicular o planos de tejido más profundo, y para las laceraciones complejas que requerían una reconstrucción o exploración extensas. La demora en la reparación puede ocurrir por alteraciones médicas que retrasan la anestesia, cuando se produce un rezago de más de 24 h en la búsqueda de atención, o por un diagnóstico erróneo por parte de los médicos. Los autores de esta revisión concluyeron que cualquier complicación después de la laceración era más probablemente causada por los aspectos técnicos de la reparación que por el momento en el que se produce esta. En su estudio, ninguno de los casos pediátricos en los que se retrasó el cierre tuvo complicaciones.[17]

¿Cuándo deben los pacientes recibir antibióticos sistémicos después de una laceración del párpado?

Tras la reparación de una laceración de párpado, los pacientes deben aplicar una pomada antibiótica tópica, como la eritromicina oftálmica, dos veces al día. También se pueden considerar los antibióticos orales. Una indicación clara de los antibióticos orales para las laceraciones palpebrales es la de las mordeduras de animales.[18] Estas suelen estar contaminadas con patógenos polimicrobianos procedentes de la saliva del animal, por lo que es fundamental administrar profilaxis antibiótica y vigilar de cerca la zona para detectar el desarrollo de la infección. Entre los posibles patógenos se encuentran las especies de *Pasteurella*, *Streptococcus* y *Bacteroides*, que deben combatirse con antibióticos orales como amoxicilina-ácido clavulánico, ampicilina-sulbactam o cefazolina. En los pacientes sometidos a esplenectomía, la infección gramnegativa por *Capnocytophaga canimorsus* es potencialmente mortal, de ahí que deba tratarse con clindamicina.[18] Si el médico tiene un alto índice de sospecha de infección subyacente después de un traumatismo de párpados, deben obtenerse más estudios de imagen, como una tomografía computarizada con contraste de las órbitas.

Referencias

1. Iftikhar M, Latif A, Farid UZ, et al. Changes in the incidence of eye trauma hospitalizations in the United States from 2001 through 2014. *JAMA Ophthalmol.* 2019;137(1):48-56.

2. McGwin G Jr, Hall TA, Xie A, et al. Trends in eye injury in the United States, 1992–2001. *Invest Ophthalmol Vis Sci.* 2006;47(2):521-527. PMID: 16431945.

3. Gordon AA, Tran LT, Phelps PO. Eyelid and orbital trauma for the primary care physician. *Dis Mon.* 2020;66(10):101045.

4. Ko AC, Satterfield KR, Korn BS, et al. Eyelid and periorbital soft tissue trauma. *Facial Plast Surg Clin North Am.* 2017;25:605-616.

5. Lin B. Closing the gap, wound closure for the emergency practitioner. 2016. https://lacerationrepair.com/special-situations/ear-lacerations-part-ii/

6. Singer AJ, Gulla J, Hein M, et al. Single-layer versus double-layer closure of facial lacerations: a randomized controlled trial. *Plast Reconstr Surg.* 2005;116:363-368; discussion 9-70.

7. Murchison AP, Bilyk JR. Canalicular laceration repair: an analysis of variables affecting success. *Ophthalmic Plast Reconstr Surg.* 2014;30:410-414.

8. Chowdhury HR, Rose GE, Ezra DG. Long-term outcomes of monocanalicular repair of canalicular lacerations. *Ophthalmology.* 2014;121:1665-1666.e1.

9. Chu YC, Wu S-Y, Tsai Y-J, et al. Early versus late canalicular laceration repair outcomes. *Am J Ophthalmol.* 2017;182:155-159.

10. Nicks B, Ayello E, Woo K, et al. Acute wound management: revisiting the approach to assessment, irrigation, and closure considerations. *Int J Emerg Med.* 2010;3(4):399-407.

11. Coutts SJ, Sandhu R, Geh VS. Tissue glue and iatrogenic eyelid gluing in children. *Pediatr Emerg Care.* 2012;28(8):810-811. doi:10.1097/PEC.0b013e31826288fa

12. Roberts JR, Custalow CB. *Roberts and Hedges' Clinical Procedures in Emergency Medicine and Acute Care.* Elsevier; 2019.

13. Singh S, Ganguly A, Hardas A, et al. Canalicular lacerations: factors predicting outcome at a tertiary eye care centre. *Orbit.* 2017;36:13-18.

14. Tintinalli JE, Ma OJ, Yealy DM, et al. *Tintinalli's Emergency Medicine: A Comprehensive Study Guide.* Mc-Graw-Hill Education; 2020.

15. Brophy M, Sinclair S, Hosteler SG, Xiang H. Pediatric eye injury-related hospitalizations in the United States. *Pediatrics.* 2006;117:e1263-e1271.

16. Walls, RM, Hockberger RS, Gausche-Hill M. *Rosen's Emergency Medicine: Concepts and Clinical Practice.* Elsevier; 2018.

17. Chiang E, Bee C, Harris GJ, Wells TS. Does delayed repair of eyelid lacerations compromise outcome? *Am J Emerg Med.* 2017;35(11):1766-1767.

18. Butler T. Capnocytophaga canimorsus: an emerging cause of sepsis, meningitis, and post-splenectomy infection after dog bites. *Eur J Clin Microbiol Infect Dis.* 2015;(7):1271-1280.

Herpes zóster oftálmico

Alexandra Ortego
Paul Petrakos

DESAFÍO CLÍNICO

El herpes zóster, popularmente conocido como *culebrilla*, se produce cuando el herpes virus humano de tipo 3, el virus responsable de la infección por varicela, se reactiva en los ganglios neurosensitivos, a menudo años o décadas después de la infección primaria. El herpes zóster suele dar lugar a una reacción inflamatoria unilateral que provoca dolor y una erupción vesicular en la distribución de un dermatoma neurosensitivo (**fig. 32-1**). Según los Centers for Disease Control and Prevention (CDC), se estima que en los Estados Unidos anualmente se producen un millón de casos de herpes zóster. De acuerdo con este organismo, casi una de cada tres personas desarrollará herpes zóster a lo largo de su vida.[1] El herpes zóster oftálmico (HZO) es un trastorno que se atiende con frecuencia en los servicios de urgencias y representa entre el 10% y el 20% de los casos totales de herpes zóster.[2]

El herpes zóster y el HZO afectan principalmente a los adultos mayores y a los inmunodeprimidos. La disminución de la inmunidad celular como resultado de la edad avanzada, la inmunosupresión o el estrés físico permite que el virus que había estado latente durante años, suprimido por el sistema inmunitario, se reactive. El diagnóstico precoz, el tratamiento con antivirales y la consulta oftalmológica (cuando hay sospecha de afectación ocular) son esenciales para disminuir la duración de los síntomas y las posibles complicaciones de esta enfermedad, como la pérdida de visión irreversible, el dolor prolongado o permanente y las cicatrices.

FISIOPATOLOGÍA

El HZO es el resultado de la reactivación del virus de la varicela (herpes virus humano 3) en el ramo oftálmico del nervio trigémino (**fig. 32-2**). La infección primaria por varicela suele producirse durante la infancia y se presenta como una enfermedad febril, con erupción pustulosa difusa. Se cree que, durante la infección primaria, las partículas virales viajan desde la piel infectada, recorriendo las terminaciones nerviosas sensitivas hasta los ganglios nerviosos. Una hipótesis alternativa es que el virus accede a los ganglios nerviosos por medio de diseminación hemática durante la enfermedad primaria. Las partículas virales permanecen entonces latentes durante años en los ganglios de los nervios espinales y craneales, suprimidos por el sistema inmunitario del hospedero.[1]

La reactivación del virus de la varicela se produce cuando la inmunidad celular del hospedero no consigue mantener la supresión del virus. Esto puede suceder como consecuencia de la edad avanzada, los estados de inmunocompromiso, el estrés físico o la desnutrición. Cuando ya no se suprimen, las partículas virales se replican y migran periféricamente a lo largo de los nervios sensitivos, desencadenando una respuesta inflamatoria. Durante este período de replicación viral, algunos pacientes pueden experimentar una fase prodrómica, con síntomas de fatiga y fiebre baja. La respuesta inflamatoria local que se produce cuando el virus llega a las terminaciones nerviosas distales provoca dolor neuropático en el dermatoma afectado, erupción vesicular y, cuando afecta al nervio oftálmico, inflamación ocular.

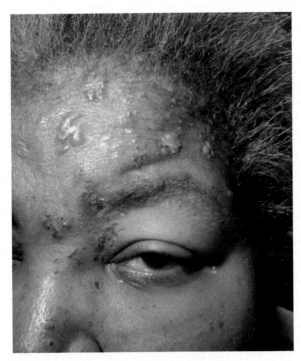

Figura 32-1. Herpes zóster que afecta el ramo oftálmico del nervio trigémino (tomada de Rapuano CJ. *Wills Eye Institute: Cornea*. 3rd ed. Wolters Kluwer; 2019. Figura 7-9a).

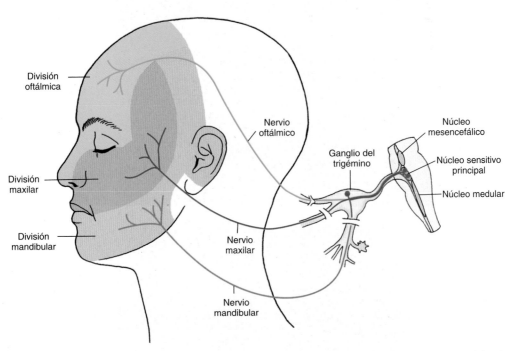

Figura 32-2. Dermatomas del nervio trigémino (tomada de *Carpenter's Human Neuroanatomy* 9th ed. Wolters Kluwer; 1996:505).

Cuando el herpes zóster afecta el nervio oftálmico, los pacientes suelen presentar dolor en el dermatoma V_1 afectado y una erupción eritematosa unilateral en la frente, que progresa a vesículas que erupcionan y forman costras. La erupción sobre la punta de la nariz, o signo de Hutchinson (**fig. 32-3**), indica la afectación del nervio nasociliar (ramo del nervio oftálmico) y está altamente relacionada con la afectación ocular.[3] Esta afección puede manifestarse como una erupción sobre el párpado, conjuntivitis (35-70%), queratitis (13-75%; queratitis epitelial puntiforme, lesiones seudodendríticas, erosiones, anomalías persistentes), uveítis (18-47%), necrosis retiniana aguda, neuritis óptica o, en raras ocasiones, parálisis oculomotora.[4] Las complicaciones oculares pueden evolucionar hacia una pérdida visual permanente, cicatrización y dolor.[2]

La queratitis suele desarrollarse antes de cumplir 1 mes de que apareció la dermatitis y puede afectar a todas las capas de la córnea (epitelio, estroma y endotelio). Los signos tempranos incluyen queratitis epitelial puntiforme, que se presenta 2 días después de la formación de las vesículas, y seudodendritas, unos 4 a 6 días después de la presentación. Estos signos se observan entre el 5% y el 51% de los pacientes con afectación ocular. Otras complicaciones son la blefaritis y el glaucoma secundario.[4]

La retinitis necrosante es una complicación poco frecuente del HZO que puede provocar desgarros o desprendimiento de la retina y alteraciones permanentes en la visión. Estos pacientes suelen presentar un cuadro agudo con deterioro grave de la agudeza visual. Existen dos formas de retinitis necrosante: la necrosis retiniana aguda (NRA) y la necrosis retiniana externa progresiva (NREP).

La NRA (**fig. 32-4**) habitualmente se observa en individuos inmunocompetentes. Los pacientes suelen referir dolor, disminución de la visión y miodesopsias al momento de la presentación. La NRA a menudo provoca desprendimientos de retina (en el 50-75% de los casos) con múltiples perforaciones y desgarros retinianos gigantes, lo que confiere un mal pronóstico visual. Solo el 30% de los pacientes logran al final una agudeza visual mejor que 20/200.[5]

La NREP (**fig. 32-5**) por lo general se encuentra en pacientes inmunocomprometidos. Aunque hay menos inflamación debido a su estado de inmunocompromiso, y por lo tanto una menor incidencia de miodesopsias, tiene una progresión mucho más rápida y un peor resultado en comparación con la NRA.[6]

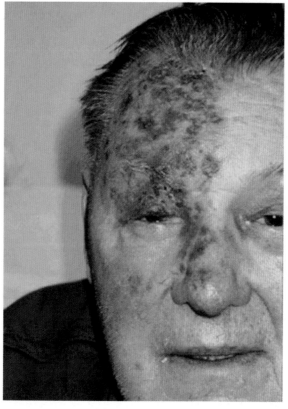

Figura 32-3. Signo de Hutchinson.

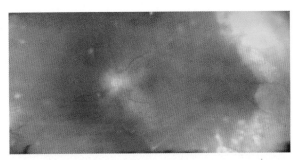

Figura 32-4. Necrosis retiniana aguda (cortesía del Dr. Thanos Papakostas, Weill Cornell Medical Center).

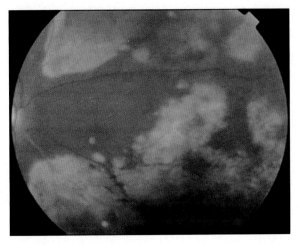

Figura 32-5. Necrosis retiniana externa progresiva.

Adicionalmente, los pacientes con HZO suelen desarrollar neuralgia postherpética (NPH), que se define como dolor de distribución dermatómica que se mantiene durante al menos 90 días después de la erupción y se produce en aproximadamente el 20% de los pacientes con herpes zóster. Es causada por el daño nervioso secundario a una respuesta inflamatoria inducida por la replicación viral dentro del nervio. Los factores de riesgo incluyen edad avanzada, pródromo o erupción intensos, zóster agudo grave, afectación oftálmica, inmunosupresión y alteraciones crónicas.[7]

ABORDAJE DIAGNÓSTICO/EXPLORACIÓN DIRIGIDA

Los pacientes con erupción vesicular dolorosa en la distribución de V_1 deben ser evaluados en busca de HZO. La evaluación incluye lo siguiente:

- Agudeza visual
- Exploración externa de los párpados, la piel periocular, el cuero cabelludo y la nariz
- Presión intraocular
- Exploración con lámpara de hendidura del segmento anterior
- Exploración del fondo de ojo con dilatación, realizada por oftalmología

Al evaluar la erupción vesicular, debe tenerse cuidado en identificar cualquier afectación de la punta de la nariz (signo de Hutchinson), ya que es un fuerte factor pronóstico de inflamación ocular y denervación corneal en el HZO.[3] La exploración con lámpara de hendidura del segmento anterior debe centrarse en la búsqueda de conjuntivitis, queratitis, seudodendritas en la tinción corneal (**fig. 32-6**), defecto epitelial de la córnea, opacidades del estroma y celularidad o turbidez de la cámara anterior. Puede haber elevación de la presión intraocular causada por trabeculitis en los pacientes con HZO.

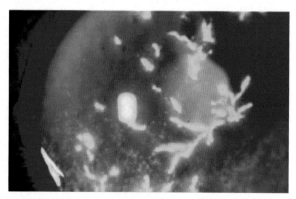

Figura 32-6. Seudodendritas.

DIAGNÓSTICO DIFERENCIAL

El diagnóstico diferencial del deterioro de la visión y el ojo rojo es amplio; sin embargo, la presencia de una erupción con patrón dermatómico, defectos epiteliales seudodendríticos de la córnea y el signo de Hutchinson ayudan a reducir el diferencial al HZO. El diagnóstico diferencial de la alteración en la córnea incluye enfermedad epitelial por herpes simple, ojo seco grave con enfermedad filamentosa, queratopatía por exposición, abrasión corneal, virus de Epstein-Barr, paperas y sífilis. Las manifestaciones retinianas del HZO pueden ser similares a las observadas en casos de sarcoidosis, retinitis por citomegalovirus, uveítis posterior, endoftalmitis y retinopatía lúpica.[1]

La enfermedad epitelial por herpes simple comparte algunas características con el HZO en el sentido de que puede causar una erupción vesicular; sin embargo, la erupción del herpes simple no respetará la distribución dermatómica. Las lesiones dendríticas observadas en el herpes simple pueden confundirse con las lesiones seudodendríticas observadas en el HZO. Las lesiones dendríticas consisten en un verdadero defecto epitelial de la córnea en el que el epitelio está ausente en la zona afectada, mientras que las lesiones seudodendríticas del HZO son células epiteliales amontonadas con una tinción de fluoresceína «negativa» por la atracción del colorante hacia los bordes del epitelio.[1]

TRATAMIENTO

El tratamiento del HZO, al igual que el del herpes zóster en otras distribuciones, comienza con la administración de antivirales sistémicos. El tratamiento que inicia dentro de las 72 h siguientes a la aparición de la erupción disminuye la diseminación del virus, la gravedad y duración de la erupción, el dolor agudo y la incidencia de la afectación ocular.[4] El tratamiento antiviral no debe retrasarse mientras se espera el diagnóstico definitivo o la evaluación oftalmológica. Por lo general, la terapia antiviral se continúa durante 7 a 10 días. Para los adultos inmunocompetentes, se suele utilizar aciclovir oral (800 mg 5 veces al día), valaciclovir (1000 mg 3 veces al día) o famciclovir (500 mg 3 veces al día). Los pacientes inmunocomprometidos pueden requerir aciclovir intravenoso (i.v.), 10 a 12 mg/kg al día cada 8 h. El foscarnet i.v. es una alternativa para la enfermedad resistente al aciclovir.[6]

El tratamiento complementario para el HZO incluye lágrimas artificiales, compresas frías y analgésicos. Se administran pomadas antibióticas en la piel afectada (eritromicina o bacitracina 2 o 3 veces al día) para prevenir las infecciones bacterianas secundarias.

Queratitis, uveítis y trabeculitis

En la valoración con lámpara de hendidura, los pacientes pueden presentar edema corneal, células en la cámara anterior o posterior y presión intraocular elevada. Se pueden utilizar corticoides tópicos y sistémicos para el tratamiento del HZO en caso de queratitis, uveítis o trabeculitis. Sin embargo, los ensayos clínicos han mostrado resultados contradictorios y no deberían iniciarse sin la participación del área de oftalmología. El médico debe sopesar el beneficio potencial y el riesgo de eventos adversos, incluyendo la formación de cataratas y la elevación de la presión intraocular. La utilidad de los corticoides tópicos suele determinarse mediante una exploración oftalmológica, en función de cada caso.

También podrían aplicarse antivirales tópicos para la queratitis, pero la evidencia sobre su utilidad en el tratamiento del HZO es limitada.[8] La trabeculitis herpética puede producir presión intraocular elevada. Estos pacientes necesitan supresores tópicos del humor acuoso, como timolol, brimonidina, gotas de dorzolamida o comprimidos de acetazolamida. Por lo general, estas gotas reductoras de la presión se administran en combinación con corticoides tópicos para el tratamiento de la trabeculitis.

Necrosis retiniana

El tratamiento tanto de la NRA como del NREP requiere de la valoración por parte de un especialista en retina o úvea posterior. La terapia antiviral sistémica o intravítrea son los pilares del tratamiento. El foscarnet o el cidofovir i.v. pueden ser eficaces en las infecciones resistentes al aciclovir. También puede utilizarse ganciclovir intravítreo o valganciclovir oral. Se ha constatado que un curso de 3 meses de aciclovir oral reduce la incidencia de afectación del segundo ojo.[4]

Neuralgia postherpética

El tratamiento de la NPH puede incluir antidepresivos tricíclicos, gabapentina, pregabalina, opiáceos, analgésicos tópicos o corticoides orales. Para el prurito postherpético, también puede ser útil la difenhidramina. En raras ocasiones se puede requerir el bloqueo del nervio o inyecciones con toxina botulínica. La crema de capsaicina aplicada directamente a la erupción también puede disminuir el dolor.[7]

Vacunación

La prevención es clave en el herpes zóster. Se recomienda la vacuna Zostavax® a todos los pacientes mayores de 60 años. Se ha comprobado que reduce el riesgo de desarrollar zóster en un 51.3% y ha probado tener eficacia del 66.5% para prevenir la NPH. Acorta la duración y disminuye la gravedad de la enfermedad. La vacuna Shingrix® está indicada para los adultos mayores de 50 años. La eficacia de la vacuna recombinante contra el zóster y la NPH es mayor que la de la vacuna viva atenuada.[9]

CONSEJOS Y ALERTAS

- La identificación temprana y el inicio del tratamiento antiviral, dentro de las 72 h siguientes a la formación de la erupción vesicular, sigue siendo el componente crucial del tratamiento.
- Exploración ocular completa para todos los pacientes con HZO:
  - Agudeza visual
  - Pupila
  - Presión intraocular
- Remisión inmediata a oftalmología para su evaluación.[10]

INFORMACIÓN BASADA EN LA EVIDENCIA

¿Cuál es el tratamiento antiviral preferido?

El aciclovir, el valaciclovir y el famciclovir han mostrado su eficacia en ensayos clínicos para el tratamiento del HZO. El valaciclovir o el famciclovir se prefieren al aciclovir por su régimen de dosificación más sencillo. También se ha comprobado que ambos reducen la incidencia, la duración y la gravedad de la NPH. No se ha constatado ninguna diferencia significativa al comparar el valaciclovir con el famciclovir para reducir el dolor asociado al herpes zóster y a la NPH. El hecho de que el aciclovir sea tan eficaz como el valaciclovir y el famciclovir para el tratamiento del HZO es controvertido, según lo informan varios estudios con resultados contradictorios.[11,12]

¿Se deben administrar antivirales tópicos en lugar de orales?

Esta cuestión se planteó a raíz de los hallazgos de diferencias en la absorción del aciclovir oral y tópico. El aciclovir tópico alcanza concentraciones más altas en el humor acuoso en comparación con el oral. Sin embargo, y a pesar de alcanzar concentraciones más altas, el aciclovir tópico se asocia a un peor resultado y a un aumento de las complicaciones. Neoh y cols. trataron a 57 pacientes con HZO en las primeras 72 h de la erupción con una pomada de aciclovir o con aciclovir oral (800 mg por vía oral 5 veces al día) durante 7 días, y los siguieron durante 12 meses. Los pacientes que recibieron aciclovir tópico tuvieron una mayor probabilidad de presentar complicaciones oculares, y la uveítis anterior fue más frecuente y más grave. La hipoestesia corneal fue significativamente más frecuente y grave al mes en el grupo de aciclovir tópico. A partir de las 2 semanas, los pacientes que recibían la pomada de aciclovir eran más propensos a tener dolor, y su dolor era más intenso, aunque no fue estadísticamente significativo. El aciclovir tópico no parece tener valor profiláctico a pesar de su mejor penetración.[7]

¿Es útil la terapia antiviral prolongada?

El estudio *Zoster Eye Disease Study* (ZEDS), financiado por el National Eye Institute y el National Institute of Health, fue un ensayo clínico controlado y aleatorizado que pretendía determinar si el tratamiento supresor prolongado con valaciclovir 1000 mg diarios durante 1 año reducía las complicaciones del HZO, incluyendo la enfermedad ocular y la NPH, en comparación con el placebo. Se distribuyó una encuesta por Internet a 170 investigadores sobre sus patrones de práctica en el tratamiento del HZO de inicio reciente o crónico. El valaciclovir fue el antiviral preferido, tanto para los de inicio reciente como para los crónicos, de acuerdo con quienes respondieron. Alrededor del 70% de ellos creían que la profilaxis antiviral prolongada podía prevenir o reducir los signos recurrentes y crónicos del HZO durante el período de administración. A pesar del uso frecuente del tratamiento antiviral supresor prolongado en el HZO, su empleo no está basado en la evidencia.[13] Los ensayos clínicos prospectivos anteriores no mostraron evidencia sobre su eficacia para reducir la enfermedad crónica y recurrente.[9]

Referencias

1. Vrcek I, Choudhury E, Durairaj V. Herpes zoster ophthalmicus: a review for the internist. *Am J Med.* 2017;130(1):21-26.

2. Johnson JL, Amzat R, Martin N. Herpes zoster ophthalmicus. *Prim Care.* 2015;42(3):285-303.

3. Zaal MJ, Voker-Dieben HJ, D'Amaro J. Prognostic value of Hutchinson's sign in acute herpes zoster ophthalmicus. *Graefes Arch Clin Exp Ophthalmol.* 2003;241(3):187-191.

4. Li JY. Herpes zoster ophthalmicus: acute keratitis. *Curr Opin Ophthalmol.* 2018;29:328-333.

5. Kaiser PK, Friedman NJ, Pineda R. *The Massachusetts Eye and Ear Infirmary Illustrated Manual of Ophthalmology.* 4th ed. Elsevier; 2014.

6. Riordan-Eva P, Cunningham ET Jr. *Vaughn & Asbury's General Ophthalmology.* 8th ed. The McGraw-Hill Companies; 2011.

7. Saguil A, Kane S, Mercado M. Herpes zoster and postherpetic neuralgia: prevention and management. *Am Fam Physician.* 2018;96(10):656-663.

8. Neoh C, Harding SP, Saunders D, et al. Comparison of topical and oral acyclovir in early herpes zoster ophthalmicus. *Eye (Lond).* 1994;8:688-691.

9. Oxman MN, Levin MJ, Johnson GR, et al. A vaccine to prevent herpes zoster and postherpetic neuralgia in older adults. *N Engl J Med.* 2005;352:2271-2284.

10. Minor M, Payne E. Herpes zoster ophthalmicus. [Updated 2021 Jan 5]. In: *StatPearls* [Internet]. StatPearls Publishing; 2021.

11. Beutner KR, Griedman DJ, Forszpaniak C, et al. Valaciclovir compared with acyclovir for improved therapy for herpes zoster in immunocompetent adults. *Antimicrob Agents Chemother.* 1995;39:1546-1553.

12. Colin J, Prisant O, Cochener B, et al. Comparison of the efficacy and safety of valaciclovir and acyclovir for the treatment of herpes zoster ophthalmicus. *Ophthalmology.* 2000;107:1507-1511.

13. Lo DM, Jeng BH, Gillespie C, Wu Mengfei, Cohen EJ. Current practice patterns and opinions in the management of recent onset or chronic herpes zoster ophthalmicus of Zoster Eye Disease Study Investigators. *Cornea.* 2019;38(1): 13-17.

Lesiones en los párpados

Lora R. Dagi Glass

Juliana Wilson

DESAFÍO CLÍNICO

Las lesiones en los párpados son un motivo de consulta frecuente en los servicios de urgencias o en los centros de atención médica inmediata. Se calcula que se producen 2 millones de visitas anuales a los servicios de urgencias por molestias de tipo ocular, de los cuales casi el 50% son de tipo no traumático. Las lesiones en los párpados son la sexta causa más frecuente de alteraciones oculares no traumáticas. La mayoría de estas no requieren que el paciente permanezca hospitalizado.[1] Y aunque las lesiones en los párpados no suelen suponer una amenaza para la visión, los pacientes a menudo presentan síntomas y pueden estar preocupados por su apariencia física.

Las lesiones en los párpados deben abordarse haciendo una anamnesis detallada que incluya la cronología, el dolor, las molestias, las secreciones, el tratamiento previo y cualquier síntoma visual. La exploración física debe incluir una revisión externa detallada de la cara y de los párpados, observando la naturaleza de la lesión desde una perspectiva dermatológica. ¿Dónde se encuentra la lesión? ¿Es macular o papular, está inflamada o fría, drena o sangra, está ulcerada o causa alguna otra destrucción local (como pérdida de pestañas o madarosis), provoca dolor o escozor? ¿Hay lesiones asociadas en otras partes de la cara?

Las lesiones en los párpados pueden clasificarse según su localización anatómica: capa epitelial, glandular o mucosa. En este capítulo se describen las lesiones que afectan cada región anatómica con mayor frecuencia y se explora su diagnóstico diferencial. Como en cualquier otra zona con epitelio, las lesiones por molusco contagioso pueden aparecer en el párpado. Las glándulas sebáceas especializadas del párpado, o glándulas de Meibomio, causan chalación u orzuelo cuando se inflaman. El granuloma piógeno se produce cuando el revestimiento epitelial interno no queratinizado o mucoso sufre de inflamación, tal y como sucede en la boca o en otras regiones mucosas del cuerpo.

MOLUSCO CONTAGIOSO

Fisiopatología

El *molusco contagioso* es una infección cutánea producida por el poxvirus que se observa con frecuencia en niños y personas inmunodeprimidas, pero que puede aparecer a cualquier edad y ante cualquier estado inmunitario. Se propaga fácilmente a través del contacto con personas o superficies infectadas. Puede desarrollarse en cualquier lugar, pero suele aparecer en la cara y los párpados. Es indoloro, del color de la piel y puede ser pruriginoso.

Abordaje diagnóstico/exploración dirigida

Puede haber lesiones únicas o múltiples (a veces incluso conglomeradas), las cuales pueden limitarse al párpado o a la región periocular o estar presentes en diversas regiones. Las lesiones del molusco contagioso se presentan clásicamente como pequeños nódulos umbilicados del color de la piel o ligeramente más claros o nacarados (**fig. 33-1**). También pueden presentarse como una lesión gigante o eritematosa. Pueden provocar escozor e irritación y pueden causar dermatitis o conjuntivitis circundantes.

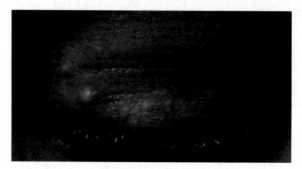

Figura 33-1.   Lesiones por molusco contagioso en el párpado superior.

Diagnóstico diferencial

Entre los pequeños crecimientos que pueden confundirse con el molusco, se encuentran las lesiones perioculares benignas, como los quistes de inclusión epidérmicos (**fig. 33-2**), los hidrocistomas (**fig. 33-3**), los papilomas (**fig. 33-4**), los siringomas (**fig. 33-5**) y el chalación (**fig. 33-6**). Además, aunque puede

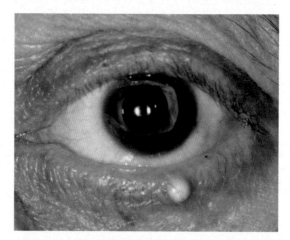

Figura 33-2.   Pequeño quiste de inclusión epidérmico en la parte central de las pestañas del párpado inferior (tomada de Eyelid cystic lesions simulating neoplasms. En: Shields JA, Shields CL. *Eyelid, Conjunctival, and Orbital Tumors: An Atlas and Textbook*. 3rd ed. Wolters Kluwer; 2016:195-206. Figura 11-20).

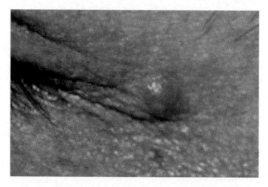

Figura 33-3.   Hidrocistoma del canto lateral. Obsérvese la tonalidad ligeramente azulada, atribuible a la transparencia del quiste.

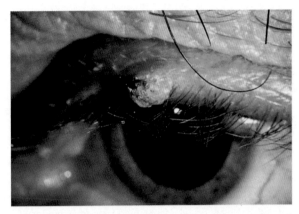

Figura 33-4. Papiloma del párpado superior (tomada de Benign tumors of the eyelid epidermis. En: Shields JA, Shields CL. *Eyelid, Conjunctival, and Orbital Tumors: An Atlas and Textbook*. 3rd ed. Wolters Kluwer; 2016:3-18. Figura 1-2).

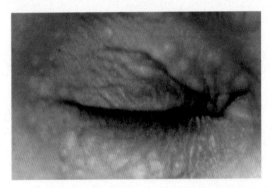

Figura 33-5. Siringomas perioculares. Suelen presentarse innumerables lesiones.

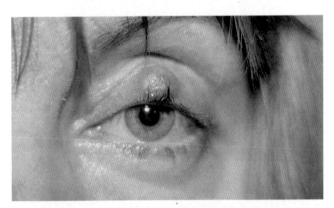

Figura 33-6. Chalación del párpado superior (tomada de Eyelid inflammation. En: Penne R. *Wills Eye Hospital Color Atlas and Synopsis of Clinical Ophthalmology: Oculoplastics*. 3rd ed. Wolters Kluwer; 2019:24-29. Figura 2-1b).

presentarse a cualquier edad, la mayoría se observa en los adultos. Los hidrocistomas son traslúcidos, mientras que el molusco no. Las lesiones perioculares cancerosas, como el carcinoma basocelular (**fig. 33-7**) y el carcinoma espinocelular, son más frecuentes en los adultos (**fig. 33-8**) y suelen presentarse con una lesión crónica, única. También pueden presentarse telangiectasias suprayacentes, madarosis (pérdida de pestañas) u otro tipo de destrucción de la arquitectura circundante. Otras causas de conjuntivitis, incluida la conjuntivitis infecciosa o la alérgica, no se asociarán a la típica lesión del molusco.

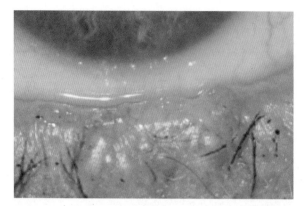

Figura 33-7. Carcinoma basocelular en el borde del párpado inferior. Observe la pérdida de pestañas (madarosis).

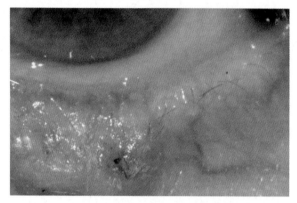

Figura 33-8. Carcinoma espinocelular con ulceración en el borde del párpado inferior.

Por su parte, otras causas de dermatitis, como la infecciosa, la alérgica o la atópica (**fig. 33-9**), tampoco se presentan con la lesión típica del molusco.

Tratamiento

Los pacientes deben evitar rascarse las lesiones para prevenir la propagación y la irritación ocular. El tratamiento del molusco consiste en la extirpación quirúrgica o la espera de la resolución natural. Las lesiones se resuelven por sí solas en un plazo de 12 a 18 meses. Sin embargo, en caso de alteración

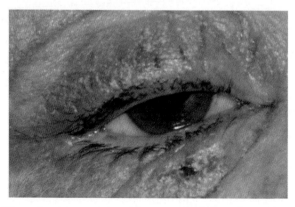

Figura 33-9. Dermatitis periocular grave con piel engrosada, inflamada, con costras y sangrado.

estética u otros síntomas asociados (conjuntivitis, dermatitis, irritación), se prefiere el raspado o la resección. Las opciones tópicas que se usan en otras partes del cuerpo no suelen ser seguras en la región periocular.

CHALACIÓN Y ORZUELO

Fisiopatología

El chalación (*véase* **fig. 33-6**) y el orzuelo (**fig. 33-10**) pueden aparecer en todos los grupos etarios, pero son más frecuentes entre los 30 y los 50 años de edad. A menudo se presentan como una sola lesión, pero pueden desarrollar lesiones concurrentes o asíncronas que afectan a uno o ambos ojos. El chalación es un proceso inflamatorio granulomatoso benigno causado por la obstrucción de las glándulas sebáceas del párpado (glándulas de Meibomio, Zeis y Moll). Los pacientes pueden referir una leve sensación de irritación con una protuberancia indolora de aparición repentina, una protuberancia indolora crónica o una protuberancia indolora crónica que aumenta y reduce su tamaño. El orzuelo tiene una etiología similar, pero en este se ha desarrollado una infección secundaria; por lo tanto, se observan rojos, inflamados y sensibles o dolorosos al tacto. Los chalaciones no siempre se hacen presentes en un orzuelo, pero pueden aparecer después de que este se ha desinflamado. Clínicamente, el chalación y el orzuelo forman parte de un mismo espectro. El orzuelo que se resuelve puede dejar un chalación residual, y el chalación puede infectarse y convertirse así en un orzuelo.

Para una comparación más detallada de las dos entidades, *véase* la **tabla 33-1**.

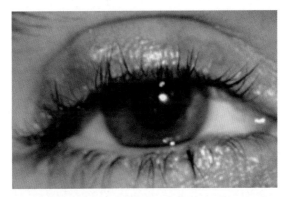

Figura 33-10. Orzuelo del párpado superior. Además de un aspecto preseptal con eritema y edema limitado al párpado, se puede ver un sustrato de inflamación subyacente lateralmente. Este sustrato podría persistir como un chalación, después de tratar la infección.

TABLA 33-1	Chalación frente a orzuelo	
	Chalación	**Orzuelo**
Aspecto	Nódulos estériles, generalmente firmes e indoloros	Caliente, eritematoso, inflamado, infectado y doloroso
Tratamiento en el servicio de urgencias	Compresas calientes; derivar al paciente a una consulta externa de oftalmología	Compresas calientes, antibióticos orales como la doxiciclina o la azitromicina; derivar al paciente a consulta externa de oftalmología
Tratamiento definitivo	Tiempo, en pocas ocasiones necesita inyecciones antiinflamatorias, antiinflamatorios orales o resección	Antibióticos orales; puede necesitar incisión y drenaje si hay un absceso
Evolución	Aguda-crónica	Aguda

Abordaje diagnóstico/exploración dirigida

Todos los chalaciones y orzuelos se concentran en los párpados, ya que afectan a las glándulas sebáceas de estas estructuras. El médico suele encontrar evidencia de blefaritis subyacente: caspa o costras en las pestañas, o pequeñas cúpulas lipídicas obstruidas (de aspecto cremoso/blanco) en el margen del párpado (glándulas de Meibomio densificadas). El médico también puede hallar evidencia de rosácea facial, la cual puede ser causa de la blefaritis típicamente subyacente al chalación y al orzuelo.

El paciente puede presentar más de un chalación u orzuelo a la vez. Los chalaciones son nódulos estériles, generalmente firmes e indoloros. Los orzuelos están calientes, inflamados, eritematosos, infectados y dolorosos; por lo general, la infección se origina por una bacteria grampositiva como *Staphylococcus aureus*.

Diagnóstico diferencial

Los crecimientos nodulares del párpado incluyen cánceres de piel (p. ej., carcinoma basocelular, espinocelular o de células sebáceas). Los cánceres de piel suelen ser de crecimiento lento. Si un chalación reaparece reiteradamente en la misma ubicación (especialmente si nunca se produce en otra parte), hay que sospechar de un posible carcinoma de células sebáceas (**fig. 33-11**). Los quistes de inclusión epidérmicos y los hidrocistomas también pueden crecer bastante, y un quiste de inclusión epidérmico profundo puede simular un chalación. Los hidrocistomas se observan traslúcidos, a diferencia de los chalaciones. Los orzuelos pueden convertirse en una celulitis preseptal más grave o transformarse en un absceso. Si se identifica blefaritis a la exploración, esta puede estar asociada a la demodicosis (ácaros *Demodex*, invisibles a simple vista) y, más rara vez, a la insuficiencia de vitamina A, al tabaquismo, a algunos medicamentos para el glaucoma (p. ej., análogos de las prostaglandinas), a algunos medicamentos sistémicos (dupilumab, bortezomib) y a productos perioculares probablemente comedógenos, incluido el pegamento para pestañas postizas.

Tratamiento

Tanto para el chalación como para el orzuelo, abordar la blefaritis subyacente es el tratamiento de primera línea para calmar el estado inflamatorio actual, así como para prevenir futuras recurrencias. Las compresas calientes y los limpiadores de párpados (p. ej., preparados especiales de ácido hipocloroso diluido) pueden mantener las pestañas limpias y los párpados menos inflamados, y es todo lo que se necesita para muchos casos de chalación. Los antibióticos tópicos (p. ej., ungüento de eritromicina) o los ungüentos combinados de antibióticos y corticoides (p. ej., tobramicina-dexametasona) pueden extender el alcance del tratamiento conservador al tratar cualquier infección o inflamación asociada. En los casos con celulitis en desarrollo, los antibióticos orales con propiedades antiinflamatorias, como la doxiciclina

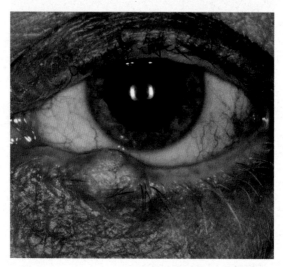

Figura 33-11.   Carcinoma de células sebáceas del párpado inferior.

o la azitromicina, son opciones más eficaces.[2,3] El orzuelo con un absceso visible se beneficia de la incisión y el drenaje al momento de la presentación y requiere la derivación inmediata a un oftalmólogo.

Las lesiones que han estado presentes durante días o semanas o que han fracasado con el tratamiento conservador pueden ser tratadas por un oftalmólogo de forma ambulatoria. Aunque muchas lesiones se resuelven con el tiempo, pueden tardar de semanas a meses. Los oftalmólogos pueden optar por un tratamiento con inyecciones de corticoides o un abordaje más definitivo con incisión y curetaje.

GRANULOMA PIÓGENO

Fisiopatología

Considerando que se trata de lesiones capilares estériles no granulomatosas, los granulomas piógenos (fig. 33-12) tienen un nombre muy impreciso. El término más correcto es *hemangioma capilar lobular*. Se desconoce la fisiopatología exacta, pero los granulomas piógenos tienden a aparecer en lugares en donde alguna vez hubo inflamación, como sitios quirúrgicos, traumatismos previos o sitios de chalación.

Abordaje diagnóstico/exploración dirigida

Los pacientes suelen notar una lesión repentina, grande y de color rojo al interior del párpado, que «salta» a la vista al realizar cierta manipulación de esta estructura. El paciente podría recordar algún antecedente reciente de chalación o de traumatismo (incluido el traumatismo iatrógeno). La lesión suele visualizarse fácilmente con la tracción del párpado. Su color es similar o ligeramente más oscuro que el de la conjuntiva circundante y, en la mayoría de los casos, son pedunculados, aunque a veces pueden parecer sésiles. Debido a su vascularidad, el médico debe tener cuidado durante la exploración porque las lesiones sangran fácilmente, incluso con una manipulación suave.

Diagnóstico diferencial

El chalación suele ser menos pedunculado que el granuloma piógeno, aunque estos últimos podrían crecer sobre un chalación. La neoplasia conjuntival suele mostrar un pedúnculo menos discreto, tiene mayor extensión y puede tener un aspecto más blanco, gris o gelatinoso (en lugar de rojo o rojo oscuro). Sin embargo, si el paciente presenta granulomas piógenos recurrentes en la misma región, debe sospecharse una neoplasia.

Tratamiento

Las gotas o ungüentos de corticoides pueden ayudar a reducir la lesión; recientemente se ha descrito también el timolol tópico como tratamiento no invasivo. La resección es un tratamiento frecuente y, por lo general, definitivo. Otras opciones menos empleadas son el láser, la crioterapia y el cauterio.

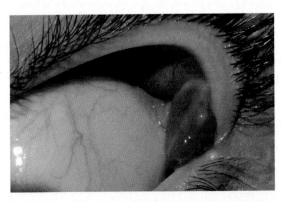

Figura 33-12. El granuloma piógeno del párpado superior lateral se aprecia mejor cuando se tira suavemente del párpado (tomada de Eyelid. En: Gervasio K, Peck T. *The Wills Eye Manual*. 8th ed. Wolters Kluwer; 2021:136-153. Figura 6-11-2).

CONSEJOS Y ALERTAS

- Existe un amplio espectro de lesiones en los párpados, la mayoría de las cuales son benignas o pueden derivarse al oftalmólogo para una consulta de rutina.
- Las lesiones que causan ulceración, pérdida de pestañas o recurrencia en la misma localización hacen sospechar de una posible neoplasia.
- Las compresas calientes resultan útiles tanto para el chalación como para el orzuelo.
- El orzuelo se beneficia de un tratamiento antibiótico inmediato; los antibióticos antiinflamatorios también pueden ser útiles para tratar el chalación si este no se resuelve con compresas calientes, debido a su efecto en la blefaritis subyacente.

INFORMACIÓN BASADA EN LA EVIDENCIA

¿Cuál es el papel de los antibióticos tópicos u orales en un chalación?

Los antibióticos oftálmicos tópicos o las combinaciones de corticoides-antibióticos, como la eritromicina o los preparados de tobramicina-dexametasona, pueden ayudar a calmar el chalación gracias a sus propiedades antiinflamatorias. Estas propiedades teóricamente ayudan a calmar la inflamación aguda (aunque no se han estudiado específicamente en el chalación) y se utilizan habitualmente para tratar la blefaritis subyacente. Se ha documentado que la doxiciclina y la azitromicina orales pueden ayudar a calmar el chalación y la blefaritis subyacente por las mismas razones.[2,3] La doxiciclina (y otras de la familia de las tetraciclinas) inhibe una serie de metaloproteinasas de matriz, al receptor 2 activado por proteasa, la liberación de citocinas, la quimiotaxis de los leucocitos, la óxido nítrico-sintetasa y la producción de inmunoglobulina E, además de proteger contra el estrés oxidativo. Asimismo, se ha visto que, tanto *in vitro* como anecdóticamente, evita la formación de granulomas.[4] La azitromicina, como parte de la familia de los macrólidos, también inhibe la producción y la liberación de citocinas, la migración de neutrófilos y la proliferación y la quimiotaxis de linfocitos, la producción de especies reactivas de oxígeno y la expresión de moléculas coestimuladoras de linfocitos; también aumenta la apoptosis de linfocitos T y modula a los receptores selectivos de tipo Toll.[5]

Sin embargo, el pilar del tratamiento son las compresas calientes y la limpieza suave. Una gran revisión retrospectiva de la Universidad de California, en San Francisco, que incluyó a casi 3 000 pacientes, descubrió que, en los 320 a los que se les prescribieron antibióticos orales, se evitó la reaparición del chalación, pero no parecieron contribuir al éxito del tratamiento inicial de esta lesión en general; en particular, no se estudió la duración del tratamiento.[6] Si los chalaciones no se resuelven con compresas calientes, así como con una posible terapia antibiótica, los pacientes pueden ser derivados para recibir inyecciones de corticoides o de 5-fluorouracilo o para la resección de las lesiones de manera electiva.[7,8]

¿Cuándo es adecuado prescribir un corticoide tópico o un bloqueador β tópico para el granuloma piógeno?

El granuloma piógeno resulta molesto y, en ocasiones, de aspecto temible, pero no es una alteración que ponga en peligro la vida o la integridad física. Se puede considerar el uso de corticoides tópicos para que la lesión disminuya de tamaño, pero esto requeriría la monitorización de la presión intraocular a fin de evitar picos asintomáticos no identificados. Por lo tanto, este tratamiento puede ser considerado para derivaciones no urgentes.[9,10] Dado que los granulomas piógenos tienen un origen vascular y que los bloqueadores β se han utilizado para tratar con éxito los hemangiomas infantiles, ha habido interés en su uso. Se postula que el mecanismo de acción es atribuible a la vasoconstricción. Una serie de casos de cuatro pacientes pediátricos constató la resolución satisfactoria de un granuloma piógeno de la superficie ocular con gotas de timolol.[11] Cabe destacar que el timolol tópico puede tener efectos betabloqueadores sistémicos (más fuertes en los lactantes), por lo que debe valorarse su uso.

Referencias

1. Channa R, Zafar SN, Canner JK, et al. Epidemiology of eye-related emergency department visits. *JAMA Ophthalmol.* 2016;134(3):312-319. doi:10.1001/jamaophthalmol.2015.5778

2. Geerling G, Tauber J, Baudouin C, et al. The international workshop on meibomian gland dysfunction: report of the subcommittee on management and treatment of meibomian gland dysfunction. *Invest Ophthalmol Vis Sci.* 2011;52(4):2050-2064. doi:10.1167/iovs.10-6997g

3. Lam-Franco L, Perfecto-Avalos Y, Patiño-Ramírez BE, Rodríguez García A. IL-1α and MMP-9 tear levels of patients with active ocular rosacea before and after treatment with systemic azithromycin or doxycycline. *Ophthalmic Res*. 2018;60(2):109-114. doi:10.1159/000489092. Epub 2018 Jun 6. PMID: 29874670.

4. Henehan M, Montuno M, De Benedetto A. Doxycycline as an anti-inflammatory agent: updates in dermatology. *J Eur Acad Dermatol Venereol*. 2017;31(11):1800-1808. doi:10.1111/jdv.14345. Epub 2017 Jun 7. PMID: 28516469.

5. Steel HC, Theron AJ, Cockeran R, Anderson R, Feldman C. Pathogen- and host-directed anti-inflammatory activities of macrolide antibiotics. *Mediators Inflamm*. 2012;2012:584262. doi:10.1155/2012/584262. Epub 2012 Jun 21. PMID: 22778497; PMCID: PMC3388425.

6. Alsoudi AF, Ton L, Ashraf DC, et al. Efficacy of care and antibiotic use for chalazia and hordeola. *Eye Contact Lens*. 2021;48(4):162-168.

7. Aycinena AR, Achiron A, Paul M, Burgansky-Eliash Z. Incision and curettage versus steroid injection for the treatment of chalazia: a meta-analysis. *Ophthalmic Plast Reconstr Surg*. 2016;32(3):220-224.

8. Wladis EJ, Bradley EA, Bilyk JR, Yen MT, Mawn LA. Oral antibiotics for meibomian gland-related ocular surface disease: a report by the American Academy of Ophthalmology. *Ophthalmology*. 2016;123(3):492-496.

9. DeMaria LN, Silverman NK, Shinder R. Ophthalmic pyogenic granulomas treated with topical timolol-clinical features of 17 cases. *Ophthalmic Plast Reconstr Surg*. 2018;34(6):579-582. doi: 10.1097/IOP.0000000000001116. PMID: 29634609.

10. Herwig-Carl MC, Grossniklaus HE, Müller PL, Atzrodt L, Loeffler KU, Auw-Haedrich C. Pyogenic granuloma associated with conjunctival epithelial neoplasia: report of nine cases. *Br J Ophthalmol*. 2019;103(10):1469-1474. doi:10.1136/bjophthalmol-2018-312960. Epub 2019 Feb 1. PMID: 30709809.

11. Oke I, Alkharashi M, Petersen RA, Ashenberg A, Shah AS. Treatment of ocular pyogenic granuloma with topical timolol. *JAMA Ophthalmol*. 2017;135(4):383-385. doi:10.1001/jamaophthalmol.2017.0110. PMID: 28301661.

Ptosis

Harsha S. Reddy
Di Coneybeare

DESAFÍO CLÍNICO

La caída de los párpados, llamada *blefaroptosis*, suele abreviarse simplemente como *ptosis*, que se define como el descenso del borde del párpado superior desde su posición anatómica, a 1 o 2 mm por debajo del limbo esclerocorneal. Entre el 5% y el 13% de la población adulta de todo el mundo presenta ptosis.[1] El origen subyacente de la ptosis es muy variable, con un amplio rango de causas agudas, lo que hace que su tratamiento en los servicios de urgencias sea todo un desafío. Además, la gravedad de la ptosis no siempre se correlaciona con la intensidad de la enfermedad o el riesgo para la visión y la salud. Por otra parte, los pacientes pueden no ser conscientes del momento de aparición de la ptosis y asisten a consulta hasta que su párpado obstruye el eje visual o ha disminuido significativamente su calidad de vida.

FISIOPATOLOGÍA

Para elevar el párpado superior, se requiere un esfuerzo coordinado entre la estructura muscular y los componentes nerviosos que la inervan. Las placas tarsales (tejido conjuntivo) se encargan de proporcionar integridad estructural general a los párpados. La elevación de los párpados superiores se produce por la acción coordinada del elevador del párpado superior y el músculo tarsal superior (músculo de Müller). El nervio oculomotor (nervio craneal [NC] III) inerva el músculo elevador, mientras que el tarsal superior recibe inervación de las fibras simpáticas del ganglio cervical superior. El músculo frontal, inervado por el nervio facial (NC VII), es el que levanta las cejas.

La alteración de cualquiera de los componentes responsables de la elevación del párpado superior puede causar ptosis. La fisiopatología puede dividirse dicotómicamente en congénita y adquirida. Este capítulo se centra en la fisiopatología subyacente de la ptosis adquirida, que suele hallarse en el ámbito de los servicios de urgencias. La fisiopatología de la ptosis adquirida puede clasificarse en trastornos mecánicos, aponeuróticos, miógenos, de la unión neuromuscular y neurógenos.

Cualquier lesión con efecto de masa (p. ej., tumores orbitarios) o que produzca celulitis de los párpados puede dar lugar a una ptosis que se clasificaría en la categoría de alteración mecánica. El adelgazamiento de la aponeurosis del músculo elevador del párpado, causado ya sea por envejecimiento o por intervención iatrógena, contribuye a las causas aponeuróticas de la ptosis. Las causas miógenas pueden comprender la disfunción mitocondrial o defectos genéticos subyacentes que suelen causar ptosis bilateral como resultado de una disfunción del sistema musculoesquelético. Las causas de unión neuromuscular de la ptosis por lo general implican la participación de anticuerpos que atacan al receptor de acetilcolina (AChR, *acetylcholine receptor*) en la unión neuromuscular del músculo elevador del párpado. Por último, los trastornos neurógenos incluyen la parálisis del nervio oculomotor o la alteración de la cadena simpática cervical.

ABORDAJE DIAGNÓSTICO/EXPLORACIÓN DIRIGIDA

Al evaluar a los pacientes con ptosis, los médicos de urgencias deben preguntar sobre cualquier antecedente de traumatismo, sobre cuál ha sido la evolución de la caída del párpado (inicio, progresión, variación), la presencia y la naturaleza del dolor ocular, en caso de que lo haya, y si hay cefalea o diplopía. Se debe cuestionar a los pacientes sobre antecedentes de cirugía ocular, gotas oftálmicas, alergias, frotamiento ocular y queratocono, todo lo cual puede conducir a la dehiscencia del retractor del párpado.

La exploración intraocular completa viene precedida por una revisión de los NC, de la motilidad ocular y de una evaluación para detectar distopia del globo ocular. Debe observarse el desplazamiento anterior del ojo (proptosis o exoftalmos), ya sea por observación (usando la «vista de hormiga» o «la de gusano») o por medición (con un exoftalmómetro). Los tumores orbitarios se tratan con mayor detalle en el capítulo 29.

La exploración cuidadosa del párpado marcadamente ptósico puede revelar una lesión palpebral localizada (p. ej., orzuelo o chalación) u otro proceso limitado al párpado. Un párpado rosado con edema difuso, asociado a lagrimeo y ojo rojo, sugiere conjuntivitis viral, mientras que un párpado edematoso con escamas superficiales y escozor es más probable que se trate de una dermatitis alérgica. A muchos pacientes les resulta imposible distinguir si el párpado está caído (ptosis) o inflamado, y pueden describir cualquiera de las dos situaciones simplemente como un párpado «pesado». La comparación con fotografías antiguas (p, ej., en la licencia de conducir o en las cuentas de las redes sociales) puede ser útil para conocer el aspecto inicial del paciente. En algunos casos, una aparición reciente será identificada como una alteración preexistente.

Las medidas específicas para dilucidar con precisión la capacidad de elevación del párpado superior incluyen la distancia reflejo-margen 1 (DRM1) y la función del elevador (FdE), también conocida como *desplazamiento del elevador*. La DRM1 mide la distancia desde el reflejo luminoso de la córnea (con una fuente de luz focal brillante sostenida a nivel del ojo) hasta el margen del párpado superior (**fig. 34-1**). La FdE, por lo general de entre 15 y 20 mm, se mide sosteniendo una regla junto al margen del párpado del paciente cuando este mira hacia abajo, y midiendo después la posición superior máxima del párpado cuando mira hacia arriba. Esto se realiza mientras el examinador fija el músculo frontal del paciente presionando firmemente sobre su frente (**fig. 34-2**).

El elemento más importantes de la exploración intraocular de un paciente ptósico es el examen de la pupila: evaluar la presencia de anisocoria, los reflejos pupilares directos y consensuales y un defecto pupilar aferente relativo (DPAR), la agudeza visual y la presión intraocular. El deterioro de la visión no suele ser causado únicamente por la ptosis, por lo que hay que encontrar alguna otra razón en la exploración intraocular o averiguar si existe un DPAR en el nervio óptico o en las vías visuales.

En muchas presentaciones agudas son pertinentes los estudios de neuroimagen. La tomografía computarizada (TC) orbitaria de corte fino es suficiente para la mayoría de los traumatismos orbitarios en los que la afectación se limita a la órbita, pero la resonancia magnética (RM) es la modalidad diagnóstica más adecuada para la afección orbitaria profunda e intracraneal. Si se sospecha una causa autoinmunitaria, podrían estar indicados los análisis de laboratorio.

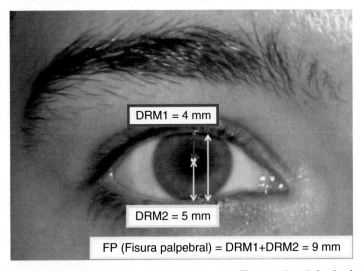

Figura 34-1. La DRM1 del párpado superior es la distancia en milímetros (mm) desde el reflejo luminoso de la córnea hasta el margen del párpado superior. La DRM2 es la distancia del reflejo luminoso corneal al margen del párpado inferior. La ptosis se define como un valor de DRM1 bajo. DRM: distancia reflejo-margen (cortesía de Harsha S. Reddy, MD).

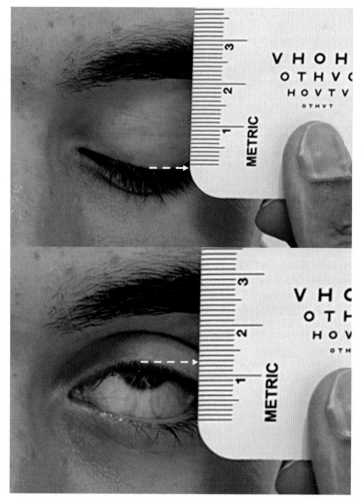

Figura 34-2. La función del elevador (desplazamiento del elevador) se mide alineando una regla con el margen del párpado con el paciente mirando hacia abajo. A continuación, se pide al paciente que mire hacia arriba (mientras el examinador mira hacia arriba) y se marca la posición máxima del párpado superior con la misma regla, en este caso de 13.5 mm (cortesía de Harsha S. Reddy, MD).

DIAGNÓSTICO DIFERENCIAL

El diagnóstico diferencial de la ptosis es extremadamente amplio, dadas las numerosas causas subyacentes posibles. Aquí se destacan algunas presentaciones frecuentes y posiblemente peligrosas.

Ptosis aponeurótica

El adelgazamiento y la involución de la aponeurosis del elevador del párpado relacionados con el envejecimiento son, con mucho, la causa más frecuente de ptosis adquirida.[1] A menudo se presenta en adultos mayores con ptosis simétrica y bilateral. En ausencia de signos focales en los párpados u órbitas de afectación pupilar, alteraciones en la visión, defectos en la motilidad extraocular u otros síntomas o hallazgos neurológicos, es posible que el paciente haya descubierto que tiene una ptosis de larga duración.

Ptosis traumática (mecánica)

La ptosis puede ser el resultado de un edema o una hemorragia cuyo peso haga caer el párpado (ptosis mecánica), de un traumatismo contuso, de la transección de la aponeurosis o el músculo elevador o de una causa neurógena (que se tratará por separado más adelante). La ptosis mecánica es fácilmente visible en el exterior (**fig. 34-3**). Los daños en el elevador pueden ser más sutiles: la sospecha debe ser alta

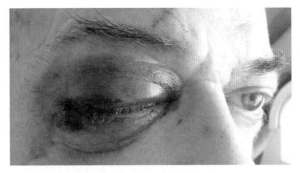

Figura 34-3. Hematoma palpebral que causa ptosis mecánica del párpado superior (cortesía de Harsha S. Reddy, MD).

ante cualquier laceración horizontal de espesor total por encima del tarso o ante cualquier laceración en la que la grasa orbitaria sea visible en el párpado superior. El traumatismo contuso del elevador es menos comprendido y puede resolverse espontáneamente hasta 6 meses después del incidente. La medición de la FdE y la comparación contra el lado no afectado son útiles para el diagnóstico y el seguimiento de la recuperación. Ocasionalmente, un proceso que cause enoftalmos, como una fractura del piso (suelo) orbitario, puede simular ptosis (seudoptosis) porque la posición retraída del globo ocular hace que la fisura palpebral sea más pequeña.

Ptosis neurógena

Parálisis del NC III

La parálisis completa del NC III da origen a una pupila dilatada fija, una ptosis marcada del párpado con FdE extremadamente baja ($<$ 5 mm) y un ojo que se encuentra «hacia abajo y hacia afuera» debido a la acción sin oposición del recto lateral y del oblicuo superior. Sin embargo, los pacientes pueden presentar una parálisis incompleta del NC III, con paresia de los músculos extraoculares o solo ptosis parcial. La afectación exclusiva del recto superior y del elevador (el párpado está ptósico y el ojo no puede mirar hacia arriba) sugiere daño únicamente en la división superior del NC III. La exploración minuciosa de los nervios craneales permite identificar la afectación de otros nervios, lo que puede sugerir la localización anatómica o la causa específica.

Un amplio abanico de alteraciones puede provocar la compresión, el estiramiento o la hemorragia del nervio oculomotor y dar lugar a la parálisis del NC III: trastornos vasculares, traumáticos, infecciosos, inflamatorios, neoplásicos, migrañosos y neurodegenerativos.[1] Los aneurismas de la arteria cerebelosa superior y de la arteria comunicante posterior en el espacio de la cisterna suelen comprimir las fibras pupilares parasimpáticas que recorren el nervio, lo que provoca midriasis. La rotura del aneurisma puede causar daño hemorrágico directo al nervio o provocar la herniación del uncus, lo cual puede lesionar el nervio oculomotor directa o indirectamente.[2] El NC III también puede estar comprimido en el seno cavernoso por lesiones con efecto de masa, incluidas las fístulas carótido-cavernosas (FCC). En ese caso, también suelen estar afectados los NC IV, V_1 y VI; el paciente puede presentar proptosis y vasos epiescleróticos dilatados en forma de «sacacorchos» y presión intraocular elevada (**fig. 34-4**).

Síndrome de Horner

El *síndrome de Horner* es una combinación clínica de ptosis, miosis y (a veces) anhidrosis que resulta de alguna alteración a lo largo de la vía oculosimpática de tres neuronas. La vía se origina en el hipotálamo, donde la neurona de primer orden desciende por el tronco encefálico hasta la médula espinal. Desde aquí, las neuronas de segundo orden viajan en forma de cadena simpática hasta el ganglio cervical superior, con algunas fibras envolviendo la arteria subclavia. Por último, algunas neuronas simpáticas de tercer orden viajan a lo largo de la arteria carótida interna, conectando el ganglio cervical superior con el músculo dilatador de la pupila y el músculo de Müller del párpado. Otras neuronas simpáticas de tercer orden viajan a lo largo de la carótida externa hasta las glándulas sudoríparas de la cara.

La tríada clásica del síndrome de Horner es ptosis, miosis y anhidrosis. Las causas del síndrome se dividen en procesos neuronales de primer orden (tumor/accidente cerebrovascular/desmielinización del hipotálamo, el tronco encefálico o la médula espinal), de segundo orden (tumor pulmonar en el vértice, aneurisma de la arteria subclavia, lesión costal cervical, cáncer tiroideo) y de tercer orden (disección o aneurisma de la arteria carótida interna, proceso del seno cavernoso, traumatismo de cuello).

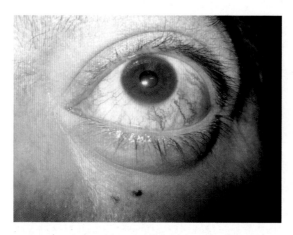

Figura 34-4. Este paciente se presenta 1 mes después de un traumatismo contuso con proptosis, vasos epiescleróticos dilatados y presión intraocular elevada. La tomografía computarizada orbitaria reveló un crecimiento de la vena oftálmica superior, y la resonancia magnética y la angiografía por resonancia magnética mostraron una fístula carótida-cavernosa de alto flujo (cortesía de Harsha S. Reddy, MD).

Ptosis de la unión neuromuscular

Miastenia grave

La *miastenia grave* es un trastorno neuromuscular poco frecuente que se caracteriza por debilidad inducida por fatiga en el sistema musculoesquelético. Puede ser sistémica o limitarse al ojo (miastenia grave ocular). Los hallazgos sistémicos incluyen debilidad muscular facial (disartria, disfagia) y debilidad en las extremidades proximales. Los hallazgos oculares en ausencia de signos sistémicos se producen en el 50% de los pacientes que acuden a consulta.[3] La ptosis por lo general se describe como drásticamente peor al final del día o con el uso prolongado de los ojos y mejora inmediatamente al despertar. La fisiopatología de la enfermedad es un ataque inmunitario mediado por anticuerpos contra el AChR nicotínico.[4]

La sospecha de miastenia grave se basa en la exploración clínica. Dado que los músculos extraoculares también suelen estar afectados, estos pacientes pueden presentar anomalías de la motilidad (paresias) que causan diplopía, pero que no coinciden con los patrones de los NC. Para evaluar si la ptosis es causada por la miastenia, habitualmente se realizan dos pruebas. En primer lugar, se pide al paciente que mantenga la mirada hacia arriba durante 1 min. En los pacientes miasténicos, los párpados están significativamente más abajo hacia el final de la prueba, a medida que se fatiga el músculo elevador (**fig. 34-5**). A la inversa, se puede pedir al paciente que cierre los ojos para descansar el músculo elevador durante 2 min. Alrededor del 50% de los pacientes con miastenia mostrarán una mejoría en su DRM1 de 2 mm inmediatamente después de esta prueba.[5] La colocación de una compresa fría sobre los párpados cerrados es una versión alterna de la «prueba de reposo». Otras causas de ptosis no se verán afectadas de forma sustancial por sostener la mirada hacia arriba ni por las pruebas de reposo. Cuando un párpado se fatiga, la FdE también será significativamente baja. Los pacientes con miastenia no presentan anomalías pupilares. Debe realizarse una exploración neurológica general en busca de debilidad muscular, prestando especial atención a los flexores del cuello, que son un poco más débiles que los extensores en los pacientes con enfermedad sistémica.

Los estudios de laboratorio para detección de anticuerpos contra AChR se realizan rutinariamente de forma ambulatoria, aunque entre el 30% y el 65% de los pacientes con miastenia grave exclusivamente ocular resultarán seronegativos.[6,7] Las pruebas de electromiografía de fibra única también pueden ser útiles. La prueba con edrofonio, que anteriormente era una prueba bien establecida, ahora es menos utilizada debido a la preocupación por los efectos secundarios sistémicos y los falsos positivos potencialmente elevados.[5] Todos los pacientes con miastenia grave confirmada o sospechada deben hacerse también una tomografía computarizada (TC) de tórax para comprobar si existe un timoma, presente en el 10% al 15% de los pacientes.[8] En muchos casos, los análisis de laboratorio son negativos y el diagnóstico de miastenia sigue siendo clínico. La respuesta a los corticoides sistémicos y el tratamiento con acetilcolinesterasa pueden servir como prueba diagnóstica empírica en estos pacientes.

Ptosis miógena

A diferencia de la miastenia, que afecta a la unión neuromuscular, otras causas patológicas de ptosis adquirida afectan las propias fibras musculares. Entre ellas se encuentran la oftalmoplejía

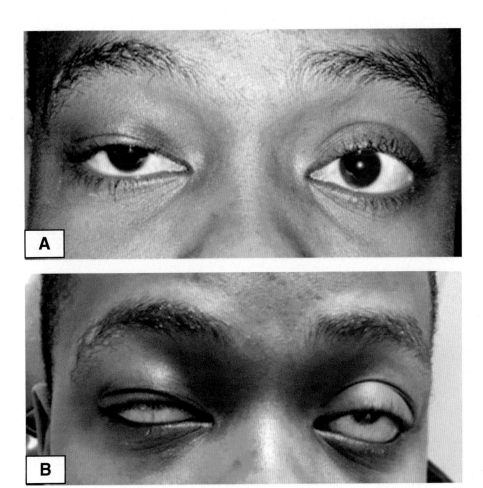

Figura 34-5.   A. Paciente joven con ptosis variable del párpado superior derecho que refiere ptosis recurrente después de una reparación inicialmente exitosa. **B.** Fatiga del párpado superior derecho y agravamiento de la ptosis tras sostener la mirada hacia arriba. Ambos ojos presentan esta característica, pero en el ojo derecho es más evidente (cortesía de Harsha S. Reddy, MD).

externa progresiva crónica (OEPC) y varios tipos de distrofia muscular, incluida la distrofia oculofaríngea. Todas estas alteraciones se caracterizan por ptosis y motilidad ocular limitada (es decir, tanto los músculos elevadores como los extraoculares se ven afectados), mientras la función pupilar y la agudeza visual son normales. Además, suele haber afectación del músculo orbicular de los ojos (los pacientes pueden tener problemas para abrir y cerrar los ojos con normalidad). Debido a que estas alteraciones son bilaterales y simétricas, la mayoría de los pacientes no tienen diplopía sintomática. La revisión completa de estas alteraciones va más allá del alcance de este capítulo.

Las miopatías hereditarias, como la OEPC y la distrofia muscular oculofaríngea (DMOF), son causas raras pero relevantes de ptosis. Se presentan en la mediana edad (30-60 años) y la progresión suele ser gradual, aunque pueden volverse sintomáticas de forma súbita, como en otras formas de ptosis. Los pacientes podrían inclinar el mentón hacia arriba para superar la ptosis. La OEPC puede presentarse de forma aislada o formar parte del síndrome de Kearns-Sayre, que incluye ceguera nocturna, anomalías potencialmente mortales de la conducción cardíaca y ataxia cerebelosa. En la DMOF, los pacientes experimentan síntomas bulbares como disfagia o disfonía, y la atrofia puede progresar a los músculos proximales e incluso a los distales. La biopsia muscular y las pruebas genéticas ayudan a confirmar el diagnóstico. Aunque no hay cura para estas afecciones, la ptosis puede ser manejada. Por lo tanto, los antecedentes familiares y la derivación adecuada son componentes importantes de la evaluación y el tratamiento de estos pacientes.

TRATAMIENTO

El tratamiento de los pacientes con ptosis depende de la causa de la ptosis. El primer paso más importante para el médico de urgencias es identificar si existe alguna situación de urgencia. En el caso de las alteraciones subagudas o crónicas, debe coordinarse un seguimiento adecuado con un oftalmólogo, un especialista en oculoplástica o un neurooftalmólogo, en función del diagnóstico que se sospeche. Si hay alguna duda sobre el diagnóstico, puede ser necesario consultar con oftalmología, neurooftalmología o neurología, según la disponibilidad.

Parálisis del NC III

El diagnóstico de parálisis del NC III (completa o incompleta) es una urgencia. El tratamiento inicia con los estudios de neuroimagen. Mientras que la TC craneal sin contraste puede detectar una hemorragia intracraneal evidente o una fractura de la base del cráneo, generalmente está indicada la angiografía por TC (ATC) o por resonancia magnética (ARM) para detectar alteraciones vasculares, como aneurismas o fístulas. Si se encuentra una lesión vascular, los servicios de radiología intervencionista y neurocirugía suelen participar en el tratamiento quirúrgico. En ausencia de una causa focal en los estudios de neuroimagen, está indicado un análisis de laboratorio para detectar causas inflamatorias e infecciosas, especialmente la velocidad de eritrosedimentación y la proteína C reactiva en los pacientes de edad avanzada con riesgo de arteritis de células gigantes. La parálisis isquémica microvascular del NC III, la causa más frecuente de parálisis del nervio oculomotor en los pacientes mayores de 50 años, es un diagnóstico de exclusión.[9]

Una vez que las causas que amenazan la vida son tratadas en el servicio de urgencias, un neurooftalmólogo o un oftalmólogo deben participar tempranamente en el cuidado de estos pacientes. Antes de considerar la posibilidad de una intervención quirúrgica (p. ej., cirugía de estrabismo, cabestrillo frontal) que pueda mejorar parcialmente los síntomas del paciente, debe observarse la estabilidad clínica de los síntomas (diplopía, ptosis) durante 6 a 12 meses.

Síndrome de Horner

En el paciente que presenta síndrome de Horner agudo, especialmente si se asocia a dolor de cabeza o de cuello, se recomienda realizar un estudio de neuroimagen urgente para visualizar toda la vía oculosimpática. La RM y la ARM de la cabeza y el cuello son los estudios de elección para diagnosticar las masas e infartos que causan el síndrome, pero la TC y la ATC son opciones razonables en los pacientes en quienes está contraindicada la RM.

La respuesta a ciertos medicamentos puede ayudar a determinar el grado de alteración. La aplicación de apraclonidina al 0.5% (o, con menor frecuencia, de cocaína tópica) en la pupila miótica producirá su dilatación debido a la hipersensibilidad del músculo dilatador del iris. Se pueden utilizar gotas de hidroxianfetamina para determinar si una lesión es pre- o posganglionar (la dilatación pupilar en respuesta a la gota sugiere que la lesión está afectando a la neurona de segundo orden). Sin embargo, las pruebas con las gotas no sustituyen a los estudios de neuroimagen, a pesar de que estos últimos tampoco encuentran siempre una causa bien localizada del síndrome. En un estudio de 88 pacientes con síndrome de Horner clínicamente aislado, la RM y la ARM encontraron la causa en solo el 20% de los casos.[10] El tratamiento debe realizarse en interconsulta con neurooftalmología.

CONSEJOS Y ALERTAS

- En lugar de las credenciales de identificación, se pueden utilizar fotos de las redes sociales para detectar qué tan aguda es la presentación de la ptosis.
- La ptosis concurrente con la afectación de cualquier otro nervio craneal sugiere en gran medida causas neurógenas, por lo que se deben solicitar estudios de neuroimagen.

INFORMACIÓN BASADA EN LA EVIDENCIA

¿El uso de lentes de contacto puede causar ptosis?

En un metaanálisis reciente, Hwang y cols. analizaron cinco estudios retrospectivos en los que se comparaban los hallazgos de ptosis en poblaciones que usaban y no usaban lentes de contacto. Encontraron un aumento significativo de la presentación de ptosis en los pacientes que llevaban lentes de contacto duros e incluso a veces blandos.[11] El mecanismo propuesto implica la lesión y el estiramiento del músculo elevador y de su aponeurosis en el proceso de colocación y retirada de las lentes de contacto.[11] Esta ptosis adquirida puede corregirse simplemente dejando de llevar las lentes durante varios meses; si la ptosis no se resuelve espontáneamente, se recomienda la corrección quirúrgica. En los casos de ptosis simétrica, los antecedentes de uso de lentes de contacto pueden ser útiles para identificar la causa subyacente.

¿La cirugía ocular puede causar ptosis?

Aunque la mayoría de las cirugías oculares no intervienen directamente en las estructuras que afectan la función de los párpados, la incidencia de ptosis postoperatoria en los pacientes con cirugía ocular puede oscilar entre el 4% y más del 30%.[12] En una reciente revisión sistemática y metaanálisis, la incidencia combinada de ptosis postoperatoria no transitoria ascendió al 11%.[12] El tipo de cirugía y la integridad del aparato elevador preexistente pueden contribuir a la heterogeneidad de los datos iniciales. Identificaron dos factores de riesgo asociados a una mayor incidencia: la cirugía para el glaucoma y el sexo femenino.[12] El mecanismo exacto que causa la ptosis postoperatoria no está bien establecido, pero se cree que es multifactorial. Sin embargo, dada la elevada incidencia de ptosis postoperatoria, una revisión cuidadosa de los antecedentes quirúrgicos puede ayudar a dilucidar la causa de la presentación de la ptosis.

Referencias

1. Bacharach J, Lee WW, Harrison AR, Freddo TF. A review of acquired blepharoptosis: prevalence, diagnosis, and current treatment options. *Eye*. 2021;35:2468-2481.

2. Palazzolo L, Wang, D, Elmalem VI. *Neuro-Opththalmic Trauma in Pediatric Ophthalmology in the Emergency Room*. Springer Nature Switzerland AG; 2021.

3. Gilbert ME, Savino PJ. Ocular myasthenia gravis. *Int Ophthalmol Clin*. 2007;47:93-103, ix.

4. McGrogan A, Sneddon S, de Vries CS. The incidence of myasthenia gravis: a systematic literature review. *Neuroepidemiology*. 2010;34:171-183.

5. Kubis KC, Danesh-Meyer HV, Savino PJ, Sergott RC. The ice test versus the rest test in myasthenia gravis. *Ophthalmology*. 2000;107:1995-1998.

6. Porter NC, Salter BC. Ocular myasthenia gravis. *Curr Treat Options Neurol*. 2005;7:79-88.

7. Monsul NT, Patwa HS, Knorr AM, Lesser RL, Goldstein JM. The effect of prednisone on the progression from ocular to generalized myasthenia gravis. *J Neurol Sci*. 2004;217:131-133.

8. Silvestri NJ, Wolfe GI. Treatment-refractory myasthenia gravis. *J Clin Neuromuscul Dis*. 2014;15:167-178.

9. Kung NH, Van Stavern GP. Isolated ocular motor nerve palsies. *Semin Neurol*. 2015;35:539-548.

10. Beebe JD, Kardon RH, Thurtell MJ. The yield of diagnostic imaging in patients with isolated Horner syndrome. *Neurol Clin*. 2017;35:145-151.

11. Hwang K, Kim JH. The risk of blepharoptosis in contact lens wearers. *J Craniofac Surg*. 2015;26:e373-e374.

12. Wang Y, Lou L, Liu Z, Ye J. Incidence and risk of ptosis following ocular surgery: a systematic review and meta-analysis. *Graefes Arch Clin Exp Ophthalmol*. 2019;257:397-404.

Traumatismos de córnea: abrasiones, laceraciones, cuerpos extraños, quemaduras y lentes de contacto

Leejee H. Suh

Daniel L. Overbeek

INTRODUCCIÓN

La superficie ocular, compuesta por la córnea y la conjuntiva, es susceptible de sufrir lesiones por exposición o traumatismo. Los párpados y las pestañas actúan como barreras físicas contra las amenazas del exterior y, junto con el reflejo del parpadeo, protegen al globo ocular. Las lágrimas bañan la superficie ocular con nutrientes y factores inmunitarios, pero también atrapan y barren pequeñas partículas.

La córnea es la capa de enfoque principal del ojo, ya que dobla o refracta la luz para que las imágenes se puedan enfocar en la retina. La transparencia característica de la córnea se debe a la disposición altamente organizada de las fibras de colágeno contenidas en el estroma, que está delimitado externamente por el epitelio corneal e internamente por el endotelio. La alteración del estroma corneal causada por una laceración provoca la formación de una cicatriz, la opacificación de la córnea y una posible pérdida de visión.

El endotelio es una capa única de células en la superficie interna de la córnea que mantiene la desecación del estroma. El daño o la pérdida de las células endoteliales de la córnea, que no se regeneran, provoca la pérdida de claridad en la córnea por el consiguiente edema corneal.

Por último, la córnea es uno de los tejidos más sensibles del cuerpo, ya que está densamente inervada con fibras nerviosas sensitivas de la división oftálmica del nervio trigémino, lo que hace que las lesiones de la córnea sean particularmente dolorosas.

ABRASIONES

Incluso un pequeño traumatismo en la superficie corneal puede hacer que las células epiteliales se separen de sus anclajes subyacentes. Una abrasión de la córnea, también llamada indistintamente *defecto epitelial de la córnea*, es la pérdida de una parte o la totalidad del epitelio corneal, sin lesión del estroma subyacente.

ABORDAJE DIAGNÓSTICO/EXPLORACIÓN DIRIGIDA

Las causas más frecuentes de abrasión de la córnea son las lesiones producidas por las uñas, el papel, los aplicadores de maquillaje, las puntas de los dispensadores de gotas para los ojos, las partículas de polvo o suciedad y otros objetos. En los usuarios crónicos de lentes de contacto, los lentes mal posicionados pueden producir una lesión del epitelio corneal. Si el paciente no puede identificar una lesión específica, el médico debe sospechar causas espontáneas graves del defecto epitelial, entre las que se incluyen la resequedad ocular grave y la queratopatía por exposición debida a un parpadeo incompleto o a un cierre inadecuado de los párpados, como en la sedación o en un estado mental alterado, la parálisis del VII nervio craneal, la deformidad palpebral, la proptosis, el síndrome del párpado caído y la enfermedad de Parkinson.

El paciente se quejará de dolor intenso, fotofobia, sensación de cuerpo extraño y lagrimeo, y probablemente tendrá dificultad para abrir voluntariamente el ojo afectado. Por este motivo, la instilación de una gota de anestesia tópica como la proparacaína o la tetracaína puede aliviar temporalmente las molestias y facilitar el resto de la exploración.

La agudeza visual de un paciente con abrasión de la córnea puede disminuir si dicha abrasión altera la parte central de la córnea. La tinción con fluoresceína y la iluminación con azul de cobalto son las técnicas que mejor resaltan la presencia y las dimensiones de un defecto epitelial de la córnea (**fig. 35-1**). Lo ideal es evaluar la córnea con una lámpara de hendidura, observando la extensión de la abrasión y cualquier alteración del tejido subyacente. Se puede utilizar un aplicador con punta de algodón empapado en anestesia tópica para desbridar el epitelio suelto y ayudar a una evaluación cuidadosa. El estroma corneal desepitelizado subyacente debe ser liso y transparente. Si la zona denudada no es lisa o muestra alguna alteración, puede haber una laceración o perforación de la córnea. Por su parte, si la zona no se ve transparente, es posible que un infiltrado celular haya causado la opacificación del estroma subyacente, y debe considerarse una posible queratitis infecciosa (**fig. 35-2**). En cualquiera de los casos, es esencial la evaluación inmediata por parte del oftalmólogo.

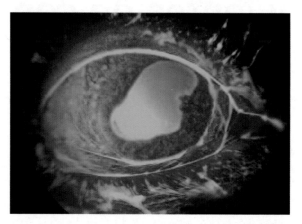

Figura 35-1. Abrasión de córnea: la tinción con fluoresceína delimita los márgenes de la abrasión corneal (tomada de Casper DS, Cioffi CA, eds. *The Columbia Guide to Basic Elements of Eye Care: A Manual for Healthcare Professionals.* Springer; 2019. Reproducido con autorización de Springer International Publishing).

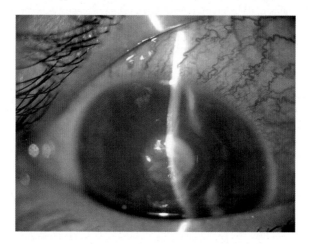

Figura 35-2. Úlcera corneal, también conocida como *queratitis*. La zona bajo la abrasión de la córnea muestra un infiltrado blanquecino en el estroma corneal (tomada de Casper DS, Cioffi CA, eds. *The Columbia Guide to Basic Elements of Eye Care: A Manual for Healthcare Professionals.* Springer; 2019. Reproducido con autorización de Springer International Publishing).

Al evaluar la cámara anterior, el clínico debe verificar que exista una profundidad de la cámara normal, un iris sano y una pupila redonda y reactiva. Cualquier alteración de estas estructuras puede indicar una lesión perforante, con lo que se presume la presencia de un cuerpo extraño intraocular oculto.

DIAGNÓSTICO DIFERENCIAL

Las abrasiones de la córnea suelen ser fáciles de diagnosticar. Entre las entidades que se presentan de manera similar se encuentran la queratitis infecciosa (úlcera en la córnea de causa bacteriana, micótica o viral), el síndrome de erosión recurrente, la queratitis por rayos ultravioleta («quemadura» del soldador) y el síndrome del ojo seco grave. El *síndrome de erosión recurrente* es una alteración frecuente de la membrana epitelial o la membrana basal epitelial caracterizada por abrasiones recurrentes de la córnea que suelen producirse al despertar, cuando se abren y se frotan los párpados. Las causas más frecuentes son los antecedentes de abrasión de córnea traumática y la distrofia de la membrana basal corneal anterior. Por último, hay que tener un grado muy alto de sospecha de queratitis infecciosa ante cualquier paciente que tenga antecedentes de lesión por materia orgánica o que use lentes de contacto, en particular con el uso de lentes durante la noche, para dormir o nadar, y en quien tiene una mala higiene en el cuidado de sus lentes.

TRATAMIENTO

El pronóstico de la abrasión de córnea es excelente porque el epitelio corneal suele regenerarse sin formación de cicatrices en el plazo de 1 semana y restablece la agudeza visual normal. Sin embargo, la complicación principal es la queratitis infecciosa secundaria, que puede causar cicatrices y la consiguiente pérdida de visión. Por este motivo, todos los pacientes con una abrasión corneal deben recibir antibióticos tópicos profilácticos. La selección adecuada del antibiótico tópico es importante y puede no ser la misma en todos los casos. En los pacientes que no utilizan lentes de contacto, se suele utilizar una pomada oftálmica de eritromicina, bacitracina o de bacitracina/polimixina, o bien, gotas de polimixina B/trimetoprima. Si el paciente es usuario de lentes de contacto o la lesión se ha producido con una uña o con materia orgánica (p. ej., ramas de árboles), un antibiótico de más amplio espectro, como una fluoroquinolona tópica de cuarta generación, como el moxifloxacino, suele ser de elección.

El tratamiento con antibióticos suele administrarse cuatro veces al día, durante 5 a 7 días, o hasta que el defecto epitelial se haya resuelto. En el caso de las abrasiones por materia orgánica, el paciente debe recibir seguimiento de un oftalmólogo para vigilar la aparición de infecciones micóticas tardías. En el caso de las abrasiones grandes, se suele utilizar un cicloplejico (p. ej., ciclopentolato al 1%) para reducir la fotofobia causada por el espasmo del cuerpo ciliar. Los usuarios de lentes de contacto deben dejar de usarlos durante al menos 1 semana después de la recuperación total y la finalización de un tratamiento antibiótico completo. Posteriormente, el paciente debe ser derivado a un oftalmólogo para que continúe con los cuidados necesarios y se garantice la curación y la resolución adecuadas y para confirmar que no haya una queratitis secundaria. Se puede considerar poner un parche en el ojo para controlar el dolor, pero no debe hacerse si la lesión fue producida por uñas, por materia orgánica o si el paciente lleva lentes de contacto, porque en estos casos el parche puede favorecer el crecimiento bacteriano.[1]

LACERACIONES

Las laceraciones de la córnea son causadas por objetos afilados que atraviesan el epitelio y llegan al estroma. Cuando una laceración es de espesor total, se denomina *perforación corneal* y da lugar a un globo ocular abierto. Estas heridas pueden ser a menudo autosellantes, especialmente cuando son causadas por un proyectil de alta velocidad. El paciente puede referir dolor importante, fotofobia y reducción de la visión, como sucede en la abrasión corneal, o puede tener síntomas más sutiles.

El examen con lámpara de hendidura debe incluir la exploración no solo de la córnea, sino también de la conjuntiva y la esclerótica adyacentes, para buscar si la lesión se extiende más allá de la periferia corneal. La profundidad de la cámara anterior del ojo afectado debe compararse con la del ojo contralateral, ya que una cámara anterior menos profunda significa que existe una fuga proveniente de la herida y una probable laceración de espesor total.

La prueba de Seidel es muy útil para identificar una fuga que proviene de una perforación de la córnea. En esta prueba, realizada con lámpara de hendidura, se utiliza un anestésico tópico en el ojo y, a continuación, se aplica una tira de fluoresceína humedecida directamente sobre el posible lugar de la perforación, mientras se observa la zona bajo la luz azul cobalto. Si hay una fuga en la herida, el colorante de fluoresceína se diluirá con el humor acuoso que se filtra y aparecerá como una corriente de color verde (**fig. 35-3**). Esto se conoce como *prueba de Seidel positiva*.

Una vez que se detecta la laceración y perforación de la córnea, se requiere una evaluación oftalmológica inmediata para decidir si el tratamiento puede realizarse con la lámpara de hendidura o requiere intervención quirúrgica. Las laceraciones de córnea de espesor total superiores a 2 mm requieren intervención quirúrgica en quirófano con cierre primario (**fig. 35-4**). Si la cámara anterior está plana, la reparación debe realizarse en un plazo de 24 h para evitar daños permanentes en el cristalino y la córnea y la creación de cicatrices periféricas o sinequias entre estas dos zonas. Si hay un prolapso concomitante del iris a través de la laceración corneal, la reparación debe hacerse en el quirófano

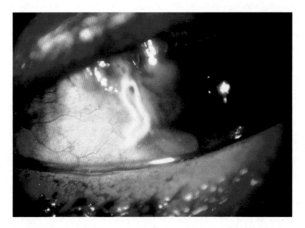

Figura 35-3. Prueba de Seidel positiva. Bajo la luz azul cobalto, la zona de perforación queda resaltada por una corriente de líquido «verdosa» (tomada de Casper DS, Cioffi CA, eds. *The Columbia Guide to Basic Elements of Eye Care: A Manual for Healthcare Professionals*. Springer; 2019. Reproducida con autorización de Springer International Publishing).

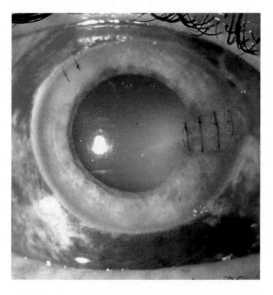

Figura 35-4. Reparación de laceración en la córnea. Se utilizan suturas de nailon 10-0 para cerrar la herida (tomada de Casper DS, Cioffi CA, eds. *The Columbia Guide to Basic Elements of Eye Care: A Manual for Healthcare Professionals*. Springer; 2019. Reproducido con autorización de Springer International Publishing).

para recolocar el iris en la cámara anterior o desbridar las zonas que parezcan necróticas o infectadas. Las laceraciones extensas con avulsión y gran pérdida de tejido pueden requerir un trasplante de córnea.

Las laceraciones corneales más pequeñas, de 1 a 2 mm, pueden ser tratadas por un oftalmólogo con la lámpara de hendidura. Los lentes de contacto blandos terapéuticos pueden ser suficientes para proteger la herida, cuando se trata de una pequeña laceración de la córnea autosellante, biselada o edematosa. Se deben iniciar antibióticos tópicos profilácticos, como el moxifloxacino, además de supresores tópicos del humor acuoso, como el timolol tópico. La Food and Drug Administration de los Estados Unidos no ha aprobado el uso del pegamento de cianoacrilato en el ojo, pero su uso para pequeñas perforaciones de la córnea sigue siendo habitual entre los oftalmólogos.[2]

CUERPOS EXTRAÑOS

La mayoría de los cuerpos extraños superficiales se desprenden espontáneamente de la córnea hacia la película lagrimal. El lagrimeo reflejo enjuaga el ojo, eliminando los cuerpos extraños sueltos en su superficie. No obstante, los cuerpos extraños pueden incrustarse en la córnea, y los pacientes suelen tener síntomas similares a los de una abrasión corneal, pero con un ligero retraso tras el traumatismo inicial. Los cuerpos extraños metálicos suelen quedar retenidos dentro del epitelio o el estroma corneal (fig. 35-5A) y a menudo presentan *anillos de óxido*, los cuales consisten en materiales ferrosos que se oxidan por la reacción con la película lagrimal suprayacente, la cual se filtra al tejido circundante (fig. 35-5B).

Las abrasiones verticales de la córnea sugieren la presencia de un cuerpo extraño retenido bajo el párpado superior o inferior, que provoca un traumatismo repetido en la córnea. Los párpados superior e inferior deben ser evertidos y examinados para detectar cualquier material extraño. Esta exploración puede facilitarse barriendo por debajo del párpado. Con el ojo anestesiado y el paciente mirando al lado contrario, se puede utilizar un aplicador con punta de algodón para barrer suavemente el fórnix superior e inferior a fin de eliminar o descartar cualquier cuerpo extraño.

Los antecedentes de lesión por proyectil de alta velocidad producido por máquinas como taladros, sierras, trituradoras, lijadoras, por el martilleo de metal contra metal o por explosiones justifican la exploración completa con dilatación para descartar la penetración intraocular. El estroma corneal más profundo, el iris, el cristalino y la cámara anterior deben estar intactos; si hay sospecha de penetración intraocular, la tomografía computarizada (TC) de las órbitas puede ser útil para identificar los cuerpos extraños radiopacos.

TRATAMIENTO

Si hay un cuerpo extraño en la córnea y si se determina con seguridad que la córnea no está perforada, el cuerpo extraño debe extraerse bajo la lupa de la lámpara de hendidura, tras la instilación de un anestésico tópico y un espéculo para párpado. En ocasiones, un cuerpo extraño incrustado superficialmente puede extraerse utilizando solo un aplicador con punta de algodón. Sin embargo, a menudo es necesario emplear una aguja de calibre 25 a 30 para extraer suavemente el cuerpo extraño corneal. Para prevenir la queratitis se inicia un tratamiento antibiótico tópico y la remisión a oftalmología, al igual que cuando se tratan las abrasiones corneales. Si un cuerpo extraño metálico ha sido retenido durante 12 a 24 h, puede formarse un anillo de óxido que debe ser retirado por oftalmología, usando una fresa corneal y la luz de una lámpara de hendidura. A veces es más seguro dejar un tiempo un anillo de óxido central

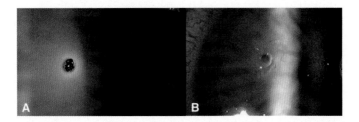

Figura 35-5. Cuerpo extraño metálico en la córnea (**A**) y anillo de óxido asociado (**B**) (tomada de Casper DS, Cioffi CA, eds. *The Columbia Guide to Basic Elements of Eye Care: A Manual for Healthcare Professionals.* Springer; 2019. Reproducida con autorización de Springer International Publishing).

que se encuentre más profundo para permitir que el óxido migre hacia adelante, momento en el que su eliminación será más accesible. Esto es especialmente importante en las lesiones producidas por materia orgánica, que conllevan mayor riesgo de infección.

QUEMADURAS

Las quemaduras químicas constituyen una proporción importante de las lesiones oculares, y los casos graves pueden tener una morbilidad significativa a largo plazo. Las quemaduras químicas en los ojos están frecuentemente relacionadas con exposiciones industriales, particularmente de las industrias de la construcción y químicas.

FISIOPATOLOGÍA

La naturaleza fina y frágil de la córnea la hace propensa a sufrir daños cáusticos. La película lagrimal protege la córnea y la mantiene a un pH adecuado. Las quemaduras químicas causadas por agentes alcalinos tienden a ser más graves, porque la naturaleza lipófila de los productos químicos hace que penetren más profundamente en la córnea. Las quemaduras por ácido tienden a ser más superficiales debido a la capacidad de amortiguación de las proteínas de la córnea. Las lesiones graves también pueden dañar las células madre limbales. La insuficiencia de células madre limbales es una complicación a largo plazo (**fig. 35-6**), con cicatrización deficiente y lesiones epiteliales crónicas. Por otro lado, la inflamación continua que se produce después de la lesión inicial puede agravar los síntomas crónicos, incluyendo la discapacidad visual.

EVALUACIÓN Y TRATAMIENTO DE URGENCIA

La evaluación y el tratamiento iniciales tras una presunta quemadura en la córnea se centran en detener cualquier daño en curso de la superficie corneal. La irrigación abundante del ojo es el paso más importante para intentar normalizar el pH y debe iniciarse incluso antes de que el paciente llegue al servicio de urgencias. La irrigación temprana es fundamental para disminuir las complicaciones y la necesidad de cirugía y mejorar la agudeza visual.[3] Si se cuenta con ellas, deben utilizarse soluciones de irrigación balanceadas, como soluciones lavaojos especializadas, solución salina balanceada, Ringer lactato o Diphotérine®. A falta de estas, también se puede usar agua del grifo o solución salina normal, ya que son fáciles de conseguir, pero puede tomar más tiempo normalizar el pH. Se debe reducir al mínimo el tiempo para iniciar la irrigación y no se debe retrasar la irrigación agresiva inicial en lo que se consiguen soluciones especializadas.[4]

Algunas toxinas, como el óxido de calcio (cemento/cal), reaccionarán con el agua para producir otras sustancias cáusticas. Sin embargo, estas toxinas también reaccionan con el componente acuoso de las lágrimas naturales, por lo que debe realizarse una irrigación de gran volumen lo antes posible, y recurrir al agua si no hay otra solución disponible.

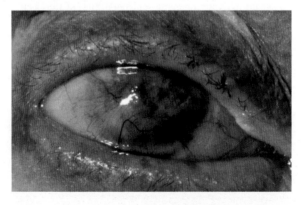

Figura 35-6. Insuficiencia de células madre limbales después de una quemadura química; hay «conjuntivización» de la superficie de la córnea, con un paño (*pannus*) que crece a través del límite entre la conjuntiva y la córnea (limbo) (cortesía de Daniel S. Casper, MD, PhD. En: Casper DS, Cioffi CA, eds. *The Columbia Guide to Basic Elements of Eye Care: A Manual for Healthcare Professionals*. Springer; 2019. Reproducido con autorización de Springer International Publishing).

Para irrigar satisfactoriamente el ojo, es probable que se requiera anestesia tópica. El ojo puede ser irrigado manualmente, con una persona retrayendo los párpados y otra enjuagando el ojo. Se debe tener especial cuidado para asegurarse de que no quede ningún material extraño bajo los párpados en el fondo del saco conjuntival; cada partícula debe ser extraída cuidadosamente. Es necesario realizar una prueba de pH si está disponible, y el ojo debe ser irrigado hasta que el pH se normalice, o al menos durante 30 min si la prueba no está disponible.

A corto plazo, después de una lesión química significativa en la córnea, la regeneración epitelial es fundamental, y los tratamientos se enfocan en evitar un mayor daño, fomentar la reepitelización y disminuir la inflamación de la córnea. Asegurar una lubricación adecuada con lágrimas artificiales o pomadas puede proteger frente a un mayor daño epitelial. Los corticoides tópicos también se utilizan en la fase inicial para reducir la respuesta inflamatoria, tanto en la córnea como en la conjuntiva y la cámara anterior. También deben usarse antibióticos tópicos para prevenir la infección invasiva mientras la capa epitelial protectora se encuentra dañada. El seguimiento oftalmológico será necesario para cualquier paciente con quemadura de córnea que requiera irrigación.

CONSIDERACIONES SOBRE LOS LENTES DE CONTACTO

Los usuarios de lentes de contacto pueden tener un sinfín de razones para ser evaluados con urgencia, como retención de los lentes, abrasiones e infecciones en la córnea (queratitis). Los lentes de contacto alteran la película lagrimal de tres capas y aumentan la evaporación de la lágrima, lo que provoca falta de oxigenación de la córnea y síntomas de ojo seco.

Los usuarios de lentes de contacto pueden acudir a urgencias por un lente de contacto retenido o desplazado en el ojo. La posición normal del lente de contacto es sobre la córnea, pero ocasionalmente puede reubicarse sobre la esclerótica o en diversas partes del ojo, incluso bajo el párpado superior. El paciente referirá molestias y sensación de cuerpo extraño, con antecedentes de dificultad para retirar el lente de contacto. Aunque el lente suele caerse del ojo, hay que examinarlo para descartar la retención. Se coloca fluoresceína y anestesia tópica en el ojo. La fluoresceína tiñe el lente de contacto, facilitando su identificación (**fig. 35-7**). Los lentes retenidos suelen encontrarse en el fórnix superior y pueden requerir la eversión del párpado superior para su extracción.

Los usuarios de lentes de contacto tienen un mayor riesgo de desarrollar queratitis infecciosa porque el uso prolongado y continuo de los lentes puede provocar una hipoxia de córnea que la hace más susceptible a las infecciones. El riesgo aumenta con el uso prolongado de los lentes de contacto, como el uso nocturno, y con actividades como la natación o una higiene deficiente en su cuidado. Las microabrasiones corneales provocadas por el uso de lentes de contacto pueden permitir que los microorganismos de la superficie ocular entren en el estroma corneal. Las infecciones bacterianas son la causa más frecuente de las queratitis relacionadas con los lentes de contacto.

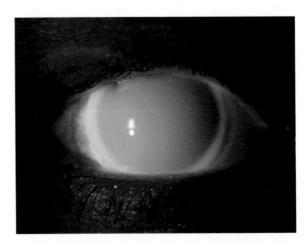

Figura 35-7. Lente de contacto teñido con fluoresceína (cortesía de Suzanne Sherman, OD).

Los antecedentes de nadar con los lentes de contacto o lavarlos con agua del grifo hacen que el paciente sea más susceptible a infecciones por el parásito *Acanthamoeba*. Al presentarse, el paciente tendrá síntomas similares a los de una abrasión corneal. Si el paciente todavía tiene el lente de contacto en el ojo, se le debe retirar y se podrá entonces cultivar. En la exploración, la conjuntiva se observará inyectada y la córnea tendrá un infiltrado en el estroma, con una posible iritis coexistente en la cámara anterior (*véase* **fig. 35-2**). Es necesario derivar urgentemente al oftalmólogo para el cultivo del infiltrado corneal.[5] El tratamiento antimicrobiano tópico debe iniciarse en el servicio de urgencias o en el entorno de atención médica inmediata, con una fluoroquinolona de cuarta generación. Las úlceras corneales de mayor tamaño que pongan en peligro la vista deben tratarse con antibióticos tópicos fortificados, como la vancomicina y la tobramicina, y deben ser vistas urgentemente por un oftalmólogo.

CONSEJOS Y ALERTAS

- Considere la agudeza visual como el signo vital del ojo: cualquier paciente con agudeza visual significativamente deteriorada debe motivar la consulta de oftalmología.
- Los usuarios de lentes de contacto corren un mayor riesgo de tener complicaciones; este grupo debe recibir un tratamiento antimicrobiano de amplio espectro para las lesiones en la córnea y deben suspender el uso de los lentes durante cualquier lesión aguda, hasta el seguimiento oftalmológico.
- Se puede utilizar tinción con fluoresceína para identificar un lente de contacto desplazado y retenido.
- Las exposiciones químicas de la córnea requieren de irrigación copiosa e inmediata, utilizando soluciones equilibradas si están disponibles.

INFORMACIÓN BASADA EN LA EVIDENCIA

¿El uso repetido de anestésicos tópicos puede causar toxicidad?

Los anestésicos oftálmicos tópicos se utilizan para la valoración inicial de los traumatismos oculares, la extracción de cuerpos extraños y la medición de la presión intraocular. Sin embargo, debe evitarse la aplicación repetida de anestésicos tópicos, ya que existe evidencia de complicaciones en la córnea, como defectos epiteliales persistentes, edema del estroma, infiltrados estériles, adelgazamiento de la córnea e incluso perforación.[6,7] La mayoría de los médicos no prescriben anestesia tópica para las abrasiones de la córnea, para evitar enmascarar el posible dolor de la queratitis y un retraso en la cicatrización de la herida, que aumenta el riesgo de ulceración. El uso reiterado puede ocultar los síntomas y puede desalentar el seguimiento. Dado que el posible beneficio sería solo para controlar la sensación de cuerpo extraño, recomendamos no prescribir anestésicos.[8,9] También deben evitarse los corticoides tópicos o las combinaciones de antibióticos y corticoides, debido a un mayor riesgo de infección y retraso en la cicatrización.

¿Es importante usar sustancias especializadas para la irrigación?

Para los pacientes con quemaduras corneales por agentes cáusticos, la normalización del pH es fundamental para disminuir el daño en la córnea y mejorar los resultados a largo plazo. Diversos estudios han investigado el uso de una variedad de soluciones de irrigación. Los estudios en animales, como los de Rihawi y cols., han mostrado una normalización más rápida del pH con las soluciones de irrigación especializadas, como la Cederroth o la difoterina.[10] Los estudios observacionales también han apoyado las soluciones especializadas.[11] Sin embargo, a menudo no se dispone de ellas en los servicios de urgencias o en el ámbito de la atención inmediata. También se ha constatado que la irrigación inmediata con agua del grifo reduce la gravedad y acorta el tiempo de curación.[12] Por lo tanto, recomendamos la irrigación inmediata como prioridad; la elección de la solución suele depender de lo que esté disponible inmediatamente en el servicio de urgencias o en el área de atención inmediata.

Referencias

1. Lim CH, Turner A, Lim BX. Patching for corneal abrasion. *Cochrane Database Syst Rev*. 2016;7(7):CD004764.

2. Mascai MS. The management of corneal trauma: advances in the past twenty-five years. *Cornea*. 2000;19(5):617-624.

3. Kuckelkoran R, Schrage N, Keller G, Redbrake C. Emergency treatment of chemical and thermal eye burns. *Acta Ophthalmol Scand*. 2002;80(1):4-10.

4. Kompa S, Redbrake C, Hilgers C, Wustemeyer H, Schrage N, Remky A. Effect of different irrigating solutions on aqueous humour pH changes, intraocular pressure and histological findings after induced alkali burns. *Acta Ophthalmol Scand*. 2005;83(4):467-470.

5. Lin A, Rhee MK, Akpek EK, et al. Bacterial keratitis preferred practice pattern. *Ophthalmology*. 2019;126(1):P1-P55.

6. McGee HT, Fraunfelder FW. Toxicities of topical ophthalmic anesthetics. *Expert Opin Drug Saf*. 2007;6(6):637-740.

7. Katsimpris JM Sarantoulakou M, Kordelou A, Petkou D, Petropoulos IK. Clinical findings in patients with topical anaesthetic abuse keratitis: a report of five cases. *Klin Monbl Augenheilkd*. 2007;224(4):303-308.

8. Yu CW, Kirubarajan A, Yau M, Armstrong D, Johnson DE. Topical pain control for corneal abrasions: a systematic review and meta-analysis. *Acad Emerg Med*. 2021;28(8)890-908.

9. Waldman N, Winrow B, Densie I, et al. An observational study to determine whether routinely sending patients home with a 24-hour supply of topical tetracaine from the emergency department for simple corneal abrasion pain is potentially safe. *Ann Emerg Med*. 2018;71(6):767-778.

10. Rihawi S, Frentz M, Schrage NF. Emergency treatment of eye burns: which rinsing solution should we choose? *Graefes Arch Clin Exp Ophthalmol*. 2006;244(5):845-854.

11. Merle H, Donnio A, Ayeboua L, et al. Alkali ocular burns in Martinique (French West Indies): evaluation of the use of an amphoteric solution as the rinsing product. *Burns*. 2005;31(2):205-211.

12. Ikeda N, Hayasaka S, Hayasaka Y, Watanabe K. Alkali burns of the eye: effect of immediate copious irrigation with tap water on their severity. *Ophthalmologica*. 2006;220(4):225-228.

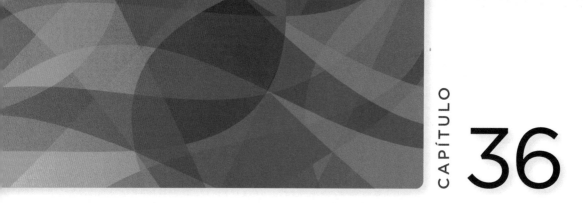

CAPÍTULO 36

Ojo rojo: queratitis, conjuntivitis, epiescleritis, escleritis, pterigión y pinguécula

David Peak

Neha Shaik

DESAFÍO CLÍNICO

Las causas del ojo rojo incluyen un amplio espectro de alteraciones que abarcan desde aquellas de atención no urgente hasta verdaderas emergencias que pueden poner en peligro la visión. La terminología puede ser un desafío porque algunos términos como *conjuntivitis* y *queratitis* se refieren simplemente a la patología de una parte concreta del ojo, pero el médico debe inferir la causa de la alteración para poder tratar eficazmente al paciente. Las enfermedades causantes pueden afectar varias partes del ojo simultáneamente y estar relacionadas con infecciones, toxinas, traumatismos o afecciones inflamatorias. Comprender las distintas alteraciones ayudará a determinar la urgencia de la consulta oftalmológica o del seguimiento.

FISIOPATOLOGÍA

La conjuntiva cubre la parte anterior del ojo (excepto la córnea) y proporciona protección, lubricación y cierto grado de defensa inmunitaria al ojo. Se subdivide en tres partes: la conjuntiva palpebral o tarsal, que recubre los párpados; la conjuntiva bulbar, que reviste el globo ocular hasta el limbo, y el fórnix conjuntival, que constituye la unión entre la conjuntiva bulbar y la palpebral. La conjuntiva palpebral es algo laxa y flexible, lo que permite su movimiento, a diferencia de la conjuntiva bulbar. La conjuntiva está formada por una capa epitelial superficial, por la sustancia propia y por una capa fibrosa profunda. La capa epitelial está compuesta por células epiteliales escamosas y cilíndricas no queratinizadas, células caliciformes (más numerosas cerca del fórnix), vasos sanguíneos, tejido fibroso, linfáticos, melanocitos, linfocitos T y B, células de Langerhans y glándulas lagrimales accesorias. La sustancia propia, en la parte media, contiene numerosos linfocitos, mastocitos, células plasmáticas y neutrófilos. La capa fibrosa más profunda contiene nervios y vasos sanguíneos.

Los vasos conjuntivales bulbares suelen ser invisibles o apenas visibles a simple vista. Se dilatan y provocan el enrojecimiento del ojo debido a múltiples estímulos, como alérgenos, irritantes, fiebre, infecciones e incluso algunos estados emocionales. La conjuntiva bulbar también puede revelar otras enfermedades, como la ictericia, cuando se encuentran elevaciones significativas de las concentraciones de bilirrubina sérica.

La conjuntiva palpebral por lo general es rosada y lisa. Puede palidecer con una anemia importante o inyectarse y mostrarse edematosa con las alteraciones inflamatorias e infecciosas. En los pacientes con queratoconjuntivitis alérgica primaveral grave, se puede observar un patrón en empedrado, con papilas gigantes (> 1 mm de diámetro).

La córnea es un tejido ocular transparente en forma de domo o cúpula, que se extiende desde la esclerótica a nivel del limbo. Está formada por múltiples capas avasculares, por lo general transparentes, muy inervadas por terminaciones nerviosas no mielinizadas. Se considera que la córnea tiene la mayor densidad de receptores del dolor de todo el cuerpo (aproximadamente entre 300 y 600 veces más que en la piel), lo que la hace muy sensible al tacto y provoca el parpadeo reflejo.

Los nutrientes y el oxígeno se difunden a través de la córnea provenientes de las lágrimas en la superficie anterior y del humor acuoso en la superficie interior. Dado que la transparencia es tan importante, se cree que la córnea tiene lo que se conoce como *inmunidad inmunitaria*, lo que significa que generalmente tolerará la introducción de antígenos menores con poca o ninguna respuesta inflamatoria.

La epiesclerótica es una estructura fibrosa y elástica formada por dos capas, ambas con vasos originados de las arterias ciliares anteriores, que proceden de la arteria oftálmica. La epiesclerótica se encuentra entre la cápsula de Tenon y la esclerótica. En comparación con el estroma esclerótico, los haces de colágeno de la epiesclerótica son menos densos, más finos y de disposición más irregular.

La esclerótica es principalmente colágena y avascular y proporciona resistencia y cierto grado de flexibilidad al globo ocular, cubriendo las cinco sextas partes posteriores de su superficie, con una abertura anterior para la córnea y una posterior para el nervio óptico. Esta estructura se continúa con la capa estromal de la córnea en la unión entre ambas que se denomina *limbo* y, a nivel posterior, con las vainas duramadre y aracnoidea del nervio óptico. La esclerótica se compone de fibrillas de colágeno de tipo I que se disponen en haces irregulares y entrelazados (lo que explica su aspecto opaco, así como su resistencia y flexibilidad); también de fibras elásticas, fibroblastos, proteoglicanos y glicoproteínas. Los tendones de los músculos rectos se insertan en el colágeno esclerótico superficial. Si se hiciera un modelo del ojo con una pelota de tenis, la esclerótica sería como el núcleo de goma de la pelota, que tiene por función proteger y mantener la forma del ojo.

Una pequeña parte de la esclerótica anterior (lo «blanco del ojo») es visible. La esclerótica puede tener un aspecto más pardo en los individuos con mayor cantidad de melanina, la cual se deposita en la conjuntiva y la esclerótica, lo que se considera normal. En la osteogénesis imperfecta de tipo 1, la esclerótica es mucho más delgada, dejando ver la coroides azul. La esclerótica es casi avascular, pero está rodeada externamente por la epiesclerótica vascular e, internamente, por una coroides densamente vascularizada. En el limbo, sin embargo, existe un plexo venoso intraesclerótico, que es contiguo a las venas epiescleróticas y al plexo venoso ciliar. La esclerótica contiene nervios sensitivos, que causan dolor con la inflamación.

La *conjuntivitis* se refiere a la inflamación de la conjuntiva bulbar. Las causas más frecuentes son las alteraciones inflamatorias, los irritantes o alérgenos y las infecciones (virales y bacterianas). La conjuntivitis viral es la causa principal, tanto en la población pediátrica como en la adulta. El adenovirus es frecuente y suele estar asociado a otros síntomas virales, como fiebre, faringitis y tos, aunque también pueden aparecer síntomas oculares aislados. La conjuntivitis viral es muy contagiosa y se propaga por contacto directo con las secreciones oculares.

La *queratitis* se refiere a la inflamación de la córnea. La queratitis por radiación ultravioleta se produce por exposición en ausencia de protección ocular (p. ej., soldadores, esquiadores o *snowboarders*). La queratitis también puede ser causada por enfermedades autoinmunitarias (p. ej., artritis reumatoide, lupus, granulomatosis de Wegener), síndrome del ojo seco (queratoconjuntivitis seca), insuficiencia de vitamina A e infecciones. La mayoría de las queratitis infecciosas son bacterianas. Sin embargo, también pueden producirse infecciones virales, micóticas y por protozoarios (se han registrado brotes de *Acanthamoeba*). Un retraso en el diagnóstico y el tratamiento puede dar lugar a complicaciones oculares, como perforación de la córnea, cicatrización corneal, infiltrados persistentes, vascularización de la córnea e incluso ceguera.

La *epiescleritis* suele presentarse con una inflamación epiesclerótica leve que generalmente es difusa (> 80%), pero que puede ser nodular, y generalmente se considera benigna. La inflamación se limita al tejido epiesclerótico superficial, con hiperemia, vasos dilatados y congestionados e infiltrados no granulomatosos formados por linfocitos y células plasmáticas. Los pacientes pueden presentar un ojo rojo brillante o rosa salmón debido a la dilatación vascular, epífora, dolor leve, fotofobia, sensación de cuerpo extraño y disminución de la visión, que suelen resolverse en unos días o semanas. Las complicaciones poco frecuentes son el deterioro de la visión, la uveítis anterior y la hipertensión ocular. Se cree que la epiescleritis no evoluciona a escleritis.

La *escleritis*, la inflamación y el edema de la esclerótica, es un trastorno inflamatorio grave y poco frecuente que suele producir complicaciones oculares. La escleritis puede ser a menudo la primera manifestación de una enfermedad sistémica subyacente, como la artritis reumatoide. La inflamación puede consistir en un proceso no granulomatoso o granulomatoso, con o sin necrosis. La escleritis puede clasificarse como anterior, posterior o difusa; esta última es la más frecuente (aproximadamente el 75%). La escleritis anterior puede subdividirse en difusa, nodular, necrosante con o sin inflamación y escleromalacia perforante (especialmente con la artritis reumatoide).

Del grupo anterior, la difusa es la más frecuente y la menos grave. Por el contrario, la escleritis anterior necrosante es el tipo menos frecuente, pero el más peligroso por sus complicaciones oculares. Se asocia con mayor frecuencia a enfermedades inflamatorias sistémicas y es más probable que origine algún tipo de complicación. La escleritis exclusivamente posterior (es decir, posterior a la inserción de los músculos recto medial y lateral) es infrecuente (10-20%) pero potencialmente peligrosa dado que puede carecer de signos anteriores que sugieran el diagnóstico; puede afectar la retina y el nervio óptico, y suele requerir un tratamiento inmunosupresor intensivo.[1] Las complicaciones de la escleritis son frecuentes e incluyen disminución permanente de la agudeza visual, uveítis anterior, queratitis periférica, coroiditis y glaucoma. Estas complicaciones también pueden requerir tratamiento adicional.

Diferenciar la epiescleritis de la escleritis es importante, principalmente por el potencial que cada una tiene para causar complicaciones oculares. Las dos alteraciones tienen muchas similitudes, entre ellas su escasa frecuencia, el predominio femenino, la distribución en pacientes de mediana edad y la asociación con la enfermedad sistémica del tejido conjuntivo o la vasculitis. La causa más frecuente de ambos procesos es la idiopática.[2]

Otras alteraciones benignas que pueden causar ojo rojo son la pinguécula y el pterigión. Ambas son lesiones elevadas de la submucosa conjuntival, de naturaleza adquirida. Existe controversia sobre su posible causa. Se cree que la exposición a la radiación UV es uno de los factores de riesgo más frecuentes. Ambas alteraciones se presentan con mayor frecuencia en poblaciones cercanas al Ecuador y en poblaciones rurales. Puede haber predisposición genética y son más prevalentes con la edad avanzada y en hombres. La *pinguécula* es una degeneración del colágeno, el tejido elástico y otros tejidos conjuntivos asociada al depósito de lípidos y lipofuscina,[3] depósitos de calcio, fibrosis y tejido cicatricial.[4,5] El pterigión produce además una importante metaplasia escamosa y angiogénesis que invade la córnea y puede causar astigmatismo, así como obstrucción de la visión, si la lesión llega a atravesar el eje visual. Ambas alteraciones se producen cerca del limbo y suelen estar en las posiciones de las 3 y las 9 h, siendo el lado nasal el más frecuente para ambas.

ABORDAJE DIAGNÓSTICO/EXPLORACIÓN DIRIGIDA

La revisión de antecedentes y la exploración del ojo rojo son sencillos de valorar, porque, salvo en el caso de la escleritis posterior aislada, todas las alteraciones presentarán anomalías en la exploración física. Las características importantes a revisar en los antecedentes incluyen la cronología, las características asociadas y los factores exacerbantes. Además de la exploración ocular, debe realizarse una inspección de la cabeza, la cara y el cuello para detectar anomalías, como inflamación, eritema, erupción, traumatismos o infección. Una exploración neurológica que incluya agudeza visual, la función de los músculos extraoculares y las pruebas de campo visual resulta útil para descartar otras posibles causas. La exploración con lámpara de hendidura permite examinar el ojo con un mayor aumento. Siempre que haya dolor o alteraciones visuales, es esencial medir la presión intraocular. El uso de la tinción con fluoresceína es útil para identificar abrasiones de la córnea y otras alteraciones epiteliales, como lesiones dendríticas o erosiones epiteliales puntiformes.

Conjuntivitis

En la mayoría de las alteraciones con ojo rojo, habrá algún grado de inyección conjuntival, haciendo que la anamnesis y la exploración del paciente sean críticos para descartar otras posibles causas. En la conjuntivitis aislada, los pacientes pueden describir una secreción acuosa, serosa o purulenta con costras alrededor de los párpados por la mañana. Por lo general, las molestias en la visión son mínimas. El paciente puede referir exposición reciente a personas enfermas o antecedentes de viajes. Si ambos ojos están afectados, por lo general uno desarrolla los síntomas primero. Los síntomas respiratorios superiores pueden indicar una causa viral.

La conjuntivitis alérgica suele ser bilateral y simétrica y se caracteriza por prurito y lagrimeo. La exploración mostrará uno u ambos ojos rojos, difusamente inyectados (incluyendo tanto la conjuntiva bulbar como la palpebral). Los párpados pueden estar inflamados y la secreción puede haber secreción (**fig. 36-1**).

La secreción purulenta puede ser indicativa de una causa bacteriana o queratoconjuntivitis epidémica (QCE), una infección adenoviral grave y muy contagiosa. En los casos de secreción copiosa, también debe

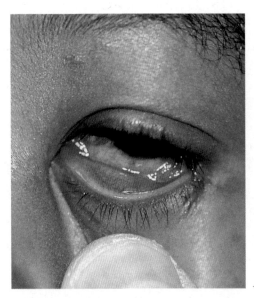

Figura 36-1. Conjuntivitis alérgica con edema palpebral e inyección de la conjuntiva, sin secreción (tomada de Fleisher GR, Ludwig W, Baskin MN, *Atlas of Pediatric Emergency Medicine.* Lippincott Williams & Wilkins; 2004. Figura 15-10).

considerarse la posibilidad de conjuntivitis gonocócica o por clamidia. Además de la exploración de los ojos, la palpación de los ganglios linfáticos preauriculares podría respaldar el diagnóstico de QCE.

Queratitis

Al evaluar la queratitis, la revisión de antecedentes es importante para diferenciar entre las causas autolimitadas y las graves. En primer lugar, hay que descartar una queratitis infecciosa. El uso de lentes de contacto es una causa frecuente de queratitis, abrasiones de la córnea y ulceraciones (*véase* cap. 35).[6] El haber tenido una infección herpética previa hace sospechar la reactivación de la queratoconjuntivitis herpética, aunque esto debería considerarse en todos los casos. Las queratitis bacterianas y micóticas pueden venir precedidas de un traumatismo o de sensación de cuerpo extraño. La infección por *Acanthamoeba* es más probable en los pacientes que utilizan agua de pozo.

La exploración de la córnea con lámpara de hendidura es imprescindible. La mejor manera de hacerlo es con el haz de luz de la lámpara de hendidura dirigido en ángulo a la superficie de la córnea. Se debe recorrer la córnea enfocando cada una de sus capas y luego la cámara anterior. En primer lugar, hay que buscar irregularidades en el epitelio corneal, que pueden incluir tejido epitelial desprendido, opacidad corneal o cicatrices. Una úlcera corneal temprana puede observarse como un punto blanco redondo, mientras que las úlceras grandes se verán como una infiltración opaca y posiblemente purulenta de la córnea. Si se observa a mayor profundidad, podría observarse un infiltrado blanco en las capas superficiales y medias de la córnea. Si se mira más allá de la córnea, se puede descubrir la presencia de células y de reflejos flamígeros (*flare*) en la cámara anterior, un signo de inflamación intraocular que se describe en el capítulo 38. La tinción con fluoresceína puede revelar abrasiones de la córnea, ulceraciones, lesiones dendríticas o erosiones epiteliales puntiformes (**fig. 36-2**). Se puede utilizar una lámpara de Wood en niños, en pacientes poco cooperativos o cuando no se dispone de una lámpara de hendidura.

Epiescleritis

La epiescleritis puede presentarse con enrojecimiento unilateral o bilateral (brillante) del ojo, que puede ser sectorial o localizado (**fig. 36-3**), pero que suele ser difuso. Produce molestias mínimas, un poco de lagrimeo y en ocasiones sensación de cuerpo extraño, y es infrecuente la visión borrosa. A diferencia de la inyección vascular epiesclerótica profunda, que se observa en la escleritis, la congestión vascular de la epiescleritis habitualmente blanquea con la aplicación de fenilefrina tópica (al 2.5% o al 10%), lo que ayuda a discriminar entre ambos diagnósticos. Dado que la epiescleritis puede complicarse con disminución de la agudeza visual, aumento de la presión intraocular y uveítis anterior, la exploración debe contemplar estas posibilidades.

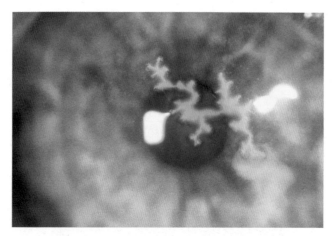

Figura 36-2. Queratitis por herpes simple que muestra dendritas en el epitelio de la córnea, visualizadas con luz azul cobalto (tomada de Rapuano CJ. *Wills Eye Institute – Cornea*. 3rd ed. Wolters Kluwer; 2019. Figura 7-5a).

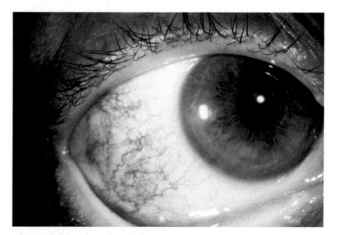

Figura 36-3. Inyección localizada de los vasos epiescleróticos en la epiescleritis (tomada de Rapuano CJ. *Wills Eye Institute – Cornea*. 3rd ed. Wolters Kluwer; 2019. Figura 9-1a).

Escleritis

A diferencia de lo que sucede en la epiescleritis, la esclerótica tiene una rica inervación sensitiva, y los pacientes suelen presentar dolor ocular profundo y punzante. Los movimientos extraoculares pueden exacerbar el dolor, que se irradia a la mandíbula o la cara. Los antecedentes también pueden revelar fotofobia, epífora, deterioro de la visión e insomnio causado por el dolor. La exploración con lámpara de hendidura revelará un ojo (u ojos) inyectado de color violáceo, descrito con una tonalidad profunda y difusa rojiza, azulada o púrpura (**fig. 36-4**). El tono violáceo no suele blanquearse con la fenilefrina tópica. El edema de la esclerótica y la congestión de los vasos epiescleróticos más profundos, observados durante la exploración con lámpara de hendidura, se consideran un signo *sine qua non*. Dado que la escleritis puede complicarse con la disminución de la agudeza visual, el aumento de la presión intraocular, la uveítis anterior y la queratitis periférica, la exploración debe contemplar estas posibilidades. Para una valoración más profunda, la ecografía B puede mostrar un engrosamiento de la esclerótica, que da lugar a un signo T en la inserción de la esclerótica y el nervio óptico.

Pinguécula y pterigión

La visualización directa del ojo sin necesidad de aumento suele ser suficiente para realizar estos diagnósticos, aunque la lámpara de hendidura mejorará la exploración. Las pinguéculas se observan

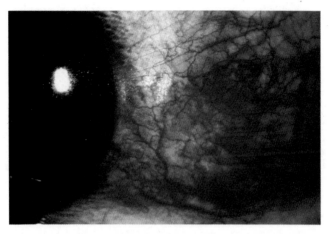

Figura 36-4. Se observa inflamación difusa de la conjuntiva y la esclerótica en un ojo con escleritis difusa (tomada de Rapuano CJ. *Wills Eye Institute – Cornea.* 3rd ed. Wolters Kluwer; 2019. Figura 9-2a).

como pequeñas lesiones amarillas submucosas interpalpebrales, de apariencia «adiposa» y «carnosa», que no invaden la córnea (**fig. 36-5**). El pterigión, en cambio, se encontrará en las mismas posiciones en el limbo, pero invadirá la córnea. El pterigión (también conocido como «ojo del surfista») suele ser una estructura de forma triangular que se asemeja a un «ala de insecto» que invade la córnea e incluye líneas distintivas de neovascularización (**fig. 36-6**).

DIAGNÓSTICO DIFERENCIAL

El diagnóstico diferencial del ojo rojo incluye lesiones traumáticas (p. ej., abrasiones de la córnea), glaucoma de ángulo cerrado agudo, hemorragia subconjuntival, endoftalmitis, blefaritis, iritis y síndrome de ojo seco, además de conjuntivitis, queratitis, epiescleritis, escleritis, pinguécula y pterigión. Los cánceres uveales y conjuntivales podrían presentarse con síntomas de ojo rojo. Otras infecciones o trombosis (p. ej., la trombosis de la vena cavernosa) también pueden iniciar con molestias o anomalías oculares. La ausencia de dolor significativo, fotofobia y alteraciones visuales en la conjuntivitis resulta útil para descartar enfermedades más graves. La queratitis suele ser bastante dolorosa y a menudo se asocia a alteraciones visuales, ninguna de las cuales es habitual en la epiescleritis. La uveítis se presenta típicamente con dolor importante y enrojecimiento perilimbal y puede estar relacionada

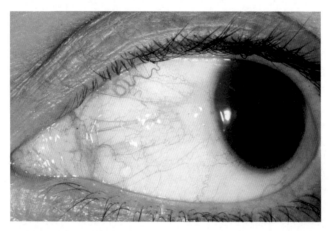

Figura 36-5. Pinguécula de localización nasal (tomada de Shields JA, Shields CL. *Eyelid, Conjunctival, and Orbital Tumors: An Atlas and Textbook.* 3rd ed. Wolters Kluwer; 2016. Figura 24-69).

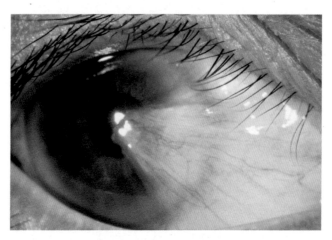

Figura 36-6. En el ojo derecho de este paciente con pterigión nasal clásico se aprecia un crecimiento fibrovascular en forma de ala. Este pterigión alcanza el eje visual (tomada de Rapuano CJ. *Wills Eye Institute – Cornea.* 3rd ed. Wolters Kluwer; 2019. Figura 2-1c).

con una pupila poco reactiva. Al evaluar la pinguécula y el pterigión, el diferencial incluye la neoplasia intraepitelial y el carcinoma escamocelular de la conjuntiva, la conjuntivitis localizada o la epiescleritis, el simbléfaron y el seudopterigión.

TRATAMIENTO

Conjuntivitis

La conjuntivitis suele ser una enfermedad benigna y autolimitada que a menudo puede tratarse sin necesidad de consultar a un oftalmólogo. En los casos de conjuntivitis viral, no es necesario realizar ninguna prueba ni tratamiento, y suele resolverse por sí sola en 7 o 10 días. La conjuntivitis viral puede comenzar en un ojo y extenderse al otro en un plazo de 2 a 3 días. Es importante hablar de la higiene de manos con el paciente, dado el carácter altamente transmisible de la enfermedad. Los pacientes pueden beneficiarse del uso de antihistamínicos o descongestivos tópicos, compresas calientes y lubricantes tópicos. Los pacientes podrían solicitar antibióticos, dado que hay algunos protocolos en las escuelas o los trabajos que requieren 24 h de antibioticoterapia tópica para poder volver.

Los pacientes con infecciones oculares por virus del herpes ocular pueden presentar algún grado de conjuntivitis, pero por lo general tendrán también síntomas y signos de queratitis. La mejor manera de tratar la infección por herpes ocular es a través de un oftalmólogo; el manejo implica, por lo general, un tratamiento antiviral oral y tópico.

A diferencia de la conjuntivitis viral, la conjuntivitis bacteriana es principalmente unilateral y no es tan contagiosa (**fig. 36-7**). Este tipo de conjuntivitis suele ser autolimitada, aunque los antibióticos tópicos pueden acortar el curso clínico. La pomada puede ser preferible a las gotas en los niños y en los pacientes con mal cumplimiento del tratamiento, porque persiste por más tiempo. Las opciones más empleadas son la pomada de eritromicina y las gotas de trimetoprima-polimixina B. La conjuntivitis con abundante secreción purulenta puede indicar una infección bacteriana grave, como la provocada por *Staphylococcus aureus* resistente a meticilina (SARM), las infecciones gonocócicas y por clamidia. Está indicada una remisión urgente a oftalmología, ya que la infección puede requerir de un tratamiento sistémico. Deben obtenerse cultivos para identificar el microorganismo causal.

Queratitis

El tratamiento de la queratitis depende de la causa subyacente. Los pacientes que tienen queratitis relacionadas con la radiación UV (soldadores, esquiadores y *snowboarders*) debe ser tranquilizados respecto a su pronóstico y tratados con lubricación tópica, usando lágrimas artificiales y pomada. El tratamiento del dolor incluye antiinflamatorios no esteroideos (AINE) sistémicos y

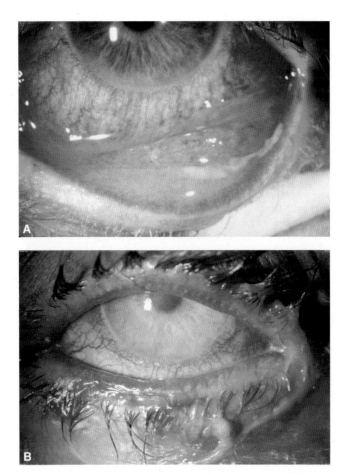

Figura 36-7. A. En este ojo con conjuntivitis bacteriana hay inyección conjuntival difusa y secreción purulenta. **B.** En este paciente con conjuntivitis bacteriana se observa una intensa secreción purulenta con formación de costras. También hay inyección conjuntival moderada (tomada de Rapuano CJ. *Wills Eye Institute – Cornea.* 3rd ed. Wolters Kluwer; 2019. Figura 1-3ab).

gotas cicloplejicas (p. ej., atropina, homatropina) para reducir la fotofobia del espasmo ciliar. Los síntomas suelen resolverse en uno o dos días a medida que la córnea se reepiteliza.

Se debe considerar la obtención de cultivos de córnea en caso de infección grave (infiltrados centrales o grandes > 2 mm, lesiones multifocales o evidencia de degradación del estroma), antecedentes de cirugía de córnea reciente o cuando se sospecha una causa no bacteriana. En los usuarios de lentes de contacto, los antibióticos deben incluir cobertura para las especies de *Pseudomonas*. El tratamiento empírico debe iniciarse con gotas antibióticas de amplio espectro, administradas cada hora durante las primeras 24 a 48 h. La monoterapia tradicional incluye una fluoroquinolona de cuarta generación. Se prefieren las gotas porque las pomadas suelen tener una escasa biodisponibilidad en la córnea. Los pacientes necesitan una evaluación oftalmológica y suelen ser reevaluados diariamente durante los primeros días de tratamiento.

Epiescleritis

En el caso de un primer episodio de epiescleritis mínimamente sintomática, sin alteraciones visuales ni síntomas sistémicos, se puede iniciar el tratamiento con lubricantes tópicos o terapia tópica con AINE (p. ej., ketorolaco o diclofenaco en gotas 2 a 4 veces al día) y derivación a oftalmología, ya que la mayoría de los pacientes no tendrán complicaciones oculares graves y no tienen una enfermedad inflamatoria sistémica subyacente. Cuando se sospecha que la causa de la epiescleritis es un trastorno sistémico, se debe derivar a la atención primaria, al reumatólogo o al especialista vascular para una valoración y pruebas de laboratorio adicionales. La derivación sistemática a oftalmología es prudente en los pacientes con síntomas resistentes, ya que pueden beneficiarse de los corticoides tópicos (p. ej., acetato de fluorometolona al 0.1% o acetato de prednisolona al 1%, 4 veces al día) o de otro tipo de tratamiento. La consulta oftalmológica urgente puede estar indicada cuando hay una alteración visual, un aumento significativo de la presión intraocular o cuando el diagnóstico está en duda.

Escleritis

Dado que la escleritis es una enfermedad inflamatoria poco frecuente, destructiva y que pone en peligro la visión, está justificada la derivación urgente a oftalmología. Las pruebas de laboratorio que se recomiendan cuando se sospecha una enfermedad inflamatoria subyacente incluyen hemograma completo, química sanguínea, examen general de orina y reactantes de fase aguda (p. ej., velocidad de sedimentación eritrocitaria y proteína C reactiva en suero), pero también pueden incluir factor reumatoide, pruebas de anticuerpos anticitoplasma de neutrófilos (ANCA, *antineutrophil cytoplasmic antibodies*), anticuerpos antinucleares (ANA, *antinuclear antibodies*), anticuerpos antipéptidos citrulinados cíclicos (anti-CCP, *anticyclic citrullinated peptides*) y factor reumatoide. También se sugiere realizar una radiografía de tórax. Los pacientes podrían beneficiarse de una valoración por parte de medicina interna, reumatología o un especialista vascular cuando la causa de la escleritis está relacionada con una enfermedad sistémica.

El tratamiento habitual para la escleritis anterior no infecciosa incluye corticoides tópicos, así como AINE. Los pacientes que son resistentes a los AINE pueden empezar a recibir prednisona oral. En los casos de enfermedad sistémica subyacente, el tratamiento suele requerir glucocorticoides sistémicos orales o intravenosos o terapia inmunosupresora.

Pinguécula y pterigión

En el caso de la pinguécula o el pterigión sintomáticos (o que causen incomodidad por motivos estéticos), se puede asesorar a los pacientes, tratarlos sintomáticamente con lágrimas artificiales y derivarlos a consulta externa de oftalmología para que se considere un tratamiento adicional. Dadas las otras enfermedades que se incluyen en el diferencial, es importante que un oftalmólogo valore al paciente. El oftalmólogo también puede utilizar AINE o corticoides para el alivio de los síntomas. Las indicaciones quirúrgicas para el pterigión incluyen astigmatismo inducido, invasión del eje visual, irritación intratable, restricción del movimiento ocular o problemas estéticos importantes. Debido a la elevada tasa de recurrencia, la cirugía suele combinarse con tratamientos complementarios que incluye autoinjertos conjuntivales y medicamentos tópicos o subconjuntivales (p. ej., ciclosporina u otros inmunosupresores).[7,8]

CONSEJOS Y ALERTAS

- La mayoría de las enfermedades que se presentan con ojo rojo tienen al menos algún grado de conjuntivitis.
- El adenovirus, una causa frecuente de conjuntivitis, no se elimina adecuadamente con soluciones a base de alcohol. Si se sospecha este diagnóstico, es mejor utilizar toallitas con cloro o peróxido para desinfectar todas las superficies en contacto con los pacientes.
- La QCE es una forma grave y muy contagiosa de conjuntivitis adenoviral.
- La conjuntivitis, la queratitis, la episcleritis y la escleritis pueden ser complicación de una enfermedad autoinmunitaria.
- Considere siempre la posibilidad de enfermedad herpética cuando se haya captación del tinte de fluoresceína.
- Pregunte por el uso de lentes de contacto.
- La episcleritis blanquea con la fenilefrina, pero la escleritis no suele hacerlo.

INFORMACIÓN BASADA EN LA EVIDENCIA

¿Son necesarios los antibióticos para tratar la conjuntivitis?

En el 2019, la American Academy of Ophthalmology, en su informe «Patrones de práctica preferidos para la conjuntivitis», recomendó no prescribir universalmente gotas antibióticas para la conjuntivitis leve.[9] La mayoría de los casos de conjuntivitis infecciosa aguda son virales, y el uso indiscriminado de antibióticos aumenta los costos de la atención médica y puede contribuir a la resistencia antibiótica. Además, la predicción de la causa de la conjuntivitis leve basada en los signos y síntomas generalmente es inexacta.[10]

Puede haber casos en los que los antibióticos sean beneficiosos. Cuando se administran de forma temprana, los antibióticos producen una remisión más rápida de la conjuntivitis bacteriana.[11] El mayor beneficio sobre el placebo se produjo cuando las gotas se iniciaron dentro de los dos primeros días del inicio de los síntomas. Ningún antibiótico en particular ha mostrado un efecto superior, por lo que la elección del tratamiento es empírica.[9] Si se utilizan, los antibióticos tópicos deben administrarse durante 5 a 7 días. Nunca debe administrarse empíricamente un preparado con corticoides en ojos con sospecha de infección. Los pacientes que comienzan a recibir corticoides necesitan seguimiento estrecho por parte de un oftalmólogo.

Referencias

1. Sainz de la Maza M, Molina N, Gonzalez-Gonzalez LA, et al. Clinical characteristics of a large cohort of patients with scleritis and episcleritis. *Ophthalmology*. 2012;119(1):43-50.

2. Honik G, Wong IG, Gritz DC. Incidence and prevalence of episcleritis and scleritis in Northern California. *Cornea*. 2013;32(12):1562-1566.

3. Utine CA, Tatlipinar S, Altunsoy M, et al. Autofluorescence imaging of pingueculae. *Br J Ophthalmol*. 2009;93(3):396-399.

4. Kim KW, Kim JC. Current approaches and future directions in the management of pterygium. *Int J Ophthalmol*. 2018;11(5):709-711.

5. Shahraki T, Arabi A, Feizi S. Pterygium: an update on pathophysiology, clinical features, and management. *Ther Adv Ophthalmol*. 2021;13:25158414211020152.

6. Cope JR, Collier SA, Nethercut H, et al. Risk behaviors for contact lens-related eye infections among adults and adolescents – United States, 2016. *MMWR Morb Mortal Wkly Rep*. 2017;66(32):841-845.

7. Fonseca EC, Rocha EM, Arruda GV. Comparison among adjuvant treatments for primary pterygium: a network meta-analysis. *Br J Ophthalmol*. 2018;102(6):748-756.

8. Kaufman SC, Jacobs DS, Lee WB, et al. Options and adjuvants in surgery for pterygium: a report by the American Academy of Ophthalmology. *Ophthalmology*. 2013;120(1):201-208.

9. Varu DM, Rhee MK, Akpek EK, et al. Conjunctivitis preferred practice pattern. *Ophthalmology*. 2019;126(1):P94-P169.

10. Azari AA, Arabi A. Conjunctivitis: a systematic review. *J Ophthalmic Vis Res*. 2020;15(3):372-395.

11. Sheikh A, Hurwitz B, van Schayck CP, McLean S, Nurmatov U. Antibiotics versus placebo for acute bacterial conjunctivitis. *Cochrane Database Syst Rev*. 2012;2012(9):CD001211.

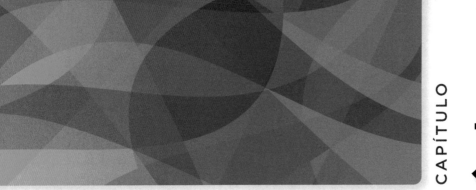

Ojo rojo pediátrico: oftalmía neonatal, conjuntivitis y uveítis

Ashley A. Foster
Tamiesha A. Frempong

INTRODUCCIÓN

El ojo rojo es una de las alteraciones oculares pediátricas más frecuentes que se evalúan en el servicio de urgencias. Realizar un diagnóstico cuidadoso es fundamental porque las causas varían en función de la edad y la presentación. La conjuntivitis neonatal conlleva uno de los mayores potenciales de morbimortalidad, ya que puede evolucionar hacia la sepsis y la muerte. La conjuntivitis que se produce más allá del período neonatal se define en términos generales como una inflamación de la conjuntiva y se origina por muy diferentes causas.

DESAFÍO CLÍNICO

Oftalmía neonatal

La *conjuntivitis neonatal* (oftalmía neonatal) se define como la conjuntivitis que se produce en un *recién nacido de menos de 1 mes de edad*. Las causas incluyen agentes químicos, bacterianos o virales.[1] El riesgo de morbilidad es grave, ya que la infección puede destruir rápidamente los ojos y causar ulceración en la córnea, endoftalmitis y ceguera subsecuente.[2] También puede diseminarse y provocar sepsis, meningitis, artritis u otras manifestaciones graves de enfermedad invasiva. Por suerte, las tasas de oftalmía neonatal han disminuido desde que se comenzaron a tomar medidas preventivas, incluyendo la profilaxis neonatal y la identificación y el tratamiento de las infecciones maternas durante el embarazo (**tabla 37-1**). Sin embargo, este diagnóstico no debe pasarse por alto.

Conjuntivitis

La conjuntivitis más allá del período neonatal es una alteración relativamente benigna. Las causas se dividen en dos categorías: infecciosas (bacterianas o virales) y no infecciosas (alérgicas o tóxicas). Aunque la conjuntivitis infecciosa es muy contagiosa e incómoda debido a las molestias y a los días que hace perder en la escuela o el trabajo, es autolimitada o se puede tratar con medicamentos. Sin embargo, existen algunas excepciones que conllevan una elevada morbilidad y que no se pueden pasar por alto. La conjuntivitis por *Neisseria gonorrhoeae* (NG), que puede presentarse en adolescentes y adultos, implica el riesgo de ulceración corneal, endoftalmitis o ceguera subsecuente. La conjuntivitis química causada por quemadura de ácido o sustancias alcalinas en el ojo es una verdadera urgencia ocular. Dado que los agentes alcalinos penetran en el tejido ocular más profundamente que los productos químicos ácidos, son potencialmente más devastadores para el ojo y la visión.

TABLA 37-1 Causas de la oftalmía neonatal y marco temporal del inicio de los síntomas	
Causa de los síntomas	Tiempo de inicio de los síntomas
Conjuntivitis química	En las 24 h siguientes al nacimiento
Neisseria gonorrhoeae	En la primera semana después del nacimiento
Chlamydia trachomatis	A los pocos días o semanas del nacimiento
Virus del herpes simple	Entre 1 y 3 semanas después del nacimiento

Uveítis

La uveítis suele venir acompañada de una conjuntivitis que provoca el enrojecimiento del ojo. Llega a ser muy difícil de diagnosticar porque los niños pueden presentar una serie de síntomas, como dolor intenso o pérdida de visión, o bien, pueden ser completamente asintomáticos. La uveítis puede producirse de forma anterior (iris y cuerpo ciliar), intermedia (vítreo y *pars* plana), posterior (coroides o retina) o como panuveítis (todas las estructuras). También puede ser infecciosa o no infecciosa o formar parte de un síndrome de enmascaramiento (p. ej., leucemia).[3] La uveítis pediátrica denota una enfermedad importante que se debe detectar debido al riesgo de malos resultados visuales si se produce un retraso en el diagnóstico o el tratamiento. La uveítis anterior no infecciosa es el tipo más frecuente en los Estados Unidos y constituye la mayoría de los casos (61.9%).[4] Aunque gran parte de los casos de uveítis anterior son idiopáticos, más de un cuarto de los pacientes tienen una enfermedad sistémica subyacente.[2] El diagnóstico temprano y el tratamiento agresivo disminuyen la morbilidad asociada a esta enfermedad. La uveítis también puede desarrollarse tras un traumatismo ocular no penetrante o penetrante, especialmente en los hombres.

FISIOPATOLOGÍA

Conjuntivitis

La causa subyacente de la conjuntivitis en la población pediátrica está influida por la edad del niño (**fig. 37-1**). Los signos y síntomas clínicos pueden ayudar a distinguir entre las distintas causas de conjuntivitis (**tabla 37-2**).

Las causas virales y alérgicas son más frecuentes en los niños en edad escolar, mientras que las causas bacterianas de la conjuntivitis aguda son dos veces más probables en los neonatos y niños pequeños. La excepción son los adolescentes con secreción copiosa y mucopurulenta asociada a conjuntivitis sospechosa de infección por NG o *Chlamydia trachomatis* (CT).

Las bacterias implicadas en las cohortes más jóvenes son *Haemophilus influenzae, Streptococcus pneumoniae, Staphylococcus aureus* y *Moraxella catarrhalis*. Se sabe que se produce otitis media en el 25% de los pacientes con conjuntivitis, incluso en ausencia de dolor de oído.[1] Por lo tanto, todos los niños con conjuntivitis deben someterse también a una exploración ótica debido al riesgo de infección concurrente, causada con mayor frecuencia por *H. influenzae*.

El adenovirus es la causa viral más frecuente de conjuntivitis infecciosa; representa el 20% de todos los casos, especialmente en los meses de otoño e invierno.[1] La conjuntivitis primaria por herpesvirus se produce entre las edades de 1 y 5 años.[1] El 80% de los casos son unilaterales y el 50% de los pacientes tienen afectación en la córnea, indicada por dendritas corneales.[1] El contacto con una persona con lesión activa también puede ser de los factores a descubrir en la anamnesis de la enfermedad actual.

Uveítis

La uveítis puede dividirse en uveítis aislada o en una manifestación de enfermedad sistémica. La artritis idiopática juvenil es la enfermedad sistémica que más frecuentemente causa uveítis anterior.[5] En la **tabla 37-3** se enumeran otras enfermedades sistémicas asociadas a la uveítis.

La uveítis puede presentarse con dolor ocular, enrojecimiento o sensibilidad a la luz, y es más probable que estos pacientes tengan una afectación ocular bilateral. De tal forma, la inyección conjuntival, la fotofobia y las alteraciones visuales son parte esencial de sus manifestaciones clínicas. Se recomienda la exploración con lámpara de hendidura, que a menudo revelará la presencia de linfocitos en la cámara anterior, descritos como *células y reflejos flamígeros* (*flare*) (**fig. 37-2**).[2] Las células pueden depositarse en la parte anterior del ojo, formando un hipopión.[2]

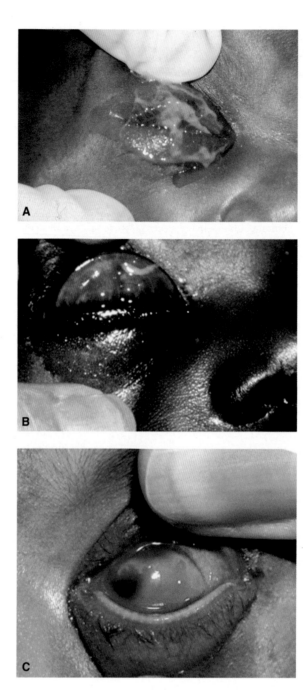

Figura 37-1. A. Conjuntivitis gonocócica neonatal con inflamación palpebral asociada y una importante secreción purulenta (tomada de Bachur RG, Shaw KN, Chamberlain J, Lavelle J, Nagler J, Shook JE, eds. *Fleisher & Ludwig's Textbook of Pediatric Emergency Medicine*. 8th ed. Wolters Kluwer; 2021. Figura 123-6). **B.** Conjuntivitis neonatal causada por *Chlamydia trachomatis* con formación de seudomembrana (tomada de Nelson LB, Olitsky SE. *Harley's Pediatric Ophthalmology*. 6th ed. Wolters Kluwer; 2014. Figura 9-12). **C.** Conjuntivitis y queratitis neonatales causadas por el virus del herpes simple en un neonato. Se observa una dendrita en la córnea, con defecto epitelial asociado (tomada de *Taylor and Hoyt's Pediatric Ophthalmology and Strabismus*. 5th ed. Elsevier; 2017:109-112. Figura 13-1C).

TABLA 37-2	Signos, síntomas y características del paciente en la conjuntivitis posneonatal					
Causa	Secreción	Edema palpebral	Afectación de la córnea	Escozor	Adenopatía preauricular	Grupo etario del paciente
Bacteriana	Mucopurulenta	+	Ulceración gonocócica	–	+	Neonatos/niños pequeños
Viral	Clara, serosa	++	QCE/infiltrados subepiteliales	–	+++	Edad escolar, infancia tardía, edad adulta temprana
VHS	Clara	++ (vesículas)	Dendritas	–	++	Edad 1-5 años
Alérgica	Clara, viscosa	+++ (ojeras alérgicas)	Úlceras en escudo en la alergia grave	+++	–	Edad escolar, infancia tardía, edad adulta temprana

QCE: queratoconjuntivitis epidémica; VHS: virus del herpes simple.

TABLA 37-3	Enfermedad sistémica asociada a la uveítis	
Causas de la uveítis pediátrica		
Reumatológicas		
Artritis idiopática juvenil	Lupus eritematoso sistémico	Iridociclitis heterocrómica de Fuchs
Sarcoidosis	Enfermedad inflamatoria intestinal	Enfermedad de Kawasaki
Enfermedad asociada a HLA-B27	Xantogranuloma juvenil	Nefritis tubulointersticial y uveítis
SACNCI/EIMSN	Enfermedad de Behçet	
Infecciosas		
Enfermedad herpética	Sífilis	Lepra
Enfermedad de Lyme	Tuberculosis	Síndromes virales
Enfermedad micótica	VIH	
Otras		
Infección posbacteriana	Esclerosis múltiple	Oftalmía simpática
Traumatismos	Leucemia	Inducida por drogas

EIMSN: enfermedad inflamatoria multisistémica de inicio neonatal; SACNCI: síndrome articular, cutáneo y neurológico crónico infantil; VIH: virus de la inmunodeficiencia humana.

Además, la pupila puede presentar anomalías, como tamaño pequeño, dilatación deficiente o forma irregular.[2] En el caso de los pacientes con enfermedades sistémicas conocidas que conllevan un mayor riesgo de uveítis (*véase* **tabla 37-3**), el médico de urgencias debe tener una alta sospecha de este diagnóstico ante cualquier molestia ocular.

ABORDAJE DIAGNÓSTICO/EXPLORACIÓN DIRIGIDA

La exploración comienza desde que el médico entra en la sala de exploración, momento en que los primeros componentes críticos de su valoración no requieren del contacto físico con el paciente. ¿El niño ofrece resistencia o se niega a abrir los ojos? ¿Se ven afectados los párpados? ¿El problema es unilateral o bilateral? ¿Existe secreción visible? ¿Se encuentran lesiones visibles, como

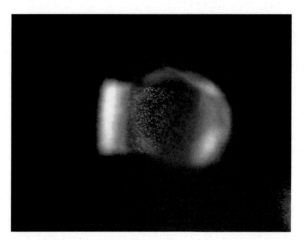

Figura 37-2. Vista con lámpara de hendidura de las células y los reflejos flamígeros (tomada de Allingham RR, Damji KF, Freedman SF, Moroi SE, Rhee DJ, Shields MB. *Shields Textbook of Glaucoma.* 6th ed. Wolters Kluwer; 2011. Figura 22-1b).

vesículas alrededor del ojo o en la cara? La evaluación de la agudeza visual puede hacerse de forma rudimentaria alumbrando el ojo con una luz brillante y provocando una reacción de dolor a la luz. Esto debe hacerse un ojo a la vez y puede lograrse con los párpados cerrados. Pedirle al niño que cuente los dedos es otra evaluación burda de la visión.

Si el niño se niega a abrir el ojo debido al dolor ocular, un anestésico tópico puede ayudar a reducir la resistencia, como en las enfermedades de la córnea. Atenuar las luces de la habitación también puede ser útil para examinar al niño o niña con fotofobia. La prueba de fluoresceína ayuda a visualizar las alteraciones corneales, resaltando las lesiones en color verde.

Si está indicada la exploración con lámpara de hendidura, se debe preparar primero el equipo, antes de invitar al niño a participar en la valoración. Al evaluar la cámara anterior, es importante girar el haz de luz al diámetro más pequeño, con el mayor brillo en el mayor aumento, para garantizar una visión óptima de la anatomía.

DIAGNÓSTICO DIFERENCIAL

El diagnóstico diferencial de los pacientes pediátricos que presentan ojo rojo, con o sin dolor, puede describirse mejor por categorías de edad. En el caso del neonato, los diagnósticos potenciales incluyen conjuntivitis química, bacteriana o viral, glaucoma congénito, traumatismos en el parto (especialmente si se han utilizado fórceps), abrasión corneal y cuerpo extraño.

El diagnóstico diferencial del ojo rojo en los pacientes pediátricos más allá del período neonatal incluye conjuntivitis química, viral, bacteriana o alérgica, abrasión corneal, cuerpo extraño, rotura del globo ocular, uveítis, celulitis orbitaria, queratitis infecciosa, blefaritis, síndrome de Sturge-Weber y enfermedad de Kawasaki.

La conjuntivitis vernal es una conjuntivitis alérgica grave poco frecuente. Es típicamente bilateral y se presenta con fotofobia intensa, grandes úlceras en «escudo» en la córnea y papilas en forma de empedrado, que se revelan al evertir los párpados superiores (**fig. 37-3**). Su presentación suele ser bastante llamativa, y estos pacientes deben ser derivados a oftalmología inmediatamente.[6]

Existen varios signos y síntomas clínicos útiles para distinguir el «ojo rosado», de estas otras alteraciones más graves del «ojo rojo». Por ejemplo, en la conjuntivitis no se produce inyección conjuntival del tejido que bordea a la córnea, el limbo. La afectación del limbo se produce en la queratitis y la uveítis.

A excepción de la queratoconjuntivitis adenoviral, el dolor y la fotofobia no son características típicas de la conjuntivitis; por lo tanto, pueden apuntar más en dirección a una abrasión corneal, queratitis, uveítis o glaucoma (congénito o agudo). La disminución significativa de la visión también es un signo o síntoma de una enfermedad ocular más grave. La limitación de la motilidad extraocular, la proptosis o la enfermedad de los senos paranasales son más compatibles con un proceso orbitario, como la celulitis orbitaria. El conjunto de fiebre, ojos rojos, erupción característica en las manos, los pies y el cuerpo, así como labios y lengua rojos («lengua de fresa»), son signos y síntomas de la enfermedad de Kawasaki.

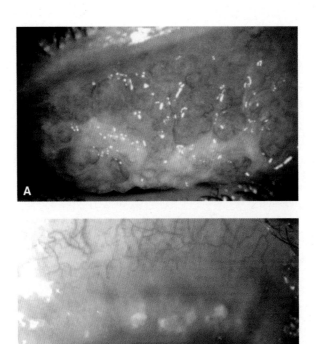

Figura 37-3. Conjuntivitis vernal. **A.** Puntos de Horner-Trantas, un conjunto de células epiteliales y eosinófilos con degeneración. **B.** Papilas gigantes en el tarso superior (tomada de *Taylor and Hoyt's Pediatric Ophthalmology and Strabismus*. 5th ed. Elsevier; 2017:130-155. Figuras 16-21, 16-22).

TRATAMIENTO

Oftalmía neonatal

Todos los neonatos que se presentan con sospecha de conjuntivitis requieren una cuidadosa revisión de sus antecedentes prenatales, prestando especial atención a la detección de infecciones de transmisión sexual y a si se administró profilaxis ocular al nacer. Si se sospecha de una conjuntivitis química, hay que tranquilizar al paciente y considerar la posibilidad de seguimiento con un oftalmólogo pediátrico, en un plazo de 24 h. La enfermedad es autolimitada y no requiere tratamiento.[1]

Los neonatos con sospecha de conjuntivitis por NG requieren cultivo y tinción de Gram de la secreción ocular y una evaluación completa de la sepsis: hemocultivo, química sanguínea, examen general de orina y urocultivo, estudios del líquido cefalorraquídeo (LCR) y reacción en cadena de la polimerasa (PCR, *polymerase chain reaction*) para NG y CT.[2] Además, se recomienda la hospitalización y el inicio de ceftriaxona i.v. 25 mg/kg, con dosis máxima de 125 mg (alternativamente cefotaxima i.v.).[1] Es necesaria una abundante irrigación ocular, tanto al ingreso como a intervalos frecuentes, hasta que se elimine la secreción ocular.[1] Además, se recomienda consultar con oftalmología e infectología. Los pacientes deben someterse a pruebas para detectar otras posibles infecciones de transmisión sexual, como aquellas por CT, sífilis y virus de inmunodeficiencia humana (VIH). Además, está indicado el tratamiento temprano de la madre y de las parejas sexuales.[1]

En el caso de los pacientes con sospecha de CT, debe obtenerse un cultivo de la secreción ocular. Para el tratamiento se recomienda la eritromicina oral durante 14 días y un seguimiento estrecho por parte del pediatra en los días subsecuentes a la consulta en el servicio de urgencias. Hay una asociación entre la eritromicina y la estenosis pilórica, por lo que los lactantes que inician este tratamiento deben ser vigilados estrechamente de manera ambulatoria. Al igual que en el caso de la conjuntivitis por NG, el paciente debe someterse a pruebas para detectar infecciones concomitantes; además, se debe examinar la secreción ocular en busca de conjuntivitis por NG, pero no debe iniciarse el tratamiento a menos que la evaluación diagnóstica sea positiva. Se recomienda un seguimiento oftalmológico en un plazo de 1 a 2 meses después de la infección.

Ante la sospecha de conjuntivitis por virus del herpes simple (VHS), debe obtenerse cultivo viral de múltiples áreas, incluyendo boca, nasofaringe, recto y conjuntivas. Es preciso realizar una evaluación completa para sepsis que incluya hemocultivo, PCR para el VHS en suero, examen general de orina y urocultivo, estudios del LCR y PCR para el VHS en el LCR, y el niño debe ser hospitalizado. La obtención de pruebas de función hepática puede ayudar a determinar si el neonato tiene VHS diseminado, ya que a menudo se encuentran cifras elevadas en estas pruebas en los neonatos con este tipo de infección.[7] El aciclovir i.v. (60 mg/kg al día, dividido en tres dosis) durante 14 a 21 días y el tratamiento antiviral tópico son los tratamientos de elección.[7] Además, se recomienda consultar con oftalmología e infectología.

TRATAMIENTO

Conjuntivitis

Por lo general, el diagnóstico de la conjuntivitis pediátrica se basa en los signos y síntomas clínicos. El cultivo no está indicado, salvo en el caso de la conjuntivitis neonatal o en los adolescentes en los que se sospecha una infección por NG o CT. Aunque la conjuntivitis bacteriana es autolimitada, se ha constatado que los antibióticos tópicos erradican las bacterias de la conjuntiva y mejoran los síntomas clínicos en un menor tiempo. Los antibióticos tópicos que se toleran bien, son económicos y tienen una cobertura de amplio espectro son la bacitracina-polimixina y la trimetoprima-polimixina. Si un niño tiene otitis media concurrente, entonces están indicados los antibióticos orales, haciendo innecesarios los antibióticos tópicos. Por lo general, el niño puede volver con seguridad a la escuela o a la guardería 24 h después de empezar a tomar los antibióticos.

Los usuarios de lentes de contacto con conjuntivitis constituyen un grupo especial. Situaciones tan simples como el uso excesivo de lentes de contacto pueden presentarse con ojo rojo, pero los primeros signos de una infección que pone en peligro la visión también pueden tener a la conjuntivitis como signo de presentación inicial. Estos pacientes deben comenzar a recibir tratamiento antibiótico tópico de fluoroquinolona con cobertura para *Pseudomonas*, como moxifloxacino o ciprofloxacino, y requieren una exploración con lámpara de hendidura por parte del oftalmólogo, quien debe ver al paciente a más tardar el día siguiente.

En el caso de la conjuntivitis viral, los estudios no muestran diferencias en la eficacia de las lágrimas artificiales en comparación con los antivirales y antiinflamatorios. Por lo tanto, el tratamiento para la mayoría de los casos de conjuntivitis viral es sintomático: compresas frías, lágrimas artificiales y descongestivos, si es necesario. Deben evitarse los corticoides porque pueden prolongar la infección o causar sobreinfección bacteriana, glaucoma o cataratas. La resolución de una conjuntivitis viral puede tardar de 1 a 2 semanas. No es necesario que el niño se ausente de la escuela durante todo el tiempo que tenga conjuntivitis, pero sí durante el período en que los síntomas de las vías respiratorias superiores estén activos.

La infección ocular por VHS se trata con antivirales tópicos o con aciclovir oral. En los pacientes con recurrencia frecuente de infección ocular por VHS, el tratamiento oral crónico a dosis bajas es útil para mantener a raya las recidivas. Si se sospecha VHS, se debe realizar una tinción con fluoresceína de la córnea para buscar dendritas. La ausencia de una dendrita no elimina al herpes como causa de la conjuntivitis. El uso de corticoides está absolutamente contraindicado en la queratitis herpética porque puede agravar la infección. La sospecha de infección ocular por herpes requiere siempre la derivación inmediata y el tratamiento por parte de un oftalmólogo.

Uveítis

Si se sospecha uveítis, se recomienda una evaluación oftalmológica urgente en las siguientes 24 h para confirmar el diagnóstico con un examen de fondo de ojo dilatado y para el posible inicio de tratamiento sistémico.[2] El tratamiento inicial en el servicio de urgencias debe discutirse con oftalmología y puede incluir corticoides tópicos y ciclopléjicos.[2] Además, si tiene una enfermedad sistémica asociada, el tratamiento de la enfermedad subyacente puede ayudar a mejorar la uveítis.[2] Una vez confirmado el diagnóstico por un oftalmólogo, el tratamiento puede ir desde los corticoides tópicos hasta la terapia inmunomoduladora.[3] Los pacientes con uveítis requieren un estrecho seguimiento oftalmológico a intervalos regulares para asegurarse de que no se produzcan complicaciones oculares o pérdida de visión.

CONSEJOS Y ALERTAS

- Realizar la exploración ocular en un niño requiere planificación, paciencia y creatividad.
- Prestarle juguetes o ponerle videoclips en una tableta o en el teléfono pueden atraer la atención del niño para que mire en diferentes direcciones.
- La participación del cuidador puede ser increíblemente útil; considere la posibilidad de que el niño se siente en el regazo del cuidador o de hacer una demostración de la exploración primero en el cuidador o en un animal de peluche, para lograr la compenetración con el niño.
- Si existe preocupación de que se produzcan lesiones graves, como la rotura del globo ocular, y el niño no tolera la exploración, considere la posibilidad de administrar un ansiolítico, como el midazolam intranasal, y el uso de un portabebés que restrinja el movimiento y garantice una exploración segura del ojo.
- Cuando intente examinar el ojo de un neonato, considere atenuar las luces ambientales, o mantenga al paciente en posición vertical para favorecer la apertura espontánea del ojo.
- En el caso de los niños con riesgo de conjuntivitis infecciosa, hay que usar guantes y limpiar a fondo cualquier equipo utilizado para la exploración.

INFORMACIÓN BASADA EN LA EVIDENCIA

¿Realmente son necesarios los antibióticos para la conjuntivitis bacteriana?

Una revisión de la literatura médica evaluó los efectos del tratamiento empírico en adultos y niños con sospecha de conjuntivitis bacteriana y el tratamiento en aquellos con infección bacteriana probada por cultivo.[8] Los resultados revelaron que, en aquellos con conjuntivitis bacteriana no gonocócica y cultivo positivo, los antibióticos aumentaron significativamente las tasas de curación clínica y microbiológica en un período de 2 a 10 días, en comparación con el placebo. En aquellos tratados empíricamente, el beneficio de los antibióticos fue marginal. Este hallazgo pone de manifiesto las incertidumbres clínicas del diagnóstico y, por lo tanto, del tratamiento. En consecuencia, si se prescriben antibióticos tópicos de manera empírica, considere la posibilidad de recomendar a los cuidadores que esperen de 1 a 2 días antes de iniciar el tratamiento y solo si los síntomas no se han resuelto para entonces.

¿Se puede enviar a un niño a casa con anestesia tópica?

Los anestésicos tópicos, como la tetracaína o la proparacaína, proporcionan un alivio significativo del dolor en caso de abrasión corneal. En un ensayo clínico aleatorizado, doble ciego, publicado recientemente, participaron 118 adultos de entre 18 y 80 años de edad, con abrasiones de córnea no complicadas: el 50% recibió tetracaína y la otra mitad placebo.[9] Se pidió a los sujetos que utilizaran las gotas cada 30 min, según la necesidad, durante 24 h. A todos los participantes en el estudio se les recetó hidrocodona/paracetamol 7.5/325 mg y se les indicó que utilizaran uno o dos comprimidos según fuera necesario cada 6 h para el dolor irruptivo. Los investigadores informaron que el dolor fue significativamente menor en el grupo de la tetracaína y que esos pacientes utilizaron menos hidrocodona. Sin embargo, el estudio no tenía la potencia necesaria para garantizar su seguridad. No hay estudios similares en la literatura que incluyan a participantes menores de 18 años. Por lo tanto, todavía no se recomienda el uso de anestesia tópica en el hogar para la población pediátrica, ya que no hay evidencia en la literatura que apoye esto como práctica segura.

Referencias

1. Teoh DL, Reynolds S. Diagnosis and management of pediatric conjunctivitis. *Pediatr Emerg Care*. 2003;19(1):48-55.

2. Iqbal A, Langhan ML, Rotruck J, et al. An evidence-based approach to nontraumatic ocular complaints in children. *Pediatr Emerg Med Practice [Internet]*. 2021;18(2):1-28. www.ebmedicine.net

3. Wentworth BA, Freitas-Neto CA, Foster CS. *Management of Pediatric Uveitis*. F1000Prime Reports; 2014:6.

4. Ferrara M, Eggenschwiler L, Stephenson A, et al. The challenge of pediatric uveitis: tertiary referral center experience in the United States. *Ocular Immunol Inflamm*. 2019;27(3):410-417.

5. Mehta PJ, Alexander JL, Sen HN. Pediatric uveitis: new and future treatments. *Curr Opin Ophthalmol.* 2013;24(5):453-462.

6. Richards A, Guzman-Cottrill JA. Conjunctivitis. *Pediatr Review [Internet].* 2010;31(6):196-207. http://pedsinreview.aappublications.org/

7. Sanders JE, Garcia SE. Pediatric herpes simplex virus infections: an evidence-based approach to treatment. *Pediatr Emerg Med Pract.* 2014. 11(1):1-19. www.ebmedicine.net

8. Epling J. Bacterial conjunctivitis. *BMJ Clin Evid [Internet].* 2012;2012:0704. www.clinicalevidence.com

9. Shipman S, Painter K, Keuchel M, Bogie C. Short-term topical tetracaine is highly efficacious for the treatment of pain caused by corneal abrasions: a double-blind, randomized clinical trial. *Ann Emerg Med.* 2021; 77(3):338-344.

Uveítis anterior, hipopión e hipema

Adria Simon
Anjum F. Koreishi

DESAFÍO CLÍNICO

La uveítis anterior, el hipopión y el hipema representan un espectro de enfermedades que afectan el segmento anterior del ojo. El segmento anterior es el espacio que existe entre el iris y la córnea. *Uveítis* es un término general para designar a la inflamación dentro del ojo. La úvea o tracto uveal está formada por el iris y el cuerpo ciliar en la parte anterior y la coroides en la posterior. La uveítis anterior comprende la inflamación del iris o el cuerpo ciliar, y engloba términos como *iritis* e *iridociclitis*,[1] que son clínicamente equivalentes. *Hipopión* se refiere a una acumulación de linfocitos en la cámara anterior y es una manifestación clínica de la uveítis anterior. El hipema, por su parte, es una acumulación de eritrocitos en la cámara anterior. Mientras que la uveítis anterior puede afectar a cualquier sexo o grupo de edad, el hipema suele ser consecuencia de un traumatismo contuso o penetrante y se observa con mayor frecuencia en niños y hombres jóvenes.[2]

Puede ser bastante complicado determinar la causa de la uveítis anterior en un servicio de urgencias. Este término general representa un grupo de trastornos heterogéneos unificados por la presencia de inflamación en el tracto uveal anterior (iris o cuerpo ciliar). La uveítis anterior puede ser aguda, subaguda o crónica, aunque suele ser aguda cuando se presenta en el servicio de urgencias. Suele estar mediada por el sistema inmunitario, pero hay que descartar causas infecciosas importantes.[3] Los traumatismos también pueden producir uveítis. La uveítis anterior comparte muchos síntomas de presentación con otras formas frecuentes de enfermedad ocular, como enrojecimiento, fotofobia, lagrimeo, dolor y visión borrosa. Para distinguir entre estas alteraciones es necesario realizar una revisión de antecedentes clínicos y una exploración ocular exhaustivas. Esta gran diversidad en la presentación y en las causas constituye un desafío clínico, ya que los estudios diagnósticos, el tratamiento y el pronóstico varían en cada caso.

La mayoría de los hipemas visibles pueden diagnosticarse fácilmente mediante inspección visual. El hipema se produce con mayor frecuencia en combinación con un traumatismo ocular, por lo que debe descartarse una enfermedad grave, como un globo ocular abierto. La hemorragia secundaria puede ser difícil de predecir en un paciente sin factores de riesgo clínicos claros y se asocia a complicaciones como tinción hemática de la córnea, elevación de la presión intraocular y formación de sinequias.[2] Es necesario registrar y comunicar cuidadosamente a los médicos de urgencias y al oftalmólogo de seguimiento el grado inicial del hipema, para determinar el tratamiento adecuado en caso de hemorragia secundaria.

FISIOPATOLOGÍA

Uveítis anterior e hipopión

Ya sea infecciosa, traumática o secundaria a una infección sistémica, la uveítis anterior es el resultado de un proceso inflamatorio subyacente con la consiguiente trasudación de proteínas y leucocitos desde los vasos inflamados. El hallazgo clínico distintivo de la uveítis anterior son las células, es decir, los leucocitos visibles en la cámara anterior, y los reflejos flamígeros (*flare*), cuando el humor

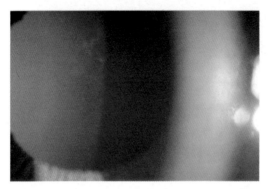

Figura 38-1 Fotografía tomada con lámpara de hendidura que muestra las células (pequeñas partículas blancas entre el haz de luz). Estas no se pueden visualizar sin una lámpara de hendidura (cortesía de la Dra. Debra Goldstein).

acuoso se hace visible debido a la filtración de proteínas (**fig. 38-1**). La inflamación de los músculos ciliares del iris provoca espasmo ciliar y dolor. En cambio, la inflamación del cuerpo ciliar puede causar presión intraocular baja, como en la uveítis relacionada con el HLA-B27. Si la malla trabecular, que drena el humor acuoso del ojo, llega a inflamarse, puede causar elevación de la presión intraocular, como sucede en la uveítis producida por el virus del herpes.[4]

El hipopión a veces puede visualizarse a simple vista (**fig. 38-2**). Este hallazgo no se produce de forma aislada, sino que es una secuela de otras alteraciones subyacentes, como la uveítis grave, la queratitis bacteriana o, lo que es más preocupante, la endoftalmitis.[5]

Hipema

El hipema, por lo general, es el resultado de un traumatismo contuso o penetrante del ojo. La rotura de los vasos que irrigan el cuerpo ciliar y el iris provoca la acumulación de sangre en la cámara anterior (**fig. 38-3**). La fisiopatología del hipema espontáneo es específica de su etiología, incluyendo isquemia de retina, generalmente secundaria a oclusión venosa de la retina o retinopatía diabética, isquemia ocular por oclusión carotídea o tumores intraoculares. El resangrado, que es la reaparición del hipema habitualmente después de 3 a 7 días, se produce en el 5% de los casos debido a la retracción del coágulo.[6] En estos casos puede haber presión intraocular elevada, debido a la obstrucción de la malla trabecular por resangrado o coágulo. Se debe tener especial precaución en los pacientes con anemia falciforme o rasgo drepanocítico subyacente. La hipoxia relativa y el pH ácido de la cámara anterior inducen la formación de drepanocitos en la malla trabecular, lo que reduce el flujo de salida del humor acuoso y provoca un aumento significativo de la presión intraocular.[7]

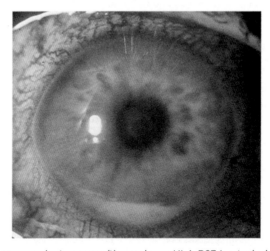

Figura 38-2.   Hipopión en un paciente con uveítis aguda por HLA-B27 (cortesía de la Dra. Debra Goldstein).

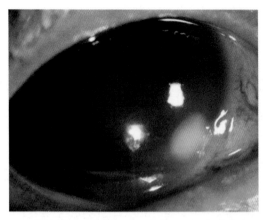

Figura 38-3. Hipema en capa (capa roja oscura en la cámara anterior inferior) en un paciente con úlcera de córnea (lesión blanca a la derecha de la fotografía) y neovascularización del iris.

ABORDAJE DIAGNÓSTICO/EXPLORACIÓN DIRIGIDA

Uveítis anterior e hipopión

La uveítis anterior debe considerarse en los pacientes que presentan dolor, inyección conjuntival, visión borrosa y fotofobia. La anamnesis cuidadosa debe incluir información sobre traumatismos o cirugía ocular reciente, una revisión completa por aparatos y sistemas en busca de alteraciones relacionadas con enfermedades inflamatorias o infecciosas, como la rigidez axial de la espondilitis anquilosante y las úlceras bucales, o lesiones cutáneas del virus del herpes (preocupaciones específicas enumeradas en la **tabla 38-1**). La exploración debe incluir siempre la medición de la agudeza visual y la presión intraocular. No debe haber secreción ocular; su presencia ayuda a distinguir entre uveítis anterior y otras causas de ojo rojo doloroso. La inspección del ojo puede revelar una inyección perilimbal conocida como *congestión ciliar*,[8] aunque también puede haber inyección conjuntival difusa. El ojo rojo que es notablemente doloroso a la palpación hace pensar en escleritis. La exploración pupilar puede revelar una pupila poco reactiva, secundaria a espasmo ciliar,[8] o una pupila irregular causada por sinequias posteriores, es decir, la adhesión del iris al cristalino (**fig. 38-4**). La fotofobia consensual (la presencia de dolor al iluminar la pupila no afectada) sugiere uveítis anterior.[3] La tinción con fluoresceína de la córnea permite evaluar otras causas del ojo rojo con dolor agudo, como la queratitis o la abrasión corneal. El hipopión puede verse sin lámpara de hendidura como un depósito blanco en la parte inferior de la cámara anterior (*véase* **fig. 38-2**). La exploración con lámpara de hendidura, en particular encontrar células y reflejos flamígeros durante la inspección (*véase* **fig. 38-1**), es la clave para la evaluación de la uveítis anterior. En esta exploración pueden observarse depósitos inflamatorios en el endotelio corneal, conocidos como *precipitados queráticos*. La exploración con dilatación es necesaria para descartar la uveítis posterior y para evaluar el disco óptico o el edema macular, que pueden ser manifestaciones de la uveítis anterior y ponen en peligro la visión. La **tabla 38-2** destaca los principales hallazgos oculares.

Hipema

Los pacientes suelen presentar visión borrosa después de un traumatismo. El hipema puede producirse con mecanismos relativamente insignificantes; cualquier traumatismo ocular justifica una evaluación en busca de hipema.[2] El personal de urgencias debe evaluar primero si hay una lesión traumática más importante, como la rotura del globo o un hematoma retrobulbar. La tinción con fluoresceína permite evaluar si hay abrasión corneal o lesiones penetrantes en el globo ocular concomitantes. Debe medirse la agudeza visual, la respuesta pupilar y la presión intraocular (a menos que haya sospecha de rotura de globo ocular). El hipema en capa puede ser visible sin lámpara de hendidura (*véase* **fig. 38-3**). El hipema pequeño, el microhipema (eritrocitos en la cámara anterior sin formar capa) y la tinción de la córnea (sangre depositada en la córnea) se evalúan con lámpara de hendidura.

TABLA 38-1 Principales causas de uveítis con afectación anterior y descripciones

	Causas	Región anatómica	Edad	Signos que lo sugieren	Afectación ocular	Diagnóstico	Tratamiento
Causas inmunomediadas	*Relacionadas con HLA-B27*	Unilateral	Más joven	PIO baja, hipopión +/−, agresiva	Anterior	HLA-B27	Corticoides, cicloplejicos
	Sarcoidosis	Indistinta		Posible PIO elevada	Indistinta	RxT, lisozima de ECA	Corticoides
	NTIU	Bilateral	Más joven	En población más joven, malestar reciente	Anterior +/− otras	Microglobulina β-2 en orina	Corticoides
	EII	Indistinta		Sangre/moco en heces	Indistinta	HLA-B27, colonoscopia	Corticoides
	Enfermedad de Behçet	Indistinta	Más joven	Hipopión +/−, aftas bucales	Anterior, posterior	Clínico	Corticoides, TIS
	VKH	Bilateral	Más joven	En población más joven, cefalea/meningismo reciente	Edema de disco, DR seroso	Clínico	Corticoides, TIS
Causas traumáticas/ mecánicas	Iritis traumática	Indistinta	Más joven	Población más joven, pigmento en la cámara anterior	Anterior	Clínico	Corticoides +/−, cicloplejicos
	UGH	Unilateral		Posible PIO elevada, LIO mal posicionado	Hipema +/−	Clínico	Corticoides, quirúrgico +/−
Causas infecciosas	*VHS/VVZ*	Unilateral		PIO elevada, edema de córnea +/−	Evaluar en busca de retinitis	PCR de humor acuoso	Valaciclovir v.o., corticoides
	CMV	Unilateral		PIO alta, precipitados queráticos centrales	Evaluar en busca de retinitis	PCR de humor acuoso	Valganciclovir v.o., corticoides
	Toxoplasmosis	Unilateral		Posible PIO elevada	Debe tener retinitis	Clínico	Antibióticos, corticoides
	Endoftalmitis	Unilateral		Hipopión +/−, cirugía/ traumatismo reciente	Vitritis	Cultivo	Inyección/cirugía
	Sifilis	Indistinta	Indistinta	Indistintos	Indistinta	IgG de sifilis/ RPR refleja	Penicilina i.v.
Tumores malignos	Linfoma	Indistinta	Mayor edad	Mayor edad, células más grandes, menos reflejos flamígeros	Vítreo, retina	Citología	Variable
	Leucemia	Indistinta	Más joven	Más joven, hipopión/sangre +/−	Indistinta, masas +/−	Citología	Variable

CMV: citomegalovirus; DR: desprendimiento de retina; ECA: enzima convertidora de angiotensina; EII: enfermedad inflamatoria intestinal; IgG: inmunoglobulina G; LIO: lente intraocular; NTIU: nefritis tubulointersticial y uveítis; PCR: reacción en cadena de la polimerasa; PIO: presión intraocular; RPR: reagina plasmática rápida; RxT: radiografía de tórax; TIS: terapia inmunomoduladora sistémica; UGH: síndrome de uveítis-glaucoma-hipema; VHS: virus del herpes simple; VKH: síndrome de Vogt-Koyanagi-Harada; VVZ: virus de la varicela zóster.

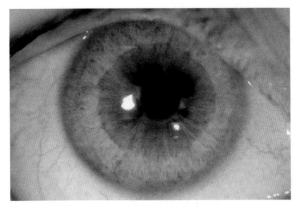

Figura 38-4. Sinequias posteriores, adherencia del iris al cristalino, ocasionando una pupila irregular. Esto sucede ante la mayoría de las causas de uveítis anterior. Se produce en enfermedades crónicas o agudas graves.

TABLA 38-2 Posibles hallazgos clínicos en la uveítis anterior	
Esclerótica/conjuntiva	Inyección
Córnea	Edema, precipitados queráticos
Cámara anterior	Células, reflejo flamígero, hipopión
Iris	Sinequias posteriores, nódulos

DIAGNÓSTICO DIFERENCIAL

Uveítis anterior e hipopión

El primer paso es diagnosticar la uveítis mediante el hallazgo de células en la cámara anterior del ojo. Deben descartarse otras alteraciones que pueden imitar los síntomas de la uveítis, como la abrasión de córnea, la úlcera corneal y la escleritis. La uveítis anterior traumática, conocida como *iritis traumática*, se presenta después de un traumatismo contuso, es muy sintomática y tiene una mezcla de linfocitos (puede ser mínima) y pigmento.

Existen diversas causas de la uveítis anterior, que pueden ser inmunomediadas, infecciosas, traumáticas o malignas. De estas posibles causas, aquellas que pueden presentarse de forma aguda se muestran en la **tabla 38-1**; algunos conceptos seleccionados se analizan en este texto. La uveítis inmunomediada suele ser «idiopática», pero la sarcoidosis y el HLA-B27 son causas bien conocidas. El HLA-B27 causa una uveítis anterior unilateral muy sintomática, con o sin hipopión. Puede estar asociada a espondilitis anquilosante, artritis psoriásica, artritis reactiva y artritis de la enfermedad inflamatoria intestinal. La enfermedad de Behçet puede causar hipopión, especialmente cuando es bilateral. Sin embargo, la vasculitis oclusiva de la retina es el problema más apremiante.

Es importante considerar las causas infecciosas. La uveítis anterior secundaria a infecciones virales, como el virus del herpes simple (VHS) o el virus de la varicela zóster (VVZ), es relativamente frecuente y suele presentarse de forma unilateral con presiones intraoculares elevadas. El hipopión con sangre es indicativo de una infección por virus del herpes. Cuando se trata de una infección por este virus, es imperativo evaluar en busca de retinitis herpética necrosante (necrosis retiniana aguda) mediante exploración con dilatación.

La endoftalmitis es el diagnóstico más grave y urgente en el diferencial. Se presenta después de una intervención quirúrgica o un traumatismo penetrante y puede causar hipopión, pero también inflamación importante del vítreo y la retina. Los pacientes con enfermedad sistémica considerable pueden presentar endoftalmitis endógena sin antecedentes de traumatismos o cirugía.

La tuberculosis es una causa menos frecuente, pero puede causar inflamación anterior granulomatosa, generalmente acompañada de afectación coriorretiniana y sin enfermedad pulmonar activa. Por último, la sífilis puede causar cualquier tipo de uveítis y debe considerarse en todos los casos.

El diagnóstico depende de la presentación clínica y de los antecedentes. En ausencia de antecedentes claros de traumatismo ocular o de una alteración predisponente, los pacientes con uveítis deben someterse a pruebas de laboratorio, entre ellas, hemograma completo, química sanguínea y una evaluación en busca de sarcoidosis y sífilis. Se debe obtener el antígeno HLA-B27 en los casos de enfermedad unilateral. Por lo general, se solicitan pruebas de tuberculosis (ensayo de liberación de interferón gamma) porque puede influir en el tratamiento, aunque no constituya en sí la causa de la uveítis. Las pruebas adicionales se basan en el cuadro clínico (*véase* **tabla 38-1**).

Hipema

El hipema traumático no tiene un diagnóstico diferencial asociado significativo. Puede presentarse de forma simultánea a la iritis traumática, abrasión corneal, globo ocular abierto o un cuerpo extraño penetrante.

El hipema espontáneo requiere una búsqueda más profunda de posibles causas subyacentes. En los adultos, el hipema espontáneo puede ser causado por neovascularización del iris (por lo general, secundario a la oclusión venosa de la retina o a la retinopatía diabética), anomalías en la coagulación, anticoagulación, infección por *Herpesviridae*, neoplasias o problemas del lente intraocular (síndrome de uveítis-glaucoma-hipema). El hipema espontáneo en los niños puede provenir de casos de xantogranuloma juvenil, retinoblastoma o leucemia. Debe considerarse la posibilidad de realizar pruebas de detección de anemia drepanocítica en los pacientes que presenten hipema espontáneo, debido a la mayor tasa de complicaciones.

TRATAMIENTO

Uveítis anterior e hipopión

El objetivo del tratamiento de la uveítis anterior es reducir la inflamación. Los corticoides son la base del tratamiento y deben iniciarse en consulta con un oftalmólogo. Está justificado un seguimiento oftalmológico estrecho para asegurar la respuesta al tratamiento y para evaluar los efectos adversos de la medicación, así como los hallazgos específicos que pueden ayudar a dirigir el tratamiento. Si no se puede realizar la exploración con dilatación en el servicio de urgencias, es necesario un seguimiento oftalmológico inmediato, porque la afectación posterior puede causar complicaciones visuales a largo plazo.[1]

En el caso de la uveítis anterior y el hipopión no infeccioso, debe iniciarse tratamiento con corticoides tópicos como acetato de prednisolona al 1% cada 1 o 2 h o difluprednato al 0.05% cuatro veces al día, y luego reducir las dosis en función de la respuesta clínica. El difluprednato tiene una mayor tasa de elevación de la presión intraocular y, por lo tanto, debe usarse con cuidado. Los casos más graves pueden requerir corticoides sistémicos o inyectados localmente, pero estos casos deben ser derivados a oftalmología.

La iritis traumática suele ser autolimitada. Sin embargo, la inflamación o los síntomas graves se tratan con corticoides tópicos y cicloplejía.

Si el hipopión es causado por endoftalmitis, el tratamiento es quirúrgico y debe derivarse a oftalmología de manera urgente. Se pueden seguir utilizando los corticoides tópicos, pero se requiere antibioticoterapia.

La uveítis anterior herpética, causada por el VHS o el VVZ, también puede presentarse con hipopión y debe tratarse con valaciclovir 1 g por vía oral, tres veces al día, junto con corticoides tópicos.[9] Por lo general, se utiliza tratamiento antiviral empírico sin un diagnóstico definitivo, ante la presencia de signos sugerentes como enfermedad unilateral, presión intraocular elevada o edema de córnea. Estos pacientes deben ser evaluados urgentemente por oftalmología. La infección viral en la retina requiere evaluación oftalmológica urgente y tratamiento más intensivo.[10]

Los cicloplejicos pueden ayudar al dolor reduciendo el espasmo ciliar y también impiden la formación de sinequias posteriores, disminuyendo así el riesgo de glaucoma de ángulo cerrado (con sinequias posteriores de 360°).[4] Tradicionalmente se utiliza el ciclopentolato al 1% por la noche o dos veces al día. La atropina tópica tiene un efecto de larga duración y podría causar sinequias en posición dilatada, y la tropicamida no suele ser lo suficientemente fuerte.

Hipema

El objetivo del tratamiento es controlar el dolor y la inflamación, tratar y prevenir la elevación de la presión intraocular y evitar el resangrado. Para tratar el dolor y la inflamación se utilizan corticoides tópicos, como el acetato de prednisolona al 1%, y cicloplejicos, como el ciclopentolato al 1%. Se cree que los corticoides inhiben la fibrinólisis, lo que conlleva un menor riesgo de resangrado.[7] La cicloplejía reduce el espasmo ciliar y evita la formación de sinequias posteriores. Con un hipema pequeño ($<$ 1/3 de la cámara anterior) y sin factores de riesgo clínicos, la observación y el seguimiento estrecho podrían ser adecuados.

En general, se recomiendan modificaciones conductuales para reducir el riesgo de resangrado, pero no hay evidencia sólida que lo respalde.[7] Entre ellas se encuentran el reposo relativo en cama, la colocación de un protector ocular para evitar las lesiones secundarias, la elevación de la cabecera de la cama y evitar el ácido acetilsalicílico o los antiinflamatorios no esteroideos. Los pacientes pueden fotografiar su ojo para documentar el curso clínico y asegurar una limpieza adecuada.

Si la presión intraocular es alta, debe tratarse con hipotensores oculares. Los inhibidores de la anhidrasa carbónica deben evitarse en caso de anemia falciforme o posible rasgo drepanocítico, dadas las alteraciones en el pH. La presión intraocular alta puede causar glaucoma o tinción hemática de la córnea.

El hipema que no se resuelve o que causa una presión intraocular elevada persistente puede requerir lavado quirúrgico de la cámara anterior para prevenir el glaucoma secundario asociado, la tinción hemática de la córnea y las sinequias.[7]

Un hipema de cualquier tamaño en presencia de enfermedad o rasgo drepanocítico, un hipema grande o la presión intraocular elevada justifican una evaluación oftalmológica urgente.

Es necesario un seguimiento estrecho para vigilar que no se produzcan nuevas hemorragias y evitar las causas de la presión intraocular elevada.[6]

CONSEJOS Y ALERTAS

- La fotofobia, la inyección conjuntival y la ausencia de secreción sugieren uveítis anterior.
- La presión intraocular puede variar en función de la causa de la alteración y debe ser revisada en todos los pacientes.
- La uveítis anterior solo puede diagnosticarse tras una exploración con dilatación, que descarte la patología ocular posterior.
- Los corticoides tópicos son la base del tratamiento, tanto de la uveítis como del hipema.
- Los pacientes con uveítis deben tener seguimiento estrecho con oftalmología para asegurar la resolución adecuada y para facilitar la evaluación de las causas precipitantes, si estas no se han definido al momento del diagnóstico.
- En los casos de hipema se debe valorar la presencia de lesiones oculares traumáticas concurrentes.
- Todos los pacientes afroamericanos con hipema deben someterse a pruebas de detección de anemia falciforme o rasgo drepanocítico.
- Los pacientes que presentan un gran hipema, un hipema concurrente con anemia drepanocítica o presión intraocular elevada requieren evaluación urgente por parte de oftalmología.

INFORMACIÓN BASADA EN LA EVIDENCIA

¿Qué evidencia existe respecto al uso de las formulaciones de corticoides en el tratamiento de la uveítis?

Existen múltiples formulaciones con corticoides para el tratamiento. El difluprednato al 0.05% y el acetato de prednisolona al 1% son los fármacos tópicos más utilizados. La literatura muestra que el difluprednato, cuatro veces al día, no es inferior al acetato de prednisolona, ocho veces al día, lo que sugiere que puede ser más eficaz para la uveítis anterior.[7] Se están realizando ensayos aleatorizados de mayores dimensiones para comparar ambos medicamentos. No hay datos claros sobre la frecuencia de uso de los corticoides tópicos en relación con la gravedad de la uveítis, por lo que la prescripción se basa en el juicio clínico. Tampoco hay estudios que comparen los corticoides sistémicos, perioculares o intraoculares en la uveítis anterior, por lo que su uso también se basa en el juicio clínico.

¿Qué evidencia respalda el uso de ácido aminocaproico o ácido tranexámico (TXA) en el hipema traumático?

La evidencia para el tratamiento del hipema traumático es variable, sin beneficio demostrable en la prevención de complicaciones secundarias como la presión intraocular elevada. Algunos médicos abogan por el uso del TXA o del ácido aminocaproico en el hipema traumático con el fin de estabilizar la formación del coágulo y, en última instancia, reducir el riesgo de hemorragia secundaria. Una revisión Cochrane reciente encontró que la administración de antifibrinolíticos confería un pequeño beneficio en la agudeza visual, pero con un mayor tiempo para la eliminación del hipema y efectos secundarios sistémicos asociados; por ello, no se recomienda su administración sistemática.[7]

Referencias

1. Harthan JS, Opitz DL, Fromstein SR, Morettin CE. Diagnosis and treatment of anterior uveitis: optometric management. *Clin Optom*. 2016;8:23-35.

2. SooHoo JR, Davies BW, Braverman RS, Enzenauer RW, McCourt EA. Pediatric traumatic hyphema: a review of 138 consecutive cases. *J AAPOS*. 2013;17(6):565-567.

3. Deibel JP, Cowling K. Ocular inflammation and infection. *Emerg Med Clin North Am*. 2013;31(2):387-397.

4. Hom J, Sarwar S, Kaleem MA, Messina CR, Sepah YJ, Nguyen QD. Topical mydriatics as adjunctive therapy for traumatic iridocyclitis and iritis. *Cochrane Database Syst Rev*. 2020;2020(8):CD013260.

5. Kim CH, Chen MF, Coleman AL. Adjunctive steroid therapy versus antibiotics alone for acute endophthalmitis after intraocular procedure. *Cochrane Database Syst Rev*. 2017;2017(2):CD012131.

6. Bansal S, Gunasekeran DV, Ang B, et al. Controversies in the pathophysiology and management of hyphema. *Surv Ophthalmol*. 2015;61(3):297-308.

7. Gharaibeh A, Savage HI, Scherer RW, Goldberg MF, Lindsley K. Medical interventions for traumatic hyphema. *Cochrane Database Syst Rev*. 2019;2019(1):CD005431.

8. Heng LZ, Hamilton RD. Ocular emergencies. *Medicine*. 2018;46(12):754-749.

9. Chan NS, Chee SP. Demystifying viral anterior uveitis: a review. *Clin Exp Ophthalmol*. 2019;47(3):320-333.

10. Sheppard JD, Toyos MM, Kempen JH, Kaur P, Foster CS. Difludpredate versus prednisolone acetate for endogenous anterior uveitis. *Invest Ophthalmol Vis Sci*. 2014; 55(5):2993-3002.

Luxación del cristalino

Elizabeth Yetter

Khurram Chaudhary

DESAFÍO CLÍNICO

La ectopia del cristalino, más conocida como *luxación del cristalino*, plantea una serie de desafíos clínicos. Los síntomas de la luxación, ya sea del cristalino natural del paciente o de un lente implantado, pueden variar. Los pacientes pueden referir una pérdida de visión inmediata o gradual y tener grandes miodesopsias o, monocular o binocular. Dependiendo de la causa, la pérdida de visión puede estar acompañada de dolor.

Por tal motivo, la luxación del cristalino es parte del diferencial del paciente con pérdida de visión súbita. Cuando el cristalino no está en su sitio, hay una importante pérdida de refracción y el ojo se vuelve gravemente hipermétrope, causando dificultades para ver de lejos. Cuando el cristalino se luxa parcialmente, se habla de *subluxación* del cristalino. El cristalino subluxado también puede perjudicar la visión al generar superficies refractivas irregulares por su inclinación. El cristalino puede dividir el eje visual y dar lugar a un defecto óptico en el que se forman dos o más imágenes borrosas, provocando diplopía monocular.

FISIOPATOLOGÍA

El cristalino está situado en la parte posterior del iris y se encuentra suspendido en 360° por las zónulas, pequeñas fibras en forma de hilo, que unen el cristalino al cuerpo ciliar. El estiramiento y la relajación de las zónulas ajustan el cristalino para la visión de cerca o de lejos. La alteración de estas zónulas puede dar lugar a una subluxación (luxación parcial), en la que el cristalino cuelga del cuerpo ciliar, o a una luxación, en la que el cristalino se sitúa en el segmento posterior del ojo.

Las lesiones traumáticas del ojo son la causa más frecuente de luxación del cristalino. El cristalino suele luxarse hacia atrás porque el iris limita el movimiento hacia adelante. Puede encontrarse flotando en el humor vítreo si aún está sujeto de unas zónulas intactas o depositarse en la retina.[1] Sin embargo, se han descrito otras causas poco frecuentes de luxación del cristalino anterior, como el caso de un hombre de 51 años sin antecedentes de enfermedad ocular o sistémica que presentó pérdida de visión indolora en el ojo derecho tras vomitar durante 4 h. Se piensa que el aumento de la presión en el cuello y el tórax debido a los vómitos, con el consiguiente incremento de la presión intraocular desde la parte posterior hasta la anterior del ojo, provocó la disrupción de las zónulas y condujo a la luxación anterior.[2] La gravedad y la ubicación de la disrupción zonular determinarán el grado de luxación que sufrirá el cristalino desde el punto de vista anatómico. También cabe señalar que los pacientes con trastornos del tejido conjuntivo, como el síndrome de Ehlers-Danlos o el de Marfan, corren el riesgo de presentar luxación del cristalino, incluso ante un traumatismo menor. Algunas enfermedades que suelen diagnosticarse en la edad pediátrica, como la homocistinuria o la microesferaquia (cristalino congénitamente esférico y más pequeño), también aumentan el riesgo de luxación. En casos como la uveítis crónica o la uveítis sifilítica, se ha propuesto que las zónulas se debilitan por los efectos humorales y celulares de la enfermedad.[3]

En raras ocasiones, un traumatismo iatrógeno puede causar la luxación del cristalino (p. ej., después de una cirugía de cataratas en el 0.2 al 3% de los casos).[4] La luxación del lente intraocular (LIO) puede ser causada por una fijación asimétrica, complicaciones intraoperatorias, debilidad zonular, complejo capsular inadecuado, síndrome de seudoexfoliación, miopía o mayor longitud axial del globo ocular, retinosis pigmentaria, uveítis y síndrome de Marfan, así como otros trastornos del tejido conjuntivo.

ABORDAJE DIAGNÓSTICO/EXPLORACIÓN DIRIGIDA

La anamnesis completa junto con una exploración oftalmológica completa son indispensables para determinar la causa subyacente de la pérdida de visión. Dado las luxaciones de cristalino que llegan al servicio de urgencias suelen ser causadas por un traumatismo, los médicos deben realizar evaluaciones primaria y secundaria completas. Durante la evaluación secundaria, la identificación de cualquier alteración visual justifica una investigación más profunda.

Al evaluar los antecedentes médicos, hay que averiguar si el paciente usa gafas o lentes de contacto y si los llevaba al momento de la lesión, para evaluar otros factores de complicación como abrasiones de la córnea, cuerpos extraños o rotura del globo ocular. Preguntar por antecedentes de conjuntivopatías, glaucoma, infecciones oculares o cualquier intervención médica en el ojo que preceda a la lesión. Al evaluar los antecedentes quirúrgicos, debe preguntar si el paciente se ha sometido a cirugías oculares previas, como extracción de cataratas, inserción de lentes intraoculares o cirugía de retina o de glaucoma.

Observe cualquier edema facial, equimosis o laceraciones en el párpado o en las estructuras circundantes. Si el edema de los párpados es importante, puede ser necesaria una segunda persona que ayude a mantener los párpados abiertos para realizar una exploración completa del ojo. Se debe tomar nota de las respuestas pupilares y los movimientos extraoculares y completar una prueba de agudeza visual con la cartilla de Snellen. Realice una exploración con fluoresceína para evaluar el signo de Seidel en casos de rotura del globo ocular y abrasiones de córnea. Siempre que exista sospecha de rotura del globo ocular, se debe evitar obtener la presión intraocular. Estas evaluaciones pueden ayudar a determinar la causa de la pérdida de visión, pero no son adecuadas por sí solas para diagnosticar la luxación del cristalino. Para ello será fundamental la cooperación del paciente, ya que en un estudio prospectivo no se pudo realizar la evaluación de la agudeza visual en el 60% de más de 300 pacientes de urgencias, posiblemente por el dolor que presentan los pacientes traumatizados.[5]

Si está disponible en el servicio de urgencias y si el paciente puede cooperar, la exploración con lámpara de hendidura ayuda a diagnosticar la luxación del cristalino. La barbilla del paciente debe colocarse sobre el soporte correspondiente, con la frente tocando la banda superior y los ojos alineados con las marcas negras, a los lados del marco de estabilización. Se ajusta el ancho del haz de luz y se coloca la lámpara de hendidura a 45° para obtener una visión adecuada de la cámara anterior. El cristalino puede luxarse siguiendo el plano del cristalino, posteriormente hacia la cavidad vítrea o, con menor frecuencia, anteriormente hacia el segmento anterior. Al examinar a un paciente con cristalino subluxado mediante biomicroscopia con lámpara de hendidura, el observador suele apreciar una cámara anterior profunda y facodonesis (temblor del cristalino durante el movimiento del ojo), lo que indica inestabilidad de las fibras zonulares. Un cristalino subluxado a menudo, pero no inevitablemente, se termina por luxar.

El término *faquia* o lo *fáquico* se refiere a la presencia natural del cristalino. El término *Seudofaquia* o *seudofáquico* se utiliza cuando existe un lente artificial en lugar del cristalino natural, como los que se observan después de una cirugía de cataratas. En las siguientes figuras se muestran pacientes con un cristalino fáquico normal (**fig. 39-1A**), un lente intraocular implantado (**fig. 39-1B**), un cristalino fáquico parcialmente luxado (**fig. 39-1C**) y un cristalino seudofáquico (**fig. 39-1D**).

La tomografía computarizada (TC) sigue siendo el estudio de imagen más utilizado para el diagnóstico de la luxación del cristalino. La TC de los huesos faciales o una TC orbitaria específica no solo puede diagnosticar la luxación del cristalino, sino que también permite evaluar alguna enfermedad concomitante, como los hematomas retrobulbares, el atrapamiento del músculo recto inferior o la rotura del globo ocular.

Aunque la TC suele ser el medio preferido para evaluar los traumatismos oculares en urgencias (incluso para la luxación del cristalino) debido a su alta resolución ósea y de tejidos blandos,[1] la ecografía en el punto de atención (EcoPA) es otra alternativa que produce resultados rápidos (**fig. 39-2**). Puede realizarse como parte de un estudio completo de valoración del traumatismo si no hay sospecha de rotura del globo ocular (la EcoPA se analiza a profundidad en el cap. 26). Se deben obtener imágenes en los planos transversal y sagital y pedir al paciente que mire de forma vertical y horizontal para valorar la patología. En el caso de la luxación del cristalino, este puede encontrarse parcialmente adherido (**fig. 39-3**) o completamente desprendido (**figs. 39-4 y 39-5**), descansando en la región más baja del segmento posterior.

DIAGNÓSTICO DIFERENCIAL

Los diagnósticos diferenciales están relacionados con la causa subyacente de la luxación del cristalino. Aunque hay muchas causas posibles, la más frecuente en los pacientes que llegan a los servicios de urgencias es el traumatismo. Sin embargo, cuando se trata de traumatismos menores, se deben considerar otras causas de luxación del cristalino y así comunicarlo durante la derivación a oftalmología. Puede haber un traumatismo ocular adicional, como hemorragia vítrea o rotura del globo ocular.[6]

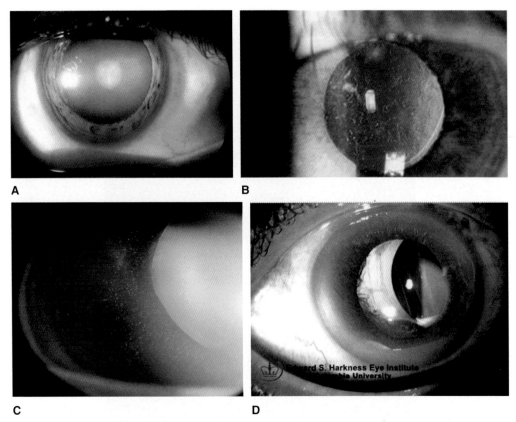

Figura 39-1. **A.** Cristalino fáquico normal. El punto blanco central es una catarata polar posterior congénita, que es un hallazgo poco frecuente pero no patológico. **B.** Implante/lente intraocular. El lente no es perfectamente transparente debido a una opacidad de la cápsula posterior, que se produce habitualmente después de la cirugía de cataratas. Cuando afecta la visión, se puede eliminar de forma electiva con un procedimiento láser en una clínica. **C.** Cristalino fáquico parcialmente luxado. **D.** Lente seudofáquico parcialmente luxado (cortesía del Dr. Khurram Chaudhary, del Instituto Oftalmológico Edward S. Harkness de la Universidad de Columbia).

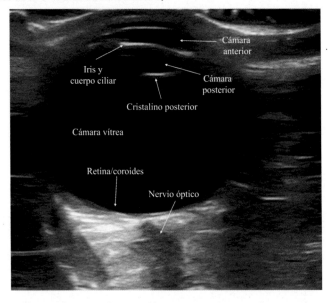

Figura 39-2. Ecografía en el punto de atención que muestra un ojo normal en plano transversal, utilizando una sonda lineal. Nótese que el ojo anterior está en la parte superior de la imagen y el posterior en la inferior.

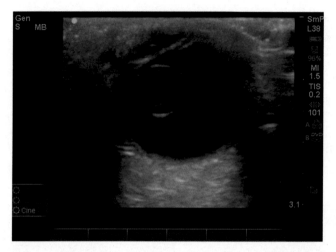

Figura 39-3. Ecografía en el punto de atención en el servicio de urgencias que muestra una luxación de cristalino, que quedó sujeto en un extremo (cortesía de Turandot Saul, RDMS FACEP, Mount Sinai Morningside & West).

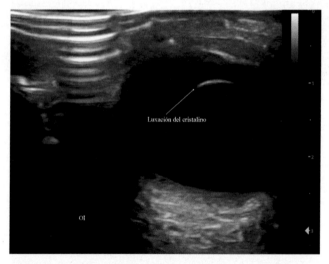

Figura 39-4. Ecografía en el punto de atención que muestra la luxación de un cristalino artificial que flota en la cámara vítrea. Para la imagen se utilizó un plano transversal, con una sonda lineal. Obsérvese cómo la orientación del cristalino aparece invertido, en comparación con un cristalino normal (cortesía de Zilin Zhou y Nicholas Buffin, Mount Sinai Morningside & West).

La contusión ocular puede causar subluxación del cristalino, especialmente en los pacientes con sífilis latente o con cirugía ocular previa. Se puede considerar también un comportamiento autolesivo. En algunas partes del mundo se ha llevado a cabo la luxación deliberada del cristalino para el tratamiento de las cataratas y se le denomina *couching*; en esta, el cristalino se empuja hacia la cavidad vítrea con instrumentos quirúrgicos.

Las causas atraumáticas de la luxación del cristalino requieren mayor investigación. Como se ha mencionado anteriormente, la ectopia del lente también puede ser causada por enfermedades genéticas como el síndrome de Marfan, la homocistinuria y la microesferaquia. En el caso del síndrome de Marfan o la homocistinuria, la subluxación puede producirse en el útero o en la primera década de la vida. En raras ocasiones, los trastornos autosómicos recesivos pueden causar la ectopia sin otras alteraciones fenotípicas. Otras enfermedades que pueden provocar la luxación del cristalino son los tumores intraoculares, la uveítis, la miopía grave y la buftalmía (ojo de mayor tamaño).

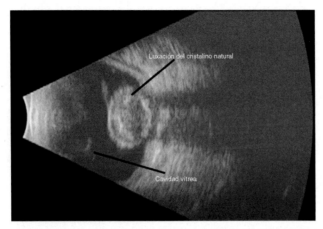

Figura 39-5. Ecografía oftalmológica de una luxación completa de cristalino natural. Obsérvese que el ojo anterior está a la izquierda de la imagen y el posterior a la derecha.

TRATAMIENTO

El diagnóstico de luxación de un cristalino natural o un lente implantado requiere de una consulta oftalmológica. La decisión de realizar la consulta de urgencia frente a una programada depende del cuadro clínico. Si el paciente presenta dolor, presión intraocular elevada, destellos de luz o una cortina que cubre la visión, está indicada la consulta urgente. Una tracción vítrea importante puede provocar el desgarro de la retina y su posterior desprendimiento. El borde de un LIO artificial en el segmento posterior también puede incrustarse en la retina y causar un desgarro retiniano con el consiguiente desprendimiento. Por el contrario, el cristalino natural tiene una cápsula lisa y puede permanecer con seguridad en la cámara posterior. Si el cristalino se desplaza hacia adelante, podría generar un bloqueo pupilar y un aumento grave de la presión intraocular.[7] Estas situaciones pueden conducir a la pérdida irreversible de la visión, por lo que tienen que abordarse con medicación tópica, cirugía láser u otra intervención quirúrgica inmediata para evitar la pérdida permanente de la vista.

Los pacientes con pérdida de visión crónica y presión intraocular normal, sin ninguna otra enfermedad concomitante, fuera de la facodonesis o seudofacodonesis, pueden ser citados al día siguiente en la clínica para su tratamiento ambulatorio, ya que el riesgo de pérdida de visión permanente es mínimo.

La necesidad de una intervención quirúrgica varía. Cuando la agudeza visual se ve afectada de forma significativa, por ejemplo cuando se observa el borde del LIO dentro del eje pupilar en ausencia de dilatación, la luxación del LIO debe tratarse quirúrgicamente.[4] Sin embargo, la luxación del LIO a veces no afecta la agudeza visual, y en esos casos la mayoría de los médicos pueden tratarlo de forma conservadora.

CONSEJOS Y ALERTAS

- La EcoPA es una herramienta valiosa para identificar enfermedades oculares, como la luxación del cristalino, en casos que excluyen la rotura evidente del globo ocular.
- La luxación completa del cristalino en el segmento posterior o en la cámara anterior, asociada a presiones intraoculares elevadas, justifica la consulta e intervención oftalmológica urgente.
- Considere la posibilidad de realizar más estudios en pacientes con luxación o subluxación atraumática del cristalino.

INFORMACIÓN BASADA EN LA EVIDENCIA

¿Cuál es la sensibilidad y la especificidad de la EcoPA en el diagnóstico de la luxación del cristalino?

Un estudio de cohorte prospectivo que evaluó 351 ojos de pacientes con sospecha de lesiones oculares traumáticas utilizó la exploración por TC revisada por un radiólogo, comparándola con una exploración ocular a pie de cama realizada por un oftalmólogo (patrón de referencia), para determinar la sensibilidad y especificidad de la EcoPA para seis tipos de lesiones oculares, incluida la luxación del cristalino. La sensibilidad y especificidad de la EcoPA para la luxación del cristalino fue del 96.8% (IC del 95%: 83.3 a 99.9%) y del 99.4% (IC del 95%: 97.8 a 99.9%), respectivamente, en comparación con la TC orbitaria. Los cocientes de verosimilitudes (LR, *likelihood ratio*) positivos fueron altos y los negativos bajos, lo que sugiere que un resultado positivo de la EcoPA se asoció en gran medida a la presencia de luxación y que una ecografía negativa lo hizo con la ausencia de luxación. Al igual que muchos estudios de EcoPA, el entrenamiento en ecografía ocular y la experiencia del operador pueden limitar su capacidad de generalización.[5] Este estudio muestra una sensibilidad y especificidad similares a las observadas en estudios anteriores;[8] la sensibilidad y la especificidad mejoraron después de impartir 16 h de formación centrada en la EcoPA ocular y 48 h de formación práctica en la técnica.

Referencias

1. Thelen J, Bhatt AA, Bhatt AA. Acute ocular traumatic imaging: what the radiologist should know. *Emerg Radiol*. 2017;24:585-592. doi:10.1007/s10140-017-1528-0

2. Wang M, Gao Y, Li R, Wang S. Monocular lens dislocation due to vomiting: a case report. *BMC Ophthalmol*. 2018;18(3):3. doi:10.1186/s12886-017-0651-8

3. Rapkin JS, Bogorad DD. Bilateral dislocation of the crystalline lens in a patient with presumed syphilitic uveitis. *Henry Ford Hosp Med J*. 1986;34(3):207-210.

4. Yang S, Nie K, Jiang H, Feng L, Fan W. Surgical management of intraocular lens dislocation: a meta-analysis. *PLoS One*. 2019;14(2):e0211489. doi:10.1371/journal.pone.0211489. eCollection 2019.

5. Ojaghi Haghighi S, Lombardi KM, Davis S, Vahdati SS, Sorkhabi R, Pourmand A. Diagnosis of traumatic eye injuries with point-of-care ocular ultrasonography in the emergency department. *Ann Emerg Med*. 2019;74(3):365-371 doi:10.1016/j.annemergmed.2019.02.001

6. Frasure SE, Saul T, Lewiss RE. Bedside ultrasound diagnosis of vitreous hemorrhage and traumatic lens dislocation. *Am J Emerg Med*. 2013;31(6):1002.e1-1002.e2. doi:10.1016/j.ajem.2013.02.013. Epub 2013 Apr 18. PMID: 23602749.

7. Pyle M, Gallerani C, Weston C, Frasure SE, Pourmand A. Point of care ultrasound and ocular injuries: a case of lens dislocation and a comprehensive review of the literature. *J Clin Ultrasound*. 2021;49:282-285. doi:10.1002/jcu.22904

8. Ojaghi Haghighi SH, Morteza Begi HR, Sorkhabi R, et al. Diagnostic accuracy of ultrasound in detection of traumatic lens dislocation. *Emergency (Tehran)*. 2014;2(3):121-124. PMID: 26495362; PMCID: PMC4614573.

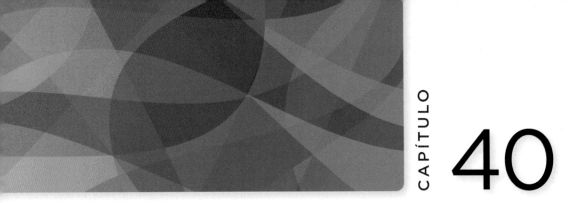
Leucocoria

Kei U. Wong
Matthew S. Pihlblad

DESAFÍO CLÍNICO

La leucocoria o «pupila blanca» es un hallazgo clínico anómalo que consiste en un reflejo pupilar blanco (**fig. 40-1**). A menudo es la manifestación inicial de una amplia gama de trastornos intraoculares graves que afectan la retina (p. ej., retinoblastoma), el cristalino (p. ej., cataratas) o el vítreo (p. ej., hemorragia).[1] La edad promedio de los niños que tienen como motivo principal de consulta el «reflejo rojo anómalo» o «leucocoria» es de 22.0 + 32.5 meses.[2] En un estudio realizado por Lin y cols., casi el 40% de los niños derivados a oftalmología pediátrica por leucocoria tuvieron diagnóstico de alguna alteración visual significativa (retinoblastoma, error refractivo que requiere gafas, ambliopía, cataratas, estrabismo o una alteración de la córnea, la retina o el iris).[2]

A pesar de que en la revisión pediátrica se recomienda la realización sistemática de la prueba del reflejo rojo, la mayoría de los niños con retinoblastomas presentan inicialmente leucocoria detectada por un miembro de la familia.[3] Abramson y cols.[4] informaron que en el 80% de los niños con retinoblastoma la leucocoria fue detectada inicialmente por uno de sus padres o un amigo, en comparación con el 8% en donde la descubrió un pediatra. Dado que la mayoría de las alteraciones en donde se produce leucocoria ponen en peligro la visión, su identificación requiere un estudio etiológico riguroso y una evaluación oftalmológica urgente en busca de enfermedades que amenazan la vida, en particular el retinoblastoma, que puede ocasionar una morbimortalidad grave.

FISIOPATOLOGÍA

El reflejo rojo del ojo humano es causado por la retroiluminación de la vasculatura coroidea normal, que se refleja a través de las distintas estructuras oculares, como córnea, pupila, cristalino, vítreo y retina. Por su parte, el reflejo pupilar blanco anómalo de la leucocoria es causado por una interferencia en cualquiera de estas estructuras.[5] Como las causas de la leucocoria son numerosos, su patogenia, manifestaciones clínicas y tratamiento diferirán según la causa subyacente.

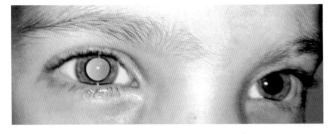

Figura 40-1. Leucocoria en un paciente con coloboma coriorretiniano del ojo derecho.

ABORDAJE DIAGNÓSTICO/EXPLORACIÓN DIRIGIDA

Aunque el diagnóstico diferencial de la leucocoria es amplio, puede reducirse con base en los antecedentes del paciente (incluyendo antecedentes de enfermedad actual, de prematurez o trauma al nacimiento), los antecedentes familiares completos, los hallazgos adicionales en la exploración clínica y en una buena revisión oftalmológica (que incluya oftalmoscopia indirecta y fotografía del fondo de ojo). Mientras que a los niños mayores se les suele diagnosticar la leucocoria de forma incidental a partir de fotografías, a los neonatos se les diagnostica principalmente mediante una exploración del fondo de ojo, en el que se encuentra una asimetría del reflejo rojo.[1]

La anamnesis detallada es primordial para proporcionar pistas del diagnóstico, pero la exploración clínica exhaustiva es fundamental para confirmar la leucocoria. El método de detección de la leucocoria depende de la edad de aparición y de ciertas posiciones o condiciones (p. ej., entorno oscuro, pupila dilatada) para permitir una mejor visualización.[1,3] Además, cuanto más periférica es la lesión dentro de la retina, más relevantes serán la posición y la iluminación.[2]

La evaluación comienza con una valoración de la vista en función de la edad y una exploración externa para detectar la presencia o ausencia de proptosis, masa orbitaria, signos de traumatismo ocular, infección o inflamación (incluida la linfadenopatía regional).[1] Todo niño que presente leucocoria debe ser evaluado en cuanto a agudeza visual, reflejos pupilares, oftalmoscopia indirecta y exploración con lámpara de hendidura, tanto del segmento anterior como del fondo de ojo.[5]

Se examina la reactividad de las pupilas y el defecto aferente relativo. Un reflejo pupilar notablemente disminuido, un reflejo blanco, manchas oscuras en el reflejo o asimetrías (es decir, reflejo de Brückner) se consideran hallazgos anómalos.[5,6] El color del reflejo pupilar también da una pista sobre el diagnóstico. Por ejemplo, el reflejo pupilar blanco es típico del retinoblastoma, un reflejo amarillo (o xantocoria) podría ser indicativo de la enfermedad de Coats, mientras que una pupila azul-grisácea se observa frecuentemente en las cataratas congénitas.[7]

Las anomalías de los músculos extraoculares pueden evaluarse mediante la observación de los movimientos oculares gruesos, la verificación de la alineación mediante la observación del reflejo luminoso de la córnea de una fuente de luz puntual (p. ej., de una luz de bolígrafo o un otoscopio) y mediante la prueba de oclusión unilateral (cubrir y descubrir). Los signos de desalineación pueden ser un hallazgo frecuente observado en el retinoblastoma. La exploración con lámpara de hendidura puede servir para detectar cataratas, opacidad de la córnea o inflamación de la cámara anterior. Por último, una exploración del fondo el ojo con dilatación permite evaluar el estado de la retina (p. ej., desprendimiento de retina), detectar anomalías vasculares retinianas o exudados, o la presencia de lesiones masivas.[1,3] El seguimiento o la consulta oftalmológica urgentes son adecuados para esta exploración.

La ecografía ocular en el punto de atención (EcoPA) proporciona información precisa y clínicamente relevante sobre la enfermedad intraocular en el paciente con leucocoria. La ecografía está a la mano en el servicio de urgencias (SU), sin el uso de radiación ionizante potencialmente dañina.[8] Las guías clínicas ya no recomiendan la tomografía computarizada (TC) para la leucocoria, por la preocupación de un posible retinoblastoma.[9]

DIAGNÓSTICO DIFERENCIAL

El diagnóstico diferencial de la leucocoria es amplio. Las consideraciones diagnósticas primarias y los hallazgos clínicos asociados a las alteraciones frecuentemente diagnosticadas se resumen como sigue.

RETINOBLASTOMA

El retinoblastoma (**fig. 40-2**) afecta a ambos sexos por igual, sin predilección racial o étnica significativa.[5,7] Casi todos los casos se diagnostican antes de los 5 años de edad; la mediana de edad en el momento del diagnóstico es menor para la forma bilateral ($<$ 12 meses) que para la unilateral unifocal (24 meses).[7,10] Aproximadamente el 90% de los casos de retinoblastoma diagnosticados son esporádicos. En general, el retinoblastoma es unilateral en el 70% de los casos y bilateral en el 30%.[7]

Esta enfermedad es el resultado de la transformación maligna de las células primitivas de la retina, causada por una mutación en el gen supresor de tumores *RB1*. El retinoblastoma hereditario se asocia a mutaciones en la línea germinal del gen *RB1*. Los pacientes se presentan a una edad temprana y tienen la enfermedad bilateral o multifocal, y aproximadamente el 10% tienen antecedentes familiares positivos.[7] Por el contrario, los niños que presentan un retinoblastoma no hereditario suelen

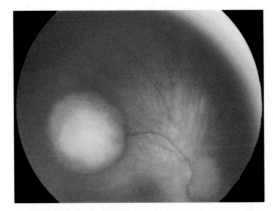

Figura 40-2. Ojo derecho con lesiones multifocales de retinoblastoma: uno a lo largo de la arcada vascular superior y otro nasal al nervio óptico.

tener la enfermedad unilateral y unifocal, con antecedentes familiares negativos y edad de presentación más avanzada. La forma no hereditaria es el resultado de mutaciones somáticas de *RB1,* solo en el tumor.[1]

Cualquier niño que presente leucocoria inequívoca debe ser derivado urgentemente a un oftalmólogo en el plazo de 1 semana desde su detección, o antes cuando sea posible, porque la supervivencia de los pacientes con retinoblastoma depende en gran medida de la detección temprana y del grado de extensión del tumor al momento del diagnóstico inicial.[1,4]

CATARATAS PEDIÁTRICAS

La catarata (**fig. 40-3**) es la opacificación del cristalino, que puede causar ceguera parcial o total si no se diagnostica y trata a tiempo. La causa más frecuente es la idiopática, pero también es posible una herencia autosómica dominante.[11] Los neonatos y los niños con cataratas pueden presentar un reflejo rojo asimétrico, leucocoria, estrabismo y nistagmo en uno o ambos ojos.[2,11] Las cataratas en los niños pueden ser congénitas o adquiridas, unilaterales o bilaterales.

Las cataratas también pueden estar asociadas a infecciones congénitas como la rubéola, la toxoplasmosis, el virus del herpes simple y el citomegalovirus (CMV).[11] Las cataratas unilaterales suelen ser esporádicas, mientras que las bilaterales pueden tener relación con otras enfermedades sistémicas, como infecciones intrauterinas (p. ej., infección por TORCH), trastornos metabólicos (p. ej., galactosemia) y anomalías cromosómicas.[5] Las cataratas adquiridas podrían ser causadas por traumatismos oculares o uveítis, o ser originadas por un tratamiento sistémico prolongado con corticoides o por radiación ionizante.[1,11]

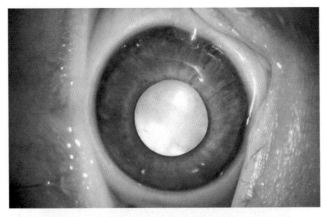

Figura 40-3. Catarata congénita con reflejo blanco en un neonato, durante la exploración bajo anestesia para cirugía de cataratas.

ENFERMEDAD DE COATS

La enfermedad de Coats (**fig. 40-4**) es un trastorno esporádico no hereditario, con una incidencia de 0.09 por cada 100 000 habitantes. Tiene una distribución de edad bimodal (menores de 18 años y personas de mediana edad) y afecta principalmente a los hombres, quienes representan entre el 80% y el 90% de los casos.[1,7] En contraste con la edad en la que se diagnostica a los pacientes con retinoblastoma (alrededor de los 18 meses), la edad media de presentación de la enfermedad de Coats es de 5 años.[11] Shields y cols.[12] informaron que, de 604 pacientes que presentaban cuadros de seudorretinoblastoma, la enfermedad de Coats representó aproximadamente el 30% a 40% de los casos derivados por sospecha de retinoblastoma.

La enfermedad de Coats es un trastorno vascular exudativo de la retina caracterizado por telangiectasias retinianas (más prominentes en la periferia), exudados amarillos y desprendimiento de retina.[1,7] Los hallazgos son principalmente unilaterales (casi el 90% de los casos) e incluyen estrabismo, disminución gradual de la agudeza visual o leucocoria.[11] La leucocoria en la enfermedad de Coats suele ser más amarilla (también conocida como *xantocoria*), debido a la presencia de exudación lipídica subretiniana.[5,7] En los casos avanzados, la ecografía ocular mostrará una exudación intrarretiniana que puede causar desprendimiento completo de la retina, pero ausencia de calcio.[7,11] Es fundamental saber que casi nunca se observa calcificación (en la exploración o la ecografía) en la enfermedad de Coats, mientras que es frecuente en el retinoblastoma avanzado.[7]

VASCULARIZACIÓN FETAL PERSISTENTE (VFP)

La vascularización fetal persistente (VFP), antes conocida como *vítreo primario persistente hiperplásico*, es la segunda causa más frecuente de leucocoria infantil en presencia de un ojo microftálmico.[7,12] La VFP no es hereditaria y suele presentarse de forma unilateral.[5] Es el resultado del fracaso en la regresión del sistema vascular vítreo y hialoideo primario embrionario durante la gestación.[1,13] El hallazgo ocular más frecuente es la presencia de tejido fibrovascular en la superficie posterior del cristalino, con o sin catarata asociada.[7]

Los niños con VFP pueden llegar a desarrollar cataratas tempranas y glaucoma de ángulo cerrado, y el pronóstico visual generalmente es malo.[13] La evaluación por ecografía ocular del segmento posterior muestra un tallo que se extiende desde el nervio óptico hasta el cristalino posterior; esta técnica permite medir las longitudes axiales para hacer la comparación entre ambos ojos.[7]

HEMORRAGIA VÍTREA

La hemorragia vítrea puede ser el resultado de muchas alteraciones, incluyendo traumatismos, uveítis, anomalías vasculares (p. ej., retinopatía del prematuro avanzada, VFP), leucemia u otras discrasias sanguíneas. Los traumatismos, incluyendo los de tipo craneoencefálico que se producen por abuso, son la causa más frecuente de hemorragia vítrea en los niños pequeños.[1,11] El hemovítreo causa leucocoria

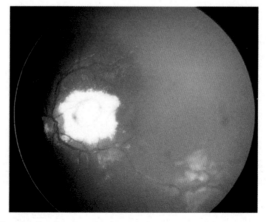

Figura 40-4. Fotografía del fondo de ojo izquierdo de un paciente con enfermedad de Coats, con extensos exudados en la mácula y vasos telangiectásicos periféricos.

cuando hay una extensa reorganización, seguida de la transformación de la sangre en residuos blancos o amarillos antes de su degradación.[1] La ecografía ocular es útil para distinguir la hemorragia vítrea del retinoblastoma; la ausencia de una masa en la retina y de calcificaciones descarta el retinoblastoma.[1]

TOXOCARIASIS OCULAR (LARVA MIGRANS OCULAR)

La toxocariasis ocular es una infección causada por el ascaridio *Toxocara canis* o *T. catis*. Se presenta con mayor frecuencia en niños y adolescentes (2 a 14 años) y se adquiere a través de la ingesta de larvas (el niño suele tener antecedentes de haber jugado en zonas infestadas).[7,11] La toxocariasis ocular es principalmente unilateral y se presenta con estrabismo, visión borrosa y leucocoria.[5]

La toxocariasis ocular se presenta clínicamente como un granuloma en la retina (localizado en el polo posterior o en la periferia), endoftalmitis, absceso vítreo y desprendimiento de retina traccional.[5] Los hallazgos del segmento anterior pueden incluir iritis. La exploración con dilatación o la ecografía pueden mostrar una vitritis similar a la endoftalmitis. Las lesiones oculares pueden confundirse con el retinoblastoma, especialmente si hay calcificación asociada.[1,11] Una característica que la distingue del retinoblastoma es la presencia de tracción retiniana o vítrea, que casi siempre está presente en la toxocariasis.[7]

Las pruebas serológicas, así como la elevación de la inmunoglobulina E sérica, también pueden ayudar a confirmar la exposición previa y respaldar el diagnóstico presuntivo de toxocariasis.[7] En los casos difíciles, se puede hacer una punción de la cámara anterior para analizar los eosinófilos o el vítreo en busca de anticuerpos contra *Toxocara*, pero esto podría diseminar el tumor en el caso del retinoblastoma.

RETINOPATÍA DE LA PREMATUREZ

La retinopatía de la prematurez (RdP) (**fig. 40-5**) es el resultado de la proliferación vascular anómala en una retina que no se ha terminado de vascularizar y puede verse en neonatos prematuros (menos de 32 semanas de gestación) o de bajo peso al nacer (menos de 1500 g) y conducir a la ceguera permanente.[5,11] Cuando la RdP es grave, se presenta como leucocoria y da lugar a una extensa proliferación fibrovascular o desprendimiento de retina traccional (estadios 4 a 5).[1,7]

La RdP suele tener una presentación bilateral y simétrica. Los hallazgos en la retina no suelen estar presentes al nacer, sino que se desarrollan entre las 7 y las 9 semanas de edad.[7] Los lactantes por lo general presentan signos de RdP entre las 35 y 45 semanas de edad posconcepcional y, habitualmente, se trata de neonatos que recibieron oxigenoterapia al nacer.[1,5] El diagnóstico de RdP puede hacerse con los antecedentes de prematuridad, la presentación bilateral y simétrica y la presencia de desprendimiento de retina traccional en la exploración ocular.[1] La avascularidad retiniana bilateral y la falta de perfusión que afecta a la retina periférica temporal son hallazgos característicos en la exploración del fondo de ojo, pero los casos más avanzados presentan proliferación fibrovascular.[7]

DISPLASIA RETINIANA

La *displasia retiniana* se refiere a la diferenciación aberrante de los tejidos de la retina y consiste en agrupaciones ovaladas o circulares de células retinianas displásicas de formas y tamaños variables

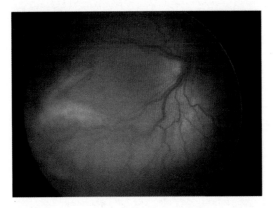

Figura 40-5. Fotografía del fondo de ojo derecho que muestra retinopatía de la prematurez (zona II, estadio 4a, con enfermedad añadida). Crecimiento anómalo moderado de los vasos sanguíneos con dilataciones venosas y tortuosidad arteriolar en los vasos retinianos posteriores.

(a diferencia de las que se observan en el retinoblastoma, que son de tamaño uniforme).[1] La displasia de retina puede ser hereditaria (p. ej., trisomía 13, trisomía 18, enfermedad de Norrie) o ser causada por infecciones intrauterinas (p. ej., infecciones TORCH, virus del Zika); ambas formas se asocian habitualmente al desprendimiento de retina.[11] Los niños afectados con displasia hereditaria de retina pueden presentar leucocoria bilateral con desprendimientos retinianos. Por el contrario, las displasias de retina causadas por infecciones congénitas rara vez se asocian a la leucocoria en caso de afectación retiniana difusa o un desprendimiento de retina.[1]

VITREORRETINOPATÍA EXUDATIVA FAMILIAR (VREF)

La vitreorretinopatía exudativa familiar (VREF) (**fig. 40-6**) es un trastorno vascular hereditario caracterizado por la avascularidad de la retina temporal, con proliferación fibrovascular periférica y exudados subretinianos asociados, que conducen al desprendimiento de retina traccional en los casos avanzados.[5,7] Los pacientes cuyos síntomas inician antes de los 3 años de edad corren mayor riesgo de tener peor resultado visual.[11]

La VREF es causada por una anomalía genética (señalización Wnt aberrante) que afecta el crecimiento y desarrollo de los vasos sanguíneos de la retina.[5] El modo de herencia es autosómico dominante, con una penetración del 100%.[1,5,7] A diferencia de la retinopatía de la prematurez, los hallazgos del fondo de ojo de la VREF suelen ser muy asimétricos (alteraciones graves en un ojo y mínimas en el otro) y no se asocian a antecedentes de prematuridad o de bajo peso al nacer.[7] Además, debido al componente hereditario de la VREF, otros miembros de la familia presentarán hallazgos similares a la exploración, como la retina avascular periférica.[1,5]

OTROS

Error de refracción (alto defecto de refracción, anisometropía), estrabismo, reflejo normal (~15° fuera del eje al captar el nervio óptico normal en la pupila con una fotografía), tumores, malformaciones congénitas, infecciosas, traumatismos oculares, opacidad de la córnea.

TRATAMIENTO

La leucocoria es un signo de enfermedad ocular o sistémica subyacente. El tratamiento de cada alteración ocular varía en función de su causa. La evaluación inmediata por parte de un oftalmólogo con una exploración exhaustiva del fondo de ojo es esencial en todos los casos de leucocoria, incluso los que se presentan en los servicios de urgencias.

La detección precoz del retinoblastoma está fuertemente correlacionada con una mayor supervivencia de los pacientes, por lo que debe descartarse en todos los casos. Debido a la importante morbimortalidad asociada al retinoblastoma no diagnosticado, es imperativo que se coordine un seguimiento inmediato para el niño con leucocoria inequívoca, antes de que reciba el alta del servicio de urgencias. Si no se puede asegurar un seguimiento rápido o hay preocupación por el cumplimiento del seguimiento, es necesario trasladarlo a un centro de atención terciaria o a valoración oftalmológica.[12]

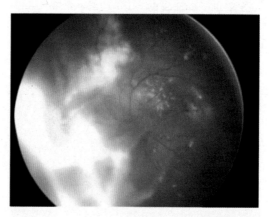

Figura 40-6. Fotografía de fondo de ojo de un paciente con desprendimiento de retina por vitreorretinopatía exudativa familiar, con elevación traccional de la retina, fibrosis y exudados.

Es importante destacar que el retinoblastoma se diagnostica clínicamente mediante una exploración de fondo de ojo bajo dilatación, con el apoyo de otros estudios de imagen, como la ecografía bidimensional y la resonancia magnética; la biopsia intraocular siempre está contraindicada. Puede observarse calcificación dentro de la masa ocular en la tomografía computarizada; sin embargo, los médicos deben reconocer una posible mutación del *RB1* en los niños, secundaria a la exposición a la radiación. La resonancia magnética es útil para evaluar la extensión extraocular y la afectación del nervio óptico y permite confirmar el diagnóstico en la mayoría de los casos (es decir, enfermedad de Coats avanzada o propagación intracraneal del retinoblastoma).[7,9] Si la causa de la leucocoria es incierta, las pruebas de laboratorio (incluyendo la prueba serológica para las infecciones TORCH y las pruebas genéticas) pueden ser útiles para detectar infecciones congénitas, cataratas o alteraciones metabólicas (p. ej., la galactosemia).[5,10]

CONSEJOS Y ALERTAS

- La prueba del reflejo rojo (**fig. 40-7**), descrita por el oftalmólogo suizo Brückner, se realiza con un oftalmoscopio directo, ajustando las dioptrías en 0, a unos 60 a 90 cm del paciente, con la luz de mayor abertura encendida en el ajuste más brillante y con las luces de la habitación apagadas. Se comparan los reflejos rojos de ambas pupilas iluminadas simultáneamente, así como la posición de los reflejos luminosos de la córnea. El reflejo «rojo» debe ser naranja claro o amarillo en los ojos menos pigmentados y rojo intenso en los ojos más pigmentados. Los reflejos deben ser idénticos en color, brillo y tamaño. El examinador puede entonces acercarse a cada ojo para revisarlo con más detalle. La prueba del reflejo rojo es una valoración sencilla, incluso en los pacientes poco cooperadores, que puede detectar alteraciones que ponen en riesgo la visión o la vida.
- La ecografía puede ser muy útil y está disponible en la mayoría de los servicios de urgencias (puede diferenciar la catarata, el retinoblastoma y el desprendimiento de retina).
- Se requiere la derivación urgente en el plazo de 1 semana o menos a un oftalmólogo.

INFORMACIÓN BASADA EN LA EVIDENCIA

¿Cuál es la sensibilidad de la prueba del reflejo rojo (prueba de Brückner)?

Cuando la realiza un oftalmólogo pediátrico como prueba de detección sistemática, un estudio mostró una sensibilidad del 82.6% y una especificidad del 98.7% para identificar enfermedad posterior.[14] Un metaanálisis de la prueba del reflejo rojo en neonatos mostró una sensibilidad del 23% y una especificidad del 98%.[15] La mayoría (61.8%) de los pacientes que acuden a un oftalmólogo pediátrico con un reflejo rojo anómalo como motivo principal de consulta tienen una exploración ocular normal. Incluso con sensibilidades y especificidades variables, la prueba del reflejo rojo es una valoración fácil y de bajo costo que puede ser llevada a cabo fácilmente por los médicos de urgencias y de atención primaria. Por lo tanto, se recomienda como parte de las pruebas de detección sistemática,[3,4] ya que puede revelar alteraciones importantes.[2]

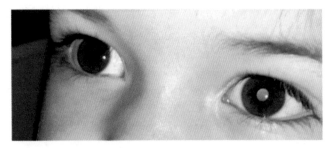

Figura 40-7. Fotografías externas de un niño con exploración ocular normal. La imagen fue tomada ~15° fuera del eje, lo que ayudó a captar el nervio óptico anómalo en el reflejo del ojo izquierdo.

¿Qué debe hacer el médico de urgencias si detecta un reflejo rojo anómalo?

- Debe descartar el retinoblastoma: la detección precoz del retinoblastoma salva la visión, los ojos y la vida.[4]
- Programar la consulta con oftalmología, si está disponible, o considerar la derivación a un centro con cobertura oftalmológica.
- Recomendar la EcoPA ocular: prueba no invasiva que puede realizarse fácilmente a pie de cama en la mayoría de los servicios de urgencias y que proporciona información diagnóstica crítica.[8,16]
  - Si se detecta una masa o la presencia de calcio, se justificaría una resonancia magnética cerebral (para comprobar si hay retinoblastoma trilateral) y otra orbitaria, con reforzamiento pre- y poscontraste. No se recomienda la tomografía computarizada.[9]
  - Si se encuentran cataratas sin masa (cuerpo ciliar o posterior) u otras anomalías (p. ej., cuerpo extraño, hemorragia vítrea), está justificada una evaluación oftalmológica ambulatoria urgente (en el plazo de 1 semana).
    - La catarata congénita requiere la extirpación oportuna para mejorar los resultados visuales (período crítico para el desarrollo visual). La cirugía de cataratas debe realizarse entre las 4 y 6 semanas de edad en los casos unilaterales y entre las 6 y 8 semanas en los casos bilaterales, para obtener los mejores resultados y para prevenir problemas adicionales de ambliopía por privación grave, estrabismo sensorial y nistagmo.[17]

Referencias

1. Kaufman PL, Saunders R. Approach to the child with leukocoria. UpToDate. Waltham, MA: UpToDate. 2012. Consultado el 15 de diciembre de 2020. https://www.uptodate.com/contents/approach-to-the- child-with-leukocoria.

2. Lin SY, Yen KG, Zhu H, et al. Abnormal red reflex: etiologies in a pediatric ophthalmology population. *Clin Pediatr*. 2020;59(8):760-765.

3. Loh AR, Chiang MF. Pediatric vision screening. *Pediatr Rev*. 2018;39(5):225.

4. Abramson DH, Beaverson K, Sangani P, et al. Screening for retinoblastoma: presenting signs as prognosticators of patient and ocular survival. *Pediatrics*. 2003;112(6):1248-1255.

5. Kanukollu VM, Tripathy K. Leukocoria. StatPearls [Internet]. Treasure Island (FL): StatPearls Publishing. 2022. Consultado el 12 de diciembre de 2020. https://www.ncbi.nlm.nih.gov/books/NBK560794.

6. Roe LD, Guyton DL. The light that leaks: Brückner and the red reflex. *Surv Ophthalmol*. 1984;28(6): 665-670.

7. Kim JW, Singh AD. Differential diagnosis of leukocoria. In: Berry JL, Kim JW, Damato BE, et al., eds. *Clinical Ophthalmic Oncology: Retinoblastoma*. Springer International Publishing; 2019:11-26.

8. Giacalone M, Mastrangelo G, Parri N. Point-of-care ultrasound diagnosis of retinoblastoma in the emergency department. *Pediatr Emerg Care*. 2018;34(8):599-601.

9. de Graaf P, Göricke S, Rodjan F, et al. Guidelines for imaging retinoblastoma: imaging principles and MRI standardization. *Pediatr Radiol*. 2012;42(1):2-14.

10. Cassoux N, Lumbroso L, Levy-Gabriel C, et al. Retinoblastoma: update on current management. *Asia Pac J Ophthalmol*. 2017;6(3):290-295.

11. Damasco CVC, Dire DJ. A child with leukocoria. *Pediatr Emerg Care*. 2011;27(12):1170-1174.

12. Shields CL, Schoenberg E, Kocher K, et al. Lesions simulating retinoblastoma (pseudoretinoblastoma) in 604 cases: results based on age at presentation. *Ophthalmology*. 2013;120(2):311-316.

13. Payabvash S, Anderson JS, Nascene DR. Bilateral persistent fetal vasculature due to a mutation in the Norrie disease protein gene. *Neuroradiol J*. 2015;28(6):623-627.

14. Saiju R, Yun S, Yoon P, et al. Bruckner red light reflex test in a hospital setting. *Kathmandu Univ Med J*. 2012;10(2):23-26.

15. Taksande A, Jameel PZ, Taksande B, et al. Red reflex test screening for neonates: a systematic review and meta analysis. *Indian J Ophthalmol*. 2021;69(8):1994.

16. Skidmore C, Saurey T, Ferre RM, et al. A narrative review of common uses of ophthalmic ultrasound in emergency medicine. *J Emerg Med*. 2021;60(1):80-89.

17. Medsinge A, Nischal KK. Pediatric cataract: challenges and future directions. *Clin Ophthalmol (Auckland, NZ)*. 2015;9:77.

CAPÍTULO

41

Retinopatías vasculares

Avnish Deobhakta

Daniel J. Egan

DESAFÍO CLÍNICO

Las retinopatías vasculares pueden ser el evento centinela de una enfermedad sistémica grave. Por ello, una vez que se diagnostica o se sospecha la existencia de una retinopatía vascular, es fundamental realizar una exploración cuidadosa y hacer pruebas minuciosas para detectar la causa subyacente. En los pacientes con retinopatía isquémica, la prevención secundaria de otras lesiones vasculares, como el accidente cerebrovascular (ACV), puede evitar una morbilidad significativa. La identificación de estos procesos puede suponer un desafío para el médico de urgencias, dadas las descripciones heterogéneas de los síntomas por parte de los pacientes. La experiencia de las alteraciones visuales descritas por los pacientes puede encontrarse en diferentes diagnósticos. Por lo tanto, es importante mantener un diagnóstico diferencial amplio, con un abordaje sistemático de las afecciones, para prevenir futuros episodios o la progresión de la pérdida de visión.

FISIOPATOLOGÍA

El conocimiento general de la anatomía es útil para comprender con claridad los procesos vasculares que afectan la retina. La arteria oftálmica es la primera rama intracraneal de la arteria carótida interna y entra en la órbita acompañada del nervio óptico. La arteria retiniana se ramifica para entrar en el espacio cefalorraquídeo brindando irrigación a la retina. Como su nombre lo dice, la arteria central de la retina proporciona flujo sanguíneo a la parte central de la retina, incluyendo la mácula y la fóvea, y sus ramas perfunden el resto de esta estructura. Se sabe que hasta el 50% de la población tiene una arteria ciliorretiniana que nace de la coroides o de las arterias ciliares posteriores y abastece la mayor parte de la circulación macular.[1] En estos individuos, la oclusión de arterias retinianas (OAR) puede presentarse con preservación del campo visual medio, debido a esta variante. La isquemia retiniana aguda suele originarse por un embolo proveniente de la arteria carótida ipsilateral, del arco aórtico o del corazón (valvulopatía o trombo por fibrilación auricular). Los pacientes con drepanocitosis también presentan mayor riesgo de isquemia retiniana en las crisis vasooclusivas.

Pérdida transitoria de la visión monocular (PTVM)

La PTVM, también conocida como *amaurosis fugaz*, es la forma más frecuente de isquemia retiniana y el equivalente en la retina de un ataque isquémico transitorio. Entre 14 y 15 de cada 10 000 personas la padecen anualmente.[2,3] La PTVM suele presentarse con ceguera monocular repentina, episódica, no provocada e indolora, que dura de segundos a minutos. Las causas de la PTVM varían, pero todas acaban ocasionando la disfunción del propio sistema visual neural (retina, nervio óptico) o de su respectivo suministro vascular (coroides). La patología suele ser tromboembólica, causando la oclusión del flujo de la arteria retiniana o de una de sus ramas; la fuente primaria de oclusión es la arteria carótida ipsilateral o una arteria temporal ipsilateral inflamada.[4] Como causa no vascular, la enfermedad desmielinizante puede presentarse como una PTVM secundaria a neuritis óptica. Cuando hay una estenosis crónica grave de la arteria carótida ipsilateral que provoca la PTVM, esta puede ser atribuible al síndrome isquémico ocular.

Oclusión de las arterias retinianas

Fisiopatológicamente, la oclusión se produce en la circulación arterial de la retina (en la propia arteria central de la retina o en una rama distal de esta) y el tipo de pérdida de visión depende de la ubicación del coágulo. La oclusión de la arteria central de la retina (OACR) se asocia a una pérdida profunda de la visión, mientras que la obstrucción de las ramas de la arteria retiniana (ORAR) da origen a un escotoma parcial, que se corresponde con la ubicación de la afección. La causa de la OAR es tromboembólica y, al igual que la PTVM, suele tener un origen similar. En el síndrome isquémico ocular, la estenosis crítica de la arteria carótida reduce la presión de perfusión de la arteria central de la retina hasta en un 50%, lo que pone a estos individuos en una situación de alto riesgo de desarrollar OAR. Otras posibles causas, como la arteritis de células gigantes (ACG), la disección de la arteria carótida, la vasculitis, la anemia falciforme y diversos estados de hipercoagulación, suelen ser menos probables.

Oclusión de las venas retinianas

En general, el principal factor de riesgo de la oclusión de venas retinianas (OVR) es la hipertensión sistémica, junto con la edad avanzada (> 65 años), el hábito tabáquico y la diabetes mellitus. Entre las causas menos frecuentes se encuentran los estados de hipercoagulación (p. ej., mieloma múltiple, policitemia vera y anemia falciforme), las enfermedades inflamatorias (p. ej., sarcoidosis), las enfermedades infecciosas (p. ej., sífilis y tuberculosis) y las causas farmacológicas (p. ej., anticonceptivos orales). La OVR es la segunda vasculopatía más frecuente de la retina después de la retinopatía diabética.[5]

Al igual que su homóloga arterial, la OVR se divide a grandes rasgos en dos tipos: oclusión de la vena central de la retina (OVCR) y oclusión de rama venosa de la retina (ORVR). En la OVCR, se cree que la oclusión es causada por un trombo posterior a la lámina cribosa del nervio óptico o por una turbulencia iniciada por la hipertensión de la arteria central de la retina, que comprime la vena central de la retina cercana, la cual comparte una vaina con su contraparte arterial. En la ORVR, puede producirse una obstrucción trombótica o inflamatoria similar en uno de los afluentes de la vena central de la retina.

Retinopatía hipertensiva

En el marco de una hipertensión de larga duración y mal controlada, la retina padece alteraciones microvasculares progresivas. Fisiológicamente, los vasos de la retina tienen características únicas que los distinguen de la vasculatura general, incluida la ausencia de inervación simpática y la presencia de la barrera hematorretiniana (cerebro). La hipertensión arterial prolongada daña los vasos de la retina, lo que deteriora su función neurosensitiva.[6] El daño a las células endoteliales conduce a la angiogénesis y la neovascularización, lo que puede perjudicar aún más la visión. Entre los factores de riesgo de esta enfermedad se incluyen todos los relacionados con la hipertensión, entre ellos, los factores genéticos y el hábito tabáquico.

ABORDAJE DIAGNÓSTICO/EXPLORACIÓN DIRIGIDA

La American Heart Association y la National Stroke Association han modificado la definición de ACV para incluir la muerte de células cerebrales, medulares o retinianas debido a la isquemia. Por lo tanto, los pacientes con retinopatías vasculares agudas se deben explorar de forma similar a los pacientes que experimentan otros síndromes cerebrovasculares, incluida la evaluación de los factores de riesgo. En todos los pacientes que consulten por alteraciones visuales, el médico de urgencias debe obtener los antecedentes completos, incluyendo los de tipo oftalmológico, la lista de medicamentos que toma y si ha tenido problemas similares en el pasado. Al profundizar en la enfermedad actual, es importante aclarar ciertos elementos clave: inicio y duración de los síntomas, si la molestia es monocular o binocular, síntomas asociados (p. ej., cefalea o dolor de cuello) y déficits neurológicos. Además, dado que la ACG guarda relación con las retinopatías vasculares, es fundamental revisar los aparatos y sistemas que se relacionan con esta enfermedad. Estos pacientes suelen tener más de 50 años y refieren antecedentes de claudicación mandibular, cefalea (sobre todo en la región de la arteria temporal), dolor a la palpación en el cuero cabelludo, síntomas constitucionales, artralgias y fiebre (*véase* cap. 49). La exploración física se centrará principalmente en el ojo, incluyendo un examen minucioso de la retina, realizado generalmente por un oftalmólogo tras una dilatación pupilar. Cuando se sospecha de ACG, se recomienda medir los marcadores inflamatorios (velocidad de eritrosedimentación, proteína C reactiva y plaquetas).

Al evaluar la agudeza visual y los campos visuales, se pueden descubrir algunas deficiencias. Se justifica una exploración neurológica completa que incluya los nervios craneales. Dada la asociación con la enfermedad vascular subyacente, es importante la evaluación de las arterias carótidas en busca de hematomas o evidencia de otra enfermedad vascular. La auscultación del corazón y la evaluación con electrocardiograma podrían identificar una disritmia como la causante de la fibrilación auricular.

Pérdida transitoria de la visión monocular

En ocasiones, los pacientes describen su alteración visual como una «cortina negra que cae verticalmente», aunque otros pueden describir simplemente que el entorno «se pone gris o se oscurece». Los síntomas son típicamente «negativos», con pérdida de visión, y característicamente no incluyen colores o destellos luminosos. Es importante tener en cuenta la heterogeneidad de las descripciones sintomáticas por parte de los pacientes. La mayoría de ellos afirman que estos episodios duran entre 2 y 30 min. Por lo general, los individuos se presentan para ser evaluados después de que se han resuelto los síntomas. En consecuencia, se espera que la exploración de la retina resulte normal.

Oclusión de las arterias retinianas

Al igual que la PTVM, esta alteración cursa con pérdida de visión monocular súbita, indolora y a menudo profunda, que no se resuelve. La OAR se considera un ACV de la retina, por lo que la evaluación de estos pacientes debe seguir los principios de la evaluación general del ACV. Los antecedentes con frecuencia revelarán alguna combinación de factores de riesgo cerebrovascular como hipertensión, hiperlipidemia, diabetes mellitus o hábito tabáquico. La exploración incluye un examen neurológico completo. La prueba de agudeza visual suele mostrar una pérdida de visión profunda cuando la oclusión es central. Es posible conservar algo de visión con una ORAR o en los pacientes con arteria ciliorretiniana. Al evaluar las pupilas, el ojo afectado suele presentar un defecto pupilar aferente. En el examen del fondo de ojo, la retina muestra un aspecto blancuzco debido al edema de retina. El hallazgo clínico más evidente de la OACR es una mancha rojo cereza en el centro del fondo del ojo, que se observa en el 90% de los pacientes (**fig. 41-1**) y está relacionada con un flujo sanguíneo coroideo conservado hacia la fóvea.[7] En otros casos, puede observarse un émbolo franco (denominado *placa de Hollenhorst*) dentro de la luz de un vaso (**fig. 41-2**). En la ORAR, se observa una coloración blanca segmentaria de la retina. El nervio óptico debe lucir normal, tanto en la OACR como en la ORAR.

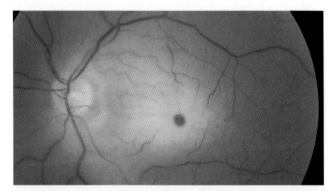

Figura 41-1. Oclusión de la arteria central de la retina, ojo izquierdo. Obsérvese el blanqueamiento de toda la mácula, con una isla central de color rojo cereza (cortesía del Dr. Avnish Deobhakta).

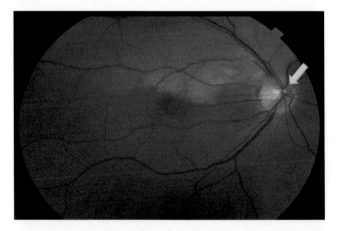

Figura 41-2. Oclusión de una rama de la arteria de la retina, ojo derecho. Obsérvese el blanqueamiento superior de la retina. En una exploración minuciosa se observa una placa de Hollenhorst en la arcada arterial superior de la retina, justo después de que se ramifica desde la arteria central de la retina, dentro de la cabeza del nervio óptico (*flecha*) (cortesía del Dr. Avnish Deobhakta).

Oclusión de las venas retinianas

Los pacientes con OVR a menudo se quejan de una disminución repentina, indolora y unilateral de la visión central, habitualmente menos grave que la observada en la OAR o la PTVM. Por lo general, el examen fundoscópico del paciente con OVCR revelará hemorragias en los cuatro cuadrantes de la retina, junto con inflamación de la cabeza del nervio óptico y, posiblemente, manchas o exudados algodonosos (**fig. 41-3**). Aunque estos resultados sean más limitados y sectoriales en aquellos con ORVR, es digno de mención que, en *ambas* variedades (vena central o rama venosa), la característica principal de presentación puede ser hemorragia vítrea, la cual se manifiesta a menudo con una pérdida más profunda de la visión (ya que la sangre está dentro del cuerpo vítreo, oscureciendo toda la retina).

Retinopatía hipertensiva

En comparación con las anteriores, la retinopatía hipertensiva suele ser menos grave en términos de síntomas y es bilateral. Los pacientes describirán un cambio mucho más progresivo en la visión y no el cambio agudo observado en las otras alteraciones descritas en este capítulo. Todos ellos tendrán antecedentes de hipertensión mal controlada. El abordaje de estos pacientes debe incluir la investigación de otros signos de daño orgánico por enfermedad hipertensiva de larga evolución.

El examen del fondo de ojo del paciente revelará un espectro de alteraciones de los vasos sanguíneos. En su forma más leve, las arteriolas retinianas mostrarán estrechamiento, o las vénulas retinianas estarán dilatadas o tortuosas, con pocos síntomas visuales. Sin embargo, la elevación prolongada de la presión arterial puede provocar alteraciones en la propia barrera hematorretiniana, causando zonas focales de isquemia (manchas algodonosas), hemorragias retinianas y exudados. Además, en las situaciones hipertensivas malignas más graves puede haber desprendimiento franco de la retina, edema del nervio óptico e infartos de retina y coroides con pérdida profunda de visión asociada (**fig. 41-4**).[8]

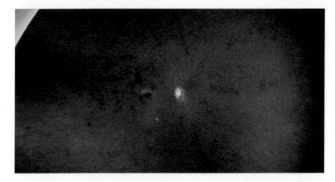

Figura 41-3. Oclusión de la vena central de la retina, ojo derecho. Pueden observarse hemorragias dispersas por todo el fondo de ojo, con manchas algodonosas alrededor del nervio óptico (cortesía del Dr. Avnish Deobhakta).

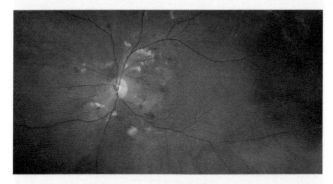

Figura 41-4. Hipertensión maligna. Obsérvese el predominio de manchas algodonosas, agrupadas alrededor del polo posterior. Nótese también la relativa ausencia de hemorragias retinianas en comparación con otras vasculopatías de la retina (cortesía del Dr. Avnish Deobhakta).

DIAGNÓSTICO DIFERENCIAL

Las cuatro formas principales de vasculopatías retinianas se detallan en la **tabla 41-1**. Todos estos factores son importantes a la hora de evaluar a un paciente con alteraciones visuales. En los pacientes jóvenes, sin los factores de riesgo tradicionales del ACV, debe considerarse la posibilidad de disección de la arteria carótida, que puede producirse de forma espontánea o secundaria a traumatismos, manipulación del cuello o en el marco de una displasia fibromuscular. Puede producirse una trombosis primaria en los pacientes con hipercoagulación subyacente. Una presión intraocular significativamente elevada puede provocar la compresión de la arteria central de la retina, con la consiguiente isquemia.

La pérdida aguda de visión debe motivar la evaluación en busca de un infarto cerebral. Sin embargo, los ACV asociados a la corteza visual generalmente provocan hemianopsia homónima. La visión central suele permanecer intacta gracias a la preservación de la arteria central de la retina. También es posible la isquemia aislada del nervio óptico (*véase* cap. 50). El vasoespasmo retiniano puede llevar a la pérdida de visión transitoria intermitente que se produce a lo largo de los años y es un diagnóstico de exclusión. Las enfermedades desmielinizantes pueden presentarse con PTVM, pero, como factor diferenciador, suelen ocasionar dolor asociado a la neuritis óptica. La inclusión de la ACG en el diferencial, como factor causante de PTVM y OAR, es crucial.

TRATAMIENTO

Pérdida transitoria de la visión monocular

Una vez que se han resuelto los síntomas, el tratamiento primario de estos pacientes implica la investigación de la enfermedad subyacente y la valoración en busca de ACV. Hasta un 25% de estos pacientes sufrirán un ACV en los 3 años siguientes a un episodio de PTVM y pueden tener un riesgo mayor en las dos primeras semanas tras la presentación.[3,9] El abordaje de estos pacientes incluye la evaluación y exclusión de causas y enfermedades asociadas (p. ej., ACG). En los casos en los que los antecedentes clínicos sugieran ACG y los marcadores inflamatorios se encuentren elevados, el médico de urgencias debe iniciar el tratamiento con corticoides, a la espera del diagnóstico mediante la biopsia. El tratamiento principal de la PTVM en un servicio de urgencias consiste en la búsqueda de la causa subyacente, incluida la obtención de imágenes del cerebro y de la vasculatura del cuello, preferiblemente por medio de angiografía por tomografía computarizada (TC) o resonancia magnética (RM). La participación de especialistas en oftalmología y neurología ayudará para la preparación y el plan de tratamiento de los pacientes con PTVM.

Oclusión de las arterias retinianas

Dada la pérdida de visión a menudo profunda asociada a esta alteración, en los casos en que se sospecha OAR, el médico de urgencias debe solicitar una consulta oftalmológica urgente. Si se termina por diagnosticar la OAR, es necesario realizar un estudio cardiovascular y cerebrovascular completo, ya que existe una correlación notable entre esta alteración y otro ACV o infarto agudo de miocardio en el período inmediatamente posterior al diagnóstico.[10] En los pacientes que presentan una OAR aguda, puede darse un masaje en el globo ocular, en el que se aplique presión de forma intermitente en el ojo. Con el masaje, el flujo acuoso aumenta y, al ceder la presión, puede aumentar la perfusión a la retina. El masaje también puede desalojar el émbolo. Otras modalidades de tratamiento, como los medicamentos para disminuir la presión intraocular, no han mostrado beneficios significativos. Los pacientes que presentan síntomas de menos de 12 h pueden beneficiarse del activador tisular del plasminógeno intraarterial (i.a.) dentro de la arteria oftálmica.[11] La trombólisis intravenosa (i.v.) e i.a.

TABLA 41-1 Principales características de las retinopatías vasculares			
Vasculopatía de la retina	Lateralidad	Inicio	Gravedad
Pérdida transitoria de visión monocular (PTVM)	Monocular	Episódico	Transitoria
Oclusión de arterias retinianas (OAR)	Monocular	Repentino	Profunda
Rama central	Monocular	Repentino	Escotoma parcial
Oclusión de venas retinianas (OVR)	Monocular	Repentino	Moderada a grave
Retinopatía hipertensiva	Binocular	Gradual	Leve a grave

recientemente han sido respaldadas como terapias potenciales en una declaración científica de la American Heart Association.[12] No obstante, los resultados visuales históricos de la OAR (especialmente los de la OACR) tienden a ser deficientes porque existen muy pocos tratamientos oftalmológicos para esta, por lo que el abordaje de los riesgos sistémicos que conlleva es especialmente importante.[13]

Oclusión de las venas retinianas

Aunque es menos grave que las dos enfermedades anteriores, tanto en lo que respecta a los resultados visuales como a los riesgos sistémicos, la OVR sigue siendo una enfermedad que pone en peligro la visión y que a menudo se presenta de forma urgente. Todo paciente menor de 50 años o con síntomas respiratorios concomitantes debe recibir especial atención para detectar causas alternativas (tuberculosis, sarcoidosis, enfermedad trombótica) y someterse a estudios diagnósticos más amplios (p. ej., radiografía de tórax) cuando proceda.[13] Una distinción única entre la OAR y la OVR es la posible presencia de edema macular en esta última, que se manifiesta como una pérdida de visión central menos grave. Oftalmología lo tratará con inyecciones intravítreas en consulta externa. En general, el tratamiento en urgencias implica el control de la presión arterial y la derivación a oftalmología.

Retinopatía hipertensiva

El pronóstico de la retinopatía hipertensiva crónica rara vez implica la pérdida significativa de visión, y las propias alteraciones en la retina pueden detenerse o incluso revertirse con el tratamiento de la hipertensión subyacente. Aunque el manejo de las urgencias hipertensivas agudas está fuera de los alcances de este libro, es importante señalar que las alteraciones visuales pueden ser un síntoma relevante derivado de una hipertensión maligna o mal controlada.

CONSEJOS Y ALERTAS

- En pacientes mayores de 50 años, se debe contemplar a la ACG como causa de OAR o PTVM.
- La OAR debe considerarse un accidente cerebrovascular de la retina y evaluarse en función de esta enfermedad.
- Los pacientes con isquemia retiniana aguda pueden presentar infartos corticales silentes al momento de la isquemia.
- Los pacientes con retinopatía hipertensiva presentan alteraciones visuales progresivas y, por lo general, bilaterales.

INFORMACIÓN BASADA EN LA EVIDENCIA

¿Cuál es la eficacia de la trombólisis i.a. para la OAR?

Hay muchos ensayos que sugieren algún beneficio para la recuperación de la visión con la administración de trombólisis i.a. Una revisión sistemática realizada en el 2008 evaluó ocho estudios que incluyeron a pacientes con trombólisis i.a. y halló mejoría visual en el 93% de ellos.[14] Aproximadamente el 4.5% de los pacientes experimentaron complicaciones. Esta revisión sistemática incluyó principalmente estudios retrospectivos. Un estudio prospectivo de 84 pacientes con OAR aleatorizados a tratamiento conservador con trombolíticos i.a. no encontró diferencias en los resultados, lo que pone en duda su eficacia.[15] Una serie de casos reciente de 15 pacientes con OACR, con un tiempo medio hasta el tratamiento de 8.83 h, sí mostró una mejoría estadísticamente significativa del resultado visual, sin eventos adversos.[11] La literatura médica no ofrece muchos ensayos controlados aleatorizados prospectivos, lo que limita la adopción de esta intervención para el tratamiento de esta alteración.

Referencias

1. Schneider M, Molnar A, Angeli O, et al. Prevalence of cilioretinal arteries: a systematic review and a prospective cross-sectional observational study. *Acta Ophthalmol.* 2021;99(3):e310-e318.

2. Dattilo M, Newman NJ, Biousse V. Acute retinal arterial ischemia. *Ann Eye Sci.* 2018;3.

3. Jeeva-Patel T, Kabanovski A, Margolin E. Transient monocular visual loss: when is it an emergency? *J Emerg Med*. 2021;60(2):192-196.

4. Frohman L, Wong AB, Matheos K, Leon-Alvarado LG, Danesh-Meyer HV. New developments in giant cell arteritis. *Surv Ophthalmol*. 2016;61(4):400-421.

5. Vortmann M, Schneider JI. Acute monocular visual loss. *Emerg Med Clin North Am*. 2008;26(1):73-96, vi.

6. Erden S, Bicakci E. Hypertensive retinopathy: incidence, risk factors, and comorbidities. *Clin Exp Hypertens*. 2012;34(6):397-401.

7. Hayreh SS. Ocular vascular occlusive disorders: natural history of visual outcome. *Prog Retin Eye Res*. 2014;41:1-25.

8. Henderson AD, Bruce BB, Newman NJ, Biousse V. Hypertension-related eye abnormalities and the risk of stroke. *Rev Neurol Dis*. 2011;8(1-2):1-9.

9. Biousse V, Nahab F, Newman NJ. Management of acute retinal ischemia: follow the guidelines! *Ophthalmology*. 2018;125(10):1597-1607.

10. Park SJ, Choi NK, Yang BR, et al. Risk and risk periods for stroke and acute myocardial infarction in patients with central retinal artery occlusion. *Ophthalmology*. 2015;122(11):2336-2343.e2.

11. Sobol EK, Sakai Y, Wheelwright D, et al. Intra-arterial tissue plasminogen activator for central retinal artery occlusion. *Clin Ophthalmol*. 2021;15:601-608.

12. Mac Grory B, Schrag M, Biousse V, et al. AHA Scientific Statement. Management of central retinal artery occlusion. A scientific statement from the American Heart Association. *Stroke*. 2021;52:e282-e294.

13. Hayreh SS, Zimmerman MB. Fundus changes in central retinal artery occlusion. *Retina*. 2007;27(3):276-289.

14. Noble J, Weizblit N, Baerlocher MO, Eng KT. Intra-arterial thrombolysis for central retinal artery occlusion: a systematic review. *Br J Ophthalmol*. 2008;92(5):588-593.

15. Schumacher M, Schmidt D, Jurklies B, et al. Central retinal artery occlusion: local intra-arterial fibrinolysis versus conservative treatment, a multicenter randomized trial. *Ophthalmology*. 2010;117(7):1367-1375.e1.

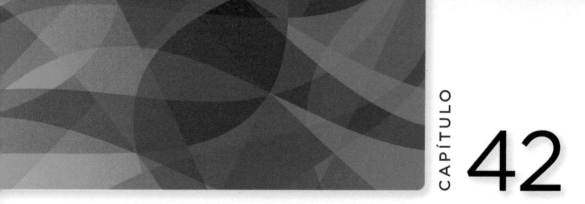

CAPÍTULO 42

Desprendimiento del vítreo, desgarro de la retina y desprendimiento de retina

Peter W. Clark
Christopher P. Hogrefe

DESAFÍO CLÍNICO

La incidencia anual del desprendimiento de retina (DR) en la población general se sitúa entre 0.8 y 1.8 por cada 10 000 personas, con una prevalencia a lo largo de la vida de 1 por cada 300.[1,2] Por ello, el DR es una de las urgencias oculares más frecuentes que se presentan en el servicio de urgencias (SU). La identificación y derivación rápidas pueden mejorar significativamente la probabilidad de que el paciente recupere la visión. Sin embargo, los signos y síntomas del DR son similares a los del desprendimiento vítreo posterior (DVP), que es más frecuente y no suele causar pérdida de la vista. El papel del médico de urgencias en este contexto debe ser identificar a los pacientes con alto riesgo de DR actual o inminente, para determinar la urgencia de la derivación a oftalmología.

Los DR pueden clasificarse en tres categorías distintas. El *desprendimiento de retina regmatógeno* (DRR, del griego *rhegma*, que significa «rotura»)[3] es el tipo más frecuente y el que tiene más probabilidades de presentarse de forma aguda. Otras categorías incluyen los producidos por tejido cicatricial que tira de la retina, conocidos como *desprendimientos de retina traccionales* (DRT), y los que se originan por la rotura de la barrera hematorretiniana (BHR) y la fuga de líquido por debajo de la retina, conocidos como *desprendimientos de retina exudativos* (DRE). El diagnóstico preciso es importante porque los factores de riesgo, el tratamiento y el pronóstico de los diferentes tipos de DR varían.

FISIOPATOLOGÍA

Los DRR son causados por fuerzas de tracción producidas por el vítreo, un gel encapsulado compuesto en un 95% por agua que está incorporado a una matriz de colágeno y ácido hialurónico.[4] La degeneración vítrea es una consecuencia del envejecimiento natural y provoca la licuefacción gradual (sinéresis) y el debilitamiento de sus uniones a la retina. Entonces, se forman bolsas de vítreo líquido y disecan el vítreo adherido de la retina, produciendo el DVP (**fig. 42-1**). Las aberraciones ópticas causadas por estas bolsas de líquido y las adherencias fibrosas que se desprenden de la retina y el nervio óptico provocan pequeñas sombras, generalmente descritas como «moscas volantes» o miodesopsias.

Las roturas y desgarros retinianos (desgarros en herradura) son el resultado de la tracción vítrea durante el DVP (**fig. 42-2**) y son una condición necesaria para el DRR. El vítreo licuado accede al espacio subretiniano a través del desgarro, donde se acumula para producir el DR (**fig. 42-3**). No es de extrañar, por lo tanto, que la distribución por edades del DRR siga de cerca el del DVP, y que los factores que predisponen al DVP también aumenten las tasas de DRR. Sin embargo, mientras que el DVP ocurre en aproximadamente el 86% de la población, los desgarros de retina están presentes en una fracción muy pequeña (7%). De hecho, el riesgo de DR a lo largo de la vida es solo de alrededor del 0.33%.[1]

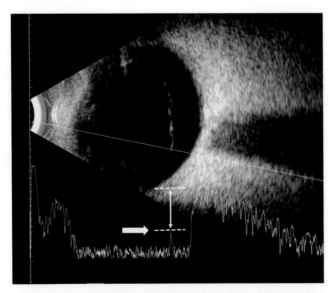

Figura 42-1. Ecografía ocular (modo B) en la que se muestra un desprendimiento vítreo posterior. Es fundamental diferenciar con precisión la cara posterior del vítreo (hialoides) de la retina. Obsérvese la menor intensidad de los picos del vítreo posterior mostrada con la exploración de amplitud (modo A, *flecha blanca*) superpuestos a la imagen. El vítreo posterior suele tener una tasa de picos inferior al 80%, en comparación con el tejido de la retina de mayor densidad, que suele tener una altura máxima en sus picos del 90% al 100%. También es útil realizar una «ecografía dinámica» y observar los movimientos en remolino del vítreo durante los movimientos oculares, en contraposición al aspecto «rígido» de un desprendimiento de retina (cortesía del Dr. Peter W. Clark).

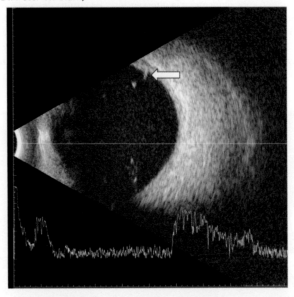

Figura 42-2. Imagen por ecografía ocular (transversal, a las 9 h) en la que se muestra la presencia de un desgarro de retina sin desprendimiento asociado (*flecha blanca*). Hay una pequeña fibra vítrea con tracción en el labio posterior del desgarro, que lo mantiene abierto (cortesía del Dr. Peter W. Clark).

Los factores de riesgo conocidos para el desarrollo del DRR incluyen la miopía; antecedentes de traumatismo ocular, cataratas u otra cirugía ocular; DR previo en el ojo contralateral, y antecedentes familiares positivos de DR. Los pacientes miopes tienden a presentar un mayor índice de degeneración retiniana periférica, incluyendo zonas de relativa debilidad que predisponen a los desgarros. El DR previo en un ojo es un fuerte indicador de que existe una adhesión vitreorretiniana anómala

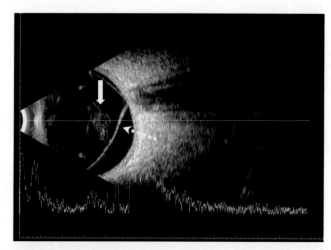

Figura 42-3. Imagen de ecografía ocular en la que se muestra un desprendimiento de retina en embudo que emana del nervio óptico. Obsérvese la presencia central de un desprendimiento vítreo posterior de baja ecogenicidad (*flecha en color sólido*), en comparación con el pico alto asociado al tejido de la retina (*flecha punteada*) (cortesía del Dr. Peter W. Clark).

o degeneración retiniana periférica y aumenta sustancialmente el riesgo de DR en el ojo contralateral. La tasa de DRR contralateral durante un seguimiento a 5 años alcanza el 23%.[5] Un traumatismo contuso directo en el ojo puede provocar la compresión y expansión por rebote del globo ocular, causando una inmensa tracción vítrea y precipitando grandes desgarros de la retina, especialmente en los pacientes jóvenes con gel vítreo formado y adherente. La cirugía rutinaria de cataratas aumenta entre seis y ocho veces el riesgo de DRR en los 6 años siguientes a la intervención.[2] La cirugía de cataratas complicada con rotura capsular posterior y pérdida de vítreo conlleva una tasa sustancialmente mayor de DRR posterior.

A diferencia del DRR, el DRT consiste en la proliferación de membranas contráctiles a lo largo de la superficie de la retina. Generalmente son secundarias a alteraciones crónicas como la retinopatía diabética proliferativa, la DR recurrente y la uveítis posterior. Estos desprendimientos suelen ser poco profundos y estacionarios (**fig. 42-4**) y a menudo se caracterizan por una pérdida gradual de la visión.

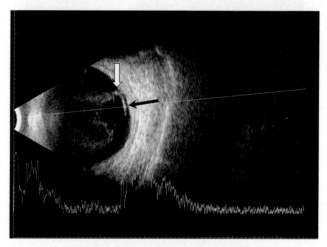

Figura 42-4. Imagen de ecografía ocular (transversal a las 3 h) en la que se muestra un pequeño desprendimiento de retina focal traccional, en el marco de una hemorragia vítrea y retinopatía diabética proliferativa. Obsérvese la fuerte adherencia del vítreo a la retina (*flecha blanca*) que crea una elevación superficial indicativa de un desprendimiento de retina traccional (*flecha negra*). El medio hiperecoico del centro es sangre difusa mezclada con vítreo. Obsérvese también el elevado pico correspondiente al tejido de la retina (cortesía del Dr. Peter W. Clark).

Los DRE se producen por acumulación de líquido bajo la retina debido a la rotura de la BHR, secundaria a diversas causas subyacentes como hipertensión maligna, preeclampsia, eclampsia y otras alteraciones vasculares, inflamatorias, infecciosas y neoplásicas. En estos casos, es fundamental realizar un estudio diagnóstico sistémico, ya que los síntomas visuales suelen desaparecer por completo con el tratamiento de la enfermedad subyacente.

ABORDAJE DIAGNÓSTICO/EXPLORACIÓN DIRIGIDA

La aparición de miodesopsias de presentación aguda (p. ej., puntos negros, hilos o telarañas) o destellos (fotopsias) en un solo ojo, en el grupo de edad apropiado (p. ej., 50 años o más), es muy probable que sea secundaria a un DVP agudo. La mayoría (86%) de estos pacientes no presentarán desgarros o desprendimientos de retina concomitantes.[1] Sin embargo, la presencia de un DVP sintomático, acompañado de pérdida de visión central o periférica (p. ej., sombra oscura o cortina), está altamente correlacionada con la aparición de DR.

Se debe evaluar la mejor visión corregida del paciente utilizando sus gafas correctivas estándar, con y sin oclusión estenopeica, para neutralizar cualquier error refractivo residual. La presión intraocular debe medirse en ambos ojos. Las lecturas de presión intraocular asimétricamente bajas, de un solo dígito, pueden ser indicativas de DR, ya que el flujo acuoso puede incrementarse cuando se produce el desprendimiento. Deben revisarse los campos visuales mediante pruebas de confrontación. La localización del DR será opuesta al defecto del campo visual, debido a la inversión óptica de la información visual que entra en el ojo. Un DR importante puede producir un defecto pupilar aferente positivo en la prueba de la linterna oscilante.

La comparación de los reflejos rojos pupilares mediante la oftalmoscopia directa puede alertar al examinador de la presencia de alguna alteración en la retina, como hemorragia vítrea (HV), DR u opacidades, como las producidas por las cataratas. El DR podría producir un reflejo más claro debido a la hidratación de la retina. Una opacidad de medios origina un reflejo más oscuro y menos radiante. La hemorragia puede generar un reflejo color óxido o amarillo, mientras que la catarata podría causar un reflejo verde-amarillo o marrón.

La exploración con lámpara de hendidura puede revelar otros signos de DR. El *signo de Shafer* es el signo clínico más correlacionado con la probabilidad de desgarro o desprendimiento de retina y se define como la presencia de pigmento rojizo o eritrocitos suspendidos en el vítreo anterior (el llamado «polvo de tabaco»). Este hallazgo en la exploración con lámpara de hendidura (**fig. 42-5**) aumenta la probabilidad de desgarro o desprendimiento de retina desde una tasa base del 14% hasta el 88%.[1] Aunque a menudo es difícil de visualizar a través de una pupila no dilatada, es extremadamente útil documentar la ausencia o presencia del signo de Shafer cuando se evalúa a un paciente en busca de una posible enfermedad retiniana en la exploración con lámpara de hendidura.

El diagnóstico por imagen puede ser muy valioso para evaluar un DR. La ecografía en el punto de atención (EcoPA) del ojo puede identificar y distinguir entre un DVP (*véase* **fig. 42-1**), una HV (*véase* **fig. 42-4**) y un DR (*véase* **fig. 42-3**). En algunos casos, también pueden identificar desgarros

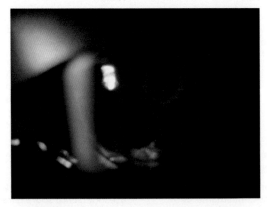

Figura 42-5. Fotografía con lámpara de hendidura en la que se muestra el *signo de Shafer,* es decir, la acumulación de células pigmentadas de color marrón rojizo en el vítreo anterior (detrás del cristalino), también conocido como «polvo de tabaco». La presencia de este signo aumenta significativamente la probabilidad de desgarro o desprendimiento de retina (cortesía del Dr. Peter W. Clark).

en la retina (*véase* **fig. 42-2**). En el capítulo 26 se tratan las características específicas de la EcoPA ocular. La fotografía del fondo de ojo puede convertirse en una alternativa a la exploración con dilatación, a medida que la presencia de cámaras no midriáticas se haga más habitual en los SU.

DIAGNÓSTICO DIFERENCIAL

El diagnóstico diferencial del DVP y el DR incluye otras posibles causas de fotopsias y miodesopsias. La causa más frecuente de destellos visuales, aparte del DVP agudo, es el aura visual asociada a las migrañas. Estos fenómenos visuales se producen por la despolarización generalizada de la corteza visual y se caracterizan por un colorido patrón zigzagueante de luz y distorsión visual, que afecta a uno o ambos ojos simultáneamente, y dura entre 5 y 30 min, y que finaliza generalmente con cefalea. El aura visual también puede presentarse *sin* dolor de cabeza, la denominada *migraña ocular acefálgica*. La duración de los síntomas ayuda a distinguir entre un aura y un desgarro de la retina. Mientras que el aura dura varios minutos, los destellos de la tracción vítrea son muy rápidos, como chispas eléctricas o estrellas fugaces.

En raras ocasiones, la isquemia o infarto del lóbulo occipital, el ataque isquémico transitorio (AIT), la amaurosis fugaz o la hipotensión postural pueden presentarse con episodios limitados de fotopsias visuales o un escotoma en forma de cortina. Estas fotopsias son de mayor duración que los *flashes* típicos, pero más breves en comparación con la migraña. La pérdida de visión por un DR no es transitoria, lo que la distingue de un episodio vascular. Si se sospecha un infarto cerebral o de retina, debe realizarse un examen neurológico completo para evaluar si se trata de un accidente cerebrovascular.

La aparición súbita de moscas volantes, hilos o telarañas en un paciente con antecedentes de diabetes no controlada es altamente sospechosa de HV secundaria a retinopatía diabética proliferativa (RDP). La evaluación de estos pacientes suele verse limitada por la presencia de una HV que oscurece el fondo de ojo y hace necesaria la EcoPA. En los pacientes con RDP avanzada, la ecografía ocular puede mostrar un DRT subyacente (*véase* **fig. 42-4**).

TRATAMIENTO

El abordaje sugerido para los pacientes con DRR, propuesto por Hollands y cols., es la derivación basada en la presencia de factores de riesgo específicos (**tabla 42-1**). Todo paciente con pérdida aguda y progresiva de la visión periférica o central, un defecto del campo visual por confrontación o el signo

TABLA 42-1 Tratamiento de pacientes con sospecha de desprendimiento de vítreo posterior	
Presentación clínica	**Recomendación para derivación**
Miodesopsias/destellos con pérdida monocular del campo visual o «sombra oscura»	Derivación urgente a un cirujano de retina (debido al alto riesgo de desprendimiento de retina)
Miodesopsias/destellos de nueva aparición, con reducción visual subjetiva/objetiva o hemorragia vítrea/pigmento vítreo en la exploración con lámpara de hendidura	Derivación urgente a un oftalmólogo para una exploración ocular con dilatación de pupila
Miodesopsias/destellos de nueva aparición sin otros síntomas	Exploración oftalmológica con dilatación de pupila realizada por un oftalmólogo en un plazo de 2 semanas; asesoramiento sobre las características de alto riesgo que justifiquen una reevaluación urgente
Desprendimiento vítreo posterior no complicado con nuevas miodesopsias/destellos o reducción visual subjetiva de reciente aparición	Derivación a oftalmología para descartar un nuevo desgarro o desprendimiento de retina
Síntomas estables de miodesopsias/destellos durante semanas a meses; mínimamente sintomáticos, sin otras características (p. ej., pérdida visual)	Derivación a consulta externa de oftalmología; asesoramiento sobre características de alto riesgo que justifiquen una reevaluación urgente

Adaptada de Hollands H, Johnson D, Brox AC, et al. Acute-onset floaters and flashes: is this patient at risk for retinal detachment? *JAMA*. 2009;302(20):2243-2249.

de Shafer en la exploración con lámpara de hendidura justifica la derivación urgente (en el mismo día) a un oftalmólogo. En muchos casos, la derivación directa a un especialista en retina que pueda realizar la reparación puede evitar la pérdida progresiva de la visión.

En los pacientes con destellos o miodesopsias de nueva aparición, *sin* disminución visual significativa, defectos del campo visual o signo de Shafer, se puede hacer la derivación a oftalmología de manera no urgente en un plazo de 1 a 2 semanas, para una exploración con dilatación de pupila. No obstante, se debe aconsejar a estos pacientes que acudan inmediatamente a un oftalmólogo o a un médico de urgencias si presentan signos de alerta, como aumento súbito de los destellos luminosos, aparición de nuevas miodesopsias, pérdida visual aguda o desarrollo de una sombra oscura. Si el paciente vuelve a urgencias con nuevos síntomas tras un diagnóstico previo de DVP no complicado, debe consultarse urgentemente a un oftalmólogo. En las personas con antecedentes de moscas volantes y destellos durante varias semanas y la ausencia de características de alto riesgo, la derivación no urgente (dentro de 1 semana) a oftalmología es adecuada. Las miodesopsias estables son muy frecuentes en los adultos mayores debido a la presencia de un DVP preexistente y suelen ser monitorizados anualmente.

En términos de tratamiento quirúrgico, el objetivo de la reparación del DR es la recolocación de la retina sensorial sobre el epitelio pigmentario subyacente, seguida del sellado de las roturas retinianas causantes, ya sea con láser térmico o terapia de congelación (crioterapia), para evitar un nuevo desprendimiento. Estas técnicas crean cicatrices adhesivas entre la retina y la coroides con la fuerza suficiente para bloquear el paso de líquido del espacio intravítreo al espacio subretiniano.

CONSEJOS Y ALERTAS

- El DR se asocia a menudo al DVP agudo y comparte muchos síntomas, incluidos los destellos y las miodesopsias de nueva aparición.
- Los signos y síntomas de alto riesgo que requieren derivación urgente a oftalmología incluyen pérdida significativa de la visión, experiencia subjetiva de una «sombra oscura», defecto unilateral del campo visual, HV inexplicable en un paciente sin factores de riesgo y presencia del signo de Shafer en la evaluación con lámpara de hendidura.
- La prueba de campo visual por confrontación es un método rápido y sencillo para delimitar la zona del desprendimiento y ayudar a diferenciar un defecto bilateral, compatible con un proceso del sistema nervioso central, de un defecto unilateral más indicativo de una causa ocular.
- La EcoPA proporciona un método fiable para diferenciar con precisión el DVP, la HV y el DR.

INFORMACIÓN BASADA EN LA EVIDENCIA

¿Cuál es la sensibilidad y especificidad de la EcoPA para detectar DVP, DR y desgarro de retina en el servicio de urgencias?

El desarrollo de la EcoPA ha mejorado enormemente la sensibilidad para el diagnóstico del DVP, el desgarro y el desprendimiento de retina en urgencias. Diversos estudios han validado la capacidad de los médicos de urgencias para detectar con precisión los DR mediante EcoPA. En un estudio multicéntrico a gran escala, médicos de urgencias con experiencia variable en ecografía ocular fueron capaces de diagnosticar enfermedad retiniana con una sensibilidad del 96.9% para el DR, del 81.9% para la HV y del 42.5% para el desprendimiento vítreo, con especificidades del 88.1%, 82.3% y 96.0%, respectivamente.[6] El uso de la ecografía ocular está contraindicado en casos de traumatismo en los que se sospeche una lesión abierta del globo ocular, ya que cualquier presión aplicada a esta estructura puede agravar la lesión.

¿Cuál es el cronograma recomendado para el tratamiento del DR?

El principal factor que determina la urgencia de la reparación es el estado de la mácula. Los casos que se presentan sin compromiso de la mácula suelen tener una buena visión central y se consideran de mayor urgencia. Los desprendimientos sin compromiso de la mácula deben tratarse lo antes posible y repararse en máximo 1 o 2 días. Si el paciente no puede ser enviado directamente a consulta externa, lo adecuado es que sea evaluado por un oftalmólogo en urgencias. Hasta que el paciente pueda ser visto por un cirujano de retina, limitar el movimiento ocular previene la progresión del desprendimiento (p. ej., colocación de parches oculares bilaterales, aunque esto puede no tolerarse durante períodos prolongados).

Una vez que el desprendimiento progresa hacia la mácula, la probabilidad de recuperación visual puede disminuir significativamente. El porcentaje de pacientes con desprendimiento de retina sin afectación macular y agudeza visual postoperatoria igual o superior a 20/40 fue del 80%, en comparación con el 30% de los pacientes con desprendimiento y afectación macular.[7,8]

Incluso en el caso de los DR con afectación macular, algunos análisis observacionales recientes a gran escala han sugerido una mejoría de los resultados visuales cuando se reparan entre 1 y 3 días después del inicio de los síntomas, en comparación con una media de 4 a 6 días.[9,10] Sin embargo, estos resultados no gozan de aceptación universal. Así, la recomendación consensuada sigue siendo reparar los desprendimientos con afectación macular en un plazo de 7 días, desde el momento de la pérdida de visión central.[7,11] Por lo tanto, cualquier paciente con desprendimiento presunto o confirmado debe ser evaluado por un especialista en retina en un plazo de 24 h, para que pueda prepararse el tratamiento quirúrgico adecuado.

Referencias

1. Hollands H, Johnson D, Brox AC, et al. Acute-onset floaters and flashes: is this patient at risk for retinal detachment? *JAMA*. 2009;302(20):2243-2249.

2. Mitry D, Charteris DG, Fleck BW, et al. The epidemiology of rhegmatogenous retinal detachment: geographical variation and clinical associations. *Br J Ophthalmol*. 2010;94(6):678-684.

3. Blindbaek S, Grauslund J. Reply: Prophylactic treatment of retinal breaks—a systematic review. *Acta Ophthalmol*. 2016;94(1):e77-e78.

4. de Smet M, Elkareem A, Zwinderman, A. The vitreous, the retinal interface in ocular health and disease. *Ophthalmologica*. 2013;230(4):165-178.

5. Gonzales CR, Gupta A, Schwartz SD, et al. The fellow eye of patients with rhegmatogenous retinal detachment. *Ophthalmology*. 2004;111(3):518-521.

6. Lahham S, Shniter I, Thompson M, et al. Point-of-Care ultrasonography in the diagnosis of retinal detachment, vitreous hemorrhage, and vitreous detachment in the emergency department. *JAMA Netw Open*. 2019;2(4):e192162.

7. Wykoff CC, Flynn HW, Scott IU. What is the optimal timing for rhegmatogenous retinal detachment repair. *JAMA Ophthalmol*. 2013;131(11):1399-1400.

8. Salicone A, Smiddy WE, Venkatraman A, et al. Visual recovery after scleral buckling procedure for retinal detachment. *Ophthalmology*. 2006;113(10):1734-1742.

9. Yorston D, Donachie PHJ, Laidlaw DA, et al. Factors affecting visual recovery after successful repair of macula-off retinal detachments: findings from a large prospective UK cohort study. *Eye (Lond)*. 2021;35(5):1431-1439.

10. van Bussel EM, van der Valk R, Bijlsma WR, et al. Impact of duration of macula-off retinal detachment on visual outcome: a systematic review and meta-analysis of literature. *Retina*. 2014;34(10):1917-1925.

11. Hassan TS, Sarrafizadeh R, Ruby AJ, et al. The effect of duration of macular detachment on results after the scleral buckle repair of primary, macula-off retinal detachments. *Ophthalmology*. 2002;109(1):146-152.

43

Enfermedades retinianas infecciosas e inflamatorias

Brittany E. Powell
Victoria M. Hammond

DESAFÍO CLÍNICO

Las enfermedades infecciosas e inflamatorias de la retina generalmente son progresivas y tienen una morbilidad ocular significativa. El diagnóstico precoz y preciso es fundamental para iniciar un tratamiento inmediato y depende de un alto índice de sospecha. El desafío clínico de las enfermedades retinianas que se describen a continuación es que este tipo de afecciones son raras y pueden encontrarse muy ocasionalmente a lo largo de la carrera de cualquier médico. Sin embargo, un alto índice de sospecha para iniciar de forma temprana el tratamiento, así como el seguimiento puntual con unoftalmólogo, dará lugar a una mejoría espectacular de los resultados.

FISIOPATOLOGÍA

Síndromes inflamatorios retinianos infecciosos

Endoftalmitis exógena

La *endoftalmitis* es una infección en el interior del ojo. Lo más frecuente es que se produzca tras una operación. La cirugía de cataratas es la causa más frecuente, pero también puede producirse tras la cirugía de glaucoma, inyecciones intravítreas o, en ocasiones, por una cirugía de retina. La incidencia de endoftalmitis tras la cirugía de cataratas oscila entre el 0.012% y el 1.3%.[1] Por definición, se produce dentro de las 6 semanas siguientes a la cirugía del segmento anterior, pero suele presentarse en la primera semana tras la intervención. Los microorganismos más frecuentes son especies de *Staphylococcus* coagulasa negativos, *Streptococcus* y organismos gramnegativos, concretamente especies de *Pseudomonas*.[1]

La endoftalmitis postraumática se asocia a una lesión abierta del globo ocular y se ha descrito una incidencia de entre el 15% y el 30%.[2,3] La presentación clínica es variable y puede ser rápidamente progresiva, como en la endoftalmitis postraumática por *Bacillus*, o un poco menos agresiva, como en la endoftalmitis postraumática por hongos. A diferencia de la endoftalmitis tras una intervención quirúrgica, *Streptococcus pneumoniae* y los bacilos gramnegativos son mucho más prominentes en estos casos, aunque también pueden producir infecciones por *Staphylococcus*.[3] Hay que suponer la presencia de *Bacillus cereus* en los casos de cuerpo extraño intraocular contaminado por tierra. El pronóstico de la endoftalmitis postraumática es más desalentador y puede provocar la pérdida del ojo pocas horas después de la lesión.

Endoftalmitis endógena

La endoftalmitis endógena por diseminación hematógena de organismos infecciosos es poco frecuente, con una incidencia del 0.04 al 0.4%, pero requiere estudios sistémicos exhaustivos y un tratamiento inmediato.[4] La endoftalmitis endógena se ha asociado al uso de drogas intravenosas, endocarditis, diabetes mellitus, compromiso inmunitario, neoplasia, ingreso hospitalario prolongado y administración de antibióticos intravenosos.[5] Entre las causas más frecuentes a escala mundial se encuentran los abscesos hepáticos, seguidos de cerca por la neumonía, la endocarditis, las sondas intravenosas de larga duración y la meningitis. En casos de sospecha de endoftalmitis, mientras se trata activamente la infección del ojo, es importante investigar simultáneamente la fuente subyacente de propagación hematógena.

Otros síndromes inflamatorios retinianos infecciosos

Los pacientes con síndromes inflamatorios retinianos por infección suelen estar inmunodeprimidos y presentan una disminución gradual de la visión, así como miodesopsias. Estos desencadenantes infecciosos conducen a una grave cascada inflamatoria inmunomediada en la retina y a vasculitis obliterante. Las infecciones suelen ser causadas por miembros de la familia del virus del herpes (varicela zóster, virus del herpes simple, citomegalovirus y virus de Epstein-Barr). Otros patógenos pueden provocar inflamación de la retina y deben ser considerados en los pacientes con enfermedad conocida y síntomas oculares, incluyendo sífilis, tuberculosis, toxoplasmosis, toxocariasis, enfermedad de Lyme y enfermedad por virus del Nilo Occidental. También se ha descrito la meningoencefalitis viral asociada a retinitis necrosante viral.

Síndromes inflamatorios retinianos no infecciosos

Existen diversos trastornos inflamatorios sistémicos que pueden afectar la retina, como la vasculitis relacionada con lupus eritematoso sistémico, la esclerosis múltiple con *pars* planitis, la sarcoidosis y la enfermedad de Behçet. La presencia de hipopión en un paciente que no ha sido sometido a cirugía intraocular y sin evidencia de causas infecciosas, como una úlcera corneal, ha sido descrita en pacientes con enfermedad de Behçet y uveítis anterior aguda asociada a HLA-B27. Cuando los pacientes con enfermedad inflamatoria conocida experimentan síntomas visuales, deben ser derivados a un oftalmólogo.

ABORDAJE DIAGNÓSTICO/EXPLORACIÓN DIRIGIDA

La parte más importante de la exploración es la revisión de los antecedentes clínicos y la cronología de los síntomas para elaborar un diagnóstico diferencial adecuado. La endoftalmitis es poco frecuente, pero debe sospecharse en pacientes que experimentan pérdida de visión, dolor y fotofobia tras una intervención quirúrgica intraocular o un traumatismo. La endoftalmitis endógena debe considerarse en los enfermos sistémicos o inmunocomprometidos con deterioro gradual de la visión o con agravamiento de los síntomas visuales. Las enfermedades inflamatorias de la retina suelen presentarse con fotofobia, fotopsias, miodesopsias y deterioro de la visión, que se agravan paulatinamente. A diferencia de la iritis, la pérdida de visión suele ser grave. En estos pacientes es fundamental investigar si existe una enfermedad inflamatoria sistémica no diagnosticada.

Los antecedentes deben incluir traumatismos o cirugía intraocular recientes, medicación actual y posible inmunodepresión causada por enfermedades subyacentes o por el uso de medicamentos. ¿Presenta el paciente pérdida de visión, dolor, secreción ocular, enrojecimiento, destellos o miodesopsias? ¿Cuándo empezaron los síntomas? ¿Los síntomas han progresado a lo largo de horas, días o semanas? Los pacientes operados de glaucoma corren el riesgo de sufrir endoftalmitis incluso meses o años después de la intervención, debido a la presencia de ampollas filtrantes o dispositivos de drenaje implantados. Tras la cirugía de cataratas o la inyección intraocular, el riesgo de endoftalmitis solo es significativo en el postoperatorio agudo.

La exploración debe incluir signos vitales, agudeza visual, presión intraocular y un examen externo de los párpados para evaluar si hay edema, enrojecimiento y secreción. La exploración con lámpara de hendidura ayuda a valorar el reflejo rojo, la inyección conjuntival y posible evidencia de perforación del globo ocular, como laceración en la córnea o hipopión (**figs. 43-1 y 43-2**). La ecografía oftálmica también puede ser útil para descubrir una vitritis, pero no es indispensable.

Todo paciente que presente hipopión y factores de riesgo de alerta debe ser evaluado por oftalmología para obtener un diagnóstico definitivo el mismo día. La endoftalmitis es el diagnóstico más probable en un paciente que se presenta dentro de las 6 semanas posteriores a una cirugía ocular o con cualquier antecedente de lesión penetrante en el ojo o cirugía de drenaje de glaucoma previa. Sin embargo, existen otras alteraciones que pueden presentarse con los hallazgos clínicos más frecuentes de la endoftalmitis; todas estas deben considerarse y discutirse en consulta con el área de oftalmología. El hipopión está presente en hasta el 85% de los pacientes con endoftalmitis, pero también puede hallarse en casos de úlcera corneal o queratitis ulcerosa.[6] Para ello puede realizarse una prueba de fluoresceína en córnea para evaluar una posible úlcera, que también requeriría valoración y tratamiento oftalmológico. Otras alteraciones que pueden presentarse de forma similar a la endoftalmitis son la inflamación postoperatoria, la hemorragia vítrea y la iritis o uveítis, pero deben ser contempladas hasta después de completar la evaluación en busca de endoftalmitis.

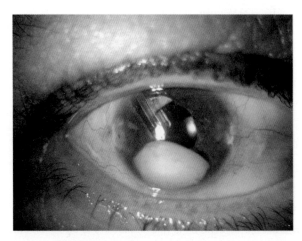

Figura 43-1. Fotografía de ojo derecho en la que se muestra hipopión en un paciente con un dispositivo de drenaje para glaucoma.

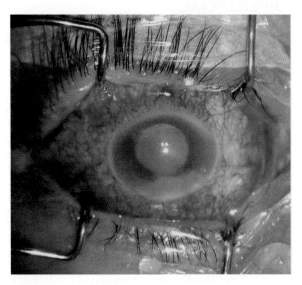

Figura 43-2. Fotografía de ojo derecho en la que se muestra hipopión en un paciente con endoftalmitis tras una cirugía de cataratas.

TRATAMIENTO

El tratamiento de la endoftalmitis incluye la administración de antibióticos intravenosos (se recomiendan las fluoroquinolonas, que penetran mejor en el vítreo) y la evaluación oftalmológica urgente para la toma de muestras del vítreo, la administración de antibióticos intravítreos y la evaluación para una intervención quirúrgica (**fig. 43-3**). Aunque el tratamiento estándar es con antibióticos intravítreos e intravenosos, a menudo se utilizan antibióticos tópicos y subconjuntivales para aumentar la concentración antibiótica en el ojo. En los casos de endoftalmitis postraumática, está indicada la obtención de imágenes orbitarias mediante tomografía computarizada (TC), el inicio de antibióticos intravenosos y la derivación urgente a un oftalmólogo para la toma de muestras vítreas, la administración de antibióticos intravítreos y la evaluación para intervención quirúrgica.

Para los pacientes con síndromes inflamatorios retinianos infecciosos y necrosis retiniana viral, la administración temprana de antivirales es la piedra angular del tratamiento. Dado que esta alteración se observa principalmente en pacientes inmunodeprimidos, si aún no se ha documentado, los médicos deben buscar posibles causas subyacentes, como el virus de inmunodeficiencia humana (VIH).

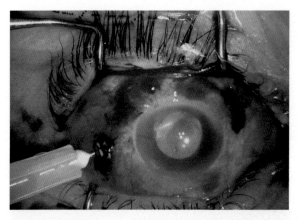

Figura 43-3. Fotografía del ojo derecho en la que se muestra la inyección intraocular de antibiótico para el tratamiento de la endoftalmitis.

DIAGNÓSTICO DIFERENCIAL

	Antecedentes	Presentación
Endoftalmitis traumática **Endoftalmitis endógena** **Endoftalmitis postoperatoria**	¿Tiene el paciente antecedentes de inmunosupresión, traumatismo, cirugía intraocular reciente o consumo de drogas intravenosas?	Deterioro de la visión, células en la cámara anterior, hipopión, dolor, inyección conjuntival, evidencia de traumatismos o perforación del globo ocular, vitritis
Uveítis infecciosa	¿Tiene el paciente antecedentes de inmunosupresión o evidencia sistémica de enfermedad infecciosa?	Deterioro de la visión, células en la cámara anterior, fotofobia, inyección conjuntival, vitritis
Uveítis no infecciosa o inflamatoria	¿Tiempo de evolución de síntomas como destellos, miodesopsias, fotofobia?	Deterioro de la visión, células en la cámara anterior, fotofobia, inyección conjuntival, vitritis
Oftalmía simpática	¿Tiene el paciente antecedentes de traumatismo penetrante o perforante en el ojo contralateral?	Deterioro de la visión, dolor ocular bilateral, fotofobia, evidencia de inflamación anterior o posterior en el ojo no afectado tras un traumatismo ocular

TEMAS DE PEDIATRÍA

La endoftalmitis endógena neonatal es extremadamente rara (4.42 casos por cada 100 000 nacidos vivos en los Estados Unidos), pero puede producirse en recién nacidos como complicación de la sepsis. Entre los factores de riesgo de esta enfermedad se encuentran la candidemia, la bacteriemia, la retinopatía del prematuro y el bajo peso al nacer.[7] En los reportes de casos de endoftalmitis neonatal, la enfermedad se produjo como resultado de una sepsis, no como enfermedad de presentación inicial. Esto difiere de los pacientes adultos, en quienes la endoftalmitis puede ser el signo de presentación de una bacteriemia subyacente. Por lo tanto, es poco probable que un neonato sea llevado a consulta al servicio de urgencias (SU) con endoftalmitis endógena; sin embargo, la posibilidad de desarrollar esta alteración subraya la importancia de las exploraciones oculares en la atención clínica de un neonato séptico.[8]

También debe prestarse especial atención a los pacientes con diagnóstico conocido de artritis idiopática juvenil (AIJ), ya que tienen más probabilidades de desarrollar uveítis como manifestación extraarticular de su enfermedad. Aunque la uveítis anterior es la más frecuente, se han documentado panuveítis y uveítis posterior hasta en el 8% de los pacientes con AIJ. Se ha observado que los síntomas de la artritis preceden al desarrollo de la uveítis hasta en el 90% de los casos. Debido a la estrecha relación de la uveítis con la AIJ y a las complicaciones asociadas de la enfermedad ocular, se han sugerido exploraciones periódicas de detección precoz para los pacientes diagnosticados con AIJ. Es importante considerar la retinitis en cualquier paciente que cumpla los criterios o tenga un diagnóstico conocido de AIJ.[9]

CONSEJOS Y ALERTAS

- El diagnóstico de endoftalmitis suele hacerse clínicamente y el tratamiento se inicia de forma empírica. Un oftalmólogo confirmará de forma subsecuente el diagnóstico mediante vitrectomía o aspiración vítrea.[10]
- La cirugía de cataratas es la causa más frecuente de endoftalmitis y suele producirse en un plazo de 6 semanas, con el 75% de los casos dentro de los primeros 7 días.[11]
- Hasta el 85% de los pacientes con endoftalmitis presentan hipopión clínico del ojo afectado; por lo tanto, este hallazgo debe aumentar la sospecha y motivar la consulta oftalmológica.[6]
- El mejor factor pronóstico general y de la recuperación de la vista en particular es la agudeza visual al momento de la presentación. Esta valoración es necesaria para determinar el plan de tratamiento y debe realizarse antes de la consulta con oftalmología.[6]
- Los estudios han mostrado que solo el 10% de las lesiones oculares penetrantes se complican con endoftalmitis, pero el riesgo aumenta si hay un cuerpo extraño retenido en el ojo.[2]
- También se informa que solo el 50% de los pacientes con endoftalmitis endógena tienen síntomas sistémicos al momento de la presentación; los factores de riesgo más frecuentes son la diabetes, el consumo de drogas intravenosas y el VIH/sida.[5]
- Del 14% al 25% de los casos de endoftalmitis endógena son bilaterales, mientras que en las causas exógenas solo está implicado el ojo afectado por lesión o cirugía.[12]

INFORMACIÓN BASADA EN LA EVIDENCIA

¿Es necesario administrar antibióticos intravítreos y sistémicos para el tratamiento de la endoftalmitis exógena?

La mayoría de los datos utilizados para guiar el tratamiento de la endoftalmitis postoperatoria se obtienen del estudio *Endophthalmitis Vitrectomy Study* (EVS).[6] En este, se observó que añadir tratamiento farmacológico intravenoso al tratamiento intravítreo no mejoró los resultados de la endoftalmitis postoperatoria. Sin embargo, estos datos no pueden extrapolarse a la endoftalmitis postraumática, cuya composición de la etiología infecciosa es muy diferente y en la que es habitual la antibioticoterapia sistémica e intravítrea para cubrir tanto los microorganismos grampositivos como los gramnegativos. Otros estudios han constatado los beneficios de la combinación de terapias, y el tratamiento estándar que se recomienda para la endoftalmitis postraumática consiste en administrar antibióticos de amplio espectro, en concreto, vancomicina y ceftazidima, tanto por vía sistémica como intraocular.[8]

¿Son suficientes los antibióticos o antimicóticos sistémicos, sin terapia intravítrea, para tratar la endoftalmitis endógena?

Los antibióticos y antimicóticos sistémicos se utilizan para tratar la fuente subyacente de bacteriemia o fungemia que generó la embolización para la infección ocular. Si la lesión ocular se ha extendido hasta afectar al vítreo, debe añadirse al tratamiento sistémico un tratamiento intravítreo con antibióticos o antimicóticos para permitir la administración rápida de concentraciones elevadas del fármaco, ya que la vía intravítrea sortea la barrera hematorretiniana. A menudo, la fuente subyacente de la infección se sospecha durante el muestreo de cultivo del humor vítreo y acuoso, y, por lo tanto, el tratamiento farmacológico empírico se administra simultáneamente durante la vitrectomía diagnóstica o la aspiración.[13]

Referencias

1. Cao H, Zhang L, Li L, Lo S. Risk factors for acute endophthalmitis following cataract surgery: a systematic review and meta-analysis. *PloS One.* 2013;8:e7173.

2. Banker, TP, McClellan AJ, Wilson BD, et al. Culture-positive endophthalmitis after open globe injuries with and without retained intraocular foreign bodies. *Ophthalmic Surg. Lasers Imaging Retina.* 2017;48:632-637.

3. Gokce, G, Sobaci, G, Ozgonul, C. Post-traumatic endophthalmitis: a mini-review. *Semin Ophthalmol.* 2015;30:470-474.

4. Relhan N, Forster RK, Flynn HW. Endophthalmitis: then and now. *Am J Ophthalmol.* 2018;187:xx-xxvii.

5. Jackson TL, Paraskevopoulos T, Georgalas I. Systematic review of 342 cases of endogenous bacterial endophthalmitis. *Surv Ophthalmol.* 2014;59:627-635.

6. Results of the endophthalmitis vitrectomy study: a randomized trial of immediate vitrectomy and of intravenous antibiotics for the treatment of postoperative bacterial endophthalmitis. *Arch Ophthalmol.* 1995;113:1479-1496.

7. Moshfeghi AA, Charalel RA, Hernandez-Boussard T, Morton JM, Moshfeghi DM. Declining incidence of neonatal endophthalmitis in the United States. *Am J Ophthalmol.* 2011;151:59-65.e1.

8. Basu S, Kumar A, Kapoor K, Bagri NK, Chandra, A. Neonatal endogenous endophthalmitis: a report of six cases. *Pediatrics.* 2013;131:e1292-e1297.

9. Hawkins MJ, Dick AD, Lee RJW, et al. Managing juvenile idiopathic arthritis–associated uveitis. *Surv Ophthalmol.* 2016;61:197-210.

10. Bhagat N, Nagori S, Zarbin M. Post-traumatic infectious endophthalmitis. *Surv Ophthalmol.* 2011;56:214-251.

11. Lundström, M, Friling, E, Montan P. Risk factors for endophthalmitis after cataract surgery: predictors for causative organisms and visual outcomes. *J Cataract Refract Surg.* 2015;41:2410-2416.

12. Jackson TL, Eykyn SJ, Graham EM, Stanford MR. Endogenous bacterial endophthalmitis: a 17-year prospective series and review of 267 reported cases. *Surv Ophthalmol.* 2003;48:403-423.

13. Durand ML. Bacterial and fungal endophthalmitis. *Clin Microbiol Rev.* 2017;30:597-613.

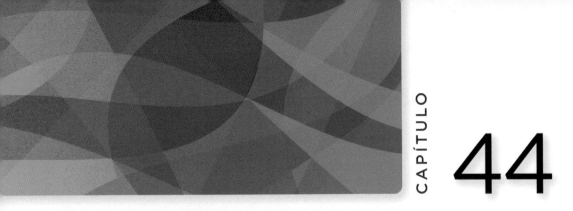

44

Traumatismo no accidental

Kirsten Bechtel

Robin N. Ginsburg

DESAFÍO CLÍNICO

El maltrato infantil es un problema generalizado en los Estados Unidos, con tasas de hasta 8.9 de cada 1000 niños. Los niños menores de 12 meses presentan las tasas más elevadas de victimización (25.7/1000) y son los más vulnerables a morir por esta causa (22.9/100 000).[1] El traumatismo craneoencefálico por maltrato (TCEpM) es una forma catastrófica de maltrato infantil que incluye lesiones craneales, oculares y medulares provocadas por sacudidas, traumatismos contusos o ambos. Las tasas de TCEpM en los Estados Unidos se estiman en 38.8 casos por cada 100 000 lactantes menores de 12 meses.[2]

Epidemiología y patogenia

Los antecedentes proporcionados por los cuidadores de lactantes con TCEpM suelen ser falsos. Se debe sospechar un TCEpM cuando haya contradicciones entre los antecedentes del mecanismo de lesión y su gravedad.[3] Además, los niños con alteraciones neurológicas persistentes, con o sin antecedentes de traumatismo de bajo impacto, también tienen más probabilidades de padecer TCEpM. Los factores clínicos que diferencian el TCEpM de un traumatismo craneoencefálico sin maltrato incluyen la convulsión al momento de la presentación o en las 24 h siguientes y apnea al momento de la presentación.

El llanto del lactante es el desencadenante más frecuente para que un cuidador lo sacuda.[4] El pico de desarrollo del llanto en los bebés sanos se produce alrededor de los 2 meses de edad. Las características del llanto que pueden llevar a un cuidador frustrado a lastimar a un lactante incluyen el carácter imprevisible e inconsolable del lactante, la percepción de que el llanto es por dolor y la duración prolongada.

El hematoma subdural (HSD) es la principal lesión intracraneal en el TCEpM. La especificidad del HSD para diagnosticar un TCEpM aumenta cuando se presenta junto con hemorragias retinianas (HR) y lesión parenquimatosa difusa subyacente.[5]

Lesiones oculares y orbitarias asociadas al maltrato

El maltrato físico infantil puede presentarse con manifestaciones diversas que afectan cualquier parte del ojo, causadas por un traumatismo directo o indirecto. Las lesiones oculares asociadas a hallazgos neurológicos inexplicables o a convulsiones también deben suscitar sospecha de abuso. Entre las lesiones que se presentan también se incluye el hipema traumático o el estrabismo de reciente aparición, por presión intracraneal elevada. Las HR observadas en la exploración sistemática de lactantes y niños deben documentarse cuidadosamente y suscitar sospechas de maltrato cuando así proceda. Estas hemorragias son una característica cardinal del TCEpM y se observan en más del 50% de los casos,[5] de los cuales la mayoría son bilaterales. Las HR rara vez se observan sin lesión ocular visible o evidencia de traumatismo craneoencefálico significativo. Cuando se evalúa a niños que se cree que han sufrido maltrato físico pero que no presentan síntomas neurológicos de TCEpM, debe considerarse seriamente la realización de estudios de imagen cerebral; la consulta oftalmológica solo será necesaria para proporcionar evidencia de respaldo ante la sospecha de TCEpM.

ABORDAJE DIAGNÓSTICO/EXPLORACIÓN DIRIGIDA

Puede ser todo un desafío distinguir las lesiones oculares en los niños que pueden ser originadas por maltrato. Los traumatismos contusos pueden causar lesiones en cualquier parte del ojo o en las estructuras perioculares. Muchas de estas lesiones son inespecíficas y pueden observarse tanto en traumatismos craneoencefálicos con maltrato o sin este y en otras enfermedades sistémicas. Debido a la presencia transitoria de la HR, la evaluación ocular, incluida la oftalmoscopia indirecta, debe realizarse idealmente en las primeras 24 a 72 h.[3]

El segmento anterior puede valorarse con una linterna o con lámpara de hendidura, si es necesario. Para revisar la lesión del nervio óptico se recurre a la exploración en busca de un defecto pupilar aferente, antes de la dilatación farmacológica. Pueden producirse fracturas de los huesos orbitarios o frontales, pero son menos frecuentes en niños pequeños y lactantes, sobre todo en casos de maltrato.

En los niños, la equimosis periorbitaria bilateral puede ser causada por un traumatismo directo en la frente o ser secundaria a fractura de la base del cráneo, traumatismo torácico contuso, leucemia o neuroblastoma. Pueden producirse abrasiones y laceraciones de córnea y daños en el iris. Los traumatismos penetrantes o contusos pueden provocar la rotura del globo ocular; este debe cubrirse con un protector en cuanto se cuestione su integridad.[6]

Las hemorragias subconjuntivales son bastante frecuentes en los casos de maltrato con traumatismo ocular y pueden tener causas directas o indirectas (**fig. 44-1**). La extensa lista de alteraciones que cursan con hemorragias subconjuntivales durante la infancia está bien documentada.[6] Las causas no son específicas del maltrato e incluyen enfermedades infecciosas, hemáticas y neoplásicas; maniobra de Valsalva; aumento de la presión intratorácica; vómito, parto y traumatismos sin maltrato. En ausencia de estas etiologías, debe considerarse una lesión por maltrato.

El *hipema traumático*, definido como la presencia de sangre en la cámara anterior, puede producirse tras un traumatismo contuso o penetrante a alta velocidad. Las complicaciones del hipema pueden provocar discapacidad visual y ceguera debido a la tinción hemática de la córnea, la elevación de la presión intraocular, la atrofia óptica y el glaucoma, por lo que el diagnóstico y el tratamiento son esenciales para preservar la visión. Se han descrito hipemas atraumáticos en el retinoblastoma (síndrome del enmascaramiento), el xantogranuloma juvenil y en alteraciones inflamatorias, como la queratouveítis, la leucemia y la hemofilia. Las cataratas traumáticas podrían aparecer al momento de la presentación o de manera tardía, por lo que es necesaria una revisión cuidadosa de los antecedentes del traumatismo si se les llega a descubrir en una exploración de rutina.

Hallazgos vitreorretinianos en los TCEpM

Además de los traumatismos del parto, el TCEpM es la causa principal de HR en la infancia. Los hallazgos concomitantes ayudan a distinguir las HR asociadas al TCEpM de las originadas por otras posibles causas, y deben estar bien documentados mediante descripciones detalladas, ilustraciones y documentación fotográfica cuando sea posible. A pesar de los diferentes intentos por diseñar una herramienta de clasificación de las HR relacionadas con el TCEpM, no se ha aceptado ninguna nomenclatura estándar, lo que subraya la necesidad de una documentación detallada.[7] La documentación debe incluir el grado de sospecha de TCEpM, el diagnóstico diferencial y sugerencias para una evaluación médica y oftalmológica adicional.

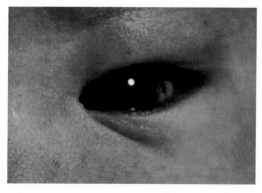

Figura 44-1. Hemorragia subconjuntival en un lactante (cortesía de Edna Asumang. Sub-conjunctival Haemorrhage Guidelines in Newborn Infants; Sheffield Children's NHS).

Es esencial que el oftalmólogo documente la variabilidad de las HR, ya que puede ser importante para determinar su causa. Las HR pueden variar en cuanto a tamaño, forma, ubicación y número y ser unilaterales o bilaterales.[5] La distribución de las hemorragias en el polo posterior, la periferia o la zona peripapilar es vital. También debe documentarse la localización o la capa que ocupan las hemorragias (subretiniana, intrarretiniana o prerretiniana) y si se extienden al vítreo, porque estas ubicaciones ayudan a diferenciar las lesiones por maltrato de las que no lo son. Debe prestarse especial atención a las HR demasiado numerosas para ser contadas, ya que las hemorragias bilaterales y multicapas que se extienden hacia la periferia son muy específicas del TCEpM (**fig. 44-2**).[8]

Otros hallazgos oculares retinianos asociados a traumatismos, pero no universalmente específicos de ellos, son el desprendimiento de retina, la retinosquisis (separación de las capas retinianas) y los pliegues retinianos.[5] El desprendimiento de retina tiene muchas causas y no es un hallazgo frecuente en el TCEpM. La retinosquisis macular y los pliegues son más específicos del TCEpM, pero también pueden ser consecuencia de traumatismos graves sin abuso y de enfermedades de la infancia, como la anemia falciforme y la leucemia.[8] Las características distintivas entre estas entidades pueden delimitarse mejor al revisar los antecedentes, los hallazgos concomitantes y la tomografía de coherencia óptica (OCT, *optical coherence tomography*).[9] La presencia de HR extensas y multicapa en la *ora serrata*, la retinosquisis macular y los pliegues retinianos son altamente indicativos de TCEpM, pero no son diagnósticos y requieren una revisión de antecedentes clínicos, estudios y exploraciones cuidadosas para corroborar la etiología.

El oftalmoscopio directo permite una visión limitada del polo posterior de la retina y la exploración puede suponer un desafío cuando se trata de una pupila pequeña y un niño poco colaborador. En ocasiones, esta exploración puede bastar para confirmar o refutar la presencia de HR, sobre todo en casos de TCEpM grave con retinopatía hemorrágica.

Si es necesario evaluar el estado neurológico mediante la respuesta pupilar, los midriáticos de acción corta (p. ej., fenilefrina al 2.5%), los lentes que ayudan a examinar pupilas pequeñas y la oftalmoscopia indirecta en un ojo dilatado a la vez permiten que la respuesta pupilar permanezca intacta. La oftalmoscopia indirecta a través de una pupila dilatada realizada por un oftalmólogo capacitado permite una visión estereoscópica de gran angular de toda la retina y la documentación detallada de todos los hallazgos oculares hasta la *ora serrata* (borde anterior de la retina). Además de las HR, en los casos de maltrato pueden observarse retinosquisis, pliegues premaculares, cicatrices coriorretinianas y papiledema.

Patogenia e importancia de la hemorragia retiniana

El esfuerzo por dilucidar mejor la especificidad de las HR graves en el diagnóstico del TCEpM en los niños pequeños ha llevado a comprender mejor su patogenia.[9] Dos teorías principales sobre la causa de las HR las atribuyen a la elevación de la presión venosa retiniana por aumentos bruscos de la presión torácica o cefálica. La segunda teoría postula que la tracción vitreorretiniana por aceleración-desaceleración repetida crea un efecto mecánico directo de sacudida o impacto por sí misma. La OCT ha sido útil para mostrar que la tracción vitreorretiniana y las fuerzas de cizallamiento causadas por las sacudidas han contribuido a la formación de maculosquisis y HR.[9] La aparición y el alcance de la HR pueden verse influidos por traumatismos asociados, hipoxia, desequilibrios electrolíticos, desviaciones vasculares, coagulopatía y cambios en la presión intraocular.

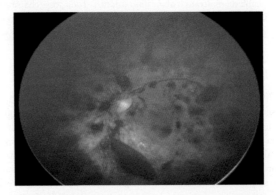

Figura 44-2. Hemorragias prerretinianas e intrarretinianas del ojo izquierdo hasta la *ora serrata* en un lactante de 4 meses con alteración del estado mental y convulsiones debido a TCEpM (cortesía de la Dra. Kathleen Stoessel).

Resultados visuales

La ambliopía puede aparecer con bastante rapidez en los niños pequeños si no se maximiza la visión en ambos ojos lo antes posible. Las HR suelen resolverse espontáneamente y no son una fuente de morbilidad visual. Alrededor del 45% de los niños maltratados tendrán visión anómala en al menos un ojo, principalmente por lesiones en el nervio óptico o corticales. Los hallazgos retinianos incluyen cicatrices maculares, desprendimiento de retina y hemorragia vítrea no aclarada. Los hallazgos oculares tardíos incluyen estrabismo, ambliopía, palidez del disco óptico y deterioro visual cortical.[10] La atención oftalmológica continua tras la lesión ocular es esencial para limitar la pérdida visual permanente en esta población joven.

Hallazgos *post mortem*

La exploración *post mortem* es esencial para corroborar la HR y la retinosquisis observadas mediante oftalmoscopia indirecta, y es fundamental en casos de muerte inexplicada en lactantes y niños pequeños. Los hallazgos de la autopsia pueden revelar focos adicionales de hemorragia en estructuras periorbitarias como los músculos, las vainas de los nervios craneales, la grasa y la vaina del nervio óptico, hallazgos que son más frecuentes en los casos de traumatismos por maltrato.

CONSEJOS Y ALERTAS

- El examen de retina es esencial en todos los casos de niños menores de 5 años previamente sanos que presentan alteraciones del estado de consciencia, somnolencia con irritabilidad, coma, convulsiones, hemorragia intracraneal, lesiones o muerte inexplicable.
- En las víctimas neurológicamente asintomáticas, es esencial la obtención de estudios de imagen cerebral y es necesario realizar exámenes oculares si las imágenes cerebrales muestran datos sospechosos de TCEpM.
- Dado que las HR son transitorias, la evaluación de la retina debe realizarse lo antes posible, preferiblemente dentro de las primeras 24 h, pero si no es posible, definitivamente dentro de las primeras 72 h de la presentación.
- La exploración oftalmológica no debe retrasarse al considerar que la dilatación pupilar obstaculizaría la evaluación de la respuesta pupilar en casos de lesiones intracraneales graves. La presencia de la HR puede seguir valorándose mediante oftalmoscopia directa o indirecta a través de una pupila pequeña, midriáticos de acción rápida o dilatación pupilar alternada. La valoración completa puede retrasarse hasta que sea clínicamente apropiado.
- Si se sospecha TCEpM, debe consultarse a un oftalmólogo para que realice una exploración de retina con dilatación de pupila. La presencia de numerosas HR bilaterales y multicapas que se extienden a la periferia justifica una evaluación exhaustiva de otras lesiones puedan respaldar el diagnóstico de maltrato. La documentación detallada de un defecto pupilar aferente, la patología del segmento anterior y el patrón, ubicación, número y tipo de HR son imprescindibles para respaldar el diagnóstico de TCEpM.
- Hay que recordar que todos los profesionales de la salud tienen la obligación de notificar cualquier sospecha de maltrato o abandono infantil. Toda sospecha razonable de maltrato o abandono debe notificarse obligatoriamente a los Servicios de Protección de Menores.

INFORMACIÓN BASADA EN LA EVIDENCIA

¿Es posible diferenciar los TC por maltrato o sin maltrato mediante una exploración ocular?

La HR se ha descrito ampliamente en casos de maltrato infantil, aunque no es patognomónica. La retinopatía hemorrágica de leve a moderada se observa en la mayoría de las víctimas de TCEpM, pero también se ha relacionado con muchas otras enfermedades pediátricas de distinta gravedad.[6,7] En cambio, la retinopatía hemorrágica grave se ha vinculado estrechamente con el TCEpM, especialmente en presencia de lesiones intracraneales más graves.[8] Es importante señalar que las caídas y los golpes leves no se asocian a HR a menos que exista también una lesión cerebral grave potencialmente mortal, y rara vez se observan en las imágenes de traumatismos sin lesión neurológica. En este contexto, las hemorragias son intrarretinianas o prerretinianas, se limitan al polo posterior y son menos numerosas.

El número, la localización con respecto a la retina y la distribución de las HR pueden ayudar a corroborar la presunta etiología como TCEpM en lactantes y víctimas jóvenes de maltrato. Muchos investigadores han constatado la alta especificidad y sensibilidad de los patrones específicos de las HR para el TCEpM. En particular, las hemorragias extensas y multicapas que se extienden hasta la *ora serrata* deben suscitar una seria sospecha de maltrato.[7,8] Se han descrito hemorragias intrarretinianas extensas, no asociadas a maltrato, tras lesiones por aplastamiento y rotura de aneurismas, presumiblemente debido a una rápida elevación de la presión intracraneal. Las HR confinadas al polo posterior se han vinculado con hemorragias epidurales y traumatismos occipitales en los niños.[11] La descripción precisa de la HR es fundamental para lograr un diagnóstico diferencial adecuado y requiere una visión tridimensional de toda la retina con oftalmoscopio indirecto, a través de pupilas dilatadas cuando sea posible. Este estudio debe ser realizado por un oftalmólogo.

¿En qué se diferencia el traumatismo del parto del TCEpM?

Las hemorragias por TCEpM y por traumatismos del parto pueden ser indistinguibles en un lactante de 1 mes o menos. Al diagnosticar HR en un lactante, hay que considerar como posible causa el traumatismo del parto, que se produce entre el 20% y el 70% de los nacimientos.[12] Es importante señalar que las HR no pueden datarse con precisión. Las HR relacionadas con el parto se reabsorben en un lapso de 2 a 6 semanas, dependiendo del tipo de hemorragia. Se resuelven antes las que tienen forma de llama que las puntiformes más profundas.[13] Pueden ser necesarias semanas o meses para ver la resolución de las hemorragias prerretinianas, foveales o subretinianas. Esto podría ayudar a distinguir las hemorragias prerretinianas aisladas con lesiones de al menos varios días a una semana de antigüedad. El empeoramiento de la HR tras la hospitalización y otros hallazgos retinianos asociados, como retinosquisis o pliegues retinianos, ayudarían a diferenciar un posible caso de maltrato de un traumatismo del parto.

Un gran número de enfermedades oculares y sistémicas están asociadas a la HR (**tabla 44-1**), lo que refuerza el hecho de que la hemorragia por sí solo rara vez, o nunca, debe servir para diagnosticar maltrato infantil sin contar con otras evidencias anecdóticas, físicas, radiológicas y de laboratorio que lo respalden. Excepto en los casos de traumatismo del parto, coagulopatía grave, leucemia o traumatismo craneoencefálico por aplastamiento, no se ha observado que la mayoría cursen con retinopatía hemorrágica grave.[11]

¿Puede la reanimación cardiopulmonar provocar HR?

No se han identificado HR en casos de síndrome de muerte súbita del lactante, tos grave, convulsiones, apnea o tras la vacunación.[5] Los antecedentes de compresiones torácicas durante la reanimación cardiopulmonar en posibles víctimas de maltrato pueden complicar la interpretación del hallazgo de HR en esta población. Las HR en este contexto son poco frecuentes y, si se observan, suelen ser leves, limitadas al polo posterior y asociadas a factores de riesgo de hemorragia coexistentes, como un perfil de coagulación y un recuento de plaquetas fuera de los límites normales.[14]

TABLA 44-1 Algunas alteraciones de la infancia que pueden asociarse a una hemorragia retiniana	
Lesión craneal por maltrato	Aumento de la presión intracraneal
Traumatismo craneoencefálico sin maltrato	Cirugía intraocular
Anemia	Malformaciones vasculares intracraneales
Endocarditis bacteriana	Leucemia
Parto*	Consumo materno de cocaína
Traumatismo ocular contuso	Meningitis
Intoxicación por monóxido de carbono	Osteogénesis imperfecta (con traumatismo craneal)
Aneurisma cerebral	Papilitis
Coagulopatía	Drusas del disco óptico
Convulsiones	Hemangioma retiniano
Retinitis por citomegalovirus	Retinopatía de la prematurez
Oxigenación por membrana extracorpórea	Retinopatía por anemia falciforme
Galactosemia	Trombocitopenia
Aciduria glutárica	Esclerosis tuberosa
Púrpura de Henoch-Schönlein	Vasculitis
Enfermedad hemorrágica del recién nacido	Retinosquisis ligada al cromosoma X
Trastornos hemorrágicos hereditarios, p. ej., hemofilia, enfermedad de von Willebrand	
Hipernatremia/hiponatremia	
Hipertensión (asociada a exudados)	

Referencias

1. https://www.acf.hhs.gov/cb/report/child-maltreatment-2019.

2. Shanahan ME, Zolotor AJ, Parrish JW, Barr RG, Runyan DK. National, regional, and state abusive head trauma: application of the CDC algorithm. *Pediatrics*. 2013;132(6):e1546-e1553.

3. Binenbaum G, Chen W, Huang J, Ying GS, Forbes BJ. The natural history of retinal hemorrhage in pediatric head trauma. *J AAPOS*. 2016;20(2):131-135.

4. Barr RG. Crying as a trigger for abusive head trauma: a key to prevention. *Pediatr Radiol*. 2014;44 (Suppl 4):S559-S564.

5. Christian CW, Levin AV, AAP Council on Child Abuse and Neglect, et al. The eye examination in the evaluation of child abuse. *Pediatrics*. 2018;142(2):e20181411.

6. Betts T, Ahmed S, Maguire S, Watts P. Characteristics of non-vitreoretinal ocular injury in child maltreatment: a systematic review. *Eye*. 2017;31:1146-1154.

7. Levin AV. Ocular manifestations of child abuse. *Ophthalmol Clin North Am*. 1990;3:249-264.

8. Bhardwaj G, Chowdhury V, Jacobs MB, Moran KT, Martin FJ, Coroneo MT. A systematic review of the diagnostic accuracy of ocular signs in pediatric abusive head trauma. *Ophthalmology*. 2010; 117(5):983-992.

9. Sturm V, Landau K, Menke MN. Optical coherence tomography findings in shaken baby syndrome. *Am J Ophthalmol*. 2008;146(3):363-368.

10. Weldy E, Shimoda A, Patnaik J, Jung J, Singh J. Long-term visual outcomes following abusive head trauma with retinal hemorrhage. *J AAPOS*. 2019;23(6):329.e1-329.e4.

11. Adams GG, Agrawal S, Sekhri R, Peters MJ, Pierce CM. Appearance and location of retinal haemorrhages in critically ill children. *Br J Ophthalmol*. 2013;97(9):1138-1142.

12. Zhao Q, Zhang Y, Yang Y, et al. Birth-related retinal hemorrhages in healthy full-term newborns and their relationship to maternal, obstetric, and neonatal risk factors. *Graefe's Arch Clin Exp Ophthalmol*. 2015;253(7):1021-1025. doi:10.1007/s00417-015-3052-9

13. Emerson MV, Pieramici DJ, Stoessel KM, Berreen JP, Gariano RF. Incidence and rate of disappearance of retinal hemorrhage in newborns. *Ophthalmology*. 2001;108(1):36-39.

14. Pham H, Enzenauer RW, Elder JE, Levin AV. Retinal hemorrhage after cardiopulmonary resuscitation with chest compressions. *Am J Forensic Med Pathol*. 2013;34(2):122-124.

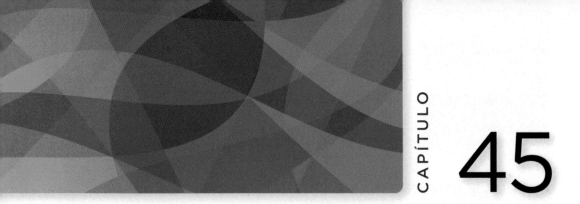

Traumatismo contuso y globo ocular abierto

Albert Lin

Nicholas Hoda

DESAFÍO CLÍNICO

Los traumatismos oculares contusos graves pueden ser un dilema diagnóstico debido a la gran variedad de lesiones posibles. Lo que hace particularmente difícil esta cuestión es que puede ser complicado examinar el ojo o incluso estar contraindicado en ciertos casos, y que los hallazgos que se pueden encontrar en la exploración ocular posterior (lo cual requiere de un examen del fondo de ojo con dilatación) podrían no deducirse del aspecto del segmento anterior. Ante cualquier traumatismo ocular grave, quizá la pregunta clínica y diagnóstica más importante sea si existe una perforación del globo ocular. En los Estados Unidos, la incidencia estimada de lesiones con globo ocular abierto es de 4.49 por cada 100 000 al año, y mientras que este tipo de lesiones constituyen el 2.0% del total de traumatismos oculares, son responsables del 8.3% de los gastos generados por este concepto.[1] Los hombres jóvenes parecen ser los más expuestos a las perforaciones del globo ocular, ya sea por riesgos laborales, ambientales o por agresiones.

Las lesiones contusas que afectan el ojo y la órbita pueden dificultar y hacer arriesgada la evaluación oftalmológica; a su vez, puede haber otras lesiones que simulen una lesión de globo abierto. Dada la presentación, como la que se observa en un paciente pediátrico poco colaborador o en una persona con alteración del estado mental por medicamentos o sustancias ilegales, la exploración en sí puede ser difícil o incluso imposible si no se cuenta con el debido apoyo. Sin embargo, la sospecha y el rápido triaje de las lesiones abiertas del globo ocular son clave para maximizar la recuperación visual y evitar la pérdida del globo ocular.

FISIOPATOLOGÍA

Los efectos de los traumatismos contusos en el ojo varían en función de la magnitud y la trayectoria de la fuerza. Las lesiones del segmento anterior se producen por contusiones directas en el ojo o por la fuerza transmitida a través de la órbita o el párpado. Las lesiones del segmento posterior suelen deberse al efecto de ondas de choque secundarias a la compresión anteroposterior del globo ocular por un traumatismo contuso. Las ondas de choque causan daños tisulares directos y tracción vítrea anómala en el ojo, con las consiguientes lesiones como diálisis retiniana, hemorragia vítrea y conmoción de la retina. En casos de compresión grave, puede incluso producirse la rotura del globo ocular.

Un globo ocular *abierto* se define como una herida de espesor total de la esclerótica o la córnea, por lo general tras una lesión que penetra en el ojo o por una rotura oculta debida a un traumatismo contuso. La mayor proporción del contenido interno del ojo es un líquido difícil de comprimir (humor acuoso y vítreo). Una lesión contusa de fuerza significativa puede hacer que la presión intraocular (PIO) aumente hasta tal punto que la pared ocular no pueda contenerla más y se rompa en sus puntos más débiles (limbo, parte posterior a la inserción de los músculos rectos y heridas antiguas de cirugía intraocular). La rotura de la pared ocular provoca la expulsión de partes vitales del ojo, como el cristalino, el iris, la retina y la coroides. Aunque no se llegue a romper el globo, la fuerza y el consiguiente aumento de la PIO y los efectos de las ondas de choque de la lesión pueden causar otras alteraciones que deterioren la visión.

Por su parte, la fisiopatología de las lesiones abiertas del globo ocular por heridas lacerantes o penetrantes, generalmente por objetos punzocortantes o por la entrada de cuerpos extraños intraoculares (CEIO), es sencilla. Estas lesiones suelen penetrar por las porciones anteriores del ojo (córnea, limbo, esclerótica anterior) y no suelen causar daño en las estructuras orbitarias circundantes. En la **tabla 45-1**[2] se indica la terminología apropiada para describir las lesiones abiertas del globo ocular.

ABORDAJE DIAGNÓSTICO/EXPLORACIÓN DIRIGIDA

Antecedentes y presentación

Después de tratar cualquier lesión potencialmente mortal, se debe obtener, cuando sea posible, la anamnesis y realizar una exploración detallada del ojo. Debe tenerse en cuenta la cronología de la lesión y el mecanismo, sobre todo ante la sospecha de lesión con globo ocular abierto. Aunque el mecanismo es importante, la gravedad o fuerza del mecanismo es mucho más relevante para determinar si hay perforación del globo ocular. Los traumatismos contusos graves provocados por cuerdas *bungee*, agresiones o peleas, lesiones por *gotcha*, caídas, colisiones de vehículos motorizados y todoterreno, así como las lesiones deportivas sin protección, implican un riesgo especial de causar globos oculares abiertos.

Debe investigarse la limpieza relativa de toda lesión penetrante y la posibilidad de que haya un CEIO retenido. No se debe pasar por alto la posibilidad de que se retengan cuerpos extraños por una amplia variedad de mecanismos, como el martilleo de metal contra metal, el afilado de metales o una explosión. Los objetos sucios o contaminados, especialmente si son orgánicos (como la madera), pueden aumentar el riesgo de endoftalmitis concurrente. Además de la cronología y el mecanismo de la lesión, otro dato importante es si el paciente experimenta dolor o deterioro de la visión y, en caso afirmativo, el momento en el que se produce el dolor o la alteración de la agudeza en relación con el momento de la lesión.

Incluso con las lesiones graves en el ojo, es importante obtener los antecedentes médicos y quirúrgicos. En ocasiones, las lesiones oculares por objeto contundente pueden precipitar o agravar alteraciones oculares sistémicas ya existentes, que pueden causar pérdida de visión. Por ejemplo, en un paciente diabético con retinopatía diabética proliferativa, un golpe o una caída accidental pueden precipitar una hemorragia vítrea diabética, causando pérdida súbita de la visión. Como se ha señalado, es importante conocer los antecedentes de cirugías oculares previas, ya que las heridas quirúrgicas pueden ser una vía potencial de expulsión extraocular o de dehiscencia de la herida. Es importante conocer el grado de visión del paciente antes de la lesión, incluyendo si suele utilizar lentes de contacto o correctores. Si el paciente usa lentes de contacto, es importante saber si los llevaba puestos durante la lesión. Conocer el potencial visual del ojo antes de la lesión es útil para establecer las expectativas del pronóstico visual.

Exploración física

Es crucial realizar una exploración minuciosa para detectar una posible lesión de globo ocular abierto, aunque, paradójicamente, esta misma lesión puede limitar la exploración. En la valoración externa, primero debe realizarse una inspección visual minuciosa de los párpados, la órbita y las estructuras faciales circundantes, prestando especial atención a cualquier patrón de hematomas o laceraciones en los párpados y a cualquier lesión en los márgenes del párpado y los anexos.

TABLA 45-1 Terminología para las lesiones de globo ocular abierto

Término	Definición
Pared ocular	Esclerótica y córnea
Lesión de globo ocular cerrado	No hay lesiones de espesor total en la pared ocular
Lesión de globo ocular abierto	Herida de espesor total en la pared ocular
Subgrupos de lesión cerrada 　Contusión 　Laceración lamelar	 No hay herida de espesor total Herida de espesor parcial en la pared ocular
Subgrupos de lesión abierta 　Rotura 　Laceración	 Herida de espesor total por traumatismo contuso Herida de espesor total causada por objeto punzocortante
Subgrupos de laceraciones 　Lesión penetrante 　Lesión perforante 　Cuerpo extraño intraocular	 Herida de entrada sin herida de salida Presencia de heridas de entrada y de salida por el mismo agente Herida de entrada con cuerpo extraño retenido en el ojo (sin herida de salida)

No es infrecuente que los párpados estén cerrados debido al edema periorbitario tras un traumatismo contuso. Se puede intentar abrir el ojo, pero hay que tener mucho cuidado para evitar aplicar presión sobre el globo durante la exploración, sobre todo en un paciente agitado, asustado o que no coopera. La manipulación brusca del ojo durante la exploración en un globo ocular abierto puede provocar la expulsión del contenido intraocular y agravar la lesión y el pronóstico. Si es posible, deben medirse la agudeza visual, los campos visuales por confrontación y evaluarse la respuesta pupilar y los movimientos extraoculares. La valoración en busca de un defecto pupilar aferente relativo (DPAR) es crucial, porque su presencia influye en el pronóstico general. Se puede realizar una prueba de «DPAR inverso» si la pupila no es reconocible, buscando la constricción de la pupila contralateral mientras se proyecta luz en el ojo lesionado. En caso de sospecha de globo ocular abierto, no se recomienda la medición de la PIO mediante tonometría.

Lo ideal es utilizar una lámpara de hendidura fija o portátil para examinar el ojo. En la exploración del segmento anterior, puede ser evidente una laceración de espesor total de la córnea o de la esclerótica, con una posible herida abierta. Otros hallazgos durante la exploración que hacen sospechar de un globo ocular abierto son los siguientes:

Quemosis conjuntival hemorrágica de forma circular (**fig. 45-1**).
Hipema, sobre todo si es 100% «hipema en bola ocho» (sangre oscura y coagulada) (*véase* **fig. 45-1**).
Defectos del iris (defectos de transiluminación), que pueden ser causados por un cuerpo extraño intraocular (**fig. 45-2**, *véase* la *flecha negra*).
Expulsión o luxación del cristalino y fuga de humor vítreo (textura pegajosa y gelatinosa) (**figs. 45-3 y 45-4**).
Detritos negros y fibrosos (úvea) subconjuntivales o suprayacentes a la conjuntiva (*véase* **fig. 45-4**).
Cuerpo extraño intraocular (**fig. 45-5**).

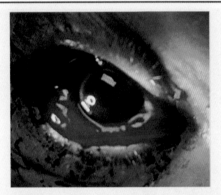

Figura 45-1. Globo ocular abierto con quemosis conjuntival hemorrágica circular e hipema «en bola 8». Se observa una pupila puntiaguda e irregular que indica una expulsión del iris hacia el defecto del globo ocular. Además, se observa un globo ocular desinflado con una cámara anterior plana.

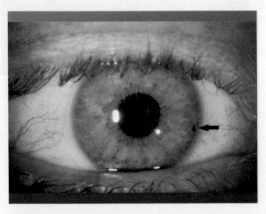

Figura 45-2. Defecto de transiluminación del iris (*flecha negra*) por cuerpo extraño intraocular.

(*continuación*)

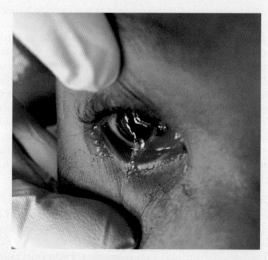

Figura 45-3. Prolapso del humor vítreo constatado por la textura pegajosa y gelatinosa.

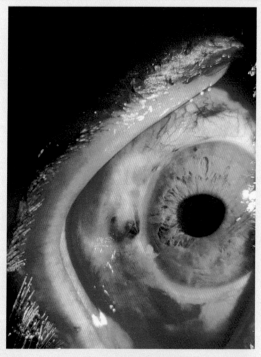

Figura 45-4. Prolapso uveal que se deduce de los residuos negros y fibrosos bajo o sobre la conjuntiva.

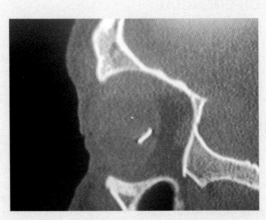

Figura 45-5. Tomografía computarizada de cuerpo extraño metálico intraocular.

Si la probabilidad de globo ocular abierto es baja o se ha descartado, puede realizarse una exploración más asertiva, aunque, con cualquier lesión traumática, una exploración demasiado agresiva puede empeorar las lesiones oculares. Debido a las habilidades específicas y al equipo necesario para realizar la exploración de fondo de ojo dilatado, las técnicas de exploración de los hallazgos traumáticos del segmento posterior quedan fuera del ámbito de este capítulo.

Estudios de imagen

Si la presencia de globo ocular abierto es incierta, la tomografía computarizada (TC) puede ayudar a identificar esta lesión. La TC también es útil para determinar si hay un CEIO y si este es metálico. Los indicios de la presencia de globo ocular abierto en las imágenes de TC incluyen un contorno anómalo del globo, la pérdida de volumen, el aire intraocular, la ausencia o luxación del cristalino, la hemorragia vítrea y el desprendimiento de retina. Se recomienda que la TC se realice con protocolo de órbita para obtener el mayor detalle posible del globo ocular. Como alternativa, en el abordaje traumatológico es aceptable un protocolo de TC facial. La TC craneal puede pasar por alto detalles que sugerirían un globo ocular abierto y no se recomienda para evaluar traumatismos oculares u orbitarios.

La resonancia magnética (RM) proporciona mucho mejor detalle de las lesiones de los tejidos blandos. Es una herramienta superior a la TC para detectar cuerpos extraños orgánicos en el ojo y la órbita. Sin embargo, está contraindicada cuando se sospecha un CEIO metálico y no se recomienda hasta que se haya descartado por completo esta posibilidad.

La ecografía o ultrasonido en modo B permite visualizar el globo ocular, lo que puede ser muy útil cuando la visibilidad no es clara o si no se pueden abrir los párpados. La perforación del globo ocular, las hemorragias vítreas, los desprendimientos de retina, las luxaciones del cristalino y los cuerpos extraños intraoculares pueden detectarse mediante ecografía.[3] Sin embargo, en el caso de un globo ocular potencialmente abierto, conlleva riesgo debido al posible empeoramiento de la lesión. Si se sospecha o se confirma una herida previa (en la córnea o en la esclerótica anterior), no es necesario realizar más ecografías; de hecho, los oftalmólogos no lo recomiendan. El riesgo de prolapso por una herida anterior es mucho mayor que el de una rotura posterior durante la ecografía. En el caso de un globo ocular abierto, cualquier intento de ecografía debe realizarse con delicadeza. Entre sus limitaciones se incluyen la familiaridad y la experiencia del médico con la exploración ocular, ya que requiere de un tacto muy ligero. La calidad y fiabilidad de la imagen también dependen en gran medida del usuario, lo que es crucial considerar en presencia de una perforación posterior del globo ocular. Por último, si el traumatismo ha introducido aire bajo los párpados o en el globo ocular, el gas oscurecerá la imagen, limitando la exploración. Si el médico evaluador tiene dudas sobre la conveniencia de realizar una ecografía en caso de sospecha de globo ocular abierto, es mejor derivar al oftalmólogo. Aunque el riesgo de prolapso con los ecógrafos modernos es bajo, un globo ocular abierto potencialmente rescatable puede conducir a un desenlace devastador si se produce la extrusión del contenido intraocular.

DIAGNÓSTICO DIFERENCIAL

El diagnóstico diferencial de un globo ocular abierto es amplio debido a los numerosos hallazgos oculares traumáticos que pueden causar deterioro de la visión y dolor y que también pueden acompañar a un globo ocular abierto. Cuando los antecedentes refieren un objeto punzante o un posible CEIO, el diagnóstico puede ser sencillo, pero las lesiones contusas pueden dificultar la determinación de la presencia real de esta alteración. En la **tabla 45-2** se incluyen posibles diagnósticos diferenciales distintos a los de globo ocular abierto, en el marco de un traumatismo contuso.

TRATAMIENTO

Una vez que se diagnostica o se sospecha firmemente la presencia del globo ocular abierto, debe suspenderse cualquier otra exploración del ojo por parte de los profesionales de la salud, hasta que un oftalmólogo calificado pueda confirmar el diagnóstico. A la espera de esa consulta oftalmológica, lo mejor es cubrir el ojo con una protección convexa dura o con algún tipo de cubierta que evite la presión inadvertida sobre el ojo. El uso de una almohadilla o una gasa puede ejercer presión sobre el ojo, por lo que es fundamental evitar este tipo de cubiertas. Si no se dispone de un protector, se puede utilizar un vaso de papel. Mantenga los bordes de protector sobre las estructuras óseas para evitar la compresión sobre el globo ocular. Si se sospecha la presencia de un CEIO, debe realizarse una TC sin contraste de la órbita. La cabecera de la cama debe elevarse a 30°, el paciente debe mantenerse en ayunas y el estado de actividad física debe ser reposo en cama, con la posibilidad de levantarse al baño. Debe indicarse al paciente que evite maniobras de Valsalva, agacharse y hacer esfuerzos y actividades extenuantes.

El tratamiento médico consiste en medidas de apoyo y preventivas, administradas por vía intravenosa. Se recomiendan antieméticos para prevenir las arcadas y la emesis, así como analgésicos para aliviar el dolor y evitar el movimiento excesivo y la agitación debida al dolor. También se recomiendan los antibióticos intravenosos para prevenir la endoftalmitis posterior, que puede dar lugar a un pronóstico catastrófico si se produce tras una lesión de globo ocular abierto.[4,5] La cobertura empírica recomendada para los microorganismos asociados a la endoftalmitis postraumática incluye los siguientes:

TABLA 45-2 Diagnóstico diferencial de los traumatismos oculares contusos	
Diagnóstico	Signos/síntomas adicionales
Abrasión de la córnea	Pérdida de visión, fotofobia, dolor agudo intenso, sensación de cuerpo extraño
Iritis traumática	Pérdida de visión, fotofobia (al incidir la luz en cualquiera de los dos ojos), movimientos pupilares lentos
Hipema traumático	Pérdida significativa de visión, fotofobia
Fractura de la pared orbitaria	Edema/equimosis periorbitarios, pérdida de visión +/−, disminución de amplitud de movimientos extraoculares (MEO), dolor con los MEO, enoftalmos
Hemorragia retrobulbar traumática	Dolor intenso, proptosis con resistencia a la retropulsión, dificultad para abrir los párpados, tensión palpebral a la palpación, pérdida de visión, DPAR, pérdida de visión de los colores, aumento de la PIO
Desgarro o desprendimiento de retina	Luces intermitentes, miodesopsias, pérdida de visión sectorial o total indolora, a menudo como una cortina o como si se estuviera «bajo el agua»
Luxación o subluxación del cristalino	Pérdida de visión, con o sin dolor
Conmoción retiniana o edema de Berlín	Pérdida variable de visión, sin dolor
Rotura coroidea	Pérdida de visión, sin dolor
Agujero macular traumático	Pérdida de visión central, sin dolor
Avulsión del nervio óptico	Pérdida grave de visión, DPAR presente
Neuropatía óptica traumática	Pérdida grave de visión, DPAR presente

DPAR: defecto pupilar aferente relativo; PIO: presión intraocular.

Adultos: ceftazidima 50 mg/kg hasta 2 g (cada 8 h) + vancomicina 15 mg/kg hasta 1.5 g (dosificación diaria). Si no hay sospecha de CEIO, los antibióticos pueden reducirse a una fluoroquinolona, como moxifloxacino 400 mg. Para el paciente anafiláctico a la penicilina, puede utilizarse una fluoroquinolona en lugar de la cefalosporina.

Niños menores de 12 años: cefazolina 15 mg/kg (cada 8 h), gentamicina 2 mg/kg (dosificación diaria).

Los antimicóticos no se recomiendan a menos que exista una sospecha muy alta de introducción de hongos en el ojo. Se recomienda la profilaxis antitetánica adecuada y reparar el globo ocular abierto en un lapso menor de 24 h.

Por lo tanto, si el servicio de oftalmología no está disponible o no puede proporcionar tratamiento quirúrgico, está justificado el traslado inmediato a un centro de atención terciaria.

TEMAS DE PEDIATRÍA

Los pacientes pediátricos con sospecha de globo ocular abierto pueden ser más difíciles de examinar en comparación con sus homólogos adultos. Además de la reticencia a ser examinados, puede ser difícil obtener información sobre el mecanismo de la lesión, especialmente si no había adultos presentes. La exploración a un niño que lucha o se defiende activamente puede provocar un aumento de la PIO y un empeoramiento de la lesión. Lo ideal sería evitar la sujeción física del niño para realizar la exploración. Puede ser necesaria analgesia adicional e incluso la sedación para permitir una exploración adecuada del paciente, pero esto solo debe hacerse si el médico evaluador se siente cómodo realizando la valoración del traumatismo ocular. Sin embargo, esto también puede hacer que los aspectos subjetivos de la exploración no sean tan confiables. La exploración bajo anestesia o un procedimiento de sedación debe aplazarse hasta que un oftalmólogo esté disponible y pueda participar en ella. Una de las cosas más importantes que puede hacer el médico de urgencias es mantener al niño tranquilo para evitar un mayor daño en el ojo.

CONSEJOS Y ALERTAS

- El edema periorbitario y la equimosis pueden sugerir un globo ocular abierto, pero el aspecto puede ser peor de lo que parece; las estructuras orbitarias ayudan a proteger el ojo y absorben el impacto de los traumatismos contusos, evitando así que el ojo se rompa (**fig. 45-6**). Si se dispone de ellos, los retractores de Desmarres pueden ser útiles para abrir los ojos con cuidado, pero, como se ha recomendado, hay que evitar la presión sobre el globo ocular. Como alternativa, se puede abrir un clip y doblarlo en una posición similar, empleando un dispositivo que pueda sujetar el clip con fuerza, como una pinza hemostática, un portaagujas o unas pinzas resistentes. Antes de utilizar esta herramienta improvisada, es preciso asegurarse de que no quedan bordes afilados después de doblar el clip.
- Según lo que se ha explicado previamente, si se sabe que se ha producido una lesión grave en el ojo, pero el párpado circundante y los anexos orbitarios parecen estar intactos o inalterados, esto debería suscitar mayor sospecha de globo ocular abierto, debido a que la fuerza de la lesión probablemente se haya transmitido directamente al ojo.
- Si se observan inmediatamente indicios de contenido intraocular en los párpados o la mejilla (por lo general, el cristalino o un implante de lente intraocular), no se recomienda realizar más exámenes debido al riesgo de extrusión ulterior del contenido.
- En caso de duda y si no se dispone de consulta oftalmológica, se debe organizar rápidamente el traslado para su tratamiento.

INFORMACIÓN BASADA EN LA EVIDENCIA

¿Cuál es la evidencia de que la exploración física a la presentación se correlaciona con el pronóstico del globo ocular abierto?

La *Puntuación de traumatismo ocular* (OTS, *Ocular Trauma Score*) es un método para determinar el pronóstico visual de una lesión de globo abierto.[6] La puntuación se diseñó mediante un análisis de 2 500 lesiones oculares y de globo ocular abierto y se ha respaldado en la literatura durante

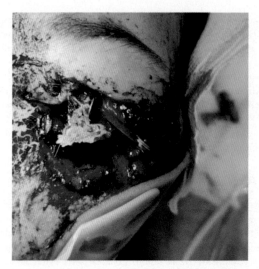

Figura 45-6. Traumatismo periorbitario grave con edema periorbitario, sin globo ocular abierto.

las últimas décadas como método de validación para estimar el pronóstico visual. Este sistema se calcula estableciendo una puntuación base a partir de la visión al momento de la presentación y restando puntos si están presentes determinados factores de riesgo. Los resultados se resumen en las **tablas 45-3** y **45-4**.

¿Qué evidencia hay a favor de utilizar la TC para obtener imágenes de globos oculares abiertos?

La sensibilidad de la TC para detectar una lesión de globo ocular abierto oscila entre el 56% y el 68%, dependiendo del intérprete, con una especificidad que oscila entre el 79% y el 100%. En un estudio de 48 ojos, los hallazgos estadísticamente significativos de lesión oculta de globo ocular abierto incluían alteraciones en el contorno del globo, pérdida evidente de volumen, ausencia o luxación del cristalino,

TABLA 45-3 Cálculo del traumatismo ocular (OTS)

Factor de riesgo	Puntuación bruta
Visión inicial	
Sin percepción de la luz	60
Percepción de la luz/movimiento de la mano	70
1/200-19/200	80
20/200-20/50	90
> 20/40	100
Rotura	−23
Endoftalmitis	−17
Lesión perforante	−14
Desprendimiento de retina	−11
Defecto pupilar aferente	−10

TABLA 45-4 Pronóstico visual según la *Puntuación de traumatismo ocular* (OTS)

Suma puntos brutos	Puntos OTS	Sin percepción de la luz (%)	Percepción de la luz/movimiento de la mano (%)	1/200-19/200 (%)	20/200-20/50 (%)	≥ 20/40 (%)
0-44	1	74	15	7	3	1
45-65	2	27	26	18	15	15
66-80	3	2	11	15	31	41
81-91	4	1	2	3	22	73
92-100	5	0	1	1	5	94

hemorragia vítrea y desprendimiento de retina.[7] Aunque no se consideró estadísticamente significativo en el estudio, se ha sugerido que el aire intraocular es un signo patognomónico de perforación del globo ocular.

¿Cuál es la evidencia del beneficio de los antibióticos intravenosos en el caso del globo ocular abierto para prevenir la endoftalmitis postraumática?

En un amplio estudio realizado en el Massachusetts Eye and Ear Infirmary en 675 pacientes se constató que la tasa de endoftalmitis postraumática era inferior al 1% cuando los pacientes recibían antibióticos intravenosos durante 48 h y eran llevados a cirugía en las 24 h siguientes a su presentación. Los antibióticos utilizados en el estudio incluyen vancomicina 1 g (cada 12 h), ceftazidima 1 g (cada 8 h) y fluoroquinolonas. En teoría, pueden utilizarse antibióticos orales en lugar de antibióticos intravenosos, pero debido a la alta probabilidad de que estos pacientes requieran cirugía, no se recomienda, a fin de mantener al paciente en ayunas.[8]

Referencias

1. Mir TA, Canner JK, Zafar S, Srikumaran D, Friedman DS, Woreta FA. Characteristics of open globe injuries in the United States from 2006 to 2014. *JAMA Ophthalmol*. 2020;138(3):268-275. doi:10.1001/jamaophthalmol.2019.5823

2. Kuhn F, Morris R, Witherspoon CD, Heimann K, Jeffers JB, Treister G. A standardized classification of ocular trauma. *Graefes Arch Clin Exp Ophthalmol*. 1996;234(6):399-403. doi:10.1007/BF00190717

3. Lahham S, Shniter I, Thompson M, et al. Point-of-care ultrasonography in the diagnosis of retinal detachment, vitreous hemorrhage, and vitreous detachment in the emergency department. *JAMA Netw Open*. 2019;2(4):e192162. doi:10.1001/jamanetworkopen.2019.2162

4. Huang JM, Pansick AD, Blomquist PH. Use of intravenous vancomycin and cefepime in preventing endophthalmitis after open globe injury. *J Ocul Pharmacol Ther*. 2016;32(7):437-441. doi:10.1089/jop.2016.0051

5. Tabatabaei SA, Soleimani M, Behrooz MJ, Sheibani K. Systemic oral antibiotics as a prophylactic measure to prevent endophthalmitis in patients with open globe injuries in comparison with intravenous antibiotics. *Retina*. 2016;36(2):360-365. doi:10.1097/IAE.0000000000000727

6. Kuhn F, Maisiak R, Mann L, Mester V, Morris R, Witherspoon CD. The Ocular Trauma Score (OTS). *Ophthalmol Clin North Am*. 2002;15(2):163-165, vi. doi:10.1016/s0896-1549(02)00007-x

7. Arey ML, Mootha VV, Whittemore AR, Chason DP, Blomquist PH. Computed tomography in the diagnosis of occult open-globe injuries. *Ophthalmology*. 2007;114(8):1448-1452. doi:10.1016/j.ophtha.2006.10.051

8. Andreoli CM, Andreoli MT, Kloek CE, Ahuero AE, Vavvas D, Durand ML. Low rate of endophthalmitis in a large series of open globe injuries. *Am J Ophthalmol*. 2009;147(4):601-608.e2. doi:10.1016/j.ajo.2008.10.023

CAPÍTULO

46

Glaucoma de ángulo abierto y traumático

Soshian Sarrafpour

Magdalena Robak

DESAFÍO CLÍNICO

Aunque a menudo se considera una enfermedad originada por el aumento de la presión intraocular (PIO), el término *glaucoma* hace referencia a un grupo de enfermedades caracterizadas por la degeneración de las células ganglionares de la retina y, por lo tanto, se entiende mejor como una neuropatía que a menudo, aunque no siempre, se asocia a una PIO elevada. El daño glaucomatoso se produce a nivel de las células ganglionares, de ahí que en el glaucoma se observe un adelgazamiento de la capa de fibras nerviosas de la retina (axones de las células ganglionares) y de la capa de células ganglionares. Los glaucomas de ángulo abierto pueden presentarse por diversas causas, entre ellas los traumatismos. La valoración de otras alteraciones oftalmológicas preocupantes, como tumores o el desprendimiento de retina, es esencial antes de iniciar el tratamiento.

El glaucoma puede provocar pérdida irreversible de la visión. La pérdida de visión es clásicamente periférica (**fig. 46-1**); sin embargo, los pacientes a menudo describen visión borrosa y requieren mayor iluminación para ver correctamente, debido a una menor sensibilidad al contraste.[1] Más importante, la pérdida de visión por glaucoma suele ser devastadora para los pacientes y puede asociarse a pérdida de independencia, depresión, caídas y accidentes de tránsito.[2,3] Por ello, mientras que el glaucoma agudo de ángulo cerrado es más fácilmente reconocido por los médicos de urgencias, la pérdida de visión de los glaucomas de ángulo abierto puede dar lugar indirectamente a una gama más amplia de motivos por los cuales asistir a consulta, especialmente en la población de edad avanzada. Dada la rápida e irreversible pérdida de visión que puede producirse, un diagnóstico y tratamiento tempranos suelen ser esenciales para optimizar los resultados.

El factor de riesgo más importante y el único modificable conocido es la PIO elevada. Otros factores de riesgo tradicionales son la mayor edad, los antecedentes familiares, la raza y el menor grosor de la córnea central.[4] Algunos factores de riesgo adicionales podrían ser la miopía, la diabetes, la hipoperfusión sistémica y los traumatismos.[5]

La elevación de la PIO en los glaucomas de ángulo abierto representa una amenaza grave y urgente de daño al nervio óptico y, por lo tanto, a la visión periférica (y finalmente central) del paciente. Si no se controla, la PIO persistentemente elevada puede provocar ceguera irreversible (en este caso «el tiempo equivale a visión»). Los pacientes suelen acudir a urgencias por dolor y náuseas relacionados con una PIO muy elevada, la cual podría reducir la penetración y la eficacia de los medicamentos tópicos tradicionales. El glaucoma asociado a algún traumatismo puede ser difícil de valorar debido a la inflamación de los párpados, el hipema, la hemorragia vítrea o el edema de córnea asociados, los cuales limitan la exploración ocular y la visualización del nervio óptico. La medición de la PIO y otros pasos propios de la exploración podrían tener que aplazarse en caso de traumatismo, hasta que se descarte la rotura del globo ocular. Además, los pacientes traumatizados pueden tener otras lesiones potencialmente mortales que requieren atención inmediata, lo que conduce a elevaciones prolongadas no tratadas de la PIO y una potencial pérdida de la visión.

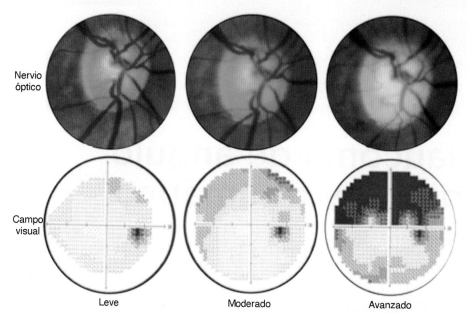

Figura 46-1. Hallazgos en el nervio óptico y en el campo visual en el glaucoma leve, moderado y avanzado.

Glaucoma de ángulo abierto

El glaucoma es una de las principales causas de ceguera irreversible, tanto en los Estados Unidos como en el resto del mundo.[6] A escala mundial, la prevalencia del glaucoma en pacientes de 40 a 80 años era del 3.54% en el 2014 y se prevé que afecte a casi el doble de personas (111.8 millones) para el 2040.[7] En los Estados Unidos se han observado diferencias raciales, aunque aún no está claro (por defectos metodológicos de los estudios) si esto se debe a diferencias genealógicas o a injusticias sociales que se remontan a la esclavitud y al racismo estructural vigente. El más notable de estos estudios, *Racial Variations in the Prevalence of Primary Open-Angle Glaucoma*, identificó un aumento de al menos cuatro veces en la prevalencia ajustada por edad del glaucoma primario de ángulo abierto (GPAA) en pacientes negros, en comparación con los blancos del este de Baltimore. En este estudio, la «raza» se definió según los términos censales autodeclarados, sin tener en cuenta la ascendencia, y todas las designaciones distintas de «negro» o «blanco» se incluyeron en la cohorte de blancos.[8]

Fisiopatología

Las etiología del glaucoma de ángulo abierto es variable y se han descrito múltiples mecanismos y causas. En general, el flujo de salida del humor acuoso suele estar obstruido más allá de la malla trabecular visible (de ahí lo de «ángulo abierto»), o bien, hay una elevación de las presiones vasculares epiescleróticas (como en la fístula carótido-cavernosa, el síndrome de Sturge-Weber, etc.). *Véase* la sección «Diagnóstico diferencial» para conocer algunas causas potenciales de los glaucomas de ángulo abierto. El GPAA es un diagnóstico de exclusión cuando no se encuentra ninguna otra causa.

Glaucoma traumático

El glaucoma traumático es multifactorial y puede aparecer después de traumatismos penetrantes, contusos, químicos y quirúrgicos. Ocurre con mayor frecuencia tras un traumatismo contuso, con una incidencia aproximada del 3.39%, hasta 6 meses después del incidente desencadenante.[9] Entre los factores de riesgo se incluyen mala agudeza visual a la presentación, edad avanzada, lesiones que afectan el cristalino, recesión angular, presencia de hipema y PIO elevada al momento de la presentación.[9] Como consecuencia de ello, tras la evaluación en el servicio de urgencias y el tratamiento de las alteraciones agudas, es apropiado derivar al paciente a oftalmología para su seguimiento y vigilancia.

Fisiopatología

Los traumatismos contusos provocan una compresión súbita del ojo en sentido posterior, forzando la expansión del globo ocular en el ecuador y estirando los tejidos internos del ojo. Esto provoca traumatismos en el esfínter pupilar, la base del iris, el cuerpo ciliar, la malla trabecular, las zónulas que sujetan el cristalino y la retina periférica.[10] El daño al ángulo y a la malla trabecular pueden causar glaucoma de por vida. Además, después de un traumatismo, pueden producirse elevaciones de la presión ocular por hipema, hemorragia vítrea, restos pigmentarios o inflamación.

La inflamación y la dispersión de pigmento y residuos en el ojo obstruyen la malla trabecular y provocan picos en la PIO. Estos episodios suelen ser autolimitados y desaparecen espontáneamente, aunque puede ser necesario controlar la PIO con medicación mientras se espera la resolución.

El hipema traumático puede exacerbar las elevaciones postraumáticas de la PIO al obstruir la malla trabecular con eritrocitos. En estos casos, puede producirse una elevación de la PIO que debe tratarse adecuadamente, aunque estas elevaciones tienden a ser autolimitadas. Estos pacientes deben ser seguidos de cerca por si vuelven a tener hemorragia, por lo general dentro de los primeros 5 días del traumatismo.

Los agentes alcalinos penetran a través del tejido y causan glaucoma (rara vez en las lesiones por ácido). La PIO inicialmente sube a 40 o 50 mmHg en 10 min, luego vuelve a la normalidad antes de volver a subir gradualmente a niveles altos en las siguientes 1 o 2 h. El pico inicial de la PIO puede deberse a la distorsión de la malla trabecular por contracción de las capas externas de colágeno del ojo; se cree que la segunda elevación de la PIO se debe a la liberación de prostaglandinas. El daño prolongado que causa la inflamación puede inducir sinequias periféricas del ángulo, que pueden dar lugar a un glaucoma de ángulo cerrado.

Las manifestaciones tardías del glaucoma secundario a traumatismo también pueden deberse a diversas causas. Entre estas figuran los desgarros del músculo del cuerpo ciliar (recesión del ángulo), los glaucomas inducidos por el cristalino, el glaucoma de células fantasma (la presencia prolongada de sangre en el vítreo o la cámara anterior puede dar lugar a «células fantasma» de color caqui que pueden obstruir el flujo de salida), la hemorragia coroidea y el desprendimiento de retina. Los glaucomas inducidos por el cristalino merecen una mención adicional. La luxación traumática del cristalino puede provocar un bloqueo pupilar o una inflamación del cristalino que cierre mecánicamente el ángulo (glaucoma facomorfo). Adicionalmente, si se desarrollan cataratas maduras (glaucoma facolítico) o si se daña la cápsula del cristalino (glaucoma facoantigénico o por partículas del cristalino), los restos de esta estructura y el material inflamatorio pueden obstruir las vías de salida.

ABORDAJE DIAGNÓSTICO/EXPLORACIÓN DIRIGIDA

La evaluación inicial debe incluir la valoración sistemática de todas las urgencias oculares; *véase* el capítulo 25 para conocer una explicación detallada del abordaje general.

En caso de PIO elevada, la exploración con lámpara de hendidura puede ser útil para comprender la etiología. El edema de la córnea podría ser indicativo de PIO elevada, y los depósitos sutiles de pigmento o de material inflamatorio en la cara posterior de la córnea podrían sugerir síndrome de dispersión pigmentaria o glaucomas relacionados con uveítis. Se puede valorar la profundidad de la cámara anterior para ayudar a distinguir entre glaucomas de ángulo abierto y de ángulo cerrado. En última instancia, el estudio de referencia es la gonioscopia, pero esta prueba está fuera del alcance de la práctica de urgencias. La evaluación de la cámara anterior con la técnica de Van Herick puede realizarse sin gonioscopia y puede ser una forma razonablemente precisa de evaluar el cierre angular. Para ello, se crea un fino haz luminoso vertical y se proyecta sobre la córnea periférica con un ángulo aproximado de 60°. A continuación, se calcula la relación entre la profundidad de la cámara anterior y el grosor de la córnea. Una relación de 1 a 4 o menor hace sospechar un mayor riesgo de cierre angular (**fig. 46-2**).

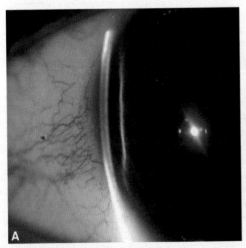
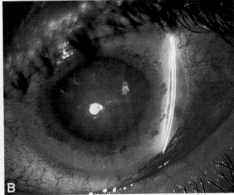

Figura 46-2. A. Van Herick en un ojo con ángulos abiertos. **B.** Van Herick en un ojo con cierre en ángulo agudo.

Se evalúa la cámara anterior en busca de hipemas, células y reflejos flamígeros (*flare*). Puede realizarse una evaluación cuidadosa del iris en busca de defectos de transiluminación, sugerentes de glaucoma pigmentario o seudoexfoliación. La comprobación de los depósitos de seudoexfoliación en el cristalino y el estado del propio cristalino (cataratas maduras o irrupción de la cápsula) resultan útiles cuando se buscan glaucomas inducidos por el cristalino o glaucomas por seudoexfoliación. Por último, debe realizarse una exploración completa con dilatación para evaluar otras causas de la PIO elevada, como hemorragia vítrea, tumores o desprendimiento de retina.

DIAGNÓSTICO DIFERENCIAL

El diagnóstico diferencial del glaucoma de ángulo abierto y del glaucoma traumático es amplio. Los lectores pueden consultar el capítulo sobre glaucoma de ángulo cerrado (*véase* cap. 47), ya que este puede incluirse en el diagnóstico diferencial del glaucoma. He aquí una lista de presentaciones frecuentes en el diferencial para el glaucoma de ángulo abierto:

1. **Glaucomas inflamatorios.** Pueden distinguirse por la presencia de células y reflejos flamígeros en la exploración de la cámara anterior o por precipitados queráticos (acumulación de material inflamatorio en la capa endotelial de la córnea o en el ángulo). Las causas incluyen uveítis crónica, sarcoidosis, síndrome de Posner-Schlossman, iritis heterocrómica de Fuchs, etcétera.
2. **Glaucomas infecciosos.** Ciertas infecciones intraoculares, como las enfermedades herpéticas (virus de la varicela zóster, virus del herpes simple), la sífilis, la tuberculosis y la toxoplasmosis, pueden causar elevación de la PIO. La anamnesis y la exploración ocular y sistémica completas pueden ser útiles para identificarlos.
3. **Tumores.** Los tumores del cuerpo ciliar y otros tumores intraoculares pueden inducir glaucoma por fuerzas mecánicas (induciendo el cierre del ángulo), neovascularización, oclusión directa del ángulo por células malignas, etcétera.
4. **Hipema traumático.** Los eritrocitos de la cámara anterior pueden obstruir la malla trabecular y provocar elevaciones de la PIO. La mayoría desaparecen espontáneamente, aunque se pueden volver a producir hemorragias, con mayor frecuencia entre 2 y 5 días después de la lesión, por lo que es necesario un seguimiento estrecho.
5. **Glaucoma de células fantasma.** Ocurre cuando una lesión del globo ocular produce disrupción de la cara hialoidea anterior y se asocia a hemorragia vítrea. La elevación de la PIO puede producirse entre 1 y 3 semanas después de la lesión, debido a la obstrucción de la malla trabecular por residuos rígidos de color caqui de eritrocitos (células fantasma).
6. **Glaucoma inducido por el cristalino.** El glaucoma inducido por el cristalino consiste en el cierre del ángulo debido a cataratas de gran tamaño (glaucoma facomorfo) o la obstrucción de la malla trabecular por partículas liberadas del cristalino o por restos inflamatorios. Esto puede ocurrir en las cataratas blancas maduras (glaucoma facolítico), en las cataratas traumáticas (glaucoma facoantigénico) y en el postoperatorio (glaucoma por partículas del cristalino).
7. Otras causas del glaucoma incluyen presión elevada de la vasculatura epiesclerótica por fístula carótido-cavernosa o anomalía congénita (síndrome de Sturge-Weber), seudoexfoliación, dispersión pigmentaria, desprendimiento de retina (5-10% se presentan con PIO elevada), amiloidosis, lesiones químicas inducidas (especialmente lesiones alcalinas) y ciertos medicamentos como corticoides o algunas sulfamidas, entre ellas, topiramato, hidroclorotiazida y acetazolamida.

TRATAMIENTO

El tratamiento más importante para cualquier forma de glaucoma, entre ellos el de ángulo abierto y el traumático, consiste en reducir la PIO. Los fármacos de primera línea son los medicamentos tópicos y los orales o parenterales, incluidos los inhibidores de la anhidrasa carbónica (p. ej., acetazolamida), el manitol parenteral o el glicerol oral. Si se identifican causas subyacentes, el tratamiento debe modificarse para atender esta causa (p. ej., añadir corticoides tópicos y cicloplejicos ante causas inflamatorias). El cierre de los párpados y la oclusión puntual suave podrían reducir los efectos secundarios sistémicos. *Véase* la **tabla 46-1** para obtener un panorama general de los fármacos utilizados habitualmente para tratar el glaucoma.

Si no se consigue un control adecuado de la PIO con los medicamentos, los pacientes deben ser revisados por un oftalmólogo para un tratamiento más agresivo y posiblemente invasivo. Puede realizarse la paracentesis de la cámara anterior para reducir de forma aguda la PIO y mejorar la

TABLA 46-1	Medicamentos de uso frecuente para la PIO elevada en urgencias			
Clase de medicamento	Ejemplos	Mecanismo	Administración	Efectos secundarios
Análogos de prostaglandinas	Latanoprost	Aumentar el flujo uveoescleral	Tópica	Oscurecimiento del iris o de la piel periorbitaria, atrofia de la grasa periorbitaria, crecimiento de las pestañas, reactivación de la queratitis herpética, elevación de la presión intraocular (PIO) en caso de sobredosis, edema macular
Bloqueadores β	Timolol, betaxolol (más los β-1 selectivos)	Supresión acuosa	Tópica	Bradicardia, bloqueo auriculoventricular nodal, broncoespasmo, depresión del sistema nervioso central (SNC), fatiga, hipoglucemia o tirotoxicosis
Agonistas α-2	Brimonidina, apraclonidina	Supresión acuosa, aumento del flujo de salida	Tópica	Depresión del SNC, especialmente en niños (letargia, apnea, hipotensión, bradicardia) Reacción alérgica, xerostomía, palidez conjuntival
Inhibidores de la cinasa Rho	Netarsudil	Multifactorial: 1. Supresión acuosa 2. Aumento del flujo de salida por la malla trabecular 3. Disminución de la presión vascular epiesclerótica	Tópica	Inyección ocular, córnea verticilata, hemorragias conjuntivales, edema reticular ampolloso del epitelio corneal
Mióticos	Pilocarpina, yoduro de ecotiofato	Aumento del flujo de salida por la malla trabecular	Tópica	Extensos (cefalea, desprendimiento de retina, inflamación, exacerbación del cierre angular, etc.)
Inhibidores de la anhidrasa carbónica	Tópicos: dorzolamida, brinzolamida Orales: acetazolamida (disponible i.v.), metazolamida	Supresión acuosa	Tópica, oral o i.v.	Edema corneal, acidosis metabólica, hipocalemia, malestar, náuseas, parestesias, crisis drepanocíticas, sabor metálico, alergia a las sulfamidas o síndrome de Stevens-Johnson, cierre angular, supresión de médula ósea
Fármacos osmóticos	Orales: glicerol Intravenosos (i.v.): manitol	Efecto osmótico	Oral o i.v.	Insuficiencia respiratoria/cardíaca/renal por las variaciones de volumen, crisis drepanocítica, náuseas y mal sabor de boca. Precaución con el glicerol en los pacientes diabéticos

penetración de la medicación tópica, aunque el efecto reductor de la PIO suele durar unas horas como máximo. En los casos resistentes, puede ser necesaria una intervención quirúrgica, como la trabeculectomía (cirugía de filtración) o la cirugía de implante de dispositivo para drenaje de glaucoma.

El glaucoma traumático se trata de forma similar a otras formas de glaucoma de ángulo abierto, en el sentido de que el control de la PIO es el pilar del tratamiento. Si hay un hipema, deben añadirse corticoides tópicos y cicloplejicos para reducir la inflamación y evitar la formación de sinequias.

TEMAS DE PEDIATRÍA Y EL EMBARAZO

Deben tenerse en cuenta algunas cuestiones en las poblaciones pediátricas y en las personas embarazadas que presentan PIO elevada. Cabe mencionar que solo la brimonidina, un agonista α, es un medicamento de clase B. Otros medicamentos para el glaucoma se clasifican en la clase C, generalmente porque los datos sobre su uso durante el embarazo son limitados.[11]

La población pediátrica plantea sus propios retos. Por ejemplo, la exploración puede ser más difícil y limitada, aunque los nuevos avances tecnológicos, como el tonómetro iCare®, facilitan la obtención de la PIO. Sin embargo, dada la maleabilidad de los ojos pediátricos, la PIO podría ser inferior a lo previsto porque el ojo puede estirarse en respuesta a las PIO elevadas. Puede considerarse un tratamiento inicial con medicamentos para la PIO, como la acetazolamida. Los agonistas α (p. ej., brimonidina) deben evitarse en los pacientes jóvenes debido al riesgo de depresión del sistema nervioso central y apnea. En última instancia, el tratamiento en esta población suele requerir una intervención quirúrgica con goniotomía, trabeculotomía o cirugías para glaucoma más invasivas.

Por último, en los pacientes que presentan hipema no traumático, debe considerarse la anemia drepanocítica. Los inhibidores de la anhidrasa carbónica, especialmente los sistémicos, suelen evitarse o utilizarse con precaución porque pueden inducir acidosis, lo que puede exacerbar la drepanocitosis. El manitol también debe utilizarse con precaución, ya que su efecto deshidratante puede inducir una crisis drepanocítica. Estos pacientes deben ser vigilados de cerca por un oftalmólogo porque pueden requerir una intervención quirúrgica precoz.

CONSEJOS Y ALERTAS

- Aunque el diagnóstico diferencial es amplio, el tratamiento inicial del glaucoma, independientemente de la causa, consiste en reducir la PIO, inicialmente con medicación tópica u oral/intravenosa (i.v.).
- Si no se consigue controlar la PIO con medicación, es necesaria una evaluación oftalmológica urgente para evitar la pérdida de visión irreversible.
- Los análogos de las prostaglandinas tienen un uso limitado para el cuadro agudo porque tardan en alcanzar el efecto máximo y una sobredosificación puede aumentar paradójicamente la PIO.
- Se debe tener cuidado con los posibles efectos sistémicos de los medicamentos, especialmente cuando se usen bloqueadores β, inhibidores de la anhidrasa carbónica (orales o i.v.) y manitol.
- Hay que evitar la acetazolamida en los pacientes con anemia drepanocítica. Si es necesario, en esta población se prefiere la metazolamida porque induce menos acidosis sistémica.
- La detección precoz, un seguimiento estrecho y una buena adherencia a la medicación son factores clave para prevenir la ceguera por glaucoma.

INFORMACIÓN BASADA EN LA EVIDENCIA

¿Cuál es el riesgo de presentar ceguera?

Los pacientes que acuden a urgencias suelen estar preocupados por el pronóstico de su enfermedad y podrían preguntar si se quedarán ciegos a causa del glaucoma. Responder a esta pregunta es difícil dada la naturaleza progresiva e irreversible del glaucoma, pero una respuesta basada en la evidencia puede proporcionar cierta orientación. En particular, una de las principales razones por las que los pacientes se quedan ciegos por glaucoma es la falta de diagnóstico o un diagnóstico tardío, por lo que los pacientes que acuden al servicio de urgencias pueden estar tranquilos, ya que al ser diagnosticados disminuye su riesgo. Aun así, las tasas de ceguera en al menos un ojo oscilan entre el 26% y el 38% a lo largo de 10 a 20 años.[12,13] Por ello, es importante reiterar a los pacientes la importancia de un tratamiento y seguimiento estrechos y de por vida con su oftalmólogo, para prevenir la ceguera.

¿Cuál es el beneficio de la reducción de la PIO?

Los pacientes asintomáticos con PIO elevada pueden cuestionarse la necesidad de un tratamiento de por vida. En particular, dos de las principales causas de ceguera permanente por glaucoma son la falta de cumplimiento de la medicación y la enfermedad no detectada.[12] Además, numerosos estudios, como el *Collaborative Initial Glaucoma Treatment Study* (CIGTS), el *Ocular Hypertension Treatment Study* (OHTS), el *Advanced Glaucoma Intervention Study* (AGIS), el *Early Manifest Glaucoma Trial* (EMGT) y el *European Glaucoma Prevention Study* (EGPS), han constatado que la reducción de la PIO con medicación, láser o cirugía disminuye el riesgo de progresión irreversible del glaucoma.

Referencias

1. Hu CX, Zangalli C, Hsieh M, et al. What do patients with glaucoma see? Visual symptoms reported by patients with glaucoma. *Am J Med Sci.* 2014;348(5):403-409.

2. Dhawan M, Hans T, Sandhu PS, et al. Evaluation of vision-related quality of life in patients with glaucoma: a hospital-based study. *J Curr Glaucoma Pract.* 2019;13(1):9-15.

3. Chen Y, Lai Y, Wang J, et al. The association between glaucoma and risk of depression: a nationwide population-based cohort study. *BMC Ophthalmol.* 2018;18(1):146.

4. Coleman AL, Miglior S. Risk factors for glaucoma onset and progression. *Surv Ophthalmol.* 2008;53(6):S3-S10.

5. Grzybowski A, Och M, Kanclerz P, et al. Primary open angle glaucoma and vascular risk factors: a review of population based studies from 1990 to 2019. *J Clin Med.* 2020;9(3):761.

6. Quigley HA, Broman AT. The number of people with glaucoma worldwide in 2010 and 2020. *Br J Ophthalmol.* 2006;90(3):262-267.

7. Tham Y, Li X, Wong TY, et al. Global prevalence of glaucoma and projections of glaucoma burden through 2040: a systematic review and meta-analysis. *Ophthalmology.* 2014;121(11):2081-2090.

8. Sommer A, Tielsch JM, Katz J, et al. Racial differences in the cause-specific prevalence of blindness in east Baltimore. *NEJM.* 1991;325(20):1412-1417.

9. Girkin CA, McGwin G Jr, Long C, et al. Glaucoma after ocular contusion: a cohort study of the United States eye injury registry. *J Glaucoma.* 2005;14:470-473.

10. Kaushik S, Sukhija J, Pandav SS, et al. Blunt ocular trauma in one eye: a photo documentation. *Ann Ophthalmol (Skokie).* 2006;38(3):249-252.

11. Sethi HS, Naik M, Gupta VS. Management of glaucoma in pregnancy: risks or choices, a dilemma? *Int J Ophthalmol.* 2016;9(11):1684-1690.

12. Susanna R Jr, De Moraes CG, Cioffi GA, Ritch R. Why do people (still) go blind from glaucoma? *Transl Vis Sci Technol.* 2015;4(2):1.

13. Hattenhauer MG, Johnson DH, Ing HH, et al. The probability of blindness from open-angle glaucoma. *Ophthalmology.* 1998;105:2099-2104.

Glaucoma de ángulo cerrado

Sandra Fernando Sieminski

Sanjay Mohan

DESAFÍO CLÍNICO

El cierre angular es un proceso resultante del cierre aposicional del ángulo iridocorneal o ángulo de drenaje del ojo, que provoca la obstrucción del flujo de salida del humor acuoso y el consiguiente aumento de la presión intraocular (PIO). Este aumento de la PIO puede causar daño progresivo al nervio óptico y pérdida de visión periférica, lo que da lugar a la enfermedad conocida como *glaucoma*. El cierre primario del ángulo ocurre cuando la obstrucción es resultado de una predisposición anatómica del ojo a presentar un apiñamiento del ángulo, por lo general debido a un ojo pequeño o a una catarata de gran tamaño. El cierre angular secundario es atribuible a un proceso patológico ocular coexistente (p. ej., inflamación, tumor o hemorragia) que produce la oclusión física del ángulo, debido a la formación de restos o tejido cicatricial en esa zona. En los Estados Unidos, aunque más del 80% de los casos de glaucoma son de ángulo abierto, el de ángulo cerrado es responsable de un número muy importante de pacientes con pérdida grave de visión y, por lo tanto, de un mayor número de consultas a los servicios de urgencias (SU).[1]

La prevalencia del glaucoma de ángulo cerrado varía considerablemente entre grupos étnicos y raciales. Las poblaciones inuit y asiática presentan las tasas más elevadas, mientras que las poblaciones africana y europea tienen las cifras más bajas.[2] Otros factores de riesgo son el sexo femenino, la hipermetropía, el tener una cámara anterior estrecha, el uso de fármacos que pueden inducir estrechamiento del ángulo (p. ej., dilatadores de la pupila, incluidos los agonistas α y los anticolinérgicos), la edad avanzada (más frecuente entre los 55 y los 65 años), las cataratas y los antecedentes familiares.[2]

El desafío de esta enfermedad reside principalmente en la prevención y el diagnóstico. Al igual que el de ángulo abierto, el glaucoma de ángulo cerrado suele ser un proceso asintomático en el que los pacientes no son conscientes de tener la enfermedad hasta que se produce una pérdida visual avanzada. Mientras que el glaucoma de ángulo cerrado agudo se presenta con alteraciones en la visión o con síntomas agudos graves, el glaucoma de ángulo cerrado crónico tiende a descubrirse de forma incidental.

La presentación clínica y los síntomas son consecuencia de la rapidez y el grado de elevación de la PIO. El glaucoma agudo de ángulo cerrado se manifiesta por dolor ocular o periocular intenso, disminución de la visión, halos que se dibujan alrededor de las luces, cefalea, náuseas y vómitos. En cambio, los pacientes con la forma crónica son asintomáticos porque el aumento de la PIO es gradual y menos grave.

FISIOPATOLOGÍA

La característica distintiva del glaucoma de ángulo cerrado es que el ángulo iridocorneal, la unión entre el iris y la córnea, que funciona como lugar de salida del humor acuoso, está obstruido. La causa más frecuente del cierre primario del ángulo se denomina *bloqueo pupilar*. Para entender la fisiopatología implicada en el bloqueo pupilar, es importante comprender el flujo acuoso en un ojo sano (**fig. 47-1**). El humor acuoso es secretado por el cuerpo ciliar, estructura periférica situada detrás del iris en la cámara

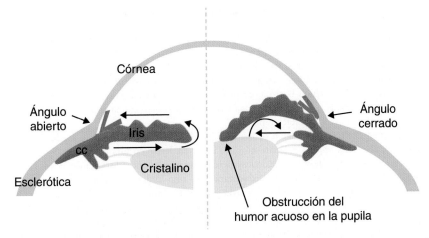

Figura 47-1. El lado izquierdo del diagrama indica el flujo normal del humor acuoso en un ojo sano. La parte derecha del diagrama indica el mecanismo de bloqueo pupilar, que causa obstrucción en el ángulo iridocorneal (cortesía de la Dra. Sandra Fernando Sieminski).

posterior del ojo, y fluye a través de la pupila hacia la cámara anterior del ojo. Por último, el humor acuoso sale de la cámara anterior a través del ángulo iridocorneal, que está compuesto por múltiples capas de tejido. La capa más superficial se denomina *malla trabecular*, un tejido similar a un colador, y la más profunda, *conducto de Schlemm*. A través de este último, el humor acuoso drena finalmente en el sistema venoso.

En el bloqueo pupilar, el humor acuoso que fluye de la cámara posterior a la anterior se ve obstruido en la pupila, por lo general porque hay contacto entre el cristalino y el iris. A medida que el cristalino se opacifica y crece con la edad (es decir, se producen cataratas), va aumentando la propensión a que se produzca un bloqueo pupilar. A mayor cantidad de humor acuoso que se acumule detrás del iris, aumenta la presión en la cámara posterior, lo que hace que el iris se arquee hacia delante, creando una obstrucción de la salida y perpetuando el ciclo de cierre del ángulo.

Además del bloqueo pupilar, las causas del glaucoma de ángulo cerrado pueden subdividirse en otros tres grupos: apiñamiento fisiológico del ángulo, cierre del ángulo inducido por el cristalino y síndrome del iris en meseta.[3] El apiñamiento del ángulo tiende a producirse en los pacientes con tejido del iris más grueso. En estos casos hay menos espacio para que el humor acuoso drene a través de la malla trabecular. Con la dilatación pupilar, el iris se desplaza periféricamente y estrecha aún más el ángulo iridocorneal. El cierre del ángulo inducido por el cristalino puede ocurrir cuando una catarata grande y madura empuja el iris hacia delante y cierra el ángulo o cuando el cristalino se subluxa anteriormente. En ambos casos puede seguir existiendo un elemento de bloqueo pupilar debido al contacto entre el cristalino y el iris, pero el mecanismo principal de cierre del ángulo es el desplazamiento anterior del iris por el cristalino. En la subluxación del cristalino, las zónulas, ligamentos que suspenden el cristalino en su posición anatómica detrás del iris, se aflojan y provocan el desplazamiento anterior del cristalino. Las alteraciones que predisponen a la subluxación del cristalino son los traumatismos, el síndrome de Marfan, el síndrome de Ehlers-Danlos y la homocistinuria. El *síndrome del iris en meseta* se define por una inserción anterior de la base periférica del iris en el cuerpo ciliar. Esta posición del iris puede causar un estrechamiento del ángulo iridocorneal que no es causado por el bloqueo pupilar y puede presentarse como un cierre angular agudo o crónico.[3]

El glaucoma de ángulo cerrado inducido por fármacos puede explicarse por diversos mecanismos (bloqueo pupilar por miosis, apiñamiento del ángulo con midriasis y alteración del ángulo iridocorneal secundario a derrame ciliocoroideo). Los agonistas adrenérgicos α son fármacos midriáticos administrados habitualmente por oftalmólogos y optometristas para la dilatación pupilar y la exploración del fondo de ojo, y también se encuentran en diversos medicamentos de venta libre para el resfriado y las alergias, como los descongestivos. La midriasis induce un engrosamiento en la base del iris que puede generar contacto iridotrabecular y cierre del ángulo de forma aguda. Los anticolinérgicos, como la atropina, la tropicamida y el ciclopentolato, están dirigidos a diferentes grupos musculares; sin embargo, todos producen dilatación pupilar y cierre del ángulo iridocorneal. Otros fármacos que pueden precipitar el glaucoma de ángulo cerrado son los agonistas β2, los medicamentos que contienen sulfonamidas como el topiramato y la trimetoprima-sulfametoxazol, los anticoagulantes como la heparina y la warfarina, y ciertos serotoninérgicos.[4]

ABORDAJE DIAGNÓSTICO/EXPLORACIÓN DIRIGIDA

Al abordar a un paciente con sospecha de cierre angular, es importante hacer una anamnesis exhaustiva. Esto incluye revisar los antecedentes de cirugía ocular, medicación, procedimientos médicos y traumatismos faciales recientes, uso de lentes de contacto y de gotas oftálmicas y casos previos de dolor o enrojecimiento ocular. Los pacientes pueden referir síntomas como halos que se forman alrededor de las luces, visión borrosa, cefalea sobre las cejas y náuseas. La aparición de los síntomas puede estar relacionada con el inicio de una nueva medicación o con la entrada en una habitación poco iluminada, lo que provoca dilatación pupilar.[4]

Como en cualquier alteración ocular, debe evaluarse la agudeza visual. Dado el grado de dolor y malestar, es posible que el paciente no pueda leer las letras en una cartilla de Snellen; en tal caso, debe determinarse si puede contar los dedos o percibir los movimientos de la mano o la luz. En la inspección general, el paciente generalmente presentará ojo rojo unilateral, pupila fija medio dilatada y cierto grado de opacidad corneal secundaria a edema.[4] También puede haber enrojecimiento focal alrededor del limbo (la unión entre la córnea y la esclerótica), gránulos de pigmento o manchas blancas en la superficie anterior de la catarata, atrofia del iris o transiluminación causada por isquemia en el iris producida por PIO elevada (si no es el primer episodio de cierre del ángulo del paciente), así como una cámara anterior poco profunda (el espacio entre la córnea y el iris). Muchas de estas características se observan en la **figura 47-2** de un paciente que presenta cierre angular tras la iridotomía con láser.

Debe utilizarse una fuente de luz para evaluar la opacidad de la córnea y la reactividad pupilar. Se recomienda la instilación de un anestésico tópico antes de la medición de la PIO (tonometría). La PIO normal suele oscilar entre 10 y 20 mmHg. En el glaucoma de ángulo cerrado, las presiones pueden ser muy superiores a los 50 mmHg.[4] Cabe destacar que si se consigue un alivio significativo únicamente con el anestésico tópico, esto puede apuntar a una enfermedad de la córnea (p. ej., abrasión, cuerpo extraño). A continuación debe realizarse una exploración dirigida (es decir, exploración con lámpara de hendidura y tinción corneal).

La prueba de referencia para medir la PIO es la tonometría de aplanación de Goldmann, aunque este método requiere un biomicroscopio especial, denominado *lámpara de hendidura*, con un tonómetro acoplado, y es técnicamente difícil obtener mediciones precisas. Por lo general, en el SU, la PIO se mide con un dispositivo portátil denominado *TonoPen*® (Reichert Technologies, Buffalo, NY). Esta técnica requiere la instilación de un anestésico tópico y una capacitación mínima para obtener una medición precisa. Los dispositivos manuales de tonometría más recientes, como el tonómetro de rebote iCare® (Tiolat Oy, Helsinki, Finlandia), ofrecen como ventajas contar con una punta desechable y no necesitar anestesia tópica para obtener la medición. Tradicionalmente, se ha sugerido la evaluación digital del globo ocular como medio para diagnosticar la PIO elevada, en particular cuando el ojo se resiste a la indentación digital y «se siente duro».[5,6] Esta técnica, sin embargo, es inexacta y no se recomienda como práctica estándar.

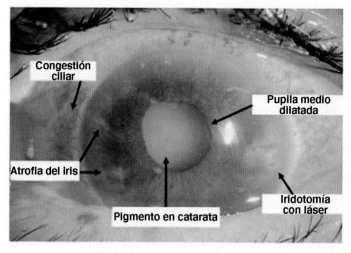

Figura 47-2. Paciente que presenta glaucoma de ángulo cerrado tras iridotomía láser (cortesía del Dr. Chuck Terranova).

Si se tiene acceso a una lámpara de hendidura, se puede evaluar la profundidad de la cámara anterior utilizando el sistema de clasificación de Van Herick. Para ello, el haz de luz de la lámpara de hendidura se desplaza aproximadamente 60° desde el centro hacia la córnea periférica. Se proyecta todo el espesor del haz de luz brillante perpendicularmente sobre la córnea y aparece un segundo reflejo sobre el iris. A continuación, se compara el grosor del haz corneal con la profundidad de la cámara anterior periférica (o el espacio entre los dos haces). El único método para ver directamente el ángulo se denomina *gonioscopia*, en la que se coloca un lente con espejos en el ojo. Por lo general, la realiza un oftalmólogo utilizando la lámpara de hendidura.

DIAGNÓSTICO DIFERENCIAL

El diagnóstico diferencial del glaucoma de ángulo cerrado debe incluir cualquier causa de ojo rojo doloroso y cefalea. A menudo, el primer paso en la evaluación de la enfermedad ocular es determinar si los síntomas son uni- o bilaterales. La conjuntivitis, ya sea alérgica, viral o bacteriana, puede ser unilateral y progresar a ambos ojos y suele estar asociada a sensaciones de escozor o arenilla, con lagrimeo o secreción. Otras enfermedades infecciosas a tener en cuenta son la queratitis y la uveítis (especialmente si existen enfermedades autoinmunitarias sistémicas subyacentes). También deben evaluarse los traumatismos oculares, como abrasiones de córnea, úlceras o cuerpos extraños. La exploración con lámpara de hendidura suele ser necesaria para evaluar la presencia de células y procesos patológicos en la córnea que no son evidentes en la inspección macroscópica.

Es imperativo considerar también las enfermedades no oculares. Dado que los pacientes con glaucoma de ángulo cerrado parecen sistémicamente enfermos y consultan por cefaleas, náuseas y vómitos, debe mantenerse un diferencial amplio. Las cefaleas primarias, como las migrañas, las cefaleas por tensión y las cefaleas en racimos, pueden ser muy debilitantes. De hecho, las cefaleas en racimos, en particular, pueden presentarse con dolor monocular y características autonómicas como inyección conjuntival, lagrimeo profuso o edema palpebral, que pueden confundirse con una afección ocular primaria. Por último, es importante tener en cuenta enfermedades potencialmente mortales como la meningitis y otras causas de presión intracraneal elevada (p. ej., tumores, hemorragia intracraneal).

TRATAMIENTO

Para el paciente con glaucoma de ángulo cerrado, los principales objetivos del tratamiento son reducir la PIO y resolver el bloqueo pupilar, cuando este es el mecanismo sospechado. Inicialmente, pueden administrarse gotas antihipertensivas para reducir la PIO, pero a menudo son necesarios fármacos sistémicos como la acetazolamida para disminuir significativamente la presión y el dolor asociados.[4]

Una pauta útil para iniciar el tratamiento con gotas en el glaucoma agudo de ángulo cerrado es comenzar con el «ABC»: agonistas adrenérgicos α (como brimonidina al 0.2%), bloqueadores β (como timolol al 0.5%) e inhibidores de la anhidrasa carbónica (como dorzolamida al 2%). Estas gotas se administran en sucesión rápida en tres tandas separadas por 15 min.[7] La dosis inicial típica de acetazolamida es de 500 mg, por vía oral o intravenosa. La PIO y la agudeza visual deben reevaluarse 1 h después de haber administrado las gotas iniciales y la acetazolamida.

El uso de la pilocarpina para el cierre angular es controvertido. Aunque ofrece la ventaja de la miosis, que aleja el iris periférico del ángulo, también puede aumentar la permeabilidad vascular, provocando la congestión del iris y un mayor estrechamiento del ángulo.[8]

Si estos fármacos no consiguen reducir la PIO, puede considerarse el uso de hiperosmóticos como el manitol. Este último debe administrarse a razón de 1 a 2 g/kg durante 45 min (una bolsa de 500 mL de manitol al 20% contiene 100 g de manitol).[7] Sin embargo, el manitol debe utilizarse con precaución, ya que puede generar efectos secundarios sistémicos graves como edema cerebral e insuficiencia cardíaca congestiva. Todos los medicamentos sistémicos deben utilizarse considerando los antecedentes médicos del paciente.

Bajar la presión intraocular puede aliviar el dolor y también ayudar a eliminar el edema de córnea, para así estar en posibilidad de practicar un tratamiento más definitivo. Los pilares del tratamiento del cierre angular son la iridotomía periférica con láser (IPL) y la extracción del cristalino. En la IPL, se aplica un láser al iris periférico para crear una pequeña abertura de espesor total.[8] Esta incisión permite que el humor acuoso retenido en la cámara posterior fluya hacia delante, evitando la pupila y ayudando a que el iris se descomprima posteriormente. Este procedimiento suele realizarlo un oftalmólogo con un láser Nd-YAG (itrio aluminio granate) o con un láser de argón. Estos láseres a veces están disponibles en el SU o pueden transportarse a este servicio en situaciones urgentes. Si no se dispone de ellos, debe consultarse inmediatamente a un oftalmólogo para iniciar los preparativos para la intervención.

La extracción del cristalino o la cirugía de catarata pueden resolver definitivamente el mecanismo de cierre del ángulo, ya sea que esté causado por bloqueo pupilar o por cierre facomorfo del ángulo. Esta intervención quirúrgica se realiza en quirófano y puede programarse con urgencia en caso de un aumento en la PIO que amenace la visión o de fracaso en la resolución del cierre angular con la IPL.

Cuando esta situación se presenta en el SU, es importante saber cuándo derivar urgentemente a oftalmología para realizar una intervención, como la IPL. En términos generales, cualquier paciente con sospecha de cierre del ángulo y PIO elevada debe acudir a consulta oftalmológica. Si la PIO puede reducirse con éxito en el SU, esta consulta teóricamente podría retrasarse hasta el día siguiente, pero lo ideal sería avisar al oftalmólogo el mismo día. La evaluación urgente y el tratamiento definitivo, por ejemplo con una IPL, es para evitar el daño isquémico irreversible de las estructuras intraoculares causado por la PIO elevada.

CONSEJOS Y ALERTAS

- **Conocer el error de refracción del paciente es clave para evaluar su riesgo de cierre angular.** La mayoría de los pacientes con glaucoma agudo de ángulo cerrado son hipermétropes. El cierre angular es poco frecuente en los pacientes miopes, emétropes o que no necesitan gafas. Una forma sencilla de evaluarlo es mirar una impresión o un objeto a través de las gafas del paciente. Si el objeto se amplía, el paciente es hipermétrope. Hay que considerar que todas las gafas de lectura de venta libre aumentan las imágenes; no obstante, este punto se refiere principalmente a las gafas graduadas de los pacientes.
- **Es poco probable que un paciente operado de cataratas presente cierre angular.** Esto se debe a que el lente intraocular implantado es mucho más delgado que el cristalino natural. Tras la cirugía de cataratas y la implantación de lentes intraoculares, se elimina la superficie convexa de la catarata y el humor acuoso puede fluir libremente a través de la pupila y salir por el ángulo de drenaje anterior. Se puede evaluar la seudofaquia (cuando un paciente ha sido operado de cataratas y tiene un lente artificial) iluminando la pupila del paciente con una linterna, lateral a medialmente. En los pacientes seudofáquicos, la pupila tiene un aspecto brillante y reflectante, mientras que en un paciente fáquico (cristalino natural/catarata) la pupila se verá oscura, negro azabache, si no hay formación de cataratas, y de color amarillo o aspecto lechoso si existen cataratas. Las **figuras 47-3** y **47-4** muestran esta diferencia en la misma paciente, que es seudofáquica en el ojo derecho (*véase* **fig. 47-3**) y fáquica en el izquierdo (*véase* **fig. 47-4**).
- **Observar el ojo contralateral puede brindar información útil.** Por lo general, los pacientes que presentan un cierre agudo del ángulo tienen predisposición a que suceda lo mismo en el ojo

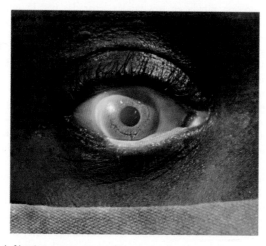

Figura 47-3. Ojo seudofáquico: aspecto reflectante de la pupila (cortesía de la Dra. Sandra Fernando Sieminski).

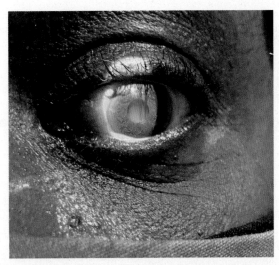

Figura 47-4. Ojo fáquico: aspecto lechoso de la pupila (cortesía de la Dra. Sandra Fernando Sieminski).

contralateral. Esto se debe a que suele haber una gran simetría entre mediciones oculares, como la longitud axial, el grosor del cristalino y la profundidad de la cámara anterior.[9] Por lo tanto, si en un paciente se sospecha cierre angular agudo, pero el edema de córnea impide la visibilidad adecuada de la cámara anterior, se puede evaluar el ojo contralateral en busca de cataratas grandes o una cámara anterior poco profunda, a fin de determinar el riesgo de cierre angular.

- **Recuerde el ABC para la reducción de la PIO:** agonistas adrenérgicos α, bloqueadores β e inhibidores de la anhidrasa carbónica.

INFORMACIÓN BASADA EN LA EVIDENCIA

¿Por qué existe una variación étnica tan grande en la prevalencia del glaucoma de ángulo cerrado?

Los asiáticos tienen la mayor prevalencia de glaucoma primario de ángulo cerrado, a excepción de los inuit. No está claro por qué los asiáticos tienen esta predisposición, dada la falta de datos epidemiológicos de alta calidad. Existen teorías según las cuales las poblaciones asiáticas son más propensas a tener un iris en meseta, un cuerpo ciliar en posición anterior o una cámara anterior poco profunda, todo lo cual los pone en una situación de mayor riesgo de glaucoma de ángulo cerrado; sin embargo, esto no ha sido confirmado en la literatura médica.[10]

¿Las gotas para la dilatación precipitan el cierre del ángulo?

La evidencia es contradictoria. En la *Baltimore Eye Survey* (*Encuesta sobre los Ojos de Baltimore*), en la que se encuestó a 4870 pacientes urbanos multirraciales a los que se dilató para una exploración oftalmológica de cribado, ninguno desarrolló glaucoma agudo de ángulo cerrado. Sin embargo, 38 de los pacientes que fueron derivados a una exploración oftalmológica más profunda presentaban ángulos ocluibles o ángulos que parecían muy estrechos.[11] En pacientes con ángulos estrechos y cataratas que afecten la visión, Zhao y cols. observaron que el riesgo de precipitar el cierre del ángulo era muy bajo. En este estudio, 78 pacientes de riesgo fueron dilatados y observados durante 6 h tras la dilatación. Algunos participantes presentaron un aumento de la PIO tras la dilatación, pero ninguno desarrolló glaucoma agudo de ángulo cerrado. Plantearon la hipótesis de que los fármacos dilatadores (tropicamida al 0.5% y fenilefrina al 0.5%) causaban la relajación del músculo ciliar, lo que provocaba el desplazamiento posterior del diafragma cristalino-iris y una profundización del ángulo.[12] Por el contrario, Chua y cols. descubrieron que 1 de cada 5 casos de glaucoma agudo de ángulo cerrado, detectados en un estudio de vigilancia activa en Escocia, se precipitaron por el uso de gotas dilatadoras para la exploración de la retina.[13] Sin embargo, la tasa global de cierre angular en Escocia es de 2.2 por cada 100 000 personas. Este sigue siendo un ámbito de controversia, en el que se carece de respuestas definitivas. No obstante, la baja incidencia general del cierre del ángulo inducido por gotas dilatadoras en la bibliografía debería tranquilizar a los médicos, ya que es poco probable que dilatar a un paciente le perjudique, a menos que exista una alta sospecha de cierre angular.

Referencias

1. Weinreb RN, Aung T, Medeiros FA. The pathophysiology and treatment of glaucoma: a review. *JAMA*. 2014;311(18):1901-1911.

2. Prum BE, Herndon LW, Moroi SE, et al. Primary angle closure preferred practice pattern® guidelines. *Ophthalmology*. 2016;123(1):P1-P40.

3. Yang MC, Lin KY. Drug-induced acute angle-closure glaucoma: a review. *J Curr Glaucoma Pract*. 2019;13(3):104-109.

4. Flores-Sánchez BC, Tatham AJ. Acute angle closure glaucoma. *Br J Hosp Med (Lond)*. 2019;80(12):C174-C179.

5. Rojanapongpun P, Suwanpimolkul O. Acute intraocular pressure rise. In: Shaarawy T, Sherwood M, Hitchings R, Crowston J, eds. *Glaucoma*. 2nd ed. Elsevier; 2015:598-608.

6. Baum J, Chaturvedi N, Netland PA, Dreyer EB. Assessment of intraocular pressure by palpation. *Am J Ophthalmol*. 1995;119(5):650-651.

7. Ehlers JP, Shah CP. *The Wills Eye Manual: Office and Emergency Room Diagnosis and Treatment of Eye Disease*. Lippincott Williams & Wilkins; 2008.

8. Chan PP, Pang JC, Tham CC. Acute primary angle closure-treatment strategies, evidences and economical considerations. *Eye*. 2019;33:110-119.

9. Li Y, Bao FJ. Interocular symmetry analysis of bilateral eyes. *J Med Eng Technol*. 2014;38(4):179-187.

10. Zhang X, Liu Y, Wang W, et al. Potential risk factors for acute primary angle closure. *Surv Ophthalmol*. 2017;62(5):635-647.

11. Patel KH, Javitt JC, Tielsch JM, et al. Incidence of acute angle closure glaucoma after pharmacological mydriasis. *Am J Ophthalmolol*. 1995;120(6):709-717.

12. Zhao M, Sun Q, Oatts J. Changes in intraocular pressure and angle structure after dilation in primary angle-closure suspects with visually significant cataract. *Ophthalmology*. 2021;128(1):39-47.

13. Chua PY, Day AC, Lai KL, et al. The incidence of acute angle closure in Scotland: a prospective surveillance study. *Br J Ophthalmol*. 2018;102(4):539-543.

CAPÍTULO

48

Pupila

Paul Y. Ko

Melissa W. Ko

DESAFÍO CLÍNICO

Tener un conocimiento profundo de los hallazgos encontrados en un examen de pupila rápido pero minucioso resulta esencial, ya que podrían constituir el primer signo de una alteración neurológica grave subyacente o inminente. La medición automatizada de las pupilas, o pupilometría, ahora se utiliza de forma habitual en las áreas de cuidados intensivos, porque los cambios anómalos en la reactividad de las pupilas pueden ser un indicador precoz de elevaciones en la presión intracraneal (PIC).[1]

Algunos médicos suelen escribir reflexivamente el acrónimo en inglés *PERRLA* (*Pupils Equal, Round, Reactive to Light and Accommodation*) para referirse a las pupilas que son igualmente redondas y reactivas a la luz y a la acomodación, sin profundizar demasiado sobre la localización de la acomodación. Cuando se observan pupilas que no reaccionan a la luz, pero sí tienen una respuesta de cerca, se habla de «disociación entre la luz y la cercanía». Las alteraciones con disociación entre la luz y la cercanía que se presentan con mayor frecuencia en el ámbito de urgencias se tratan con mayor detalle en la sección «Diagnóstico diferencial».

FISIOPATOLOGÍA

Las funciones de la pupila son, entre otras, graduar la cantidad de luz que llega a la retina, aumentar la profundidad de campo y reducir al mínimo las aberraciones esféricas. Mientras que el músculo dilatador del iris se contrae para agrandar la pupila, el músculo esfínter se contrae para hacerla más pequeña. El reflejo pupilar normal a la luz es una respuesta parasimpática que provoca una constricción pupilar bilateral cuando se proyecta luz sobre los ojos. El arco aferente del reflejo pupilar a la luz comienza cuando la luz entra en los ojos provocando la hiperpolarización de los fotorreceptores de la retina, lo cual conduce a vías que activan las células ganglionares de la retina (CGR). Los axones activados de las CGR viajan a través del nervio óptico, el quiasma y el tracto óptico para alcanzar los núcleos pretectales situados en el mesencéfalo. A través de interneuronas, los núcleos pretectales conectan con los núcleos de Edinger-Westphal, donde las fibras parasimpáticas eferentes abandonan el mesencéfalo dentro del nervio craneal III (NC III) y entran en el espacio subaracnoideo. Las fibras pupilares suelen discurrir por la superficie externa dentro del NC III, lo que las hace susceptibles de compresión o infiltración. Por lo tanto, como se señala más adelante en este capítulo, la compresión del NC III por un aneurisma de la arteria comunicante posterior (AACoP) a menudo se manifiesta con afectación pupilar, presentándose clínicamente como una pupila midriática ipsilateral, con ptosis y defectos en la motilidad.

La respuesta pupilar de cerca, en la que la pupila se contrae cuando el paciente ve un objetivo cercano, comprende la tríada de constricción pupilar, acomodación (cambio de forma del cristalino) y convergencia de los ojos. Se desconoce el sitio de control supranuclear de la respuesta de cerca, pero se cree que es de origen cortical con conexiones descendentes con el colículo superior (acomodación/miosis), la formación reticular mesencefálica (acomodación/vergencia) y el rafe *interpositus* (fijación visual). Los núcleos de Edinger-Westphal median el último paso de la miosis pupilar en la respuesta de cerca.

Anisocoria

Las causas de la anisocoria son amplias y es importante considerar las diversas etiologías potenciales y correlacionarlas con las manifestaciones clínicas del paciente. La anisocoria fisiológica, también conocida como *simple*, puede observarse en un momento dado hasta en el 19% de la población,[2] aunque la diferencia entre ambas pupilas suele ser inferior a 0.4 mm. Es la causa más frecuente de anisocoria. El paciente presenta funciones pupilares normales en las pruebas, con poca o ninguna diferencia en el cambio de tamaño de la pupila al pasar de ambientes oscuros a iluminados o viceversa (**fig. 48-1**). Buscar si la anisocoria estaba presente anteriormente en una fotografía antigua o una licencia de conducir puede ser útil y tranquilizador.[3]

Un defecto estructural del iris puede dar lugar a una forma de pupila anómala y anisocoria. Existen diversas enfermedades congénitas que pueden provocar esta alteración, sobre todo en la población pediátrica. Por otra parte, los defectos oculares adquiridos que causan anisocoria incluyen traumatismos, cambios inflamatorios (p. ej., iritis), atrofia del esfínter del iris, tumor intraocular o glaucoma de ángulo cerrado.[3] Estos suelen ser sugeridos por la presentación clínica (es decir, pérdida de visión, dolor ocular o enrojecimiento asociado a glaucoma agudo).

ABORDAJE DIAGNÓSTICO/EXPLORACIÓN DIRIGIDA

Todo examen de la pupila comienza con una exploración. La estimación del tamaño de la pupila en ambos ojos puede hacerse rápidamente mediante visualización directa. El tamaño de la pupila suele ser difícil de estimar, por lo que resulta útil emplear una cartilla optométrica de bolsillo para documentar (en mm) el tamaño de la pupila en entornos con poca o con mucha luz. Debe prestarse especial atención a identificar la forma de las pupilas y una posible diferencia de tamaño. Cualquier forma pupilar distinta a la redonda justifica una investigación adicional con lámpara de hendidura.[3]

Debe evaluarse la reactividad de la pupila a la luz. En un entorno poco iluminado, indique al paciente que mire a lo lejos para evitar la miosis que se produce con la visión de cerca. Con una linterna brillante, observe la respuesta directa de la pupila a la luz y repita la operación con el otro ojo. Observe la respuesta consensuada de cada ojo. Debe registrarse el dinamismo de la reacción de las pupilas a la luz (3+ reacción rápida normal, 2+ ligeramente lenta, 1+ lenta). La prueba de reactividad a la luz va seguida de la prueba de la linterna oscilante. Esta se realiza alternando rápidamente la fuente de luz (a intervalos de 1 s) entre cada ojo, para evaluar si existe un defecto pupilar aferente relativo (DPAR). El DPAR se descubre mediante una respuesta asimétrica de las pupilas a la luz directa. En un paciente con DPAR, cuando la luz se desvía hacia el ojo con la anomalía, ambas pupilas se dilatan debido a la menor entrada aferente que llega al mesencéfalo.[3] Cuando la luz vuelve al ojo normal, ambos ojos se contraen. Esto debe orientar al examinador a considerar una afectación unilateral del nervio óptico o un proceso retiniano en el ojo que se dilata con la luz directa (**fig. 48-2**). Con menor frecuencia, se puede observar un DPAR con lesiones del quiasma, el tracto óptico o el mesencéfalo. A menudo, el DPAR se clasifica con un sistema numérico según el cual el grado 1+ significa que hay constricción inicial, pero redilatación temprana de la pupila afectada;

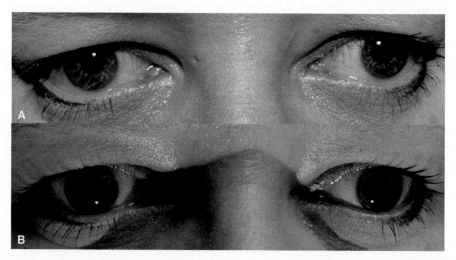

Figura 48-1. Anisocoria fisiológica. La diferencia neta en el tamaño pupilar es relativamente la misma en (**A**) luz brillante y (**B**) la oscuridad.

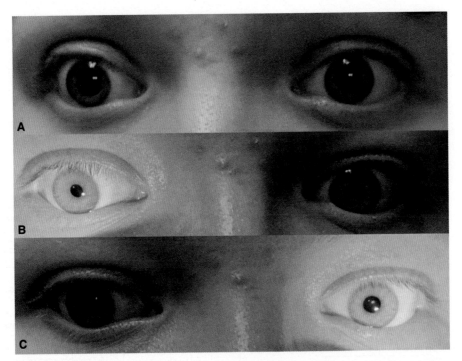

Figura 48-2. Defecto pupilar aferente (ojo izquierdo). **A.** El tamaño de las pupilas en reposo con iluminación ambiental es el mismo. **B.** La luz brillante dirigida al ojo derecho «bueno» provoca una respuesta bilateral enérgica de constricción pupilar. **C.** La luz brillante dirigida al ojo izquierdo afectado con neuropatía óptica produce una constricción pupilar relativamente más débil y ambos ojos se dilatan.

2+ se traduce en ausencia de movimiento inicial de la pupila y una mayor redilatación posterior; 3+ indica redilatación inmediata, y 4+ significa que la pupila está amaurótica (ciega).[3] En la **figura 48-3** se describe el abordaje general del paciente con anisocoria. Cabe destacar que las estrategias que se indican en el planteamiento para hacer pruebas con gotas oftálmicas sirven principalmente como referencia. Se asume que el médico de urgencias que observe estas anomalías consultará oportunamente a un oftalmólogo o neurooftalmólogo para que le oriente sobre el diagnóstico, el manejo y el tratamiento de las anomalías pupilares. Por lo tanto, las estrategias de manejo que se enumeran a continuación se centrarán principalmente en casos en los que los estudios de neuroimagen se consideran críticos y urgentes, de modo que el retraso en la identificación del padecimiento puede causar déficits neurológicos permanentes.

DIAGNÓSTICO DIFERENCIAL Y TRATAMIENTO ASOCIADO

El abordaje de la anisocoria comienza por identificar si la anomalía se presenta en la pupila pequeña o en la grande, y esto es útil para reconocer las causas diferenciales.

Cuando la pupila anómala es la pequeña

La pupila pequeña se considera anómala cuando no se dilata tan bien como la grande en condiciones de poca luz. La causa de una anisocoria con pupila pequeña anómala puede ser ocular (p. ej., iridociclitis o cirugía ocular previa), farmacológica (p. ej., debido a una gota constrictora como la pilocarpina) o neurológica (p. ej., disfunción del sistema simpático ipsilateral, como en el síndrome de Horner).[4,5]

Síndrome de Horner

El síndrome de Horner es el resultado de una lesión a lo largo de la vía simpática, la cual comienza en el cerebro a la altura del hipotálamo y se extiende por el tronco encefálico y la parte superior de la médula espinal, antes de hacer un giro en «U» en el vértice pulmonar y dirigirse a la arteria carótida interna hacia la órbita. Tiene la tríada clásica de presentación clínica de ptosis, miosis y anhidrosis. El examinador también puede notar un retraso en la dilatación, es decir, en un entorno con poca luz, la pupila confiablemente denervada tarda más en alcanzar un estado de dilatación en reposo en comparación con la pupila normal, que se dilata rápidamente cuando se apagan las luces. La ptosis

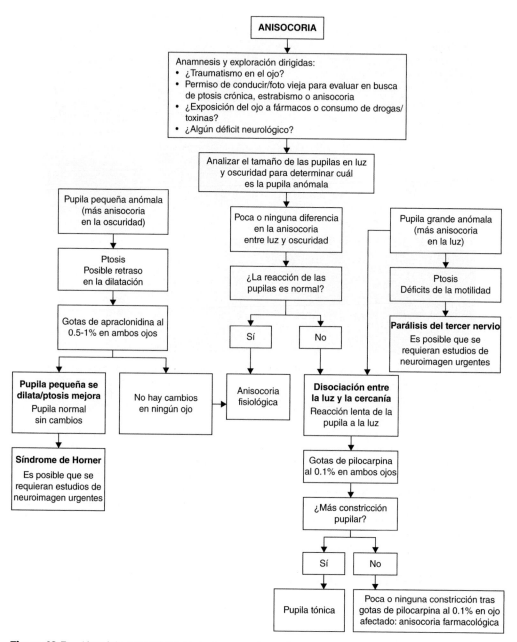

Figura 48-3. Abordaje general del paciente con anisocoria.

observada en el síndrome de Horner suele ser leve y no obstruye el eje visual del paciente. La agudeza visual no se ve afectada en este síndrome. Su causa puede ser desconocida (hasta en el 40% de las presentaciones); puede tratarse de una lesión central de primer orden, una causa preganglionar de segundo orden o una posganglionar de tercer orden.

Una causa habitual de lesión central primaria o de primer orden sería un accidente cerebrovascular, un tumor o una lesión desmielinizante del sistema central. La causa más frecuente es un infarto medular lateral, que puede observarse en el síndrome de Wallenberg (**fig. 48-4**). Los pacientes suelen presentar ataxia grave y vértigo. También puede haber movimientos oculares anómalos y la clásica pérdida sensitiva (insensibilidad al dolor, pérdida de temperatura en la cara ipsilateral y el tronco contralateral). La exploración neurológica minuciosa suele identificar otras presentaciones centrales en esta etiología. Si hay una lesión en

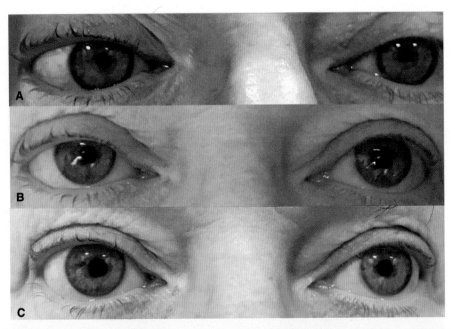

Figura 48-4. Síndrome de Horner derecho causado por un accidente cerebrovascular de Wallenberg. El paciente presentaba diplopía, disartria, ataxia y entumecimiento. **A.** A plena luz, obsérvese la pupila derecha miótica (el examinador levanta el párpado derecho ptósico). **B.** Con luz tenue, la anisocoria es más evidente. **C.** Tras la administración tópica de apraclonidina al 0.5% en ambos ojos, el agonista de los receptores adrenérgicos α provoca la dilatación pupilar del ojo derecho afectado y la resolución de la ptosis debido a la estimulación simpática de los receptores α-1 hipersensibles en el músculo dilatador de la pupila. La pupila izquierda normal no reacciona a la apraclonidina.

la médula espinal que afecte la vía simpática descendente (C9-T2), también puede producirse un síndrome de Horner adquirido, ipsilateral al proceso medular. En estos casos puede antecedente de traumatismos, siringomielia, infarto, mielitis y tumores, con un cuadro clínico acompañante que incluya problemas urinarios o intestinales, alteraciones sensitivas, cuadriparesia o paraparesia y signos de Babinski.

El Horner de segundo orden (causa preganglionar) puede observarse ante traumatismos o cirugía de la médula espinal, del vértice pulmonar o de la región de la salida torácica. También puede observarse un Horner de segundo orden por causa farmacológica en una paciente obstétrica que ha recibido recientemente anestesia epidural lumbar; este suele ser transitorio y se resuelve por sí solo en pocas horas.[3]

El Horner de tercer orden (causa posganglionar) debe hacer pensar en lesiones de la arteria carótida interna, como disección de la arteria carótida, trombosis o aneurisma del seno cavernoso. Se considera una urgencia neurológica y neurooftalmológica porque puede haber complicaciones derivadas del accidente cerebrovascular. Se debe descartar la disección de la arteria carótida interna en todo paciente con cefalea ipsilateral y Horner. A menudo hay antecedentes recientes de traumatismo cervical, aunque estas disecciones pueden producirse espontáneamente.

Cabe destacar que también puede observarse el síndrome de Horner en un paciente con cefalea en racimos, la cual a menudo se acompaña de dolor ocular unilateral y lagrimeo. Cuando están presentes, estos síntomas no suelen durar más de unas horas. En lactantes y niños, los casos congénitos de síndrome de Horner pueden asociarse a heterocromía del iris (el color del iris es más claro) en el lado afectado. El Horner en un niño debe hacer pensar en traumatismo durante el parto, infección congénita, neuroblastoma y causas vasculares.

Cuando la pupila anómala es la grande
Parálisis del III nervio craneal
La parálisis del tercer NC (P-NCIII) se considera una posible urgencia neurológica y neurooftalmológica porque puede indicar la presencia de un AACoP que comprime el nervio oculomotor o una herniación del uncus. Cuando se describe la P-NCIII, debe indicarse si es completa o parcial y con afectación o no de la pupila. La P-NCIII completa produce ptosis ipsilateral con déficits motores, como la incapacidad para elevar, aducir

o bajar el ojo ipsilateral afectado. Al levantar el párpado ptósico, el examinador generalmente encontrará una pupila midriática, con un ojo «hacia abajo y hacia fuera» (**fig. 48-5**), debido a la abducción e hipodesviación intactas, sin oposición. La P-NCIII parcial se refiere a la parálisis incompleta de la motilidad ocular. Como sugiere la propia descripción, en la P-NCIII con afectación pupilar se observa una pupila midriática y menos reactiva a la luz, mientras que en la P-NCIII sin afectación pupilar se encontrará una pupila de tamaño normal y reactiva. Aunque la compresión por aneurisma suele causar una P-NCIII dolorosa y completa, se debe tener un alto grado de sospecha clínica, dado que también puede haber P-NCIII parcial o con pupila preservada, secundarias a aneurisma. Aunque más de un tercio de los pacientes con AACoP desarrollan P-NCIII, el 90% de estos presentan la P-NCIII y hemorragia subaracnoidea *antes* de la rotura del aneurisma.[6] Es fundamental solicitar un angiograma por tomografía computarizada urgente de la cabeza y pedir al neurorradiólogo que evalúe específicamente la presencia de AACoP o de un aneurisma causado por P-NCIII, ya que los más pequeños pueden pasar desapercibidos.

Herniación del uncus

Cuando el paciente tiene una P-NCIII y alteración del estado mental, se debe sospechar de herniación del uncus. El uncus, situado en la porción anterior y medial del lóbulo temporal, puede comprimir el NC III en situaciones de aumento de la PIC. El primer signo de herniación del uncus es la dilatación pupilar ipsilateral. A medida que progresa la alteración, el grado de consciencia del paciente disminuye aún más y la P-NCIII parcial de inicio se convierte en una completa, que vendrá acompañada de hemiplejía ipsilateral y reflejo

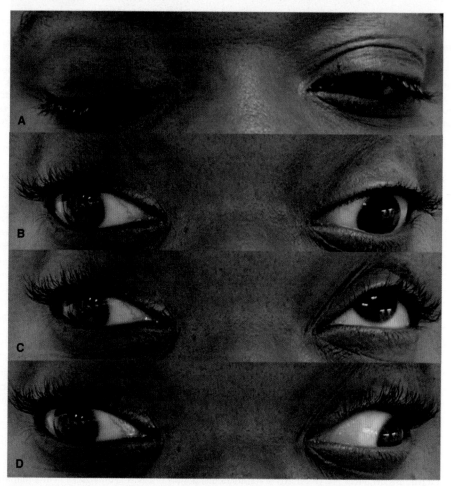

Figura 48-5. Parálisis del tercer nervio craneal que afecta la pupila debido a un aneurisma de la arteria comunicante posterior (**A**). El párpado derecho ptósico se ha elevado, mostrando un ojo derecho exotrópico e hipotrópico «hacia abajo y afuera», con una pupila derecha dilatada (**B-D**).

de Babinski. Hay que vigilar la pupila contralateral porque puede verse cada vez más comprometida, primero con una posición media con menor reactividad a la luz, luego miótica y, finalmente, dilatada. También puede observarse una forma ovalada en las pupilas, a medida que progresa la hernia cerebral.

Pupilas tónicas

La pupila *tónica* (pupila de Adie) es aquella que no se contrae fácilmente a la luz, pero sí se acomoda a la reacción de cerca. Es causada por la denervación parasimpática a nivel del ganglio ciliar y es uno de los puntos clave en el diagnóstico diferencial de la disociación entre la luz y la cercanía. La mayoría de los casos de pupila tónica son idiopáticos y suelen afectar a mujeres con una edad promedio de 30 años. Otras causas incluyen inflamación o infección, isquemia, traumatismo (tanto quirúrgico como no quirúrgico), toxicidad (p. ej., quinina), anestesia local (p. ej., bloqueo dental inferior) o síndromes paraneoplásicos. La pupila tónica puede distinguirse de otras etiologías mediante pruebas farmacológicas con gotas de pilocarpina diluidas en ambos ojos. Si la pupila afectada es tónica, habrá hipersensibilidad del esfínter del iris a las propiedades colinérgicas de la pilocarpina diluida debido a la denervación; por el contrario, el ojo no afectado tendrá poca o ninguna respuesta a estas concentraciones diluidas. La pupila de Argyll Robertson (observada en la neurosífilis) puede confundirse con una pupila tónica.[5] En la primera, la pupila afectada es la pequeña, mientras que la pupila tónica clásica es la grande. Aunque ambas afecciones muestran disociación entre la luz y la cercanía, la pupila de Argyll Robertson se contraerá a la acomodación y se redilatará rápidamente cuando se aleje el estímulo de cerca. Por el contrario, la pupila tónica permanece contraída y solo se dilata lentamente cuando se expone a la oscuridad. La pupila tónica suele ser benigna y no requiere tratamiento.

Pupila dilatada por fármacos

Cuando un paciente sano, totalmente orientado y neurológicamente íntegro presenta una pupila dilatada (más de 7-8 mm), que no reacciona a la luz *ni* a las pruebas de cerca, hay que considerar la exposición del ojo (accidental o intencionada) a un agente farmacológico. La anamnesis cuidadosa ayudará a detectar una posible exposición a fármacos simpaticomiméticos o anticolinérgicos, que pudieran revelar el origen. Entre los fármacos más frecuentes están los parches de ipratropio, atropina o escopolamina. La administración tópica de pilocarpina al 1% no constreñirá las pupilas dilatadas farmacológicamente (30 min después de la instilación en los ojos), pero constreñirá las pupilas normales, las pupilas midriáticas causadas por P-NCIII y las pupilas tónicas. Cabe destacar que las pupilas de los pacientes con lesión traumática del iris o glaucoma agudo de ángulo cerrado no se contraerán con la pilocarpina. Además, si la medicación ha dejado de hacer efecto, la pupila implicada se contraerá con la pilocarpina. A diferencia de una pupila tónica, que presenta disociación entre la luz y la cercanía, con una respuesta de cerca intacta, la pupila dilatada farmacológicamente no se contraerá con los objetivos cercanos. Se puede distinguir fácilmente la pupila dilatada por fármacos de una P-NCIII porque en esta última debe haber ptosis y déficit motor.

CONSEJOS Y ALERTAS

- Asegúrese de situarse simétricamente frente al paciente, alineado con su eje visual. Si la fuente de luz está demasiado cerca del ojo derecho o del izquierdo, puede dar lugar a un falso DPAR.
- No hay que confundir el *hippus* pupilar, una variación benigna y rítmica de dilatación y contracción de las pupilas, con el DPAR. El tamaño de la pupila nunca está completamente en reposo, puede presentar pequeñas fluctuaciones transitorias normales que pueden hacerse más evidentes cuando el examinador utiliza una linterna.
- Los autores prefieren realizar la prueba de la linterna oscilante a través del puente de la nariz en lugar de hacerlo por debajo de la barbilla, porque podría pasarse por alto una sutil liberación precoz de la pupila o un leve DPAR al momento en que la luz pasa por debajo de la barbilla.
- Incluso si el paciente solo tiene una pupila activa, se puede comprobar si hay DPAR observando la respuesta consensual del ojo contralateral «bueno». Por ejemplo, si un paciente tiene la pupila fija y dilatada con visión deficiente en el lado derecho, desplace la luz hacia el ojo derecho «malo» mientras observa la pupila izquierda «buena». Si la pupila izquierda se dilata como respuesta consensuada a la luz directa sobre el ojo derecho, esto revela un DPAR derecho, detectado en la prueba inversa.
- Aunque tanto el síndrome de Horner como la P-NCIII se asocian a ptosis, la que se produce en el Horner es leve, mientras que la de la P-NCIII es grave y cubre el eje visual del paciente.

INFORMACIÓN BASADA EN LA EVIDENCIA

¿Los pacientes con P-NCIII requieren estudios de neuroimagen, incluso cuando el paciente tiene factores de riesgo vascular conocidos para accidente cerebrovascular?

Un artículo prospectivo de Tamhankar y cols.[7] analizó esta misma cuestión. Se trataba un estudio observacional, multicéntrico, de serie de casos de 109 pacientes que presentaban parálisis aisladas del tercer, cuarto o sexto par craneal, y se descubrió que la presencia de uno o más factores de riesgo vascular (diabetes, hipertensión, hiperlipidemia, hábito tabáquico, accidente cerebrovascular o antecedentes de arteriopatía coronaria) se relacionó significativamente con una causa microvascular de las parálisis. Hasta en el 10% de estos pacientes (sin otras alteraciones médicas asociadas) se encontró una causa que incluía infarto del mesencéfalo, neoplasia, inflamación, ictus hipofisario o arteritis de células gigantes. Por lo tanto, los autores de este estudio recomendaron que, en estos pacientes con factores de riesgo cardiovascular, se considerara la realización de estudios de neuroimagen (angiografía por resonancia magnética [RM] cerebral o angiografía por tomografía computarizada craneal) y análisis de laboratorio.

¿Los pacientes con síndrome de Horner requieren estudios de neuroimagen?

Un estudio retrospectivo de Sadaka y cols.[8] evaluó a 200 pacientes adultos con síndrome de Horner que se presentaron a consulta externa. En esta cohorte, las imágenes de RM mostraron lesiones causales en aproximadamente el 12% e idiopáticas en el 69%. Alrededor del 9% de los pacientes a los que se tomaron imágenes presentaban enfermedad grave, como disección carotídea o tumor cerebral o cervical. De los pacientes con enfermedad grave, solo cerca de un tercio presentaba síntomas agudos y dolor. Este estudio sugiere que, aunque la mayoría de los pacientes que presentan síndrome de Horner son idiopáticos y no tienen una causa subyacente grave, podría estar justificado descartar una alteración seria, incluso en ausencia de síntomas agudos, sobre todo en aquellos que presentan inicio agudo de los síntomas y el dolor.

Referencias

1. Jahns FP, Miroz JP, Messerer M, et al. Quantitative pupillometry for the monitoring of intracranial hypertension in patients with severe traumatic brain injury. *Crit Care*. 2019;23(1):155. doi:10.1186/s13054-019-2436-3. PMID: 31046817; PMCID: PMC6498599.

2. Lam BL, Thompson HS, Corbett JJ. The prevalence of simple anisocoria. *Am J Ophthalmol*. 1987;104(1):69.

3. Liu GT, Galetta SL. The neuro-ophthamologic examination (including coma). *Ophthalmol Clin North Am*. 2001;14:23-39.

4. Chambers DJ, Bhatia K. Horner's syndrome following obstetric neuraxial blockade—a systematic review of the literature. *Int J Obstet Anesth*. 2018;35:75-87. doi:10.1016/j.ijoa.2018.03.005. Epub 2018 Mar 17. PMID: 29657082.

5. Thompson HS, Kardon RH. The Argyll Robertson pupil. *J Neuro-Ophthalmol*. 2006;26(2):134-138. doi:10.1097/01.wno.0000222971.09745.91

6. Kupersmith MJ. *Neuro-vascular Neuro-ophthalmology*. Springer-Verlag; 1993:1-554.

7. Tamhankar MA, Biousse V, Ying GS, et al. Isolated third, fourth, and sixth cranial nerve palsies from presumed microvascular versus other causes: a prospective study. *Ophthalmology*. 2013;120(11):2264-2269. doi:10.1016/j.ophtha.2013.04.009. Epub 2013 Jun 6. PMID: 23747163; PMCID: PMC3795864.

8. Sadaka, A, Schockman, SL, Golnik KC. Evaluation of Horner syndrome in the MRI era. *J Neuro-Ophthalmol*. 2017;37(3):268-272. doi:10.1097/WNO.0000000000000503

Diplopía

Zoe Williams
Jonathan Strong

DESAFÍO CLÍNICO

La diplopía, conocida coloquialmente como «visión doble», es un motivo de consulta desafiante en los servicios de urgencias y en los centros de atención inmediata. También es un problema poco frecuente, ya que representa solo el 0.1% de todas las consultas en los servicios de urgencias.[1] La diplopía puede deberse a un amplio espectro de enfermedades, incluidas muchas causas benignas (p. ej., foria descompensada, insuficiencia de convergencia o divergencia y enfermedad microvascular), así como otras que ponen en peligro la visión o la vida (p. ej., accidente cerebrovascular [ACV], aneurisma o tumor cerebral, hemorragia intracraneal, oftalmopatía tiroidea, arteritis de células gigantes, miastenia grave, meningitis, trombosis del seno cavernoso o aumento de la presión intracraneal). Las lesiones estructurales que causan diplopía pueden ubicarse a nivel cortical, subcortical, del tronco encefálico, subaracnoideo, del seno cavernoso u orbitario. La revisión exhaustiva de todas sus causas va más allá del alcance de este capítulo, pero en la **tabla 49-1** se enumeran varias alteraciones importantes a tener en cuenta en los servicios de urgencias y de atención inmediata.

El médico debe determinar en primer lugar si la diplopía es monocular o binocular. La diplopía monocular se confirma cuando, al cubrir el ojo no afectado, no se logra resolver la diplopía. Esto sugiere claramente un problema ocular unilateral, como ojo seco, error refractivo, patología de córnea, catarata o enfermedad retiniana. Estos pacientes requieren de una exploración oftalmológica completa; sin embargo, la diplopía monocular no suele constituir una urgencia.

Por el contrario, la diplopía binocular se resuelve ocluyendo cualquiera de los ojos, lo que indica desalineación de los ejes visuales. En este capítulo se describe la evaluación de la diplopía binocular (en adelante, diplopía), haciendo hincapié en la identificación de afecciones urgentes que los médicos deben considerar.

FISIOPATOLOGÍA

Una breve revisión de la neuroanatomía de los movimientos oculares servirá para reconocer patrones de debilidad de los músculos extraoculares, identificar parálisis de los nervios craneales (NC) y localizar lesiones estructurales. El ojo se mueve en tres ejes: horizontal (aducción y abducción), vertical (supraducción e infraducción) y de torsión (intorsión y extorsión).

El nervio oculomotor (NC III) se origina en el mesencéfalo dorsal e inerva cuatro de los seis músculos extraoculares: el recto medial, el recto inferior, los músculos oblicuos inferiores (división inferior) y el recto superior (división superior). Las fibras motoras de la división superior también inervan el músculo elevador del párpado. Además, el NC III contiene fibras parasimpáticas en la periferia que controlan la constricción pupilar, lo que las hace susceptibles de sufrir lesiones por compresión. Los pacientes con parálisis completa del NC III presentan ptosis e incapacidad para supraducir, infraducir o aducir el ojo. Como resultado, el ojo afectado mostrará exotropía e hipotropía (posición «hacia abajo y hacia fuera») **(fig. 49-1)**. La parálisis incompleta del NC III se presentará con diversos grados de debilidad en cada uno de los músculos extraoculares o en el elevador del párpado. Es importante señalar que por «completo» e «incompleto» se refiere únicamente a la función motora del NC III. Las fibras parasimpáticas actúan de forma independiente, por lo que los pacientes con parálisis completa o incompleta del NC III pueden tener o no afectación pupilar.

El nervio troclear (NC IV) posee la mayor longitud intracraneal, lo que lo hace especialmente susceptible a las lesiones. Se origina en el mesencéfalo dorsal e inerva en última instancia a un único músculo extraocular, el oblicuo superior. El paciente con parálisis del NC IV puede mostrar hipertropía y exciclotorsión en el ojo afectado; sin embargo, estos déficits no suelen ser evidentes en la exploración macroscópica debido al efecto compensatorio de los otros músculos extraoculares (**fig. 49-2**). Para diagnosticar una parálisis unilateral aislada del NC IV, el examinador debe evaluar si la hipertropía del ojo afectado se agrava al dirigir la mirada hacia el lado contralateral y al inclinar la cabeza hacia el lado

TABLA 49-1 Principales causas de diplopía

Enfermedad desmielinizante Síndrome de Guillain-Barré (variante Miller Fisher) Esclerosis múltiple	**Enfermedades de la unión neuromuscular** Botulismo Miastenia grave
Hemáticas Hemorragia intracraneal Trombosis del seno cavernoso	**Tóxicas, metabólicas** Síndrome de Wernicke-Korsakoff Parálisis por garrapatas Envenenamiento neurotóxico (p. ej., serpiente de coral)
Infecciosas Meningitis Celulitis orbitaria Absceso intracraneal Infección micótica invasora (p. ej., mucormicosis)	**Traumáticas** Foria descompensada Atrapamiento del músculo extraocular/fractura orbitaria Lesión directa del músculo extraocular Síndrome compartimental orbitario/hematoma retrobulbar Lesión de nervio craneal (directa o secundaria a efecto de masa o PIC elevada) Fístula carótida-cavernosa
Inflamatorias, infiltrativas, vasculíticas Síndrome de Tolosa-Hunt Miositis orbitaria Arteritis de células gigantes Granulomatosis con poliangitis Sarcoidosis	**Vasculares** Accidente cerebrovascular isquémico Isquemia microvascular Aneurisma intracraneal Disección de la arteria cervical
Neoplásicas Tumor intracraneal primario (incluido el accidente cerebrovascular hipofisario) Enfermedad metastásica (incluidas la diseminación perineural y la meningitis carcinomatosa) Tumores del seno cavernoso o del vértice orbitario	**Otras** Neuropatía oftalmopléjica dolorosa recurrente (migraña oftalmopléjica) Enfermedad ocular tiroidea PIC elevada (incluida la hipertensión intracraneal idiopática) Hipotensión intracraneal espontánea Insuficiencia de divergencia en adultos Síndrome del ojo pesado Insuficiencia de convergencia

PIC: presión intracraneal.

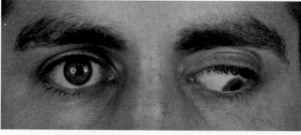

Ojo derecho

Ojo izquierdo: mirada hacia abajo y afuera, pupila dilatada, párpado caído (ptosis)

Figura 49-1. Parálisis del nervio oculomotor izquierdo (nervio craneal III) (tomada de Agur AM, Dalley AF. *Moore's Essential Clinical Anatomy.* 6th ed. Wolters Kluwer; 2020. Figura 8-11).

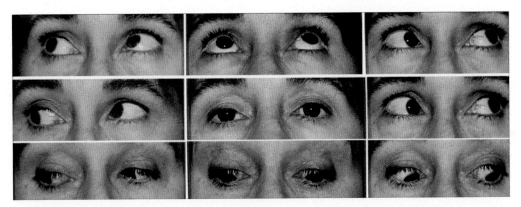

Figura 49-2. Parálisis del nervio troclear del ojo izquierdo (imágenes cortesía del Dr. Jason Peragallo. En: Sherman SC, Ross C, Nordquist E, Wang E, Cico S, eds. *Atlas of Clinical Emergency Medicine*. 1st ed. Wolters Kluwer; 2016. Figura 2-19).

ipsilateral (método de Parks-Bielschowsky). No obstante, debe tenerse en cuenta que la sensibilidad y especificidad de esta combinación de hallazgos es limitada.[2-4] Si la hipertropía no sigue este patrón característico, deben considerarse causas alternativas.

El nervio *abducens* (NC VI) se origina en el puente e inerva en última instancia al músculo recto lateral. El paciente con parálisis unilateral aislada del NC VI mostrará esotropía, más evidente en la mirada ipsilateral, o incapacidad para abducir completamente el ojo afectado (**fig. 49-3**). La presión intracraneal elevada causada por lesiones estructurales o por hipertensión intracraneal idiopática puede producir tracción sobre el NC VI en su recorrido a lo largo del clivus, dando lugar a parálisis unilateral o bilateral de este.

La diplopía en el contexto de un traumatismo craneoencefálico puede ser causada por foria descompensada, insuficiencia de convergencia, parálisis de NC (paresia de los NC III, IV o VI) atribuibles a lesiones por estiramiento, hemorragia por lesión cerebral preexistente con lesión compresiva resultante, hemorragia intracraneal, lesión directa del músculo extraocular, atrapamiento del músculo extraocular atribuible a fractura orbitaria, síndrome compartimental orbitario secundario a hematoma retrobulbar o fístula carótido-cavernosa directa. Por lo general, las fístulas carótido-cavernosas directas se presentan con otros signos oculares como arterialización de los vasos conjuntivales, quemosis, proptosis, presión intraocular elevada y diplopía; sin embargo, en otras ocasiones, la diplopía es el único hallazgo. Por lo tanto, se debe preguntar a los pacientes si tienen un soplo audible que sugiera la presencia de una fístula carótido-cavernosa.

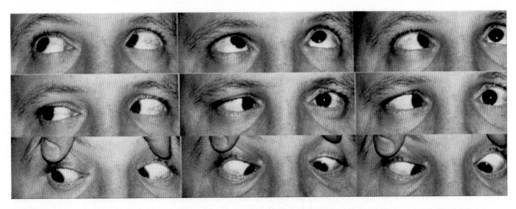

Figura 49-3. Parálisis del nervio *abducens* (nervio craneal VI) izquierdo (imágenes cortesía del Dr. Jason Peragallo. En: Sherman SC, Ross C, Nordquist E, Wang E, Cico S, eds. *Atlas of Clinical Emergency Medicine*. 1st ed. Wolters Kluwer; 2016. Figura 2-1).

En los pacientes con antecedentes de neoplasia (incluyendo el cáncer de piel), en particular los que presentan entumecimiento facial progresivo, parestesias o debilidad, se debe sospechar diplopía atribuible a la diseminación perineural. Los pacientes que padecen alcoholismo crónico pueden desarrollar encefalopatía de Wernicke, caracterizada por alteración del estado mental, ataxia de la marcha y disfunción oculomotora (nistagmo o debilidad de los músculos extraoculares). Los antecedentes de factores de riesgo cardiovascular, como hábito tabáquico, hipertensión, hiperlipidemia o diabetes, respaldan una posible isquemia microvascular o insuficiencia vertebrobasilar, aunque es importante no asumir que los factores de riesgo cardiovascular descartan otras enfermedades neurológicas graves.[5]

La arteritis de células gigantes (ACG) puede causar diplopía en los pacientes mayores de 50 años. Los síntomas sistémicos asociados a la ACG incluyen claudicación mandibular, dolor en el cuero cabelludo, cefalea, dolor de cuello, dolor de oído, hipoacusia súbita, mialgias, pérdida de peso inexplicable, fiebre o malestar general. En raras ocasiones, los pacientes con ACG pueden presentarse con diplopía y sin síntomas sistémicos.[5,6]

ABORDAJE DIAGNÓSTICO/EXPLORACIÓN DIRIGIDA

Antecedentes

El primer paso en la evaluación del paciente con diplopía es determinar si tiene diplopía aislada o diplopía con déficits neurológicos adicionales, que sugieran un accidente cerebrovascular de la circulación posterior. En aquellos que presenten diplopía de aparición aguda en combinación con alteración del estado mental, debilidad bulbar, vértigo, ataxia o signos «cruzados» del tronco encefálico (déficits del NC ipsilateral, con debilidad o pérdida sensitiva de la extremidad contralateral), se debe considerar un accidente cerebrovascular del tronco encefálico hasta que se demuestre lo contrario.

La evaluación de los pacientes con diplopía, en ausencia de síntomas agudos del tronco encefálico, comienza con una anamnesis detallada. El médico debe determinar en primer lugar la orientación de la diplopía (horizontal, vertical u oblicua) y si esta empeora al mirar en una dirección en particular. Las parálisis del NC y los procesos restrictivos (como la enfermedad ocular tiroidea o el atrapamiento muscular por fracturas orbitarias) provocan diplopía incomitante, es decir, diplopía que se agrava al mirar en una determinada dirección, la cual corresponde al músculo o músculos extraoculares afectados. Por el contrario, los trastornos neuromusculares, como la miastenia grave, pueden causar diplopía comitante (igual en todas las direcciones de la mirada) o incomitante.

El inicio y la cronología de la diplopía también pueden orientar el diagnóstico. La diplopía intermitente que se agrava con la fatiga y a última hora del día (fluctuación diurna) sugiere miastenia grave. La diplopía lentamente progresiva puede indicar una causa compresiva (p. ej., lesiones inflamatorias, infecciosas, neoplásicas o vasculares), mientras que la diplopía intermitente puede ser causada por foria descompensada, miastenia grave o insuficiencia vertebrobasilar.

El dolor asociado a la diplopía puede observarse en una gran variedad de alteraciones. El dolor localizado en el ojo, la zona periorbitaria o la región retrobulbar (especialmente el que empeora con el movimiento ocular) sugiere afección del seno cavernoso, la órbita o los músculos extraoculares, como síndrome de Tolosa-Hunt, enfermedad ocular tiroidea, seudotumor orbitario, trocleitis, infección o tumor maligno. La isquemia microvascular y la neuritis óptica también pueden causar dolor en una distribución similar. Puede haber cefalea en casos de arteritis de células gigantes, trombosis del seno cavernoso, accidente cerebrovascular hipofisario, aneurisma intracraneal, disección de la arteria cervical, meningitis, neoplasias malignas, hemorragia intracraneal y muchas otras alteraciones. La cefalea intensa o en trueno debe hacer pensar en una hemorragia subaracnoidea por aneurisma, que puede estar relacionada con la compresión de los nervios craneales, con mayor frecuencia el NC III. Sin embargo, es importante no descartar alteraciones neurológicas graves, como el aneurisma, si el paciente presenta diplopía indolora, ya que el dolor es un hallazgo poco confiable en muchas enfermedades.[7]

Exploración externa del ojo

La exploración externa en busca de ptosis, regeneración aberrante, retracción o retraso del párpado, retracción lateral (*flare*), enoftalmos o proptosis puede ayudar a ubicar la enfermedad causante de la diplopía. La ptosis ipsilateral con función reducida de los elevadores, en un contexto de supraducción, infraducción o aducción limitadas del ojo ipsilateral, es compatible con paresia del NC III. La regeneración aberrante (elevación del párpado durante la aducción o infraducción del ojo, o constricción pupilar durante la aducción, supraducción o infraducción del ojo) indica paresia del NC III de causa compresiva o traumática. La retracción del párpado (elevación del margen del párpado superior por encima del limbo superior) o el retraso palpebral (el párpado superior no sigue el movimiento del ojo en la mirada hacia abajo) puede ser signo de enfermedad ocular tiroidea. La retracción bilateral del párpado superior también puede observarse en el síndrome mesencefálico dorsal. La proptosis puede ser un signo de enfermedad ocular tiroidea o puede ser causada por enfermedades del seno cavernoso u orbitarias. Puede observarse enoftalmos en las fracturas del piso orbitario o en enfermedades infiltrativas o neoplásicas que afecten la órbita.

Examen de la pupila

Debe realizarse una evaluación pupilar para detectar anisocoria o un defecto pupilar aferente o eferente. La evaluación de la anisocoria se realiza tanto con luz brillante como tenue. Si el tamaño de las pupilas derecha e izquierda tiene una mayor variación con la luz brillante, ello sugiere un problema de constricción pupilar (disfunción parasimpática) en el ojo con la pupila más grande. Si hay disminución de la constricción pupilar con la luz dirigida al ojo y reducción de la respuesta consensual a la luz dirigida al ojo contralateral, se puede pensar en un defecto pupilar eferente. El defecto pupilar eferente que se acompaña de diplopía vertical u oblicua, con limitación de la motilidad ocular ipsilateral de aducción, supraducción o infraducción, es indicativo de paresia del NC III y requiere una evaluación urgente para detectar aneurismas cerebrales. Si, por el contrario, la anisocoria es mayor en la oscuridad, esto sugiere disfunción simpática de la pupila más pequeña, compatible con el síndrome de Horner. El síndrome de Horner aunado a una paresia del NC IV contralateral se ubica en el mesencéfalo dorsal ipsilateral, mientras que el síndrome de Horner con paresia del NC VI ipsilateral se localiza en el seno cavernoso ipsilateral.

Tras la evaluación de la anisocoria, debe realizarse la exploración en busca de un defecto pupilar aferente. Si se encuentra un defecto pupilar aferente ipsilateral a una parálisis del NC o a parálisis que causan diplopía, esto significa que la causa es un proceso del vértice orbitario.

Motilidad ocular

La motilidad ocular se evalúa revisando las versiones (movimiento de ambos ojos) y las ducciones (movimiento de cada ojo por separado) oculares. Las versiones se evalúan pidiendo al paciente que siga el dedo del examinador a la derecha, a la izquierda, arriba, abajo, arriba y a la derecha, arriba y a la izquierda, abajo y a la derecha, y abajo y a la izquierda. Además, se debe pedir al paciente que siga el dedo del examinador hacia su nariz para evaluar la convergencia. Las ducciones de cada ojo deben probarse con oclusión monocular del ojo contralateral. En casos de sospecha de miopatía restrictiva por enfermedad ocular tiroidea o fractura orbitaria con atrapamiento, el oftalmólogo puede realizar ducciones forzadas.

La prueba de los movimientos sacádicos se realiza pidiendo al paciente que alterne la fijación desde la mirada primaria hacia el dedo del examinador, que se encuentra hacia la derecha, izquierda, arriba y abajo. Los movimientos sacádicos hipométricos lentos sugieren paresia de NC. También pueden observarse movimientos sacádicos lentos en alteraciones cerebelosas, como la ataxia espinocerebelosa, o en enfermedades neurodegenerativas, como la enfermedad de Parkinson o la parálisis supranuclear progresiva.[7] Además, debe tenerse en cuenta la inexactitud de los movimientos sacádicos ante la falta de precisión del movimiento ocular correctivo hacia el objetivo (dismetría sacádica), ya que esto puede significar una disfunción cerebelosa. Por último, los movimientos de persecución se evalúan pidiendo al paciente que siga el dedo del examinador a una velocidad lenta, partiendo desde una mirada primaria hasta las miradas cardinales. Debe observarse si el paciente es capaz de mantener la misma velocidad de movimientos oculares que el movimiento de los dedos del examinador (ganancia normal), o si son necesarios movimientos sacádicos correctivos de «recuperación». La ganancia anómala puede ser un signo de disfunción cerebelosa o de lesiones de los lóbulos frontal, temporal o parietal. Debe tenerse en cuenta si el paciente presenta nistagmo, ya que este puede tener valor de localización.

Si la motilidad es limitada, puede llevarse a cabo una maniobra oculocefálica para determinar si la alteración se produce a nivel prenuclear o nuclear/infranuclear. La maniobra oculocefálica se realiza haciendo que el paciente mire a la nariz del examinador mientras este mueve la cabeza del paciente lentamente hacia la derecha, izquierda, arriba y abajo mientras evalúa el movimiento de los ojos en la dirección opuesta (es decir, los ojos se mueven hacia la izquierda al girar la cabeza a la derecha, hacia la derecha al girar la cabeza a la izquierda, hacia abajo con el movimiento ascendente de la cabeza y hacia arriba con el movimiento descendente de la cabeza). Si la limitación de la motilidad ocular se resuelve con la maniobra oculocefálica, esto indica enfermedad a nivel prenuclear que se supera con la estimulación del sistema vestibular. Si la limitación de la motilidad ocular no se resuelve con la maniobra oculocefálica, la afección se localiza a nivel nuclear o infranuclear.

Alineamiento ocular

El alineamiento ocular debe medirse en la mirada primaria y en la mirada a la derecha, la izquierda, hacia arriba, hacia abajo y de cerca, utilizando la prueba de prisma y cobertura alterna. En caso de desalineamiento vertical, también debe realizarse la prueba de prisma y cobertura alterna, inclinando la cabeza hacia la derecha y hacia la izquierda, para determinar si el desalineamiento ocular sigue el patrón de una parálisis del NC IV. La hiperdesviación que empeora al mirar al lado contralateral y con la inclinación ipsilateral de la cabeza es compatible con la parálisis del NC IV, pero también puede ser causada por una desviación oblicua. Si se pide al paciente que se recueste y se le hace fijar la mirada en un objetivo en el techo y se repite la prueba de prisma y cobertura alterna, se puede diferenciar una paresia del NC IV (el desalineamiento ocular no mejora) de una desviación oblicua (el desalineamiento ocular mejora).

Exploración del segmento anterior

Los vasos epiescleróticos «arterializados», tortuosos y dilatados son altamente sugerentes de una fístula carótido-cavernosa. Puede haber signos adicionales de quemosis e inyección conjuntival, así como presión intraocular elevada. La presencia de inflamación ocular puede sugerir un seudotumor orbitario o una causa inflamatoria, infecciosa (incluido el herpes zóster) o neoplásica alternativa.

Estudios de los nervios craneales

Todos los pacientes con diplopía deben someterse a un estudio cuidadoso de los NC. Es esencial examinar, como mínimo, los NC V, VII y VIII para ayudar a localizar a qué nivel se produce la alteración. Varios nervios craneales pueden verse afectados bilateralmente por una lesión del tronco encefálico o por un proceso a nivel subaracnoideo, como la meningitis infecciosa, inflamatoria o carcinomatosa. La afectación unilateral de múltiples nervios craneales sugiere un proceso en el ángulo pontocerebeloso (NC VI, VII, VIII), el tronco encefálico, el seno cavernoso (NC III, IV, V_1 y V_2, VI) o la órbita (NC III, IV, V_1, VI). Si la paresia de los NC III, IV, V_1 y VI se asocia a proptosis ipsilateral, debe sospecharse un proceso orbitario o del seno cavernoso. La presencia de disminución ipsilateral de la agudeza visual y de paresias de los NC III, IV y VI sugiere un proceso del vértice orbitario.

Exploración del segmento posterior

Todos los pacientes mayores de 50 años con diplopía de nueva aparición deben someterse a exploración del fondo de ojo con dilatación para verificar que no hay signos de isquemia ocular que sugieran ACG. Los signos de isquemia ocular incluyen manchas algodonosas, oclusión arteriolar retiniana o neuropatía óptica isquémica. La exploración del disco óptico también es útil al valorar un posible síndrome del vértice orbitario, porque podría haber edema del disco óptico asociado frente a palidez del disco óptico con compresión de larga evolución. Todos los pacientes que presenten paresia del NC IV o del NC VI deben someterse a una exploración de fondo de ojo para descartar edema de papila.

Análisis de laboratorio

Cuando se considera la ACG como causa de la diplopía, es pertinente realizar pruebas de laboratorio como velocidad de eritrosedimentación, proteína C reactiva y hemograma completo con recuento de plaquetas. Si existe alguna sospecha de ACG, el paciente debe ser tratado empíricamente con dosis altas de corticoesteroides en espera de la biopsia de la arteria temporal, y se debe consultar a oftalmología para evaluar cualquier signo de isquemia ocular.

DIAGNÓSTICO DIFERENCIAL

El diagnóstico diferencial de la diplopía es muy amplio. Las lesiones estructurales a nivel cortical, subcortical, del tronco encefálico, del cerebelo, subaracnoideas, del seno cavernoso u orbitarias pueden producir diplopía. Los médicos deben acotar el diagnóstico diferencial ubicando la alteración según los antecedentes del paciente y los hallazgos en la exploración. En la **tabla 49-2** se resume la localización de la diplopía en función de los síntomas y signos, así como los estudios de neuroimagen sugeridos y los estudios complementarios para cada sitio.

TRATAMIENTO

Los pacientes con parálisis exclusiva del nervio oculomotor (es decir, parálisis única del NC III, IV o VI), sin otros déficits neurológicos, a menudo requieren estudios urgentes de neuroimagen para evaluar si hay una enfermedad neurológica grave. Los pacientes con este tipo de parálisis causada por isquemia

TABLA 49-2 Localización de la patología causante de la diplopía

Localización	Signos	Causas	Estudios diagnósticos
Prenuclear/nuclear	Alteración del estado mental, hemiparesia, pérdida sensitiva en miembros superiores o inferiores, debilidad o pérdida sensitiva facial, desequilibrio o ataxia	Neoplásicas, isquémicas, desmielinizantes, inflamatorias, infecciosas	RM cerebral, con y sin gadolinio
Tronco encefálico/ espacio subaracnoideo	Múltiples nervios craneales con afectación bilateral	Lesiones neoplásicas, isquémicas, desmielinizantes, inflamatorias o infecciosas, o bien, meningitis infecciosa, inflamatoria o carcinomatosa	RM cerebral, con y sin gadolinio. Punción lumbar con recuento celular y diferencial, proteínas totales, glucosa, tinción de Gram, cultivo para aerobios, citología y citometría de flujo
Tronco encefálico/seno cavernoso/órbitas	Múltiples nervios craneales con afectación unilateral: NC III, IV, V_1 y V_2, VI (tronco encefálico o seno cavernoso) NC III, IV, V_1, VI (órbita)	Neoplásicas, isquémicas, desmielinizantes, inflamatorias, infecciosas, vasculares	RM cerebral y de órbitas, con y sin gadolinio
Seno cavernoso/órbita	Paresias de los NC III, IV, V_1 y VI, con proptosis ipsilateral	Neoplásicas, inflamatorias, infecciosas, vasculares	RM cerebral y de órbitas, con y sin gadolinio, y con supresión grasa; ARM de cabeza si se sospecha fístula carótido-cavernosa
Vértice orbitario	Paresia de los NC III, IV, V_1 y VI y disminución de la agudeza visual	Neoplásicas, inflamatorias, infecciosas	RM de órbita, con y sin gadolinio, y con supresión grasa o TC de órbita con contraste

ARM: angiografía por resonancia magnética; NC: nervios craneales; RM: resonancia magnética; TC: tomografía computarizada.

microvascular pueden ser tratados de forma expectante, con un estrecho seguimiento ambulatorio por un oftalmólogo. Otros con lesiones estructurales subyacentes suelen requerir ingreso hospitalario para evaluación y tratamiento más exhaustivos.

Los pacientes con alteraciones localizadas a nivel cortical, subcortical, del tronco encefálico, cerebelo, subaracnoideo, seno cavernoso u órbita suelen requerir estudios de neuroimagen y consulta con un especialista. La resonancia magnética (RM) cerebral urgente, con y sin gadolinio, está indicada ante la sospecha de un proceso prenuclear o a nivel del tronco encefálico. Los pacientes con múltiples parálisis bilaterales de NC deben someterse a RM cerebral, con y sin gadolinio, en busca de reforzamiento del NC o leptomeníngeo, seguido de punción lumbar para identificar una posible meningitis infecciosa, inflamatoria o carcinomatosa. La presencia de múltiples paresias unilaterales de NC sugiere un proceso del tronco cerebral, seno cavernoso (NC III, IV, V_1 y V_2, VI) u orbitario (NC III, IV, V_1, VI) y, por lo tanto, está indicada la RM cerebral y orbitaria, con y sin gadolinio. Si hay proptosis ipsilateral asociada, debe sospecharse un proceso orbitario o del seno cavernoso. Cuando la sospecha es de una posible fístula carótido-cavernosa, está indicada la angiografía. La disminución ipsilateral de la agudeza visual y las paresias del NC III, IV y VI sugieren un proceso del vértice orbitario, que suele ser secundario a enfermedad neoplásica, inflamatoria o infecciosa, pero que también puede ser causado por enfermedad ocular tiroidea con miopatía restrictiva. La RM o la tomografía computarizada (TC) de las órbitas están indicadas para evaluar los procesos del vértice orbitario. Es útil incluir contraste para detectar posibles procesos neoplásicos. Si se sospecha enfermedad ocular tiroidea con compresión apical del nervio óptico, no es necesario el contraste.

CONSEJOS Y ALERTAS

- La isquemia microvascular es una de las causas más frecuentes de parálisis aislada de los NC III, IV y VI en los adultos mayores de 50 años. La mayoría de los pacientes se recuperan espontáneamente en semanas o meses.[8] En varios estudios se ha constatado que los hallazgos en la exploración clínica y la presencia de factores de riesgo cardiovascular no pueden diferenciar de forma confiable a los pacientes con isquemia microvascular de aquellos con enfermedad neurológica grave.[5,7,9]
- Todos los pacientes que presentan paresia parcial del NC III o paresia completa del NC III con afectación de la pupila necesitan estudios de neuroimagen urgentes para descartar un aneurisma, principalmente de la arteria comunicante posterior, seguida de la arteria carótida interna y la arteria basilar.[10]
- Los médicos deben tener en cuenta la presión intracraneal elevada en todos los pacientes que presenten parálisis unilateral o bilateral del NC VI. En estos pacientes debe realizarse una exploración del fondo de ojo para evaluar la presencia de edema de papila.
- Todos los pacientes mayores de 50 años que presenten diplopía deben ser evaluados en busca de ACG.
- Los niños que muestren una parálisis de NC de reciente aparición deben someterse a una RM cerebral con reforzamiento de gadolinio para descartar una lesión compresiva.
- La oftalmoplejía internuclear (OIN) es un trastorno de la motilidad ocular, específicamente, de la mirada conjugada en el plano horizontal. Cuando el paciente con OIN intenta apartar la mirada del lado afectado, se produce una alteración de la aducción ocular ipsilateral y nistagmo del ojo contralateral en abducción. Esto puede ocurrir con la mirada conjugada hacia uno o ambos lados. Por lo general, se mantiene la convergencia. La OIN se produce debido a una lesión en el fascículo longitudinal medial del tronco encefálico, frecuentemente por esclerosis múltiple o accidente cerebrovascular isquémico.

INFORMACIÓN BASADA EN LA EVIDENCIA

¿Cuál es la prevalencia de enfermedades neurológicas graves en los pacientes que presentan diplopía?

Los pacientes que acuden a urgencias presentan con frecuencia enfermedades neurológicas graves, como accidente cerebrovascular (16.1%), esclerosis múltiple (6.5%), tumor cerebral (4.2%), aneurisma cerebral (2.7%) o miastenia grave (2.3%).[1] Otro estudio informó una baja prevalencia de enfermedades neurológicas graves (3.5%) entre los pacientes que acudían a un hospital oftalmológico especializado con servicio de urgencias.[11]

¿Cuál es el papel de la TC de cráneo sin contraste (TCCSC) en los pacientes que presentan diplopía aislada?

Solo un estudio ha evaluado la utilidad de la TCCSC en los pacientes con diplopía aislada (diplopía sin otros signos o síntomas).[1] El rendimiento diagnóstico de la TCCSC entre estos pacientes fue del 0%. Se cree que la mayoría de estos pacientes (89.9%) tenían diplopía primaria o, en su defecto, diplopía causada por isquemia microvascular cuando existían factores de riesgo cardiovasculares. Los pacientes restantes (10.1%) fueron diagnosticados con esclerosis múltiple, accidente cerebrovascular isquémico, miastenia grave, tumor cerebral y fístula carótida-cavernosa. Es importante señalar que este estudio excluyó a los pacientes traumatizados, en quienes la TCCSC desempeña un papel importante. Este tipo de tomografía también puede considerarse ante la sospecha de hemorragia intracraneal aguda o si el paciente tiene alguna contraindicación para la RM.

¿Cuál es la mejor estrategia de neuroimagen en los pacientes con parálisis aislada del NC IV o VI?

Los expertos están divididos en cuanto a la conveniencia de realizar un estudio de neuroimagen temprano o diferido para los pacientes que presentan parálisis aislada del NC IV o VI. Algunos estudios previos han respaldado la práctica histórica de diferir los estudios de neuroimagen en determinados pacientes que carecen de características de alto riesgo (**tabla 49-3**).[12,13] Sin embargo, esta práctica ha sido cuestionada

TABLA 49-3 Características de alto riesgo que justifican estudios tempranos de neuroimagen en pacientes con parálisis aisladas de los NC III, IV y VI

Edad < 50 años
Parálisis del nervio craneal (NC) III con disfunción pupilar, disfunción motora parcial o regeneración aberrante[a]
Antecedentes de cáncer
Antecedentes de traumatismo craneal
Ausencia de factores de riesgo cardiovasculares
Otros signos o síntomas neurológicos
Falta de resolución en 3 meses

[a] La regeneración aberrante se caracteriza por: *1*) elevación del párpado que se produce con la aducción o infraducción del ojo, o *2*) constricción de la pupila que se produce con la aducción, supraducción o infraducción del ojo.

Adaptada de Murchison AP, Gilbert ME, Savino, PJ. Neuroimaging and acute ocular motor mononeuropathies: a prospective study. *Arch Ophthalmol*. 2011;129;301-305.

por dos estudios que muestran que una proporción significativa de los pacientes con parálisis aislada del NC IV o VI (14-16.5%) presentan lesiones estructurales, evidentes en la RM, que podrían aconsejar precozmente un ajuste en el tratamiento.[5,9] Por lo tanto, la decisión de aplazar los estudios de neuroimagen en un paciente sin características de alto riesgo debe tomarse de forma individual y en función de la probabilidad de enfermedad neurológica grave, de las preferencias del paciente y del médico, y la capacidad para tener un seguimiento ambulatorio estrecho. La modalidad de imagen preferida es la RM del cerebro y las órbitas, con reforzamiento de gadolinio.

Referencias

1. Nazerian P, Vanni S, Tarocchi C, et al. Causes of diplopia in the emergency department: diagnostic accuracy of clinical assessment and of head computed tomography. *Eur J Emerg Med*. 2014;21:118-124.

2. Demer JL, Kung J, Clark RA. Functional imaging of human extraocular muscles in head tilt dependent hypertropia. *Invest Ophthalmol Vis Sci*. 2011;52:3023-3031.

3. Manchandia AM, Demer JL. Sensitivity of the three-step test in diagnosis of superior oblique palsy. *J AAPOS*. 2014;18:567-571.

4. Kono R, Okanobu H, Ohtsuki H, Demer JL. Absence of relationship between oblique muscle size and bielschowsky head tilt phenomenon in clinically diagnosed superior oblique palsy. *Invest Ophthalmol Vis Sci*. 2009;50:175-179.

5. Tamhankar MA, Biousse V, Ying GS, et al. Isolated third, fourth, and sixth cranial nerve palsies from presumed microvascular versus other causes: a prospective study. *Ophthalmology*. 2013;120:2264-2269.

6. Ross AG, Jivraj I, Rodriguez G, et al. Retrospective, multicenter comparison of the clinical presentation of patients presenting with diplopia from giant cell arteritis vs other causes. *J Neuroophthalmol*. 2019;39:8-13.

7. Fang C, Leavitt JA, Hodge DO, Holmes JM, Mohney BG, Chen JJ. Incidence and etiologies of acquired third nerve palsy using a population-based method. *JAMA Ophthalmol*. 2017;135:23-28.

8. Park UC, Kim SJ, Hwang JM, Yu YS. Clinical features and natural history of acquired third, fourth, and sixth cranial nerve palsy. *Eye (Lond)*. 2008;22:691-696.

9. Chou KL, Galetta SL, Liu GT, et al. Acute ocular motor mononeuropathies: prospective study of the roles of neuroimaging and clinical assessment. *J Neurol Sci*. 2004;219:35-39.

10. Chen H, Wang X, Yao S, et al. The aetiologies of unilateral oculomotor nerve palsy: a clinical analysis on 121 patients. *Somatosens Mot Res*. 2019;36:102-108.

11. Comer RM, Dawson E, Plant G, Acheson JF, Lee JP. Causes and outcomes for patients presenting with diplopia to an eye casualty department. *Eye (Lond)*. 2007;21:413-418.

12. Murchison AP, Gilbert ME, Savino PJ. Neuroimaging and acute ocular motor mononeuropathies: a prospective study. *Arch Ophthalmol*. 2011;129:301-305.

13. Patel SV, Mutyala S, Leske DA, Hodge DO, Holmes JM. Incidence, associations, and evaluation of sixth nerve palsy using a population-based method. *Ophthalmology*. 2004;111:369-375.

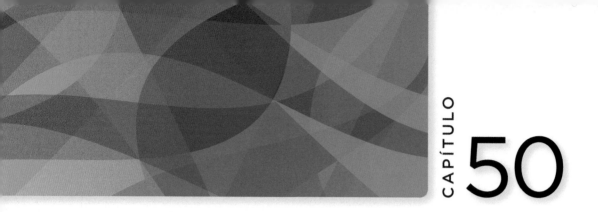

Neuropatías ópticas: isquémica, inflamatoria, infecciosa o compresiva

Mitchell B. Strominger
Victoria M. Hammond

DESAFÍO CLÍNICO

Neuropatía óptica es el término general que describe la pérdida de visión secundaria a un proceso patológico que afecta los nervios ópticos geniculados prelaterales. El motivo principal de consulta suele ser la pérdida de visión aguda o crónica en uno o ambos ojos, dependiendo del diagnóstico primario. El defecto visual se produce a nivel central o periférico, debido a una anomalía en el campo visual. Ocasionalmente, los pacientes también pueden notar una disminución en la visión de los colores y presentar síntomas extraoculares, como dolor al mover los ojos o cefalea. Clínicamente, constituye un desafío porque el diferencial de las causas de neuropatía óptica es amplio si se consideran la edad, las enfermedades sistémicas y otras alteraciones médicas.

FISIOPATOLOGÍA

Las neuropatías ópticas pueden ser isquémicas, inflamatorias, infecciosas o compresivas.

Neuropatía óptica isquémica

La neuropatía óptica isquémica se subdivide en sus dos formas más frecuentes: la neuropatía óptica isquémica anterior arterítica (NOIAA) y la neuropatía óptica isquémica anterior no arterítica (NOIANA).

Neuropatía óptica isquémica anterior no arterítica

La NOIANA es, por mucho, la forma más frecuente de neuropatía óptica isquémica que se presenta para evaluación aguda en urgencias y en centros de atención médica inmediata. Suele observarse en pacientes mayores de 50 años, la mayoría de los cuales presentan factores de riesgo vascular subyacentes, como hipertensión y diabetes. El inicio de la pérdida de visión es repentino y es clásicamente altitudinal, lo que significa que la pérdida del campo visual del paciente respeta el meridiano horizontal. El campo inferior suele estar más afectado que el superior.

Los pacientes suelen notar pérdida de visión al despertarse por la mañana, lo que puede estar relacionado con la fluctuación diurna normal de la presión arterial y puede agravarse en quienes toman antihipertensivos al acostarse. Otros factores de riesgo son el uso de amiodarona y de inhibidores de la fosfodiesterasa y la apnea del sueño.[1-3] La NOIANA también puede observarse perioperatoriamente, sobre todo después de una derivación (*bypass*) de arteria coronaria o una cirugía prolongada de fusión espinal, con el paciente en decúbito prono.

Neuropatía óptica isquémica anterior arterítica

La NOIAA es menos frecuente que la NOIANA, pero es más devastadora para la visión si no se le reconoce y trata de forma urgente. La mayoría de los casos son secundarios a arteritis de células gigantes (ACG) y no deben pasarse por alto. La ACG es una vasculitis inflamatoria que suele afectar las arterias de la cabeza, el cuero cabelludo y los brazos. La edad promedio de los pacientes con NOIAA es de 70 años y rara vez se presenta en menores de 50 años. Así, en los pacientes con pérdida de visión aguda, es imprescindible realizar una anamnesis exhaustiva para detectar otros signos de ACG, como cefalea temporal, dolor en el cuero cabelludo, claudicación mandibular, anorexia, pérdida de peso, fiebre y polimialgia reumática asociada. Para la evaluación de una posible ACG, se solicitan marcadores inflamatorios (velocidad de eritrosedimentación [VES] y proteína C reactiva [CRP, *C-reactive protein*]) y la derivación para realizar una biopsia de la arteria temporal.

Neuropatía óptica infecciosa

Las infecciones pueden afectar directamente al nervio óptico y provocar neuropatía óptica. La pérdida de visión se produce como consecuencia de la inflamación de la cabeza del nervio óptico y, a menudo, de una hemorragia. La infección primaria del nervio óptico puede provocar exudación en la mácula en forma de estrella. También puede producirse vasculitis retiniana, la cual causa exudación, hemorragias en llama y manchas algodonosas isquémicas. Este trastorno combinado del nervio óptico y la vasculatura retiniana se denomina *neurorretinitis*.[4] También puede producirse inflamación en el vítreo (vitritis) y, dependiendo del microorganismo (p. ej., tuberculosis), pueden observarse lesiones coroideas. Entre las causas frecuentes de neuropatía óptica infecciosa se encuentran *Bartonella* y las toxoplasmosis, pero también deben tenerse en cuenta otras infecciones como sífilis, enfermedad de Lyme, tuberculosis, citomegalovirus y virus del herpes simple. Cada una de ellas presenta una enfermedad característica del nervio óptico, la retina y el vítreo, que queda fuera del ámbito de este capítulo. Sin embargo, la afectación primaria del nervio óptico puede ocurrir sin compromiso de la retina en los casos de *Bartonella* y sífilis. Además, la inflamación del nervio óptico provocada por meningitis puede dar origen a una perineuritis óptica.

Neuropatía óptica inflamatoria

Neuritis óptica describe en términos generales a cualquier alteración inflamatoria que afecte al nervio óptico, aunque lo más habitual es que se refiera a la inflamación causada por una enfermedad desmielinizante. El trastorno del espectro de la neuromielitis óptica (TENMO) es una forma de neuritis óptica asociada a la mielitis transversa y a otras lesiones del tronco encefálico. Los síntomas incluyen hipo, náuseas o vómitos inexplicables y síndrome diencefálico. Por desgracia, el pronóstico visual es peor en este tipo de neuritis y tiende a recurrir, lo que conduce a una discapacidad visual grave. La enfermedad por anticuerpos contra la glicoproteína de la mielina de los oligodendrocitos (EAGMO) es otro trastorno desmielinizante del sistema nervioso central que ha sido descrito de forma reciente y que parece ser diferente de la esclerosis múltiple (EM). Su presentación, sin embargo, es similar a la del TENMO, con neuritis óptica, mielitis transversa o ambas. Los hallazgos en la resonancia magnética (RM) son similares, especialmente los que afectan el tronco encefálico, pero pueden mejorar o resolverse drásticamente con el tiempo. En comparación con el TENMO, los pacientes con EAGMO tienden a ser más jóvenes, no tiene predominio femenino, pueden presentar encefalomielitis diseminada aguda (EMDA) y tienen un mejor pronóstico.

Otras causas que se superponen en la categoría isquémica o infiltrativa incluyen procesos autoinmunitarios, como el lupus eritematoso sistémico (LES), y asociaciones con enfermedad intestinal inflamatoria, sarcoidosis y granulomatosis de Wegener.[5]

Neuropatía óptica compresiva

Las lesiones compresivas del nervio óptico pueden producirse en cualquier lugar de su trayecto, desde la parte posterior del globo ocular hasta el quiasma y el tracto óptico. El grado y la ubicación de la compresión se correlacionan con los síntomas. Las causas más frecuentes incluyen meningioma intracraneal y de la vaina del nervio óptico, aneurisma de la arteria comunicante anterior y adenoma hipofisario. También deben tenerse en cuenta otros tumores infiltrantes, como el glioma del nervio óptico en la neurofibromatosis de tipo 1 y el carcinoma metastásico. Clásicamente, los pacientes describen una pérdida progresiva de visión periférica más crónica. En los casos de compresión de fibras centrales, o con una lesión expansiva aguda, como orbitopatía tiroidea compresiva, aneurisma intracraneal en expansión o accidente cerebrovascular hipofisario, los pacientes pueden presentar una pérdida de visión más aguda.

ABORDAJE DIAGNÓSTICO/EXPLORACIÓN DIRIGIDA

Neuropatía óptica isquémica anterior no arterítica

A menos que sea bilateral, la exploración del paciente con NOIANA revela un defecto pupilar aferente relativo. La exploración del fondo de ojo muestra un nervio óptico edematoso con áreas de hemorragia (**fig. 50-1**). En la oftalmoscopia directa, la cabeza del nervio óptico puede parecer pequeña y apiñada, sin excavación visible. Debido al edema de disco agudo, este rasgo puede apreciarse solo en el ojo no afectado y se conoce como «disco en riesgo». El diagnóstico es esencialmente clínico, una vez descartadas otras causas inflamatorias e infecciosas. Estos casos también pueden ser bilaterales y más graves y producirse en la porción retrobulbar del nervio óptico. Estas variantes representan un desafío clínico porque la exploración y la fotografía de la cabeza del nervio óptico pueden parecer normales. Dependiendo de la ubicación dentro del nervio, la RM con gadolinio puede mostrar o no reforzamiento.

Neuropatía óptica isquémica anterior arterítica

La pérdida de visión suele ser grave y central, con agudeza inferior a 20/200 en la mayoría de los pacientes. En la exploración del fondo de ojo, el disco presenta una inflamación «pálida» (**fig. 50-2**), más blanca e isquémica, que se distingue de los hallazgos hemorrágicos propios de la NOIANA. Otras zonas de isquemia vascular retiniana pueden verse como manchas algodonosas.

Neuropatía óptica infecciosa

La pérdida de visión en la neuropatía óptica infecciosa es similar a la de las demás neuropatías ópticas. Suele ser relativamente aguda y afectar la visión central. En la exploración, la agudeza visual está disminuida, pero su gravedad puede variar de leve a significativa. Existe un defecto pupilar aferente con disminución en la visión de los colores. El nervio óptico suele estar inflamado, con hemorragias o exudados asociados. Como se ha descrito anteriormente, la vasculitis retiniana concurrente provoca exudación macular en forma de estrella, hemorragias retinianas en llama y manchas algodonosas.

Neuropatía óptica inflamatoria

La neuritis óptica se presenta principalmente con pérdida de visión central de grado variable, junto con una disminución de la visión de los colores. Los pacientes pueden describir dolor al mover los ojos, que precede a la pérdida de visión. La exploración ocular muestra un defecto pupilar aferente.

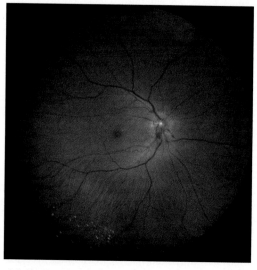

Figura 50-1. Fotografía del fondo de ojo derecho en la que se muestra inflamación hemorrágica segmentaria del disco en un paciente con neuropatía óptica isquémica anterior no arterítica (NOIANA) por hipertensión.

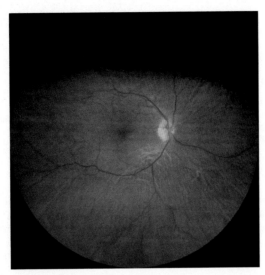

Figura 50-2. Fotografía del fondo de ojo derecho en la que se muestra la inflamación de un disco pálido en la neuropatía óptica isquémica anterior arterítica (NOIAA) por arteritis de células gigantes.

El grado de inflamación del nervio óptico depende de la ubicación primaria de la inflamación. Cuando los nervios lucen edematosos, a veces se habla de *papilitis*. Si la inflamación es posterior al globo, se denomina *retrobulbar*. En este caso, puede haber una ligera inflamación del nervio, pero no es proporcional a la pérdida de visión. La neuritis óptica puede ser aislada o formar parte de un trastorno desmielinizante como la EM, lo que justifica una revisión completa de antecedentes en busca de otros síntomas neurológicos.

Neuropatía óptica compresiva

A menos que afecte a ambos ojos, la exploración revela un defecto pupilar aferente. En la exploración del fondo de ojo, los nervios mostrarán cierto grado de palidez, debido al curso lentamente progresivo. En los casos con lesiones de expansión aguda, el nervio estará inflamado. Estas lesiones, además, pueden afectar estructuras cercanas; por lo tanto, un examen minucioso del sistema oculomotor eferente es fundamental y puede ayudar a localizar el lugar de la lesión. La proptosis y una orbitopatía restrictiva sugieren un proceso orbitario. Las anomalías de los nervios craneales III y IV son indicativas de un proceso que afecta la pared del seno cavernoso, mientras que la adición de parálisis del NC VI sugiere afectación del seno cavernoso. La neuralgia del trigémino puede observarse en lesiones que se extienden intracranealmente a través del agujero oval. Los diagnósticos sistémicos, como antecedentes de hipertiroidismo, poliquistosis renal, anomalías del eje hipotalámico-hipofisario y antecedentes familiares de aneurisma intracraneal, pueden ayudar a determinar la causa.

TRATAMIENTO

Neuropatía óptica isquémica anterior no arerítica

Por desgracia, no hay un tratamiento específico para la NOIANA, salvo la modificación de los factores de riesgo subyacentes, como la hipertensión y la diabetes. Con el tiempo desaparece la inflamación, pero se desarrollan zonas de atrofia óptica. Los estudios sugieren que el 40% de los pacientes presentan cierta mejoría de la función visual, pero en un grado variable.[6] El riesgo de afectación del otro ojo en un plazo de 5 años es aproximadamente del 20%, y rara vez recurre en el mismo ojo.[7] En teoría, el tratamiento de la apnea del sueño y la administración de dosis bajas de ácido acetilsalicílico pueden disminuir el riesgo, pero la evidencia es limitada.

Neuropatía óptica isquémica anterior arterítica

Dado el alto riesgo de pérdida permanente de visión y progresión al otro ojo (95% si no se trata), las recomendaciones incluyen metilprednisolona intravenosa (1 g/día, durante los primeros 3 a 5 días), seguida de una disminución lenta de la dosis de prednisona oral (1 mg/kg al día) durante meses, mientras se evalúan los síntomas clínicos y se vigilan la VES y la CRP.[8] Recientemente, se ha aprobado el uso del tocilizumab en la ACG para permitir una disminución más rápida de la dosis de corticoides, reduciendo los efectos secundarios a largo plazo.[9] Los pacientes deben ser derivados para biopsia de la arteria temporal en el plazo de 1 semana, sin comprometer la sensibilidad. Por desgracia, dada la gravedad de la isquemia y el retraso típico en su presentación, la recuperación visual es escasa a pesar de un tratamiento intensivo.

Neuropatía óptica infecciosa

El tratamiento se dirige a la causa subyacente, incluido el tratamiento de la meningitis, si este es el proceso infeccioso primario.

Neuropatía óptica inflamatoria

La evaluación incluye análisis de laboratorio para ayudar a descartar otros trastornos autoinmunitarios (p. ej., VES, CRP, anticuerpos antinucleares [ANA, *antinuclear antibody*], enzima convertidora de angiotensina, anticuerpos citoplasmáticos antineutrófilos [ANCA, *antineutrophil cytoplasmic antibody*]) y radiografía de tórax para excluir la sarcoidosis. La RM cerebral con gadolinio es la mejor prueba para determinar la presencia de enfermedad desmielinizante. Los pacientes con TENMO y EAGMO pueden tener hallazgos característicos en el tronco encefálico. Cuando se considera un posible TENMO, una prueba de anticuerpos contra la acuaporina 4 (AQP4-IgG) positiva resulta diagnóstica. Ya están disponibles pruebas de anticuerpos anti-GMO (GMO-IgG) y se están volviendo de aplicación sistemática, junto con las de AQP4-IgG.

La extensión de las lesiones periventriculares de la sustancia blanca compatibles con desmielinización puede ayudar a estimar el riesgo de desarrollar EM y orientar el uso de la terapia inmunomoduladora. Según el *Ensayo del Tratamiento de la Neuritis Óptica* (ONTT, *Optic Neuritis Treatment Trial*), los pacientes sin lesiones tenían un riesgo a 5 años del 25% de desarrollar EM, frente al 72% con al menos una lesión.[10] Más recientemente, se está subclasificando la neuritis óptica desmielinizante y tiene implicaciones tanto pronósticas como terapéuticas.

El tratamiento de la pérdida aguda de visión en la neuritis óptica consiste en dosis altas de metilprednisolona i.v. (1 g/día) durante 3 días, seguidas de la reducción progresiva de la dosis de prednisona oral. Esto es conforme a las guías clínicas del ONTT.[11] A largo plazo, la recuperación puede producirse sin necesidad de tratamiento. Sin embargo, con el manejo sugerido por el ONTT, los corticoides i.v. acortaron el período de recuperación a solo 2 semanas. Los pacientes tratados únicamente con prednisona oral mostraron una tasa de recurrencia más elevada, por lo que no se recomienda. En los pacientes con TENMO que no responden a los corticoides, pueden iniciarse posteriormente otros tratamientos, como plasmaféresis, inmunoglobulina intravenosa, azatioprina, micofenolato o rituximab. Las terapias modificadoras de la enfermedad utilizadas para tratar la EM son numerosas y requieren consulta de especialidad.

Neuropatía óptica compresiva

La principal prueba diagnóstica son los estudios de neuroimagen, preferiblemente una RM de las órbitas con gadolinio, que incluya las regiones supraselar y quiasmática. El tratamiento depende del tipo de lesión y puede incluir la embolización o clipaje de un aneurisma, la resección del tumor, la radioterapia o la quimioterapia.

TEMAS DE PEDIATRÍA

Aunque los niños no corren riesgo de padecer NOIANA o NOIAA, pueden tener un trastorno sistémico subyacente (p. ej. LES) que les predisponga a un episodio isquémico. Los niños son susceptibles de contraer infecciones, especialmente bartonelosis o enfermedad de Lyme. La compresión del nervio óptico puede ocurrir por tumores que son más frecuentes en la población pediátrica, como el craneofaringioma o el glioma.

La neuritis óptica desmielinizante es poco frecuente en los niños en comparación con los adultos y los síntomas de presentación varían entre ambas poblaciones. La edad promedio de presentación en niños prepúberes oscila entre los 9 y 11 años.[12] La neuritis óptica pediátrica tiene una mayor tasa de afectación bilateral (hasta el 72% en niños menores de 10 años), peor agudeza visual inicial y más afectación del nervio óptico anterior (papilitis). Por lo tanto, el edema del nervio óptico puede ser más evidente en la exploración del fondo de ojo en comparación con los adultos. Los estudios han mostrado que el dolor con los movimientos oculares es menos frecuente en los niños y que estos tienen una mejor recuperación de la visión. Las pruebas diagnósticas son similares a las de los adultos. Sin embargo, se sugiere que la obtención de estudios de imagen de todo el neuroeje, en busca de lesiones desmielinizantes espinales, se realice al mismo tiempo que la RM cerebral, ya que esto suele requerir sedación. Los niños más pequeños tienen más probabilidades de presentar enfermedad sistémica o que la neuritis se desarrolle después de una infección viral, una vacuna o asociada a EMDA. Los niños mayores y los adolescentes tienen más probabilidades de presentar EM, neuromielitis óptica o anti-GMO asociados.[13] Por lo tanto, el diagnóstico de TENMO puede llevar a un tratamiento más agresivo con inmunosupresión a largo plazo para prevenir las recurrencias y la morbilidad. Ahora sabemos que muchos pacientes diagnosticados con EMDA eran probablemente anti-GMO positivos. Dado que los datos sobre el tratamiento de la neuritis óptica desmielinizante pediátrica son limitados, se utilizan las guías de los estudios en adultos, que incluyen los corticoides i.v.[14]

En el diagnóstico diferencial del adolescente joven que presenta pérdida de visión central indolora, secuencial y bilateral, se encuentra un trastorno mitocondrial llamado *neuropatía óptica de Leber*. En pacientes prepúberes con pérdida de visión lentamente progresiva, la atrofia óptica autosómica dominante es una posibilidad.

CONSEJOS Y ALERTAS

- En los pacientes mayores de 50 años es fundamental una revisión completa de los posibles síntomas de ACG, con las pruebas de laboratorio correspondientes y derivación para biopsia cuando esté indicado.
- La presentación típica de la neuropatía óptica desmielinizante es una disminución repentina de la visión central, con menor capacidad para apreciar los colores, defecto pupilar aferente y dolor al mover los ojos.
- La palidez del disco óptico sugiere un episodio previo o una lesión compresiva en aumento.
- El tratamiento inicial de la neuritis óptica (excepto la NOIANA) es de 1 g de metilprednisolona i.v. al día durante 3 días.

INFORMACIÓN BASADA EN LA EVIDENCIA

¿Cuál es el efecto de la metilprednisolona i.v. en el tratamiento de la neuritis óptica?

El estudio más sólido sobre el tratamiento y el pronóstico de la neuropatía óptica desmielinizante fue el ONTT. En este ensayo multicéntrico participaron 15 centros y se aleatorizó a los pacientes para recibir prednisona oral (1 mg/kg al día, durante 14 días), metilprednisolona i.v. (250 mg cada 6 h durante 3 días), seguida de prednisona oral 1 mg/kg al día, durante 11 días, o placebo oral. La edad promedio de los pacientes fue de 32 años y a los 6 meses todos los grupos mostraron una buena recuperación de la visión. Sin embargo, los pacientes del grupo de metilprednisolona i.v. se recuperaron más rápidamente, y los del grupo de prednisona oral tuvieron el doble de probabilidad de desarrollar neuritis óptica recurrente. Además, el riesgo a 5 años de padecer EM definitiva fue del 52% en aquellos pacientes con una o más lesiones asintomáticas de la sustancia blanca en la RM, en comparación con un riesgo de solo el 16% en aquellos con RM normal. Así, tras el ONTT, las recomendaciones de tratamiento fueron utilizar corticoides i.v. Algunos estudios más recientes han analizado el uso de prednisona oral bioequivalente a 1250 mg/día durante 3 días (comprimidos de 50 mg, 25 comprimidos al día durante 3 días) y han demostrado igual eficacia.[15]

¿Cuál es la dosis recomendada de corticoides en el tratamiento de la NOIAA por arteritis de células gigantes?

También se ha estudiado la dosis de corticoides en los pacientes con neuropatía óptica y pérdida de visión por arteritis de células gigantes. Para ello se ha realizado la comparación entre la prednisona oral, habitualmente 1 mg/kg al día, frente a la metilprednisolona i.v. 1 g/día durante 3 días, seguida de la disminución gradual de la dosis de prednisona oral, similar a lo que marca el ONTT. Estos estudios respaldan el uso de pulsos de metilprednisolona i.v., y la recomendación actual es una dosis de 15 mg/kg al día. El cambio a una vía de administración oral de la prednisona depende de la respuesta del paciente y, en algunos casos, la administración i.v. es necesaria durante más de 5 días.[8]

Referencias

1. Danesh-Meyer HV, Levin LA. Erectile dysfunction drugs and risk of anterior ischaemic optic neuropathy: casual or causal association? *Br J Ophthalmol.* 2007;91(11):1551-1555.

2. Liu B, Zhu L, Zhong J, Zeng G, Deng T. The association between phosphodiesterase type 5 inhibitor use and risk of non-arteritic anterior ischemic optic neuropathy: a systematic review and meta-analysis. *Sex Med.* 2018;6(3):185-192.

3. Mojon DS, Hedges TR 3rd, Ehrenberg B, et al. Association between sleep apnea syndrome and nonarteritic anterior ischemic optic neuropathy. *Arch Ophthalmol*. 2002;120(5):601-605.

4. Purvin V, Sundaram S, Kawasaki A. Neuroretinitis: review of the literature and new observations. *J Neuro-Ophthalmol*. 2011;31:58-68.

5. Henderson AD, Tian J, Carey AR. Neuro-ophthalmic manifestations of sarcoidosis. *J Neuroophthalmol*. 2020. doi:10.1097/WNO.0000000000001108. Published online ahead of print, Oct 26, 2020.

6. Hayreh SS, Zimmerman MB. Nonarteritic anterior ischemic optic neuropathy: natural history of visual outcome. *Ophthalmology*. 2008;115(2):298-305.e292.

7. Newman NJ, Scherer R, Langenberg P, et al. The fellow eye in NAION: report from the ischemic optic neuropathy decompression trial follow-up study. *Am J Ophthalmol*. 2002;134(3):317-328.

8. Chan CC, Paine M, O'Day J. Steroid management in giant cell arteritis. *Br J Ophthalmol*. 2001;85(9):1061-1064.

9. Villiger PM, Adler S, Kuchen S, et al. Tocilizumab for induction and maintenance of remission in giant cell arteritis: a phase 2, randomized, double-blind, placebo-controlled trial. *Lancet*. 2016;387(10031):1921-1927.

10. Newman NJ. The optic neuritis treatment trial (Commentary). *Ophthalmology*. 2020;127(4):S172-S173.

11. Trobe JD, Sieving PC, Guire EK, Fendrick AM. The impact of the optic neuritis treatment trial on the practices of ophthalmologists and neurologists. *Ophthalmology*. 1999;106(11):2047-2053.

12. Boomer JA, Siatkowski RM. Optic Neuropathy in adults and children. *Semin Ophthalmol*. 2003;18(4):174-180.

13. Chang MY, Pineles SL. Pediatric optic neuritis. *Semin Pediatr Neurol*. 2017;24(2):122-128.

14. Bonhomme GR, Mitchell EB. Treatment of pediatric optic neuritis. *Curr Treat Options Neurol*. 2012;14(1):93-102.

15. Morrow SA, Fraser JA, Day C, et al. Effect of treating acute optic neuritis with bioequivalent oral vs intravenous corticosteroids. *JAMA Neurol*. 2018;75(6):690-696.

Edema de papila

Abbe Craven
Brian Milman

DESAFÍO CLÍNICO

El *edema de papila* se define como la inflamación del disco óptico secundaria a una presión intracraneal (PIC) elevada. La identificación del edema de papila es importante porque, si no se trata o se trata de manera insuficiente, puede provocar una pérdida de visión irreversible. Por otra parte, la PIC elevada no diagnosticada es causa de morbimortalidad significativa. Encontrar edema de papila debe llevar a investigar la causa del aumento de la PIC (p. ej., neoplasias, hidrocefalia o hipertensión intracraneal idiopática [HII]).

FISIOPATOLOGÍA

La doctrina de Monro-Kellie describe la relación entre la sangre, el cerebro y el líquido cefalorraquídeo (LCR) dentro del cráneo. Dado que el volumen total dentro del cráneo es fijo, un aumento en el volumen de la sangre, del tejido cerebral o el LCR debe compensarse con una disminución de los restantes, o se producirá una elevación de la PIC. Por lo tanto, el aumento del volumen intracraneal, la disminución del espacio intracraneal, una mayor producción de LCR, una menor absorción de LCR o la obstrucción del LCR pueden aumentar la PIC. El diagnóstico diferencial del edema de papila se centra en la fisiopatología que da lugar a uno o más de estos cinco fenómenos.

ABORDAJE DIAGNÓSTICO/EXPLORACIÓN DIRIGIDA

Los signos y síntomas de PIC elevada se enumeran en la **tabla 51-1**. El síntoma más frecuente del aumento de la PIC es la cefalea, a menudo descrita como holocraneal, más intensa por la mañana y que empeora con la maniobra de Valsalva o al agacharse. Puede haber disfunción visual, pero al inicio puede ser sutil. Uno de los síntomas visuales más frecuentemente asociados al edema de papila es el oscurecimiento transitorio de la visión (OTV), que suelen describirse como una visión oscura, grisácea, o una oscilación de la visión que dura solo unos segundos. El OTV puede ser provocado por los mismos cambios en la posición del cuerpo que agravan la cefalea o los acúfenos pulsosincrónicos. Otras formas de pérdida de visión transitoria deben diferenciarse cuidadosamente del OTV y se abordan en otros capítulos.

VISUALIZACIÓN DEL NERVIO ÓPTICO

Oftalmoscopia directa

La visualización del disco óptico es fundamental para evaluar al paciente con sospecha de edema de papila y es la prueba de referencia para valorar el edema del disco óptico y el edema de papila. La exploración del fondo de ojo puede mostrar hiperemia del disco óptico, hemorragias retinianas, distensión de las venas de la retina, pérdida de pulso en estas y elevación del disco óptico. La fundoscopia puede ser difícil de interpretar porque el edema del disco óptico puede confundirse con otras anomalías, como el seudoedema de papila,

TABLA 51-1	Signos y síntomas asociados al edema de papila
Cefaleas	
Acúfenos pulsosincrónicos	
Náuseas	
Vómitos	
Diplopía binocular horizontal	
Disfunción visual	
Oscurecimientos transitorios de la visión	
Ampliación del punto ciego fisiológico	
Déficit del campo visual	
Pérdida de visión hasta la ceguera	

una morfología con apiñamiento del disco óptico o las drusas del nervio óptico. El oftalmoscopio directo es habitual en los servicios de urgencias (SU), aunque la capacitación limitada en su uso, la incertidumbre en la interpretación de los resultados y otras exigencias de tiempo pueden provocar reticencias a la hora de hacer la exploración. El oftalmoscopio PanOptic® es otro instrumento que a veces se encuentra en los SU. El oftalmoscopio directo tiene un campo de visión de 5°, mientras que el oftalmoscopio PanOptic® tiene un campo de visión de 25°. En un estudio de 36 residentes de medicina de urgencias, los participantes fueron significativamente más proclives a identificar alteraciones con un oftalmoscopio PanOptic® en comparación con un oftalmoscopio directo.[1] Si el disco óptico no puede visualizarse mediante oftalmoscopia directa y se requiere su exploración, se puede considerar la dilatación pupilar. Esta puede conseguirse mediante la aplicación de gotas oftálmicas midriáticas de acción corta. La atropina no debe considerarse con fines diagnósticos porque sus efectos sobre la visión y la dilatación pupilar puede durar días o semanas. En los pacientes con anatomía de ángulo estrecho, la dilatación pupilar diagnóstica puede precipitar una crisis de glaucoma de ángulo cerrado.

Cámara sin midriasis para el fondo de ojo

La fotografía del fondo de ojo con cámara no midriática es una herramienta que puede aumentar la capacidad para visualizar el disco óptico y el fondo de ojo sin necesidad de dilatación pupilar (**fig. 51-1**). Aunque algunos SU disponen de cámaras para retina, la mayoría no cuentan con ellas, aunque esto podría cambiar con la disminución del costo y el aumento de la portabilidad. Bruce y cols. constataron el uso satisfactorio de la fotografía no midriática del fondo de ojo por parte de un profesional de enfermería

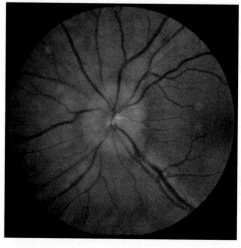

Figura 51-1. Fotografía de edema de disco en el ojo izquierdo (esta imagen se publicó originalmente en el Retina Image Bank. Lambert MH, fotógrafo. Papiledema. Retina Image Bank. 2015; 23145. © The American Society of Retina Specialists).

en urgencias, con una alta satisfacción del paciente con la técnica. El tiempo promedio de adquisición de imágenes fue de 1.9 min.[2] La interpretación de las imágenes puede ser realizada *in situ* por un médico experimentado o por un especialista a distancia.

Ecografía en el punto de atención

Aunque la mayoría de los estudios publicados incluyeron pocos pacientes, la medición ecográfica del diámetro de la vaina del nervio óptico (DVNO) y la altura del disco óptico (ADO) es potencialmente útil para detectar edema de papila y aumento de la PIC.[3] Para medir el DVNO, coloca un transductor lineal de alta frecuencia en orientación transversal sobre el ojo. El DVNO aparece como una zona hipoecoica posterior al globo ocular. El espesor debe medirse unos 3 mm por detrás del globo ocular. El proceso de medición del DVNO puede revisarse en la **figura 51-2**.

Estudios de neuroimagen

Cuando se ha identificado un caso de edema del disco óptico o se requiere un estudio por edema de papila y PIC elevada, los estudios de neuroimagen son fundamentales. La tomografía computarizada (TC) suele ser el estudio inicial por su accesibilidad. Sin embargo, la resonancia magnética (RM) cerebral es el más sensible para detectar la alteración intracraneal causante de la PIC elevada. La venografía por RM (VRM) también puede realizarse simultáneamente para buscar trombosis venosa. Además, la RM llega a mostrar hallazgos que, de forma independiente, pueden suscitar sospechas de un aumento de la PIC y edema de papila (**tabla 51-2**). Estos signos blandos no siempre están presentes y, por lo tanto, su ausencia no descarta de forma definitiva el edema de papila. Por otra parte, estos hallazgos podrían estar presentes en individuos que no tienen edema de papila o aumento de la PIC. La visualización directa del disco óptico es la única forma certera de descartar el edema del disco óptico.

Punción lumbar y análisis de líquido cefalorraquídeo

En los edemas de papila en los que no se detecta ningún hallazgo estructural anómalo en la neuroimagen, debe considerarse la punción lumbar como siguiente paso diagnóstico. Debe medirse la presión de apertura (PA), ya que incluso en los casos en los que no se sospecha una PIC elevada de inicio (p. ej., meningitis),

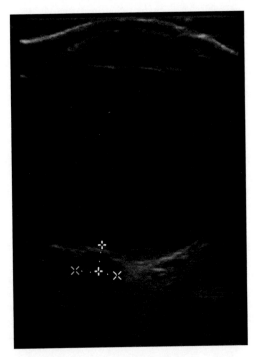

Figura 51-2. Medición del diámetro de la vaina del nervio óptico mediante ecografía en el punto de atención. Los calibradores marcados con «+» miden 3 mm hacia atrás del globo ocular. Los calibradores marcados con «X» miden el diámetro de la vaina del nervio óptico (cortesía del Dr. Nima Sarani, University of Kansas Medical Center).

TABLA 51-2 Hallazgos en la RM observados con el aumento de la PIC
Un mayor diámetro o tortuosidad de la vaina del nervio óptico
Aplanamiento de la parte posterior de la esclerótica
Silla turca vacía
Estrechamiento o estenosis de los senos venosos durales

PIC: presión intracraneal; RM: resonancia magnética.

el no identificar esta variación, y el edema de papila resultante, puede derivar en pérdida de visión. Las mediciones más precisas se obtienen cuando el procedimiento se realiza con el paciente en decúbito lateral.

DIAGNÓSTICO DIFERENCIAL

Edema de papila secundario a aumento del volumen intracraneal

Los tumores intracraneales pueden aumentar la PIC y causar edema de papila. En las lesiones de desarrollo lento o de masa pequeña, los mecanismos compensatorios a menudo pueden evitar un aumento de la PIC lo suficientemente elevado como para provocar edema de papila. Sin embargo, es probable que las masas rápidamente progresivas o de gran tamaño aumenten la PIC. Los tumores grandes, sobre todo los infratentoriales, también pueden obstruir el flujo ventricular y provocar edema de papila. La incidencia notificada de edema de papila en una serie de pacientes con masas intracraneales conocidas osciló entre el 28% y el 80%.[4]

La hemorragia cerebral también suele causar PIC elevada. La hemorragia subaracnoidea, el hematoma subdural, el hematoma epidural y la hemorragia intraparenquimatosa se asocian de igual manera al edema de papila. En el marco de un traumatismo agudo, la ausencia de edema de papila no descarta necesariamente la PIC elevada.

Edema de papila secundario a obstrucción del drenaje venoso cerebral

La oclusión de un seno venoso cerebral con un trombo se conoce como *trombosis del seno venoso cerebral* (TSVC). Hay edema de papila en la presentación inicial en el 54% de los pacientes con TSVC.[5] Este último puede deberse a infecciones, traumatismos, cirugías, hipercoagulabilidad, neoplasias y fármacos. Es importante que estos pacientes sean evaluados para detectar el edema de papila porque los casos graves pueden causar pérdida de visión por elevación prolongada de la PIC durante la recuperación.

Edema de papila secundario a infección

En caso de meningitis (bacteriana, aséptica o de Lyme) puede producirse edema cerebral y alteraciones de la absorción del LCR. Aunque la PIC suele estar elevada, especialmente cuando se trata de una meningitis bacteriana o criptocócica, el edema de papila es poco frecuente. En una serie de pacientes con meningitis, la incidencia de edema de papila fue del 2.5%.[4]

Edema de papila en la hipertensión intracraneal idiopática

La HII representa un desafío porque es un diagnóstico de exclusión, pero debe seguir siendo prioritario en el diagnóstico diferencial del edema de papila. Además, el edema de papila puede ser uno de los únicos hallazgos positivos en la exploración de los pacientes con HII. Ocasionalmente, en la HII se encuentra parálisis del nervio craneal VI.

Los criterios diagnósticos de la HII generalmente se definen mediante los criterios modificados de Dandy (**tabla 51-3**). Es importante diferenciar la HII de todas las demás causas secundarias de hipertensión intracraneal, incluyendo tumores intracraneales, TSVC, infecciones e inducida por fármacos (en particular los antibióticos de la clase de las tetraciclinas, como la minociclina, y los derivados de la vitamina A, incluida la isotretinoína y la quimioterapia con ácido transretinoico). Anteriormente se pensaba que el uso de anticonceptivos hormonales (sobre todo los que contienen estrógenos) era un factor de riesgo de aumento de la PIC, pero fuera del riesgo protrombótico que da lugar a TSVC no parece tener una asociación directa.[6] La HII afecta con mayor frecuencia a adolescentes y mujeres adultas obesas, pero puede observarse en individuos no obesos, en grupos de edad pediátrica y, ocasionalmente, en adultos mayores. El edema de papila en la HII es típicamente bilateral, pero puede ocurrir de forma asimétrica y unilateral. El diagnóstico oportuno de la HII es imperativo debido al riesgo de pérdida irreversible de visión. Cuando el edema de papila está presente y es secundario a la HII, hasta el 40% de los pacientes pueden desarrollar una pérdida permanente de la visión.[7]

TABLA 51-3 Criterios modificados de Dandy para el diagnóstico de la HII
Presencia de signos y síntomas de aumento de la presión intracraneal (como cefalea, alteraciones visuales y edema de papila)
Ausencia de hallazgos focales en la exploración neurológica, excepto los que se sabe que se producen como consecuencia de un aumento de la presión intracraneal (puede haber parálisis del NC VI)
Neuroimagen normal, salvo los hallazgos que pueden observarse incidentalmente como resultado de un aumento de la PIC (silla turca vacía, vaina del nervio óptico dilatada, estenosis del seno venoso)
Evidencia de aumento de la presión del líquido cefalorraquídeo, medido durante la punción lumbar en posición correcta (> 25 cm H_2O en adultos)
Pruebas de LCR normales
Despierto y alerta
No se ha identificado ninguna otra causa de aumento de la presión intracraneal

HII: hipertensión intracraneal idiopática; LCR: líquido cefalorraquídeo; NC: nervio craneal.

TRATAMIENTO

La consideración más importante para el tratamiento del edema de papila es proteger la visión del paciente. En última instancia, el tratamiento del edema de papila se dirige a la causa subyacente. En los casos de tumor intracraneal masivo, infección y TSVC, el tratamiento definitivo se lleva a cabo mediante intervención quirúrgica o médica dirigida. Aunque el tratamiento de la causa subyacente mejorará eventualmente el edema de papila, si el paciente ya está perdiendo o ha perdido visión debido a edema de papila grave, puede requerir un tratamiento específico adicional (diuréticos, punción lumbar [PL], fenestración de la vaina del nervio óptico [FVNO], derivación neuroquirúrgica) para proteger su vista mientras se trata la enfermedad subyacente. Estas técnicas son las mismas que las del tratamiento de la hipertensión intracraneal primaria o de la HII.

Tratamiento de la hipertensión intracraneal idiopática

Existen varias intervenciones médicas y quirúrgicas para tratar la HII. La pérdida de peso es particularmente terapéutica para esta alteración, sobre todo en las personas con obesidad. Aunque la pérdida de peso puede ser muy eficaz, si la visión del paciente está en riesgo, se requiere una intervención médica o quirúrgica para proteger la visión mientras se trabaja hacia ese objetivo. No existe un tratamiento estandarizado ni un conjunto de guías para el tratamiento inicial de la HII. Las decisiones se basan en la presentación del paciente, el riesgo de pérdida de visión, las preferencias individuales del paciente y del médico y, en el caso de las intervenciones quirúrgicas, de la disponibilidad y la experiencia locales.

La piedra angular de la terapia médica es el uso de inhibidores de la anhidrasa carbónica, en particular la acetazolamida. Este fármaco tiene un amplio rango de dosificación para la HII, de 250 mg a 4 g diarios. La mayoría de las recomendaciones de dosificación iniciales se situarán en el centro de este intervalo. La dosificación es individualizada y debe administrarse previa consulta con neurología u oftalmología.

Los efectos secundarios de la acetazolamida son muy frecuentes, por lo que es importante comentarlos con los pacientes antes de iniciar el tratamiento. Las parestesias en manos, pies y alrededor de la boca son habituales. Otros efectos secundarios son la polaquiuria, la nefrolitiasis, las molestias gastrointestinales y la alteración en el sabor de las bebidas carbonatadas. La acidosis metabólica leve y asintomática es frecuente. La discrasia sanguínea es muy rara, pero se ha descrito. Puede producirse hipocalemia (ocasionalmente grave), por lo que debe advertirse a los pacientes de que deben ser supervisados y conocer los síntomas de esta alteración.

El topiramato tiene actividad inhibidora de la anhidrasa carbónica y, en algunos casos, puede utilizarse como terapia adjunta o primaria; además, proporciona un beneficio adicional a los esfuerzos de pérdida de peso. El control de la migraña es un beneficio secundario adicional del topiramato en las personas con un trastorno migrañoso concomitante, que es frecuente en la HII. El topiramato se asocia a malformaciones fetales y está contraindicado en el embarazo o en pacientes que puedan quedar embarazadas. También puede provocar una forma de glaucoma de ángulo cerrado agudo, que puede ser bilateral y se desarrolla en personas sin otros factores de riesgo para esta enfermedad. El tratamiento diurético adicional, como la furosemida, se emplea a veces como complemento, pero rara vez como tratamiento primario.

Existen tres intervenciones quirúrgicas principales para la HII. La derivación del LCR (derivaciones ventriculoperitoneales o lumboperitoneales) y la FVNO son los dos tratamientos más frecuentes y eficaces, con funciones protectoras tanto para la reducción de la PIC como para el edema de papila. La colocación de endoprótesis (*stents*) en el seno venoso es una intervención más reciente que ha mostrado beneficios en algunos pacientes; sin embargo, se están llevando a cabo investigaciones para establecer su papel en el tratamiento de la HII.[8] La cirugía no suele ser un tratamiento de primera línea para la HII, excepto en los casos de presentación fulminante o tardía, en los que la visión del paciente ya está gravemente comprometida o en riesgo inminente de descompensación.

Antes de la llegada del tratamiento médico y quirúrgico moderno de la HII, la PL seriada era la piedra angular del tratamiento. Esta técnica proporciona una reducción de la PIC a corto plazo y tiene resultados variables. La mayoría de los pacientes con HII se someterán solo a una PL en el curso de su enfermedad para establecer su diagnóstico, pero se puede considerar la realización de PL posteriores en casos particulares, por ejemplo, para ayudar a evaluar una posible infección o disfunción de la derivación y, en raras ocasiones, como medida terapéutica temporal.

CONSEJOS Y ALERTAS

- Los médicos de urgencias tienen más éxito en la visualización del disco óptico cuando utilizan un oftalmoscopio PanOptic® o la fotografía no midriática de la retina en comparación con un oftalmoscopio directo.
- El edema de papila puede provocar una pérdida insidiosa de la visión. Todos los pacientes con edema de papila deben ser advertidos de este riesgo y de la necesidad de acudir al oftalmólogo poco después del alta.
- La ecografía puede ser útil como herramienta diagnóstica.
- Los estudios de neuroimagen, en particular la RM y la VRM, son importantes para descartar causas estructurales subyacentes del aumento de la PIC.
- En los pacientes en los que se sospecha PIC elevada y no se identifica una anomalía estructural, el siguiente paso es realizar una PL con medición de la PA y análisis del LCR.
- La HII es un diagnóstico de exclusión.
- La HII puede tratarse médicamente con pérdida de peso, acetazolamida, topiramato o una combinación de estos fármacos. Es imprescindible hablar de los efectos secundarios de los fármacos con los pacientes.

INFORMACIÓN BASADA EN LA EVIDENCIA

¿La ecografía en el punto de atención (EcoPA) y la RM son confiables para detectar un edema de papila significativo?

En un estudio realizado en la unidad de cuidados neurointensivos en pacientes sometidos a monitorización invasiva de la PIC, la sensibilidad y especificidad del DVNO medido mediante EcoPA para detectar una PIC superior a 20 mmHg, utilizando un punto de corte del DVNO de 4.8 mm, fueron del 96% y el 94%, respectivamente. Cuando el punto de corte del DVNO se aumentó a 5.2 mm, la sensibilidad y especificidad para detectar la PIC elevada fue del 67% y el 98%, respectivamente.[9] Este estudio presentó una sensibilidad y especificidad mayores que otros y no está clara su aplicación en el ámbito de los SU, porque incluyó a pacientes sometidos a monitorización invasiva de la PIC en lugar de a pacientes indiferenciados que acuden a los SU. Un tema de controversia es el diámetro de la vaina del nervio óptico que se debe utilizar como umbral para determinar que la PIC es elevada. Los valores propuestos por diferentes estudios prospectivos han oscilado entre 4.8 y 6.0 mm, todos ellos con diferentes sensibilidades y especificidades. Aunque 5.0 mm es un umbral que utilizan muchos médicos, se producirán falsos positivos y falsos negativos al utilizar el DVNO para identificar la PIC elevada.

Otro estudio comparó la ADO medida con EcoPA, obtenida por un médico de urgencias, con la exploración de fondo de ojo dilatado realizado por un neurooftalmólogo adjunto. Un valor de corte de 0.6 mm de ADO fue sensible en un 82% y específico en un 76% para el edema de papila clínicamente evidente, y un valor de corte de 1.0 mm fue sensible en un 73% y específico en un 100%.[10] Sin embargo, un estudio reciente en el que participaron médicos de urgencias recién egresados mostró una sensibilidad del 46.9% (IC 95%: 32.5% a 61.7%) y una especificidad del 87.0% (IC 95%: 82.8% a 90.5%) en comparación con la fundoscopia realizada por oftalmólogos.[11]

En los estudios que comparan la RM con la ecografía, existe una alta correlación entre ambos métodos para medir el DVNO.[12] La ventaja de la RM es su capacidad para identificar otras alteraciones orbitarias y cerebrales, así como para buscar otros signos de aumento de la PIC. La RM es una herramienta importante en la evaluación del paciente con sospecha de aumento de la PIC, pero el edema de papila puede estar presente incluso con una RM negativa. En los casos de hidrocefalia con derivación, obstrucción del flujo de salida del LCR o edema parenquimatoso, los signos de aumento de la PIC en la RM pueden estar ausentes.

Referencias

1. Petrushkin H, Barsam A, Mavrakakis M, Parfitt A, Jaye P. Optic disc assessment in the emergency department: a comparative study between the panoptic and direct ophthalmoscopes. *Emerg Med J.* 2011;29(12):1007-1008.

2. Bruce BB, Lamirel C, Biousse V, et al. Feasibility of nonmydriatic ocular fundus photography in the emergency department: phase I of the FOTO-ED study. *Acad Emerg Med.* 2011;18(9):928-933.

3. Robba C, Santori G, Czosnyka M, et al. Optic nerve sheath diameter measured sonographically as non-invasive estimator of intracranial pressure: a systematic review and meta-analysis. *Intensive Care Med.* 2018;44:1284-1294.

4. Rigi M, Almarzouqi SJ, Morgan ML, Lee AG. Papilledema: epidemiology, etiology, and clinical management. *Eye Brain.* 2015;7:47-57.

5. Liu KC, Bhatti MT, Chen JJ, et al. Presentation and progression of papilledema in cerebral venous sinus thrombosis. *Am J Ophthalmol.* 2020;213:1-8.

6. Kilgore KP, Lee MS, Leavitt JA, Frank RD, McClelland CM, Chen JJ. A population-based, case-control evaluation of the association between hormonal contraceptives and idiopathic intracranial hypertension. *Am J Ophthalmol.* 2019;197:74-79.

7. Chen JJ, Thurtell MJ, Longmuir RA, et al. Causes and prognosis of visual acuity loss at the time of initial presentation in idiopathic intracranial hypertension. *Invest Ophthalmol Visual Sci.* 2015;56(6):3850-3859.

8. Nicholson P, Brinjikji W, Radovanovic I, et al. Venous sinus stenting for idiopathic intracranial hypertension: a systematic review and meta-analysis. *J Neurointerv Surg.* 2019;11(4):380-385.

9. Rajajee V, Vanaman M, Fletcher JJ, Jacobs TL. Optic nerve ultrasound for the detection of raised intracranial pressure. *Neurocrit Care.* 2011;15(3):506-515.

10. Teismann N, Lenaghan P, Nolan R, Stein J, Green A. Point-of-care ocular ultrasound to detect optic disc swelling. *Acad Emerg Med.* 2013;20(9):920-925.

11. Wilson CL, Leaman SM, O'Brien C, et al. Novice emergency physician ultrasonography of optic nerve sheath diameter compared to ophthalmologist fundoscopic evaluation for papilledema. *J Am Coll Emerg Physicians Open.* 2021;2(1):e12355.

12. Shirodkar CG, Munta K, Rao SM, Mahesh MU. Correlation of measurement of optic nerve sheath diameter using ultrasound with magnetic resonance imaging. *Indian J Crit Care Med.* 2015;19(8): 466-470.

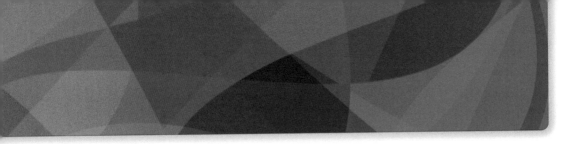

Índice alfabético de materias

Nota: los folios seguidos por una *f* indican figuras y los seguidos por una *t* indican tablas.